Markus Keller

LEISTUNGSBODYBUILDING

Markus Keller

LEISTUNGSBODYBUILDING

Wissen, Methodik, Techniken für den
Hardcore-Athleten

imv information und
medien verlag

*Die Deutsche Bibliothek –
CIP-Einheitsaufnahme*

Keller, Markus:
Leistungsbodybuilding : Wissen,
Methodik, Techniken für den
Hardcore-Athleten / Markus Keller.
– Stuttgart : Infomation-und-
Medien-Verl., 1996
ISBN 3-930554-32-1

© 1996 by imv · information und
medien verlag GmbH & Co.
Stuttgart

Jeder Nachdruck, jede Wiedergabe, Vervielfältigung und Verbreitung, auch von Teilen des Werkes, jede Abschrift, auch auf fotomechanischem Wege oder im Magnettonverfahren, in Vortrag, Funk, Fernsehen, Telefonübertragung sowie Speicherung in Datenverarbeitungsanlagen bedarf der ausdrücklichen Genehmigung des Verlages.

Umschlaggestaltung:
CYCLUS, Stuttgart

Druck: Gulde-Druck GmbH, Tübingen

Printed in Germany

INHALTSVERZEICHNIS

Vorwort 7

KAPITEL 1: Wesensmerkmale des Bodybuildingsports und Aspekte des Leistungssportes

Abschnitt 1.1: Was ist Bodybuilding? 10
   1.1.1 Bodybuilding – mehr als Sport 10
   1.1.2 Bodybuilding als Wettkampfsport 11
   1.1.3 Körperpsychologie – Nur ein Teil des Ganzen 14

Abschnitt 1.2: Leistungsprogression, Trainingsökonomie und Störgrößen
   1.2.1 Das Drogenproblem 16
   1.2.2 Übertraining 19
   1.2.3 Effizienz und Leistungssport 22
   1.2.4 Wie sich ein hoher Effizienzgrad ergibt 25

KAPITEL 2: Die Ernährung

Abschnitt 2.1: Grundsätzliche Erwägungen 30

Abschnitt 2.2: Spezielle Nahrungsbestandteile 37
   2.2.1 Kohlenhydrate 37
   2.2.2 Fette 39
   2.2.3 Proteine 41
   2.2.4 Vitamine 43
       Fettlösliche Vitamine 44
       Wasserlösliche Vitamine 46
   2.2.5 Mineralstoffe 52
       Mengenelemente 53
       Spurenelemente 58

Abschnitt 2.3: Supplements 65
   2.3.1 Proteinkonzentrate 65
   2.3.2 Kohlenhydratkonzentrate 67
   2.3.3 Vitamin- und Mineralstoffkonzentrate 67
   2.3.4 Mineralgetränke 68
   2.3.5 „Fatburner": Das Beispiel Carnitin 68
   2.3.6 Stimulatoren einer erhöhten Wachstumshormonausschüttung 69
   2.3.7 Alkoholkonsum 70

Abschnitt 2.4: Nahrungszufuhr in den jeweiligen Trainingsphasen 72
   2.4.1 Masseaufbauphasen 72
   2.4.2 Fettreduktionsphasen 74
   2.4.3 Stabilisierungsphasen 74

Abschnitt 2.5: Tips für die Zubereitung und den Umgang mit Nahrungsmitteln 75

Abschnitt 2.6: Zusammenfassung 77

KAPITEL 3: Das Training

Abschnitt 3.1: Trainingsprinzipien und Leitlinien 80
   3.1.1 Allgemeine Gesichtspunkte 80
   3.1.2 Die Prinzipien der allgemeinen Trainingslehre 81
   3.1.3 Exkurs: Belastungsanstieg in der Praxis 85

Abschnitt 3.2: Gewichtstraining 89
   3.2.1 Sportmotorische Betrachtung und Grundregeln 89
   3.2.2 Das Training der einzelnen Muskelpartien 94
       A) Das Training der Rückenmuskulatur 94
       B) Das Training der Schultermuskulatur 105
       C) Das Training der Nacken- und Halsmuskulatur 110
       D) Das Training der Armbeugemuskulatur 111
       E) Das Training der Armstreckmuskulatur 116
       F) Das Training der Unterarmmuskulatur 120
       G) Das Training der Brustmuskulatur 121
       H) Das Training der Hüftbeuge- und Bauchmuskulatur 127
       I) Das Training der Oberschenkel- und Gesäßmuskulatur 133
       J) Das Training der Unterschenkelmuskulatur 140
   3.2.3 Exkurs: Methodische Aspekte des Trainings mehrgelenkiger Muskeln 144

Abschnitt 3.3: Stretching und muskuläre Dysbalancen 147

Abschnitt 3.4: Beginn und Ausklang des Training 150
   3.4.1 Warm-up 150
   3.4.2 Cool-down 151

Abschnitt 3.5: Trainingsintensität 153
   3.5.1 Definition 153
   3.5.2 Techniken zur Steigerung der Trainingsintensität 154
   3.5.3 Trainingsreize für Muskelaufbau 158

Abschnitt 3.6: Trainingspläne 162
   3.6.1 Grundsätzliche Bemerkungen zu planerischem Handeln 162
   3.6.2 Methodische Elemente der Trainingsplanung 163
   3.6.3 Die Planung des Muskelaufbautrainings 166
   3.6.4 Die Periodisierung eines Trainingsjahres 174

INHALTSVERZEICHNIS

KAPITEL 4: Die Wettkampfvorbereitung

Abschnitt 4.1: Das Grundproblem: Abbau von Körperfett und gleichzeitiger Muskelerhalt	179
Abschnitt 4.2: Wettkampfbodybuilding bedeutet auch Fettabbau im Grenzbereich	182
Abschnitt 4.3: Das Training in Fettreduktionsphasen	184
4.3.1 Gewichtstraining in Fettreduktionsphasen	184
4.3.2 Aerobes Training in Fettreduktionsphasen	185
Abschnitt 4.4: Der Zusammenhang zwischen Ernährung und Fettabbau	189
Abschnitt 4.5: Ernährungspraxis	192
Abschnitt 4.6: Die letzte Woche vor dem Wettkampf	195
4.6.1 Die zielgerichtete Manipulation des Wasserhaushaltes	195
4.6.2 Das Füllen der Muskelglykogenspeicher	198
4.6.3 Nicht nur Ernährung und Training sind wichtig	202
Abschnitt 4.7: Die Bühnenpräsentation	203
Abschnitt 4.8: Die mentale Wettkampfvorbereitung	205
Schlußbemerkungen und Perspektiven des Bodybuildingsportes	205

VORWORT

➤ Zu Beginn

Erfolg im Sport ist das Resultat sportartspezifischen Handelns, wobei die individuelle genetische Veranlagung festlegt, in welchem Ausmaß der erbrachte Einsatz Früchte tragen kann. Da die Genetik des Menschen (noch) nicht beeinflußbar ist, sind Trainingsmaßnahmen das entscheidende Instrument der Leistungssteuerung. Man darf allerdings nicht vergessen, daß es neben dem eigentlichen Training noch eine Fülle von Aspekten gibt, die mittel- oder unmittelbar mit der sportlichen Aktivität im Zusammenhang stehen.

Es ist auch nötig, sich vor Augen zu führen, daß Höchstleistungen in der modernen Sportpraxis immer auch zu einem großen Teil das Resultat einer irgendwie gearteten Teamarbeit sind. Gemeint ist, daß letztendlich zwar der Sportler selbst eine Leistung erbringt, daß diese jedoch erst durch die Mitarbeit von z.B. Ärzten, Trainern, Ernährungsberatern, Masseuren, Physiotherapeuten, Psychologen, Sponsoren und, ja und vor allem durch die Unterstützung von Freunden, Lebenspartnern und der Familie möglich ist. Traditionell spielen letztgenannte Personen im Bodybuilding eine sehr wichtige Rolle. Das liegt vor allem daran, daß sich viele Personengruppen und sogar ganze Wissenschaftszweige den Inhalten des Bodybuildingsportes in der Vergangenheit und z.T. auch heute noch weitestgehend verschlossen haben. Aufgrund dessen ist der Kreis der Personen, die technische und begleitende Aspekte der bodybuildingspezifischen Leistungsentwicklung überblicken können, recht klein. Das führt dazu, daß Bodybuildingsportler oftmals gar nicht die Möglichkeit besitzen, ein in ganzheitlicher Hinsicht optimal funktionierendes Team zu formieren.

Es ist eine traurige Tatsache, daß die wenigen Bodybuildingsportler, die ihre Sportart im Grenzbereich zu betreiben bereit sind, in den Augen der Öffentlichkeit eigentlich eine Randgruppe bilden. Auch wenn diesbezüglich in jüngerer Zeit andere Tendenzen erkennbar geworden sind, und die Inhalte des Bodybuildingsportes von den Medien zumindest mit Abstrichen an die Bevölkerung herangetragen werden, hat sich an dem grundsätzlichen Gesamtbild kaum etwas geändert: Die kleine Gemeinde der Hardcore-Bodybuilder und -Bodybuilderinnen ist weitestgehend isoliert und somit auf sich allein gestellt.

Deshalb ist es für ehrgeizige Sportler notwendig, auf so komplexen Gebieten wie der Medizin, der Sportwissenschaft, auch der Naturwissenschaften und sogar der Mathematik z.T. sehr spezielle Kenntnisse zu erwerben, und sie müssen ihre Belange, von beratenden Personen abgesehen, weitestgehend selbst in die Hand nehmen.

Dieses Buch richtet sich vor allem an jene, die dem Bodybuildingsport mit Hingabe und Ehrgeiz verbunden sind, die jedoch nicht bereit sind, sich einen hervorragend entwickelten Körper mit gesundheitlichen Schäden oder zumindest unangemessenen Risiken zu erkaufen. Es soll engagierten Aktiven und Trainern eine Hilfestellung bieten und stellt hoffentlich durch die Qualität seines Inhaltes für den Leser mehr als nur eine von vielen Lektüren dar. Vor allem die so wichtigen und in der traditionellen Herangehensweise an das Bodybuilding ganz sicher Schwachpunkte bildenden Aspekte der Trainingstechnik, Trainingsplanung und der Trainingsökonomie werden ausführlich angesprochen. Desweiteren ist ein umfassender Abschnitt der bodybuildingspezifischen Nahrungsaufnahme gewidmet, und auch das Kapitel Wettkampfvorbereitung wird eingehend unter die Lupe genommen.

Im Rahmen dieses Buches wurde ein Trainingssystem entwickelt, das sich in vielerlei Hinsicht von Althergebrachtem unterscheidet. Aus diesem Grund wurde betont darauf Wert gelegt, für von Bekanntem Abweichendes schlüssige Argumentationen beizusteuern, so daß eine hinreichende Nachvollziehbarkeit der angeführten Gedankengänge wohl jederzeit gegeben sein sollte.

Ich wünsche Ihnen, daß die in diesem Buch vorgestellten Konzepte und Techniken von Ihnen gewinnbringend angewandt werden können und Ihr Wissen um den Bodybuildingsport zu bereichern vermögen.

Markus Keller

KAPITEL 1

Wesensmerkmale des Bodybuildingsports und Aspekte des Leistungssports

WESENSMERKMALE DES BODYBUILDINGSPORTES UND ASPEKTE DES LEISTUNGSSPORTES

➤ Abschnitt 1.1: Was ist Bodybuilding?

1.1.1 Bodybuilding – mehr als Sport?

Wer im Bodybuilding aktiv ist, der weiß, daß damit weitaus mehr verbunden ist als durch das bloße Training mit Gewichten angedeutet wird.

Auf hohem sportlichen Niveau ist mit dem Bodybuildingsport zwingend verknüpft, daß in vielen Lebensbereichen z.T. ganz erhebliche Abstriche hinsichtlich dessen zu machen sind, was man gewöhnlich als allgemeine Lebensqualität bezeichnet. Das rührt z.B. daher, daß Bodybuilder einen sehr hohen Nahrungsbedarf haben und mit großer Regelmäßigkeit viele über den Tag verteilte Mahlzeiten zu sich nehmen müssen. Auch das tägliche Schlafaufkommen ist für Bodybuilder von größerer Bedeutung als für wenig aktive Menschen und muß in das planerische Kalkül eines engagierten Sportlers einbezogen werden.

Schon diese beiden Aspekte zeigen, daß Bodybuildingsportler z.T. auf scheinbar alltägliche Dinge achten müssen, die von Nichtsportlern oftmals gar nicht bewußt wahrgenommen werden. Das führt dazu, daß das Umfeld eines Bodybuilders häufig mit einer gewissen Befremdung auf die Inhalte der mit Leib und Seele betriebenen Sportart reagiert, und so ist klar, daß auf sehr hohem Niveau betriebenes Bodybuilding auch im Hinblick auf das Verhältnis zu Familie und Freunden für soziale Spannungen sorgen kann.

Die zuvor gemachte Aussage über eine Verringerung der Lebensqualität muß jedoch ganz erheblich relativiert werden. Bodybuilding gibt etwas von dem, was in unserer konsum- und erlebnisorientierten Zeit beinahe gänzlich abhanden gekommen ist. Es hilft nämlich dabei, den eigenen Körper kennenzulernen, mit ihm zu arbeiten und ihn einfach als aktiven Bestandteil des Daseins zu verstehen. Es ist leider so, daß, wohl wegen der Technisierung unseres Alltags, die Wahrnehmung und das Verständnis des Körpers bei vielen Menschen einen Charakter entwickelt haben, der den Möglichkeiten, die der Körper bietet, einfach nicht gerecht wird. Bodybuilding scheint mehr als viele andere Sportarten die ganz persönliche Beziehung zum eigenen Körper intensivieren zu können. Nun mag man dagegenhalten, daß auch Nichtsportler sich um ihren Körper bemühen. Es liegt aber eine anders geartete Qualität vor, wenn man seinen Körper in schöne Kleider hüllt, ein spezielles Mundwasser benutzt oder einen Hang zu Kosmetika hat.

Dabei handelt es sich nie um den Körper an sich, sondern immer um den Körper in bezug auf ein irgendwie geartetes Außenverhältnis. Beim Bodybuilding spielt dagegen die Beziehung zwischen Körper und Geist die herausragende Rolle, obwohl natürlich auch das Wirken des Körpers nach außen von Bedeutung sein kann. Im Bodybuilding dreht es sich darum, den Körper in harmonischer Weise zu entwickeln, weiterzuentwickeln und z.T. sogar bis an die Grenzen des Machbaren vorzustoßen. Das ist nur realisierbar, wenn Techniken entwickelt werden, durch die der Körper im gewünschten Maße reagiert. Da sich die Körper verschiedener Menschen z.T. erheblich voneinander unterscheiden, ist jeder selbst gefragt, das für sich am besten Funktionierende herauszufinden. Im Bodybuildingalltag arbeitet man deshalb mit Versuch und Irrtum, auf jeden Fall aber wird man viele Sackgassen wieder verlassen müssen, bis man den für sich richtigen oder sogar besten Weg gefunden hat. Man lernt auf diese Weise den Körper bezüglich vieler seiner Eigenschaften sehr genau kennen, wodurch eine sehr enge Beziehung zum Körper aufgebaut werden kann. Dieses bewußte Erleben des Körpers ist in vielerlei Hinsicht eine mehr als ausreichende Kompensation dafür, daß man z.B. aus sportlichen Gründen nicht regelmäßig große Mengen an Alkohol trinken kann. Aber vielleicht ist es auch gar nicht von Interesse, den Körper mit einer schon in geringen Mengen toxisch wirkenden Droge zu belasten, wenn nur die Beziehung zwischen Körper und Geist eng genug ist.

Bodybuilding beinhaltet die Möglichkeit, eine Beziehung zwischen Körper und Geist zu entwickeln, die eher zu den Werten fernöstlicher als zu denen unserer westlichen Kulturen paßt. Es ist deshalb kein Wunder, daß es viele Leute seltsam finden, wenn manche Menschen lieber trainieren als fernzusehen. Die Entscheidung, auf leistungssportlichem Niveau Bodybuilding zu betreiben, führt zu einer z.T. ganz erheblichen Abgrenzung von den Werten und den Gewohnheiten anderer, jedoch ist das gewiß nicht pauschal schlecht!

Man kann viele positive Seiten am Bodybuilding entdecken, jedoch gibt es auch Aspekte, die nicht in den bisher angesprochenen Rahmen passen. Wer z.B. meint, Bodybuildingsport und Drogen stellten eine untrennbare Einheit dar, der wird sich zur bisher angesprochenen körperbejahenden Lebensweise kaum hingezogen fühlen. Es gibt leider viele Leute, die andere

Menschen einfach schocken oder auch nur vermeintliche Abkürzungen beschreiten möchten – und diesen Leuten scheint jedes Mittel recht zu sein.

Es ist aber ganz egal, mit welchen Zielsetzungen Bodybuilding betrieben wird. Es ist immer von allergrößter Bedeutung, genau zu wissen, welche Triebfeder für die Aktivität in dieser Sportart verantwortlich ist. Wenn Art und Ausmaß der Motivation genauestens analysiert sind – und wirklich erst dann – kann auf bestmögliche Weise mit dem Körper gearbeitet werden. Man halte sich vor Augen, daß viele Anfänger daran scheitern, daß sie die weitreichenden Erfordernisse dieser Sportart unterschätzen und ihren oftmals nur geringen Antrieb damit ungerechtfertigter Weise verbinden.

Man muß klar festhalten, daß leistungssportliches Bodybuilding ein Full-time-job ist, der nur ein geringes Maß an anderen Aktivitäten neben sich duldet. Damit ist weniger gemeint, daß die Zeit für anderes fehlt. Vielmehr grenzt allein schon die Notwendigkeit, im Turnus von 2 bis 3 Stunden eine hochwertige Mahlzeit einnehmen zu müssen, die sonstigen Möglichkeiten recht stark ein. Und auch wer z.B. zehn Stunden pro Tag hart körperlich arbeiten muß, der kann zwar gut und gerne Bodybuilding betreiben, jedoch sind die Möglichkeiten, ein hohes Leistungsniveau zu erreichen, im vorhinein schon sehr begrenzt. Man muß deshalb unbedingt erwähnen, daß ein wirklich guter Bodybuildingsportler auf jeden Fall sehr diszipliniert und zielgerichtet für seinen Erfolg gearbeitet hat – Drogen hin oder her. Umgekehrt muß jemand, der ein guter Bodybuilder werden möchte, beharrlich und mit viel Engagement auf dieses Ziel hinarbeiten. Es wäre nicht seriös zu behaupten, daß es leicht sei, ein guter Bodybuildingsportler zu werden, und das ist auch nicht von heute auf morgen erreichbar.

In Anbetracht dessen muß man wohl mit Mitleid erwähnen, daß es „Bodybuilder" gibt, die, am Anfang ihrer sportlichen Laufbahn stehend, das Ziel formulieren, ihren Körper zunächst mit wenig Einsatz zu bearbeiten, um nicht gleich allzuviel Muskelmasse aufzubauen und somit nicht gleich wie „Schwarzenegger" auszusehen. Das ist vergleichbar mit Lehrlingen, die sagen, sie wollten nicht sofort Millionär werden, sondern erst einmal gutes Geld verdienen. Man kann auch schlicht von einer maßlosen Unterschätzung des bereits anspruchsvollen Vorhabens, den Körper überhaupt zu verändern, sprechen.

Die Motivation für leistungssportliche Aktivitäten im Bodybuilding muß also sehr stark sein, denn nur so ist es möglich, zumindest während bestimmter Trainingsphasen, weite Teile des Berufs- und Privatlebens auf die Belange des Bodybuildingsports auszurichten. Wer sich dessen bewußt ist, wird nicht lange auf Erfolge warten müssen, und auch ein sehr hohes Leistungsniveau ist dann erreichbar. Beinahe auf allen Gebieten, die Vergleiche zwischen den Leistungen verschiedener Menschen zulassen, ist durch Beharrlichkeit und den unbedingten Willen zum Erfolg weitaus mehr zu schaffen, als durch noch so gute Voraussetzungen und Veranlagungen bei nur halbherzigem Einsatz in Sichtweite wäre.

Dieses Buch richtet sich eindeutig an ehrgeizige Sportler, die ein intensives Verhältnis zu ihrem Körper besitzen oder entwickeln möchten und mit viel Hingabe und Beharrlichkeit dazu bereit sind, Ziele im Sinne des Bodybuildingsportes zu verfolgen. In diesem Sinne kann man Bodybuilding auch als eine Aktivität mit körperlichen Gestaltungsmöglichkeiten und weit gefächerten gesundheitlichen Vorzügen, als eine sinnvolle Ergänzung und Bereicherung des Berufs- und Privatlebens verstehen.

Obschon in den weiteren Kapiteln sehr oft von Erfolg und wirksamen Techniken die Rede sein wird, bedenke man immer die nicht mit anderen Dingen und schon gar nicht mit Geld und kurzlebigem Erfolg in Relation zu setzende Bedeutung der Gesundheit. Wenn man seine Gesundheit und das persönliche Wohlbefinden als höchstes Gut betrachtet, dann wird man sich auch im leistungssportlich ausgerichteten Bodybuilding immer eine Hintertür zu anderen Interessen, Menschen und Neigungen und somit zu das Leben bereichernden Aktivitäten offenhalten.

1.1.2 Bodybuilding als Wettkampfsport

Oben wurde ausgeführt, daß Bodybuilding in einem hohen Maße ein ganz persönliches Verhältnis zum Körper herausbildet. Deshalb ist es verständlich, daß auch leistungssportliche Bodybuilder nicht immer an der Teilnahme an Wettkämpfen interessiert sind. Dennoch hat der sportliche Vergleich mit anderen immer einen besonderen Reiz und, wie in allen Sportarten ist der Wettkampfsport für viele andere Bereiche signalgebend und nimmt in vielerlei Hinsicht eine Vorreiterfunktion für nachfolgende Entwicklungen ein. Aus diesem Grund ist es auf jeden Fall angemessen, sich eingehend mit den Wertungskriterien bei Bodybuildingwettkämpfen zu beschäftigen.

Von größter Bedeutung für den (wettkampf-)sportlichen Erfolg ist natürlich das reine Ausmaß der muskulären Ausprägung, vielleicht mit grundsätzlicher Muskelmasse zu umschreiben. Das liegt daran, daß erst diese dafür sorgt, daß sich Bodybuilder rein äußerlich von anderen Sportlern unterscheiden. Aber es dreht sich nicht nur darum, möglichst viel Muskelmasse auf den Körper „aufzupacken"; wichtig ist auch, daß die Muskulatur nicht deplaziert wirkt, sondern in einem geschlossenen, harmonischen Gesamtbild erscheint. Dies wird

WESENSMERKMALE DES BODYBUILDINGSPORTES UND ASPEKTE DES LEISTUNGSSPORTES

häufig durch die Begriffe „Form", „Symmetrie" und „allgemeine Harmonie" ausgedrückt.

Neben diesen letztgenannten Punkten, die den Körper eher bezüglich seines Grundrisses bewerten, ist auch der Blick auf die oberflächliche Struktur der Muskulatur wichtig. Hierbei wird oft der Begriff der „Definition" genannt. Entscheidend hierfür ist ein sehr niedriger Köperfettanteil, weil ansonsten die noch so gut herausgearbeitete Muskulatur durch eine unter der Haut befindliche Körperfettschicht verdeckt würde.

Spezieller dreht es sich dann um die sich deutlich abzeichnende Separation benachbarter Muskeln (Muskelteilungen) und um das klare Hervortreten einzelner Muskelfaserbündel, auch als „Einschnitte" oder „Querstreifungen" bezeichnet. Es handelt sich dabei um Fragen der „Muskelqualität".

Für die vollständige Bewertung des Körpers ist auch der allgemeine Gesamteindruck wichtig. Hervortretende Schwächen oder Stärken in der Entwicklung können, genauso wie ein ungepflegtes Äußeres, je nach Ausmaß die Bewertung des Atheleten positiv oder negativ beeinflussen. Man könnte hierzu sagen, daß eben nicht einfach nur die Muskulatur zu bewerten ist, sondern daß vielmehr das körperliche Gesamtbild benotet wird.

Es ist leider richtig, daß besonders im Frauenbodybuilding als weitere Wertungskomponente die „sexuelle Ausstrahlung" von den zumeist männlichen Kampfrichtern einbezogen wird. Es ist in der Praxis durchaus realistisch, daß bei sonstiger Punktegleichheit die Frau mit den aus dem Blickwinkel des Betrachters scheinbar attraktiveren weiblichen Formen bevorzugt wird. An dieser Stelle finden Gegner des wettkampfsportlichen Bodybuildings mit Recht rechhaltigen Nährboden für Argumente.

In der Kür ist der Sportler bestrebt, seinen Körper möglichst vorteilhaft in einem musikalischen Rahmen darzustellen. Zu den oben aufgeführten Kriterien kommt dann die Frage nach künstlerischer Ästhetik sowie nach gelungenem Zusammenspiel musikalischer und körperlicher Harmonie dazu. Bei Frauen wird zusätzlich darauf geachtet, daß, trotz einer beachtlichen Muskelentwicklung, ein femininer Gesamteindruck erhalten bleibt. Dieser Punkt ist deutlich von der eben genannten Unsitte, sexuelle Aspekte miteinzubringen, zu unterscheiden. Denn gerade im Falle einer Drogenkonsumentin kann es zu virilisierenden Veränderungen des Körpers kommen, die außerhalb sexueller Betrachtungen negativ zu bewerten sind. In der Praxis erwartet man gewöhnlich etwas klischeehaft von Frauen eher tänzerische und gymnastische Aspekte in die Kür miteinzubringen. Die Erfahrung lehrt jedoch, daß sich gerade männliche Bodybuilder derartigen Dingen zuwenden sollten, um die Qualität ihrer Darbietung zu verbessern. Man darf auch nicht unterschätzen, wie wichtig eine fein herausgearbeitete Choreographie für den letztlich entstehenden Gesamteindruck ist.

Anhand dieser Aufzählung wird sofort klar, daß es sich bei den Wertungskriterien im Bodybuilding keineswegs um objektivierbare Sachverhalte handelt. Da der persönliche Geschmack der Kampfrichter durchaus in größeren Grenzen variabel ist, kann natürlich nicht bis ins Detail vor der Kampfrichterentscheidung von außen eine Plazierung vorhergesehen werden. Es ergeben sich also dieselben, auf mangelnder Eindeutigkeit beruhenden Probleme wie im Tanzsport, im Boxen, Synchronschwimmen oder im Kunstturnen. Genau wie hier gibt es daber auch wichtige Faktoren, die ganz maßgeblich über Sieg und Niederlage entscheiden. Da für Bodybuilding geradezu eine durch keine andere Sportart in diesem Ausmaß entwickelbare Skelettmuskulatur charakteristisch ist, sollte dieser ein vordergründiges Interesse gelten. Aus diesem Grund wird in den nachfolgenden Kapiteln dieses Buches auch maßgeblich die Frage nach der Vergrößerung der Skelettmuskulatur diskutiert. Die Frage der Detailentwicklung ist letztlich auch wieder im Zusammenhang mit dem Aufbau von Muskelsubstanz zu sehen, obwohl diesbezüglich natürlich ein sehr präzises Vorgehen von Bedeutung ist.

Im Zusammenhang mit einer Zusammenstellung der im Wettkampf geltenden Bewertungskriterien kann es nicht unterlassen werden, das ästhetische Ideal des Bodybuildingsportes etwas näher zu untersuchen.

Außenstehende, die sich noch nicht eingehend mit dieser Sportart auseinandergesetzt haben, monieren häufig die fehlende Funktionalität der Muskulatur von Bodybuildern, die, gepaart mit den riesigen Ausmaßen der muskulären Entwicklung, ein fast befremdliches Bild von entarteter Überentwicklung und „Mast" darstellen. Problematisch an dieser Bewertung ist jedoch, daß hierfür eigentlich nur leistungssportliche Dimensionen herangezogen werden. Je geringer das betrachtete sportliche Niveau ist, desto größer wird die Akzeptanz der äußeren Erscheinung von Bodybuildern. Dann aber, wenn Bodybuilding eher in fitnesssportlicher Hinsicht ausgeübt wird, ist zweifelsohne nicht nur eine steigende Akzeptanz, sondern darüberhinaus sogar die Tendenz vorhanden, daß diese Fitness-Sportler als im allgemeinen attraktiver als „Durchschnittsmenschen" angesehen werden. Wenn in diesem Zusammenhang das Wort „Attraktivität" genannt wird, so ist natürlich sofort größte Vorsicht geboten. Es wäre sehr verfehlt, die besonders im Bereich des Männer-Bodybuildings schon sehr weit vorangekommene Entwicklung dadurch zu unterminieren, daß die vor 20 Jahren üblichen Bezeichnungen wie „Sportart für Schönlinge" oder derbere sexuelle Anspielungen wiederbelebt würden. Im Bodybuilding dreht es sich jedoch in der Tat auch um die

Präsentation eines Schönheitsideals. Dieses ist vor allem geprägt durch eine athletische und symmetrische Erscheinung des Körpers,.

Symmetrie ist geradezu eine Ausdrucksform von Ausgewogenheit und körperlicher Widerstandskraft. Für die Überlegenheit symmetrischer gegenüber asymmetrischen Lebensformen liefert die Biologie hinreichend viele Beispiele. So sind etwa symmetrisch gebaute Mikroorganismen weniger anfällig für schädliche Umwelteinflüsse als weniger symmetrische. Und genauso, wie Pferde mit vier gänzlich unterschiedlich langen Beinen kaum besonders gut laufen könnten, haben Menschen erhebliche Probleme, wenn einzelne Muskelpartien gegenüber anderen unter- oder überentwickelt sind. Betrachtet man etwa das Schultergelenk, so ist eine harmonische Entwicklung der dieses umgebenden Muskulatur geradezu ein Muß, weil das Schultergelenk nicht, wie beispielsweise das Kniegelenk, von starken Bändern stabilisiert wird. Jeder, der einmal über einen gewissen Zeitraum mit unzähligen Sätzen Bankdrückens die Brustmuskulatur überproportional zu entwickeln versucht hat, wird Probleme mit den Außenrotatoren der Oberarme bekommen haben, weil einfach grundlegende Anforderungen hinsichtlich einer symmetrischen und ausgewogenen Entwicklung und somit auch an das Training der Muskulatur nicht erfüllt worden sind.

Die Tatsache, daß Menschen Schönheit in sehr enger Verbindung zu Symmetrie sehen, kann man nachvollziehen, wenn man sich die Frage stellt, was eigentlich ein schönes Gesicht ausmacht. Bodybuilding versucht dieses Schönheitsideal auf den Körper zu beziehen. Es ist klar, daß eine nicht nur symmetrische, sondern auch gut ausgeprägte Muskulatur das, was mit Schönheit verbunden wird, in seiner positiven Wirkung noch verstärkt.

Natürlich ist einiges vom bisher Gesagten z.T. mit erheblichen Einschränkungen zu sehen, wenn man von Bodybuilding als Leistungssport spricht. Das liegt nicht zuletzt an dem Faktum, daß gerade im Leistungsbodybuilding exzessiver Drogenkonsum weit verbreitet ist, was auch mit einem sehr toleranten Verständnis von Schönheit nur schwer in Einklang zu bringen ist.

Natürlich kann die „Schönheit", die hier angesprochen wird, nicht mit Schönheit im alltäglichen Sinne verwechselt werden. Schönheit hängt z.B. auch stark davon ab, daß man sich selbst für schön hält, und Schönheit ist sicherlich auch eine Frage charakterlicher Qualitäten. Leider wird dieser Unterschied gerade von wenig sachkundigen Zuschauern übergangen, und so geschieht es oft, daß diese Bodybuilder nur zu sehr an sexuellen Maßstäben der Attraktivität messen und sportliche Aspekte einfach unter den Tisch kehren. Bekanntlich gilt immer das als schön, was sich möglichst eng am Bevölkerungsdurchschnitt orientiert. Durch das ganz erhebliche Abweichen des Aussehens leistungssportlich aktiver Bodybuilder von „normalen" Durchschnittsmenschen ist leicht erklärbar, warum sehr viele Menschen Bodybuilder auf hohem sportlichen Niveau als unästhetisch empfinden. Nichtsdestotrotz ist das „Schönheitsideal" im Bodybuilding aufgrund der sportlichen Wertungskriterien sehr genau definiert.

Im Hochleistungssport kommen neben den ursprünglichen Aspekten einer Sportart immer noch weitere Gesichtspunkte hinzu, die die Natur der Aktivität verfälschen. In der Leichtathletik, wo es sich um das Erzielen großer Weiten und geringer Zeiten dreht, profitiert der Leistungssport davon, daß die Zuschauer keine Durchschnittsleistungen, sondern am liebsten ständig Rekorde sehen wollen. Der Reiz liegt hierbei in der Demonstration der Abgehobenheit der Athleten vom Zuschauer und bestimmt soll nicht gezeigt werden, daß ein „Ausdauerlauf" Spaß machen kann. Man sollte sich dabei vor Augen führen, daß hinsichtlich der erbrachten sportlichen Leistung kaum ein Unterschied zwischen weniger als 10 Sekunden über eine Sprintstrecke von 100 Metern und mehr als 100 kg fettfreie Körpersubstanz bei kaum 1,70 m Körpergröße besteht. Im leistungssportlich ausgerichteten Bodybuilding gibt es konsequenterweise auch eine genügend hohe Anzahl an Zuschauern, die etwas „Ausgeflipptes" auf einer Wettkampfbühne erleben möchten und nur deshalb einem Bodybuildingwettkampf als Zuschauer beiwohnen.

Der sportliche Wettkampf ist aber zum Glück nicht nur für die Zuschauer, sondern auf jeden Fall auch für die Athleten da. In diesem Zusammenhang gibt es zwischen dem „Bad in der Menge" und dem häufiger anzutreffenden „Wettkampf mit Gleichgesinnten" alle möglichen Motivationen, die zu einer Meisterschaftsteilnahme bewegen können. Wer sich für die Teilnahme an einem Wettkampf entschließt, der sollte sich das vorher sehr genau überlegen, denn im Bodybuilding geht es, mehr als in allen anderen Sportarten, bei Wettkämpfen darum, eine Darstellung zu bieten, die mit der täglichen Auseinandersetzung mit der angestammten Sportart kaum etwas zu tun hat, jedoch diese zu bereichern vermag.

Ich bin der Meinung, daß wegen der Artfremdheit von Training und Wettkampf im Hinblick auf das Training und die sonstige Einstellung zum Bodybuilding der sportliche Wettkampf keineswegs pauschal zu einer leistungssportlichen Teilnahme am Bodybuilding gehört, auch wenn in vielen anderen Sportarten Leistungssport ohne eben dieses Messen mit anderen Sportlern definitionsgemäß gar nicht existiert. Es ist wahr, daß alleine schon die Möglichkeit, in einem der beinahe immer höchst unqualifizierten Artikel einer lokalen Zeitung genannt zu werden, und damit, auch als Mann, als Objekt

WESENSMERKMALE DES BODYBUILDINGSPORTES UND ASPEKTE DES LEISTUNGSSPORTES

sexueller Betrachtungen gesehen zu werden, höchst abstoßend wirken kann. Allerdings muß man der Fairneß wegen auch bemerken, daß Bodybuildingmeisterschaften immer auch von vielen kompetenten Zuschauern, die eine sehr gute sportliche Leistung zu würdigen wissen, besucht werden, und falls eine Gruppe von Ignoranten die Präsentation dieser Leistung fehlinterpretiert, dann ist das gewiß nicht das primäre Problem der Sportler. Wer meint, daß Wettkämpfe in irgendeiner Form – trotz des eigentlich praxisfernen Austragungsmodus – der persönlichen Interpretation des Bodybuildingsport gerecht werden, für den sind Meisterschaftsteilnahmen genau das richtige.

1.1.3 Körperpsychologie – Nur ein Teil des Ganzen

Bodybuilding wird häufig als eine langweilige Sportart dargestellt, weil die Inhalte des Trainingsgeschehens im Hinblick auf ihre Vielseitigkeit unterschätzt werden. Viele Menschen sind der Meinung, daß im Training einfach immer und immer wieder in stupider Form Gewichte bewegt würden.

Das mag äußerlich einen wahren Kern besitzen. Aber bekanntlich kommt es weniger auf die tatsächliche Bewegung der Gewichte als vielmehr auf die Wirkung, die dadurch in körperlicher Hinsicht erzielt werden soll, an. Diese hängt von einer Unmenge kaum objektiv darstellbarer Faktoren ab, wie z.B. der Amplitude der ausgeführten Bewegung, der Griffweite und -art bzw. der Fußstellung, der Gewichtsbelastung, dem Bewegungstempo, der Art der benutzten Gerätschaften, der Konzentration auf die Aktivität, der Ernährung in den letzten 24 Stunden vor dem Training, der Dauer der Pause nach dem letzten Training, dem allgemeinen Gesundheitszustand, ganz sicher auch dem Willen, durch das Training eine Wirkung zu erzielen, und natürlich spielt noch vieles mehr eine Rolle.

Es dreht sich darum, diese Einflußgrößen so zusammenwirken zu lassen, daß sich aus dem Gesamtbild des Trainings das Erreichen eines gesteckten Ziels oder zumindest ein Schritt auf dem Weg zu diesem Ziel ergibt.

Die meisten Anfänger gestalten bei ihren ersten Gehversuchen das Training so, wie sie es sich von erfahreneren Athleten abgeguckt haben oder wie es beispielsweise in Sportzeitschriften dargestellt wird. Auf jeden Fall aber wird gerade ein begabter Neuling sehr schnell ein Gespür dafür entwickeln können, ob eine Trainingseinheit produktiv war oder nicht.

Worauf es ankommt ist, daß man im Bodybuildingsport immer bestrebt sein muß, die Reaktion seines Körpers auf das Training genauestens wahrzunehmen. Je höher der Leistungsstand ist, desto unumgänglicher ist es, diese Art der „Körperpsychologie" zu perfektionieren. Das geschieht in der Praxis durch konsequente Anwendung des Prinzips von Versuch und Irrtum. Man muß sich unbedingt darüber im klaren sein, daß man selbst die Person ist, die das Potential besitzt, den eigenen Körper wie kein anderer kennenzulernen! Aus diesem Grund kann auf sehr hohem sportlichen Niveau auch ein sehr guter Trainer nur grob eine Richtung vorgeben und einige offensichtliche Fehler auszuräumen versuchen; immer jedoch muß der Sportler selbst mit einer entsprechenden Abstraktionsfähigkeit und Sachkenntnis diese Richtung seinen Bedürfnissen entsprechend korrigieren und auf seinen Körper beziehen können.

In dem Bestreben, permanent die Kenntnisse über den Körper auszubauen und dessen Reaktionen vorherzusehen, hat man, zusammen mit ein wenig Kreativität, die Möglichkeit, sich von bisher gekannten Grenzen in der Entwicklung gänzlich loszulösen.

Da die Wahrnehmung des Körpers nicht nur mit der Zeit intensiver, sondern auch umfassender wird, ist es notwendig, die Inhalte des Trainings zu dokumentieren. Die Führung eines Trainingstagebuches hilft auch „alten Hasen" dabei, den Überblick über nutzbringende und weniger sinnvolle Aktivitäten zu bewahren. Man sollte bedenken, daß auch sehr weit fortgeschrittene Athleten häufig von dem abweichen, was sie machen sollten und dazu neigen, sich zu verzetteln, d.h. wesentliche Dinge aus den Augen zu verlieren. Es ist klar, daß sich als Resultat einer unstrukturierten Vorgehensweise Stagnation oder gar eine Verschlechterung der Leistung ergeben muß.

Deshalb mag es kaum verwundern, welche erheblichen Leistungssprünge gemacht werden können, wenn erstmals über längere Zeit mit einem Trainingstagebuch gearbeitet wird und damit ein den Ansprüchen planerischen und zielorientierten Handelns entsprechendes Konzept im Training verfolgt werden kann.

Es ist wichtig zu erkennen, daß man – unabhängig von einer noch so intensiven körperlichen Beobachtung – dem Training einen in sich geschlossenen, perspektivisch ausgerichteten Unterbau geben muß und daß man nicht nur technischen Aspekten Beachtung schenken darf. Geht man ohne eine langfristige Sichtweise an das Trainingsgeschehen heran, so läßt es sich kaum vermeiden, daß der Weg in einer Sackgasse endet.

Offensichtlich ist hier die Einbeziehung von nicht nur kurzfristig, sondern erst über einen längeren Zeitraum bedeutsamen Strategiebetrachtungen die Rede. Aber man kann noch einen Schritt weitergehen. Strategien können nämlich erst aus der Kenntnis der Artung eines Prozesses erwachsen. Die Frage hiernach wird jedoch in der derzeitigen Trainingspraxis beinahe gänzlich vernachlässigt.

Wenn man beispielsweise eine bestimmte Strecke mit dem Auto zurücklegen möchte, dann wird man sich zuerst einmal fragen wie lang diese denn ist. Anhand dessen kann dann leicht gesagt werden, wieviel Zeit man dafür wohl anberaumen muß und wieviel Treibstoff dafür voraussichtlich gebraucht wird, obwohl man gar nicht weiß, wie das Wetter während der Fahrt wohl werden wird oder wie die Straßen, die man benutzt, wohl beschaffen sein werden.

Genauso kann man den Fortschrittsprozeß im Bodybuilding eingehend mit Hilfe einer grundsätzlichen Betrachtung untersuchen und anhand äußerer Charakteristika gewisse Gesetzmäßigkeiten nennen, denen das tägliche Trainingsgeschehen eben wegen der angepeilten Zielsetzung gehorchen muß. Einige dieser Gesetzmäßigkeiten werden im nächsten Kapitel konkret in Form der Trainingsprinzipien der allgemeinen Trainingslehre ausführlich behandelt.

An dieser Stelle scheint es jedoch sinnvoll zu sein, aus einem abstrakteren Blickwinkel heraus das zu analysieren, was eigentlich die Kerninhalte dieser Sportart darstellt. Wer sich das Ziel steckt, langfristig den Körper weiterzuentwickeln und vielleicht dabei sogar so schnell wie möglich voranzukommen, der kann berechtigterweise die Frage stellen, ob aus dem bestehenden Vorhaben vielleicht bereits wichtige Schlußfolgerungen zu ziehen sind, die das Trainingsgeschehen evtl. maßgeblich beeinflussen können.

Derartige Schlußfolgerungen können in der Tat gezogen werden, und mit Blick auf die derzeitigen Kerninhalte der gängigen Praxis kann man die mangelnde Einbeziehung dieser eigentlich leicht entwickelbaren Erkenntnisse in das tägliche Trainingsgeschehen mit gutem Grund als ein wichtiges Hemmnis auf dem Weg zu sportlichem Erfolg ansehen.

WESENSMERKMALE DES BODYBUILDINGSPORTES UND ASPEKTE DES LEISTUNGSSPORTES

➤ Abschnitt 2: Leistungsprogession, Trainingsökonomie und Störgrößen

1.2.1 Das Drogenproblem

Man könnte den im Bodybuildingsport weitverbreiteten Konsum von Drogen durchaus als eine der schlimmsten Verfehlungen, die man im Hinblick auf die Hintergründe dieser Sportart ersinnen kann, betrachten. Da sich diese Sichtweise z.T. nur schwer mit der gängigen Praxis in Einklang bringen läßt, erscheint es nötig, zu begründen, warum die offensichtlich doch irgendwie wirkenden Drogen so häufig als trainingsunterstützende Maßnahme verwandt werden. Darüberhinaus soll aber auch untersucht werden, ob man die Tatsache, daß Drogen eine Wirkung zeigen, nicht anders als durch deren Einnahme nutzen könnte.

Der vorausgegangene Abschnitt zeigte, daß Bodybuilding auf hohem sportlichen Niveau über das Training hinaus in weite Teile des täglichen Lebens eingebunden werden muß und somit die Stellung einer Lebensführung einnimmt. Das liegt ganz wesentlich an den hohen Anforderungen an den Sportler hinsichtlich des Einhaltens einer angemessenen Diät mit der entsprechenden Auswahl und dem zeitlich geregelten Verzehr von Nahrungsmitteln.

Auch ein gegenüber Nichtsportlern erfahrungsgemäß um bis zu mehrere Stunden pro Nacht erhöhtes Schlafbedürfnis in Phasen sehr hohen Trainingsaufkommens trägt dazu bei, daß neben ernsthaft betriebenem Bodybuilding nur wenig Zeit für andere, vor allem körperbetonte Aktivitäten bleibt.

Diese grundlegende Einschätzung deutet schon die Teilbereiche an, deren Zusammenwirken insgesamt die sportliche Leistung ausmachen. Wenn es konkret um Muskelzuwachs geht, dann ist es sinnvoll, dieses Vorhaben zunächst rein phänomenologisch zu betrachten:

■ **Ursächlich ist das Training durch seine Reizgebung für den Muskelzuwachs verantwortlich. Als Resultat ergibt sich unter gewissen Voraussetzungen eine verstärkte Einlagerung von Substanz in die Muskelzellen.**

Diese Substanz kann nur durch die Nahrung dem Körper zugeführt werden. Auch ist neben der Versorgung des Körpers mit derartigen Baustoffen eine hinreichende Zufuhr von Brennstoffen wichtig, damit überhaupt erst die durch Training erfolgende Stimulation des Organismus ermöglicht wird. Sofort wird klar, welche grundlegende Bedeutung der Ernährung als Vermittler zwischen Reizgebung und Reizumsetzung zukommt. Die Ernährung kann aber nur dann ihrer Aufgabe gerecht werden, wenn dem Körper genügend Zeit gegeben wird, sich von den körperlichen Strapazen des Trainings zu erholen. Man muß also unbedingt ein effektives Maß für die zeitliche Aufeinanderfolge von Training und Ruhe bzw. Belastung und Entlastung finden.

Es ist übrigens interessant, die Beziehung, die zwischen den Aspekten Training, Ruhe und Ernährung besteht, deutlich herauszustellen: Eines bedingt das andere (es handelt sich um eine Kreisrelation), und nur wenn die einzelnen Teilgebiete zu einem geschlossenen Ganzen verbunden werden, können sich die Trainingsbemühungen in den gewünschten Resultaten manifestieren.

Im Hinblick auf nachfolgende Unterabschnitte kann hierfür schon jetzt eine andere Formulierung benutzt werden: Bei den Aspekten Training, Nahrungsaufnahme und Ruhe handelt es sich um drei Teilbereiche, die voneinander unabhängig sind. Ihr kombiniertes Zusammenwirken ergibt letztlich das Resultat, und nur eine isolierte Optimierung aller drei Aspekte gleichzeitig kann ein optimales Resultat erbringen.

Das fehlende Wissen um die zuletzt gemachte Aussage scheint zu einem großen Teil mittelbar als erschwerende Größe für Fortschritte dafür verantwortlich zu sein, daß Drogenkonsum so weit verbreitet ist. Nur allzuviele Sportler glauben, durch im Übermaß konsumierte Nahrungskonzentrate Ernährungsfehler oder gar mangelnden Schlaf wettmachen zu können, und Drogen bieten sich als Steigerungsform derartiger „Wundermittel" förmlich an. Drogen bieten die Möglichkeit, sich undiszipliniert und im Sinne des gesteckten Ziels atypisch zu verhalten, weil sie Faktoren mit hemmender Wirkung abzuschwächen vermögen und somit Fehler zulassen. Das Resultat ist, daß Drogen bei kleinerem Einsatz eine ebenso hohe Leistung ermöglichen bzw. – das ist im Leistungssport von Bedeutung – bei genauso hohem Einsatz eine höhere Leistung ermöglichen.

In der Sportwissenschaft herrscht der Tenor, daß Anabolika bei hochintensivem Training Leistungssteigerungen von durchaus 10 % für die Dauer ihrer Anwendung und noch einige Zeit darüber hinaus erbringen können. Die genauen Wirkungsmechanismen sind dabei allerdings keineswegs geklärt. Selbst ein mäßiger Placeboeffekt muß für die sehr geringen anabolikabedingten Fortschritte mangels Alternativen als Erklärung erhalten.

Die Äußerung, Anabolika wirkten nur bei „hochintensivem" Training, muß präzisiert werden: Sie wirken dann umso stärker, je größer die Diskrepanz zwischen Leistungsniveau und Leistungsanforderung im Training ist. Hierbei handelt es sich um eine Grundtatsache, die schon zu Beginn der 70er Jahre bekannt war. Eigentlich handelt es sich dabei nur um eine andere Formulierung des eigentlich klaren Sachverhaltes, daß Drogen als natürliche Barriere die Genetik des Menschen vor sich haben. Würde sich die Wirkung von Drogen nicht mit steigendem Leistungsniveau verringern, so gäbe es keine genetische Entwicklungsgrenze.

Das legt die Vermutung sehr nahe, daß Anabolika gar nicht so anabol sind, wie es ihr Name vielleicht erwarten lassen könnte. Es bietet sich eher die These an, daß die Wirkung primär in einer Reduktion kataboler Stoffwechselvorgänge liegt. Das wird dadurch erhärtet, daß Athleten durchgängig davon berichten, mit Anabolika weitaus länger und häufiger trainieren zu können als ohne. Sehr einleuchtend wird diese These der antikatabolen Wirkungsweise von Steroiden dadurch, daß sie die Rezeptoren von Corticosteroiden (der bekannteste Vertreter dieser Gruppe ist das hochkatabole „Streßhormon" Cortisol) blockieren und so viele Abbauprozesse verhindert werden, bevor sie überhaupt eingeleitet worden sind.

Es scheint auf den ersten Blick keinen Unterschied auszumachen, ob etwas deshalb Erfolg bringt, weil es diese unmittelbar hervorruft oder „nur" Mißerfolge reduziert bzw. ausschließt. Hier aber ist der Unterschied ausgesprochen bedeutungsvoll: Wenn nämlich Anabolika hauptsäch eine anti-katabole Wirkung haben, dann wird sich ihre Wirkung als minimal herausstellen, wenn katabole Prozesse nur in einem minimalen Ausmaß ablaufen. Man kann das allgemeiner formulieren: Wenn Anabolika gewisse Störgrößen abzuschwächen vermögen, so ist die Wirkung von Anabolika dann am schwächsten, wenn keine Störgrößen vorhanden sind. Das deckt sich mit der Aussage, daß Anabolika auf hohem sportlichen Niveau nur noch geringe Wirkungen haben können, weil eben wegen des hohen Leistungsstandes nur wenige Störgrößen vorhanden sein können – zumindest wenn dieses Leistungsniveau beibehalten wird.

Wieder anders formuliert, nur diesmal unter Einbeziehung zeitlicher Zusammenhänge: Zwei ansonsten identische Sportler, die auf ein sehr hohes Leistungsniveau zustreben, wobei jedoch einer der beiden Athleten ein Anabolikakonsument ist, werden sich nur dadurch unterscheiden, daß der Anabolika-Athlet immer vor dem „sauberen" Sportler ein gewisses Leistungsniveau erreicht. Allerdings werden die Zeitabstände bei wachsendem Leistungsniveau wegen der (genetisch) begrenzten Leistungsfähigkeit immer kleiner – rein theoretisch betrachtet.

Auf jeden Fall aber wird der Anabolikakonsument bei dieser einfachen Betrachtung dem anabolikafreien Sportler zu jedem Zeitpunkt überlegen sein – vielleicht.

Man darf nämlich Anabolika nicht so kritiklos als Zauberstab sehen, der ungeahnte Dimensionen des Muskelzuwachses ermöglicht.

Dies ist insbesondere dann fatal, wenn man Nebenwirkungen außer acht läßt. Anabolika haben nämlich folgende unangenehme Eigenschaft: Je länger man Anabolika als Mittel zur Leistungssteigerung benutzt, desto höhere Dosen sind nötig, um das momentane Leistungsniveau zu erhalten oder gar zu steigern. Infolgedessen sind auch die nur allzugut bekannten Nebenwirkungen dieser Hormone in größerem Ausmaß zu erwarten. Wer sich allerdings ein wenig mit Chemie auskennt, der kann sich denken, daß der Zusammenhang zwischen der Menge der verabreichten Substanzen und der damit einhergehenden, massiven Belastung des Körpers keineswegs linear sein kann. Das soll heißen, daß bei geringen Mengen an Anabolika geringe und bei etwas größeren Mengen schon sehr viel stärkere, den Körper schädigende Mechanismen in diesem ausgelöst werden. Wer jahrelang riesige Mengen dieser Stoffe zu sich nimmt, der wird unter erheblichen Nebenwirkungen zu leiden haben und schneller in den Tod laufen als dies durch exzessiven Alkohol- oder Nikotinmißbrauch möglich wäre. Eine regelmäßige Einnahme derartiger Präparate über einen längeren Zeitraum muß deshalb auf jeden Fall im Sinne der Gesunderhaltung verurteilt werden.

Wenn aber die Einnahme nicht über einen längeren Zeitraum hinweg sinnvoll ist, was sollen dann diese Präparate überhaupt bezwecken? Was nutzt es, bei einer Meisterschaft eine Leistung zu zeigen, die nur unter größten Gefahren für den Körper wiederholt werden kann? Man könnte sagen, in der Weltspitze mag es beinahe verständlich erscheinen, sich um eines Titels willen kurzzeitig derart zu gefährden, auch wenn in jedem Fall moralische Bedenken anzumelden sind. Sieht man sich jedoch einmal einige Titelträger auf regionaler Ebene an, so muß man sich ernsthaft fragen, ob bei manchen Leuten der Selbsterhaltungstrieb ausgesetzt hat.

Auf regionaler sportlicher Ebene sind die ganz erheblichen Fortschritte, die durch Anabolika möglich sind, durchaus, absolut gesehen, als höher zu bewerten als auf einem sehr viel höheren sportlichen Niveau. Das liegt daran, daß Anabolika hinsichtlich ihrer Effizienz eine beachtliche, wenn auch langfristig gesehen lebensgefährliche Maßnahme auf geringem sportlichem Ni-

WESENSMERKMALE DES BODYBUILDINGSPORTES UND ASPEKTE DES LEISTUNGSSPORTES

veau darstellen, weil auf dieser Leistungsstufe schon sehr geringe Mengen eine große Wirkung zeigen.

Offensichtlich sind die angesprochenen „Störgrößen", die eine höhere Leistungsfähigkeit nicht zulassen, auf geringerem sportlichen Niveau stärker vertreten als etwa in der Weltspitze.

Was aber sind denn diese scheinbar obskuren Faktoren, die einem das Leben schwermachen? Hier seien einige genannt: der Streß, der entsteht, wenn man nach der Arbeit noch schnell etwas einkaufen muß; anstrengende Erwerbstätigkeit inkl. Überstunden; Streß in einer parterschaftlichen Beziehung oder durch die Ansprüche, die die Familie stellt; nicht genügend Schlaf; die fehlende Möglichkeit, sich bei der Arbeit angemessen zu ernähren, etc.

Also: Auf geringem sportlichen Niveau sind viele Störgrößen vorhanden, und folglich wirken Anabolika dann in einem besonderen Maße. Aber scheint es nicht sinnvoll zu sein, im Hinblick auf eine lange Zeitspanne, die vergeht, bis ein sehr hohes Leistungsniveau erreichbar ist, egal ob man Anabolika nimmt oder nicht, wegen der Nebenwirkungen von Anabolika nur sehr geringe Dosierungen zu verwenden? Wenn man sich nämlich für hohe Dosierungen entscheidet, dann kann es leicht sein, daß irgendwann ein Punkt erreicht ist, an dem man mehr oder weniger zusammenbricht, bevor man ein hohes Leistungsniveau erreicht hat. Man könnte auch im vorhinein sagen, daß man sich gegen die Einnahme von Anabolika entscheidet, weil man aufgrund seines Potentials ein hohes Leistungsniveau anstrebt und es einfach nicht absehbar ist, wann bei welcher Dosierung Anabolika auf jeden Fall das Erreichen des hohen Leistungsniveaus verhindern.

Aber selbst dann, wenn man nur geringe Dosierungen verwendet, hat Anabolikakonsum einen Sinn? Macht es einen Sinn, sich einem – dann zwar geringen – Risiko auszusetzen und viele unwägbare Größen ins Kalkül mitaufnehmen zu müssen? Was ist mit den Nebenwirkungen? Wie sieht es mit noch gar nicht angeführten Risiken von Schwarzmarktprodukten aus? Bei jedem wirken die Präparate anders, und jeder muß für sich auch hierbei das Beste herausfinden, aber genauso verhält es sich mit den Nebenwirkungen. Was andere gut vertragen, kann manche ins Krankenhaus bringen.

Derartige unkalkulierbare Größen passen nicht zu einer auf Höchstleistungen ausgelegten Sportlerkarriere, denn diese muß immer eine planerische Grundlage besitzen. Man kann mit in einem weiten Spektrum unüberschaubaren Variablen keine sinnvolle Planung aufstellen. Aber man kann ja anders an die Sache herangehen: Vielleicht klappt es ja doch, und wenn es klappt, wird der Weg zur absoluten Spitze wohl nicht mehr weit sein.

Zugegeben, diese Poker-Mentalität kann nicht widerlegt werden, man kann nur die Szene betrachten, man kann nur seinen näheren Bekanntenkreis betrachten, die Fälle von Nieren- und Leberproblemen, von Muskel- und Sehnenrissen, von Herzinfarkten und Gynäkomastie, von geschrumpften Hoden und Klitorisvergrößerungen, von Vertiefung der Simme, von Anabolika-Psychosen und Depressionen... Man kann sehr vieles betrachten und letztlich sieht man, daß nur wenige Leute die Titel bei den großen Wettkämpfen gewinnen, was die Gewinnaussichten bei diesem Pokerspiel vielleicht in ein angemessenes Licht rückt.

Weiter oben war von einigen „Störgrößen" die Rede. Sicherlich kann man diese nicht zu 100 % aus seinem Leben eliminieren, jedoch muß man sich fragen, wodurch sich diese eigentlich auszeichnen. Nun, eine hohe Anzahl von Störgrößen in einem entsprechenden Ausmaß sind Zeichen von Unvermögen, oder sie deuten einfach auf eine nicht-professionelle Einstellung zum Sport hin. Die Bezeichnung „nicht-professionell" ist dabei keineswegs mit einer negativen Wertung verbunden! Man muß vielmehr sehen, daß ein hohe Ziele anstrebender Sportler einfach z.T. sehr gravierende Konzessionen insbesondere an „andere" (haupt-)berufliche Ziele und auch an sein Privatleben machen muß, wenn er erfolgreich sein will. Doch nicht jeder ist der Typ dafür. Profisportler allerdings tun genau dieses. Das heißt natürlich keineswegs, daß außergewöhnliche Leistungen nicht auch mit einem ausgeglichenen Familienleben möglich wären (der Rekord-Sieger des Mr.-Olympia-Wettkampfes, Lee Haney, besteht darauf, daß seine Leistungen ohne den Rückhalt seiner Familie nicht möglich gewesen wären!); dennoch läßt sich dieses Ziel leider nur sehr selten realisieren. Wenn man jedoch neben dem sportlichen Betätigungsfeld noch viele andere persönliche Entfaltungsmöglichkeiten sucht und dennoch erhebliche sportliche Leistungen von sich erwartet, so liegt eine völlig praxisferne Einschätzung der Situation vor. Und genau dies passiert fast immer, wenn auf regionaler Ebene Anabolika und andere „Mittelchen" eingenommen werden. Es wird dann schlicht versucht, eine Leistung zu erbringen, die mit der Lebensführung einfach nicht (auf natürliche Weise) vereinbar ist. Es klingt hart, aber wer es wirklich weit bringen will, der sollte sich, statt Anabolika zu nehmen, lieber einen angenehmen Halbtagsjob suchen und sich auf erhebliche Einschnitte im Privatleben und im finanziellen Bereich einstellen, wenn das nicht sowieso schon der Fall ist.

Nun mag man entgegnen, daß man sich dann zuviele Chancen im Beruf verbauen würde. Aber: wer Anabolika nimmt, der tut das auch, und zwar sicher in einem höheren Maße. Außerdem scheint es noch einen kleinen Unterschied zu machen, ob man beruflich gesehen einige Jahre zurückhinkt, oder ob man seine Gesundheit mit drei Kreuzen gesegnet hat.

Wer seinen privaten Bereich nicht den angepeilten Zielsetzungen anpassen möchte, der muß eben eine erheblich verringerte Lebenserwartung einkalkulieren, wenn durch den Konsum von Anabolika dennoch außergewöhnliche Leistungen im Bodybuilding erbracht werden sollen. Man sollte glauben, daß der Selbsterhaltungstrieb eindeutig festlegt, was zu tun ist.

Man könnte neben den angesprochenen „Abkürzungen" und Hemmnissen natürlich auch „schlechte" Erbanlagen als Motivation sehen, Anabolika zu nehmen. Allerdings verändern sich die Gene gewiß nicht einfach so durch die bloße Einnahme von Pharmazeutika. Auch ist es sehr fraglich, ob der Begriff „schlechte Erbanlagen" überhaupt eine sinnvolle Berechtigung im Sport hat. Natürlich gibt es die bekannten Unterschiede zwischen den verschiedenen Körpertypen, allerdings sind diese in der Praxis keineswegs so gravierend, daß man mit ihnen nicht leben könnte. Den idealen Körper gibt es zum Glück nicht, und so hat jeder Mensch mit spezifischen Eigenheiten seines Körpers zu leben, sich mit diesen zu arrangieren und gegebenenfalls sogar darüber nachzudenken, ob nicht vielleicht eine falsche Sportart ausgeübt wird. Jemand, der seit 5 Jahren hart an sich arbeitet und sich bei einer Körpergröße von 1.80 m über seine Oberarme von sagen wir 35 cm so sehr ärgert, daß er Anabolika zu nehmen bereit ist, der sollte lieber in seiner Freizeit Flaschen reinigen als über Wettkampfbodybuilding nachzudenken. Aber derartige Fälle sind zum Glück ausgesprochen selten anzutreffen, und außerdem muß man sich vor Augen halten, daß es ein Sportler wie Frank Zane geschafft hat, mehrmals den Titel des Mr. Olympia zu gewinnen.

Meist fällt es solchen Sportlern, die schwer Muskelmasse aufbauen, viel leichter, einen sehr niedrigen Körperfettanteil in der Wettkampfphase zu erreichen, als jenen, die Muskelmasse beinahe erfunden zu haben scheinen. Allemal besser als Drogenmißbrauch ist es deshalb, mehr über die angesprochenen Besonderheiten des eigenen Körpers zu lernen und diese durch Weiterbildung, etwa auf den Gebieten Trainingslehre und Ernährung oder einfach durch mehr Disziplin und Einsatz, für sich zu nutzen. Erst wenn man seinen Körper als eigenständiges und charakteristisches „Etwas" azeptiert hat, wird man die Fortschritte machen können, die man anstrebt.

■ **Anabolika bieten die Möglichkeit, sich kurzfristig auf einen höheren Leistungsstand zu „schummeln". Doch auch hier gilt: Lügen haben kurze Beine!**

1.2.2 Übertraining

Der Begriff des Übertrainings ist für die weiteren Betrachtungen von fundamentaler Bedeutung und soll stellvertretend für diverse angeführte „Störgrößen" angesprochen werden.

Es hat sich im Hinblick auf eine möglichst weitgehende Verwertung der im Training gesetzten Reize gezeigt, daß Übertraining im Bodybuilding ein Thema von zentraler Bedeutung ist. Im Abschnitt über den Gebrauch von Anabolika wurde klar, daß Aufbau verhindernde, katabole Prozesse und deren Unterdrückung ein sehr wichtiges Thema sind und wohl das eigentliche Problem auf dem Weg zu einem höheren Leistungsniveau darstellen. Man könnte dieses auch einfach durch die Behauptung umschreiben, daß es den meisten Sportlern leichter fällt, hart zu trainieren als genügend lange zu schlafen.

Beim Übertraining handelt es sich um eine Vielzahl geistiger und körperlicher Symptome, die in isoliertem oder kombiniertem Auftreten ein Überlastungssyndrom ausmachen. Zu diesen Symptomen können z.B. allgemeine Unlust und Demotivation, Müdigkeit, Schlafstörungen, Konzentrationsschwäche, verminderte Trainingsleistungen, permanenter Muskel- und Gelenkschmerz und verstärkte Krankheitsanfälligkeit gehören. Jedoch ist es auch möglich, daß sich Übertraining in einem Zustand übermäßiger Erregtheit äußert.

Es ist zu bedenken, daß Übertraining nicht nur unter Beachtung der momentanen Leistungsfähigkeit, sondern auch mit Blick auf die gesteckten Trainingsziele verstanden werden kann. Wenn das Ziel des Trainings in einem Erhalt der körperlichen Leistungsfähigkeit besteht, durch das Training jedoch eine Leistungssteigerung erreicht wird, dann liegt bereits ein „Übertraining" im wörtlichen Sinne vor, jedoch kann man hier nicht von einer Überschreitung der körperlichen Kapazitäten sprechen. In genau diesem Sinne soll jedoch der Begriff des Übertrainings von nun an verstanden werden. (Bemerkung: Manche Autoren benutzen statt des Wortes „Übertraining" das Wort „Überlastung", um auszudrücken, daß eben nicht nur das Training, sondern auch sonstige Anforderungen den Zustand der körperlichen Überlastung auslösen können. Hier soll aber die traditionelle Bezeichnung Verwendung finden.)

Objektiv läßt sich Übertraining leicht anhand von Blut- und Harnuntersuchungen feststellen, jedoch müssen dafür entsprechend ausgestattete Laboratorien zur Verfügung stehen.

Eine einfachere Möglichkeit, Informationen über den körperlichen Zustand zu bekommen, besteht in der Messung der Ruhepulsfrequenz. Wichtig ist hierbei, daß man täglich direkt nach dem Aufwachen und immer in liegender Position bei ruhiger Atmung die Pulsfrequenz

WESENSMERKMALE DES BODYBUILDINGSPORTES UND ASPEKTE DES LEISTUNGSSPORTES

bestimmt. Wenn diese über mehrere Tage hinweg um mehr als etwa 5–10 Schläge pro Minute ansteigt, so kann man fast sicher davon ausgehen, daß Übertraining vorliegt bzw. sich anbahnt.

Es ist notwendig, daß die gewonnenen Zahlenwerte ständig mit einer intensiven Wahrnehmung des Körpers verbunden werden, denn nur so kann man ein über einen größeren Zeitraum entstehendes Übertraining feststellen. Ein sehr erfahrener Sportler wird vermutlich schon direkt nach dem Aufwachen durch bloßes „Fühlen" seines Körpers sagen können, ob das heutige Training sinnvoll ist oder auch nicht. Derjenige, bei dem sich diese Fähigkeit noch nicht entwickelt hat, wird durch die Pulsfrequenz-Methode (fast) sicheren Aufschluß über seinen Trainingszustand erhalten können.

Auf jeden Fall aber liegt ein Überlastungszustand vor, wenn im Rahmen eines sehr harten Trainings Muskelsubstanz statt auf- abgebaut wird. Natürlich reicht es diesbezüglich nicht aus, das Körpergewicht zu bestimmen, weil ja auch der Körperfettanteil variabel ist. Jedoch ist die Abnahme von Körpergewicht auf jeden Fall ein Signal, das weitere Beobachtungen nötig macht.

Bei der Erläuterung und der Vermeidung des durch Übertraining umschreibbaren Überlastungssyndroms tritt das Problem auf, daß verschiedene Sportlertypen z.T. gegensätzlich auf eine solche Überlastung reagieren. Aus diesem Grund ist es wichtig, sehr gezielt nach individuellen Signalen zu suchen.

Die Ursachen für das Übertraining sind in der Regel keineswegs einfach zu überblicken. Man kann jedoch zunächst eine grobe Klassifizierung vornehmen: Da Übertraining auf einer Dysbalance zwischen Belastung und Regeneration basiert, sind in diesen beiden Aspekten zwei hilfreiche Ansatzpunkte zur Unterscheidung der Ursachen gefunden.

Die Regeneration stellt dabei das bei weitem komplexere Teilgebiet dar, denn es werden darin keineswegs nur Schlaf, aktive Erholung, Ruhe und regenerative Maßnahmen (Sauna, Massage, Bäder, etc.), sondern insbesondere auch das wichtige Gebiet der Ernährung impliziert. Es wurde bereits erwähnt, daß es unter Bodybuildern ein weitverbreitetes Problem darstellt, im Training hinsichtlich Intensität und Umfang eher zuviel des Guten zu tun als diesbezüglich Versäumnisse entstehen zu lassen.

Diese qualitative Aussage bezüglich eines übertriebenen Trainingseinsatzes kann im Einzelfall natürlich nur dann sinnvoll gemacht werden, wenn eine Relation zwischen momentaner Leistungsfähigkeit und angestrebter Zielsetzung angegeben werden kann. Das ist jedoch kaum möglich. Dennoch sollte man bei der Behebung eines Übertrainingszustandes zunächst immer eine zu hohe Trainingsbelastung in Betracht ziehen.

Es macht einen großen Unterschied, ob man deshalb übertrainiert ist, weil der Trainingseinsatz so hoch ist, daß auch bei bester Nutzung aller regenerativen Maßnahmen ein Übertrainingssyndrom vorläge, oder ob der Trainingseinsatz die momentane Leistungsfähigkeit überschreitet, weil eben bei weitem nicht alle Möglichkeiten der schnellstmöglichen Erholung vom Training genutzt worden sind. Im erstgenannten Fall liegt eine absolute Überforderung des Körpers vor. Im zweiten Fall, der in der Praxis weit häufiger anzutreffen ist, sollte man jedoch nicht von einem „Zuviel" an Training, sondern präziser von einer Unzulänglichkeit im regenerativen Bereich sprechen.

Auch hier kann wieder eine wichtige Unterscheidung getroffen werden: Man kann entweder maßgebliche regenerative Maßnahmen auslassen oder diese durch andere Aktivitäten unwirksam werden lassen.

Im Idealfall sind alle körperlichen Aktivitäten auf die sportliche Leistung ausgerichtet. Ist dies bei weitem nicht so, muß zwangsläufig mit Leistungseinbußen gerechnet werden. Wer z.B. übermäßigem Streß ausgesetzt ist, der vermeidet es nicht nur, seine Zeit mit – nicht nur in sportlicher Hinsicht – sinnvollem Pausieren zu verbingen; vielmehr wird durch ein Übermaß an Aktivität, Zeitdruck und Eile einer der schlimmsten Prozesse im Körper ausgelöst, die im Hinblick auf Muskelsubstanzzunahme möglich sind: Gemeint ist die massive Ausschüttung von Cortisol. Dieses („Streß"-)Hormon wird in den Nebennieren gebildet und stellt in vielerlei Hinsicht einen direkten Gegenspieler zum wohl anabolsten Hormon, dem Testosteron dar. Cortisol wirkt maßgeblich dadurch katabol, daß es die Produktion von Testosteron in den Hoden verringert und die Aufspaltung von Protein zwecks Bereitstellung von Glucose auslöst. (Dem Wettkampfsportler wird Cortisol auch im Zusammenhang mit Wasserretention aufgrund Natriumüberschusses, verursacht durch überschüssige Ausscheidung von Kalium, Kalzium und Phosphor, und dem damit einhergehenden „glatten" Aussehen bekannt sein.)

Cortisol wird vom Körper als Reaktion auf jede Form von Streß und somit beispielsweise auch als Reaktion auf körperliche Aktivität ausgeschüttet. Ob die damit einhergehenden, eher unerwünschten Abbauprozesse oder die mit dem Training bezweckten Aufbauvorgänge ausgelöst werden, hängt primär von dem Nebeneinander von Testosteron und Cortisol ab. Dabei ist es vor allem wichtig, die Produktion von Cortisol zu minimieren. Anabolikakonsumenten versuchen gewöhnlich nicht, mit einer Verringerung von Cortisolausschüttungen, sondern mit einer dumpfen und maßlosen Erhöhung von Testosteronwerten zu arbeiten.

Das Problem der Verminderung von Cortisolausscheidungen löst man vor allem durch eine ausgeglichene Lebensweise, bei der nicht im Vordergrund steht, jedes Amt zu übernehmen und an jeder Aktivität teilhaben zu wollen. Das bedeutet keineswegs, daß ein Leben ohne außersportliche Anteilnahme geführt werden muß; vielmehr ist hier eine maßvolle Lebensführung mit guter zeitlicher Koordination gemeint. Auch sind Methoden der aktiven Streßreduktion, wie z.B. autogenes Training höchst sinnvoll. Diese Art der Leistungsoptimierung mag manchen Lesern ein wenig suspekt erscheinen, man bedenke jedoch, daß sich nicht nur dann ein Bankkonto schnell füllt, wenn viel eingezahlt wird. Ebenso kommt es darauf an, gleichzeitig nicht viel abzuheben!

Die Optimierung der Testosteronkonzentrationen im Körper darf keineswegs durch riesige Anabolikagaben erfolgen; dies ist ein Problem, daß im übergeordneten Zusammenhang mit Training und Regeneration auch mit Blick auf andere anabole Hormone (Insulin, Wachstumshormon) gelöst werden muß, aber auf jeden Fall nur in Zusammenarbeit mit darauf spezialisierten Sportmedizinern angegangen werden kann. Laien, mit nicht nur in leistungsdiagnostischer Hinsicht unzulänglichen Kenntnissen und Möglichkeiten, werden hierbei auf keinen Fall zum Ziel kommen.

Man beachte übrigens, daß auch eine in irgendeiner Hinsicht unzulängliche Nahrungszufuhr eine Form von Streß bedeutet. Hierbei handelt es sich sogar um eine massive Notsituation, und es leuchtet ein, daß die Anpassung an diesen Mangelzustand gegenüber einer Substanzzunahme ganz sicher Priorität haben wird. Die Ernährung im allgemeinen ist entscheidend an der Vermeidung von Übertraining beteiligt, denn selbst dann, wenn der Trainingseinsatz nicht sehr hoch und das Gesamtaufkommen an Ruhe und Erholung eigentlich hinreichend ist, kann es wegen einer unzulänglichen Nährstoffversorgung zu Defiziten im energetischen Bereich kommen.

Man kann schon jetzt erkennen, daß das Problem der Vermeidung von Übertraining ein höchst kompliziertes Thema darstellt. Bedenkt man dann noch, daß es viel mehr als dieses eine Teilgebiet im Bodybuilding zu beachten gilt, so wird schnell klar, daß ein Patentrezept für Erfolge nur sehr schwer entwickelbar ist.

Nimmt man an dieser Stelle gewonnene Erfahrungswerte zu Hilfe, so läßt sich ein sehr wichtiger Schluß im Hinblick auf die verschiedenen Faktoren, die für eine Weiterentwicklung verantwortlich sind, ziehen:

Die einzelnen Aspekte, die den Erfolg im Bodybuilding mittelbar oder unmittelbar beeinflussen, sind in einem übergeordneten Zusammenhang zu sehen. Alles was man tut, summiert sich nicht auf eine banale Weise zu einem Endresultat; vielmehr wird durch das angestrebte Ziel in jeder Hinsicht, die den Körper betrifft, eine Mindestanforderung gestellt, die eingehalten werden muß. Wird dieses Soll in nur einer Hinsicht nicht erfüllt, so droht gleich die ganze Zielsetzung unerreichbar zu sein. Man kann auch sagen, daß Erfolg im Bodybuilding am Ende einer Kette von sehr vielen Einflußgrößen steht. Wird diese Kette an nur einer Stelle unterbrochen, so wird das Ziel, der Erfolg, nicht erreicht.

Was nutzt beispielsweise das beste Training, wenn es an Schlaf oder an Protein oder an bestimmten Vitaminen fehlt? Ein häufig von Kampfrichtern gelieferter Ausspruch beschreibt diesen Sachverhalt in geradezu optimaler Weise: „Jeder Bodybuilder ist nur so gut wie sein schwächster Körperteil", bzw. in weniger anspruchsvoller Form: „Was nutzt der riesige Bizeps bei beinahe lächerlich unterentwickelten Trizeps?"

In anderen Sportarten mag man Schwächen durch Stärken kompensieren können, im Bodybuilding ist dies leider nicht der Fall. Es kommt daher auf eine flächendeckende Zuhilfenahme aller Maßnahmen und das Bedenken aller Aspekte an, die am Vorankommen in irgendeiner Form beteiligt sind. Es bringt nichts, sich auf spezielle Teilgebiete, etwa die Ernährung, zu fixieren und durch exzessiven Konsum in Mode gekommener Nahrungskonzentrate einen Vorsprung gegenüber anderen Sportlern zu erwarten. Als Resultat dieser Vorgehensweise wird sich lediglich eine schlechtere Nutzung des investierten Einsatzes ergeben. Maximaler Erfolg ist gleichbedeutend mit maximaler Effizienz!

Dieses Prinzip wird später noch in ausführlicher Form dargestellt werden. Als Resultat wird sich ergeben, daß man sehr viele verschiedene Dinge machen muß, daß aber nichts davon in hohem Ausmaß betrieben wird. Wie gesagt, Erfolge werden nur in dem Maß ausfallen, das durch das schwächste Glied gegeben ist. Es ist daher aufgrund der immensen Zahl der Einflußgrößen nur logisch, daß die maximale Leistungsfähigkeit eher über eine Erfassung und Behebung von Unzulänglichkeiten als über einen Ausbau von Stärken zu erreichen ist.

Nachfolgend muß es daher um zwei wesentliche Punkte gegen:
- Es müssen möglichst viele die Leistungsfähigkeit beeinflussende Größen erkannt werden;
- diese müssen daraufhin hinsichtlich ihres Zusammenwirkens analysiert werden.

Als Resultat sollten sich charakteristische Vorgehensweisen und typische Methoden ergeben, die jeder, unter Beachtung individueller Besonderheiten seines Körpers, für sich nutzen kann.

Bevor im nächsten Kapitel dazu übergegangen wird, diese Fragen konkret zu behandeln, erfolgt zunächst noch eine ausführliche Diskussion bisher nur kurz angesprochener Begriffe, wie z.B. der Effizienz des Trainings. Bedenken Sie, daß man erst dann damit beginnen kann, sich mit technischen Aspekten des Bodybuildingsportes zu beschäftigen, wenn grundlegende

WESENSMERKMALE DES BODYBUILDINGSPORTES UND ASPEKTE DES LEISTUNGSSPORTES

charakteristische Eigenschaften aufgezeigt und darauf basierende Strategien entwickelt worden sind. Man könnte dazu auch sagen, daß man den Weg zu einem Ziel erst dann beschreiten sollte, wenn die einzuschlagende Grundrichtung zumindest in etwa bekannt ist.

Der Begriff des Übertrainings ist deshalb so wichtig, weil man um des Vorankommens willen den Körper immer über seine momentane Leistungsfähigkeit hinweg fordern muß. Das Ausmaß der Belastung muß aber unbedingt so gering gehalten werden, daß eine totale Überforderung des Körpers nicht entsteht. Es ist klar, daß man sich dabei auf einem sehr schmalen Grat bewegt und daß es in der Praxis bei zu grober Herangehensweise eine beinahe permanente Überlappung produktiver und, nicht nur kurzzeitig betrachtet, unproduktiver Stoffwechselzustände zu erwarten gibt. Wer es aber schafft, Übertraining durch eine zielgerichtete Planung immer gerade so zu unterdrücken, der wird Leistungsniveaus erreichen können, für die andere entweder viel Glück oder aber absolut überlegene genetische Dispositionen benötigen werden.

1.2.3 Effizienz und Leistungssport

Es soll nun damit begonnen werden – mit einer theoretischeren Ausrichtung als bisher – quantitativ das Problem der Reaktion des Körpers auf äußere Reize zu ergründen. Dazu sollen zunächst einige Begriffe eingeführt werden, damit mißverständliche Formulierungen vermieden werden können.

Als erstes wird der Begriff „Maßnahme" benötigt. Unter einer Maßnahme verstehen wir einen Sachverhalt oder eine Handlung, die durch zielgerichtetes Einbeziehen in eine übergeordnete Planung die Veränderung eines momentan faßbaren Ist-Zustandes hervorruft.

Es gibt Maßnahmen, die auf dem Weg zu einem gesteckten Ziel gewinnbringend eingesetzt werden können. Unproduktive Maßnahmen dagegen können keine Fortschritte mit sich bringen, und manchmal sorgen sie sogar für eine handfeste Verringerung der Fortschritte. In diesem Sinne könnte man die schon mehrfach genannten „Störgrößen" als unproduktive Maßnahmen bezeichnen. Übrigens können auch gute Maßnahmen Schattenseiten haben, wenn das Ausmaß ihrer Einbeziehung in den Fortschrittsprozeß nicht richtig dosiert wird.

Natürlich muß man neben dieser groben Klassifizierung in produktive und kontraproduktive Maßnahmen noch eine Abstufung hinsichtlich des Ausmaßes des durch sie erreichbaren Erfolges oder Mißerfolges einführen. Das wird durch den Begriff der Effektivität einer Maßnahme erreicht. Damit ist das durch die Maßnahme erzielbare Resultat verknüpft.

Der Begriff der Effizienz ergibt eine Relation aus dem erbrachten Aufwand und dem sich dadurch ergebenden Resultat. Je geringer der Aufwand bei gleichbleibendem Resultat ist, desto effizienter ist die Maßnahme. „Effizienz" ist also eine aufwandsgebundene Erweiterung des Begriffs der Effektivität.

Es wäre beispielsweise vergleichsweise ineffizient, die Aufgabe, einen Eimer Wasser zu leeren, mit Hilfe eines Teelöffels lösen zu wollen; das bloße Ausschütten des Eimers ist dagegen eine sehr effiziente Maßnahme. Jedoch ist bei beiden Maßnahmen das letztlich erreichbare Resultat dasselbe. Also ist die Effektivität beider Maßnahmen identisch, obwohl klarerweise für das Erreichen des Resultats unterschiedlich viel Zeit benötigt wird.

Natürlich muß eine Maßnahme nicht unbedingt nur bezüglich ihres Zeiteinsatzes effizient sein. Ebenso ist es möglich, daß sie relativ preiswert ist oder auch mit geringem Materialeinsatz einhergeht; vielleicht ist ihr Ablauf auch einfach leicht zu koordinieren oder – das wäre im Falle des Bodybuildingsportes denkbar – mit der (Trainings-)Maßnahme geht ein relativ geringer Energieaufwand einher. Die Effizienz einer Maßnahme wird von Fall zu Fall, je nachdem, welche Begleitbedingungen zu betrachten sind und welche Zielsetzung besteht, verschieden zu bewerten sein. Wenn es sich z.B. darum dreht, das Wasser aus dem Eimer in beliebiger Zeit in ein anderes, sehr kleines Gefäß umzufüllen, dann kann es im vorhinein schon ausgeschlossen werden, daß das Umschütten des Eimers besonders produktiv ist, weil dabei wohl zuviel Wasser verlorengehen wird. Folglich wird auch die Arbeit mit dem Teelöffel auf jeden Fall effizienter sein.

Wie gesagt, die Begriffe Effizienz und Effektivität sind im Hinblick auf die gesteckte Zielsetzung zu bewerten.

Gewöhnlich wird man die Effizienz an der Größe oder an der Klasse von Größen messen, die eine für die Verwirklichung des gesteckten Ziels limitierende Wirkung haben.

Es soll nun einmal konkret danach gefragt werden, was passiert, wenn mit einer Maßnahme gearbeitet wird. Es stellt sich also die Frage, wie sich ein Ausgangszustand unter der Einwirkung einer Maßnahme in zeitlicher Abhängigkeit verändert. Damit es nicht zu einem zu weiten Abdriften kommt, möge man sich vorstellen, daß z.B. von einem sehr einfach aufgebauten, also leicht überschaubaren Training die Rede ist, das letztlich einen Reiz auf den Körper ausübt. Dieser Reiz sei die betrachtete Maßnahme, und um einige Unübersichtlichkeiten schon im voraus auszuschließen, möge man Fragen nach Regeneration und Ernährung, etc. einfach vernachlässigen. Das Vorankommen in sportlicher Hinsicht sei einzig und alleine von der „Stärke" des

Reizes abhängig, wobei die Reizhäufigkeit nicht variabel sei. Anschaulich könnte man von einem regelmäßig durchgeführten Training mit genau festgelegten Inhalten sprechen.

Die Maßnahme sei so stark wirksam, daß ein sportliches Vorankommen zumindest zu Beginn der betrachteten Zeitspanne möglich sei.

Diagramm 1 zeigt die typische Entwicklung der Leistungsfähigkeit als Funktion der Zeit infolge des Arbeitens mit der genannten Maßnahme:

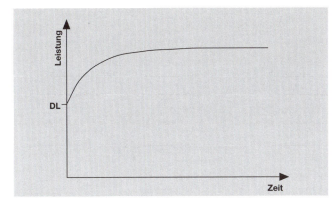

Diagramm 1: Leistungsprogression bei Arbeit mit einer produktiven Maßnahme; DL: Ausgangsniveau der Leistung

Zunächst macht sich bemerkbar, daß der Körper mit einem Reiz belastet wird, der stärker ist, als es das bloße Aufrechterhalten der derzeitigen Leistungsfähigkeit verlangt. Als Resultat dessen verbessert sich die Leistungsfähigkeit.

Für das absolute Ausmaß der Verbesserung nach jeder Reizeinwirkung ist nicht nur der – im betrachteten Fall gleichbleibende – Reiz selbst, sondern auch das zum Zeitpunkt der Reizeinwirkung vorhandene Leistungsniveau von Bedeutung. Klar, ein relativ starker Reiz kann bei einem Anfänger eine recht starke Leistungssteigerung auslösen. Derselbe Reiz wird bei einem Hochleistungssportler jedoch nicht einmal ausreichen, um eine Leistungsstabilisierung zu bewirken.

Das Ausmaß der Leistungsfähigkeit verringert sich im dargelegten Fall deshalb kontinuierlich, weil die Reizstärke sich nicht verändert, während das Leistungsniveau ansteigt. Die Kurve wird mit der Zeit immer flacher und schließlich stellen sich praktisch keine Leistungssteigerungen mehr ein, weil die Reizstärke und das zum Zeitpunkt der Reizeinwirkung herrschende Leistungsniveau sich einander entsprechen. Das heißt also, daß die durch das Leistungsniveau dargestellte Leistungsfähigkeit und die durch den Reiz gegebene Leistungsanforderung niveaugleich sind. Es ist klar, daß sich zu diesem Zeitpunkt höchstens keine Fortschritte mehr ergeben können, denn ansonsten würden auch

weit fortgeschrittene Sportler mit einem Anfängertraining noch Fortschritte machen können.

(Anmerkung: Eigentlich sollte die Leistungsfähigkeit letztlich wieder abfallen, weil gleichbleibende Reize tatsächlich nach einiger Zeit zu Leistungseinbußen führen. Dieses Detail ist hier jedoch nicht erheblich.)

■ **Maßnahmen können erst dann produktiv sein, wenn die aus dem Arbeitsaufwand resultierende Reizstärke größer ist als es für die Aufrechterhaltung eines derzeitigen Leistungsstandes vonnöten wäre.**

Übrigens wurde hier eine allmähliche Leistungsverbesserung dargestellt. Die zur Leistungskurve gehörige Maßnahme muß also produktiv sein. Den Verlauf einer sich verringernden Leistungsfähigkeit erhält man leicht dadurch, daß man den Kurvenverlauf an einer waagerechten Achse auf Höhe des Anfangsniveaus der Leistung spiegelt. Dann ergibt sich zunächst eine hohe Rate des Leistungsabfalls, bei Niveaugleichheit von Leistungsstand und Leistungsanforderung kommt es nach einiger Zeit zu einem Stillstand der Leistungsveränderungen. Diesen Leistungsverlauf stellt Diagramm 1a dar.

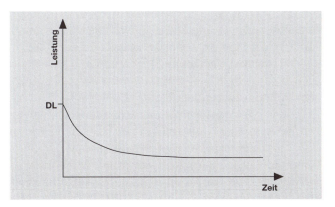

Diagramm 1a: Leistungsprogression bei Arbeit mit einer unproduktiven Maßnahme; DL: Ausgangsniveau der Leistung

Da beide Diagramme prinzipiell wesensgleiche Entwicklungen darstellen, sollen von nun an nur noch produktive Maßnahmen betrachtet werden.

Das Beispiel in Diagramm 1 zeigt, daß die verwandte Maßnahme ein bestimmtes Entwicklungspotential in sich birgt. Dieses Potential kann sehr anschaulich mit dem letztlich erreichbaren Leistungsniveau identifiziert werden. Jedoch wäre es auch möglich, das Potential durch die Reizstärke darzustellen, was den Vorteil hätte, daß unter Vernachlässigung der vorwegzunehmenden zeitlichen Entwicklung keine Aussage über die kommende Leistungsfähigkeit zu machen wäre.

WESENSMERKMALE DES BODYBUILDINGSPORTES UND ASPEKTE DES LEISTUNGSSPORTES

Dann ergäbe sich jedoch ein entscheidender Nachteil: Der Körper kann nämlich leicht überfordert werden, und bei steigender Reizstärke ist nicht in beliebigem Ausmaß eine Leistungssteigerung möglich. Im Gegenteil! Wenn die Reizstärke zu hoch ist, dann fällt die Leistung wieder ab, und folglich kann nur eine optimale Reizstärke in eindeutiger Weise mit dem Entwicklungspotential in Verbindung gebracht werden. Alle anderen als maximalen Werte der Leistungsfähigkeit können durch zwei verschiedene Reizstärken erreicht werden, wobei eine stärkere und eine schwächere als optimale Reize beinhaltet.

Es ist sinnvoll, eine Maßnahme, die ein höheres Entwicklungspotential als eine andere in sich birgt, zugleich auch als effektiver zu bezeichnen. Folglich kann auch die Effektivität einer Maßnahme mit dem durch sie letztlich erreichbaren Leistungsstand identifiziert werden.

■ **Die Effektivität einer mit bestimmtem Aufwand arbeitenden Maßnahme wird mit dem durch die Maßnahme erreichbaren Leistungsniveau identifiziert.**

Diese „Definition" der Effektivität läßt zuerst einmal außer acht, daß sich ein Leistungsniveau nur unter zeitlicher Progression einstellen kann. Da es sich jedoch zunächst um eine qualitative Bewertung zweier Maßnahmen im Sinne von „effektiv" oder „weniger effektiv" handelt, reicht die genannte Sichtweise dann aus, wenn bei den zu vergleichenden Maßnahmen der gleiche zeitliche Rahmen zugrundegelegt wird.

Oben wurde erwähnt, daß Maßnahmen ein gewisses „Reizminimum" mit sich bringen müssen, wenn sie eine Leistungsverbesserung erbringen sollen. Dieses Minimum wurde dadurch umschrieben, daß der dazugehörige Reiz größer sein muß als es die Aufrechterhaltung der bestehenden Leistungsfähigkeit erfordert. Eine einen schwächeren Reiz liefernde Maßnahme kann also bei isolierter Betrachtung nur unzureichend effektiv genannt werden. Da es den körperlichen Zustand des Übertrainings gibt, können auch sehr starke Reize mit sich bringende Maßnahmen als unzureichend effektiv bezeichnet werden. Bezüglich des gesteckten Ziels, der Leistungsverbesserung, kann man also sagen, daß es optimal effektive Maßnahmen geben wird. Zu diesen Maßnahmen wird eine Reizstärke gehören, die weder sehr hoch noch sehr niedrig ist.

Kurve 1 beinhaltet also eine entweder bei weitem zu hohe oder zu niedrige Reizstärke. Bei Kurve 2 ist die Reizstärke entweder etwas geringer oder etwas höher als der Optimalwert. Und bei Kurve 3 ist die Reizstärke optimal, d.h. daß keine andere Reizstärke ein höheres Leistungsniveau zu erreichen ermöglicht.

Man kann die Kurven 1, 2 und 3 auch als unterschiedliche Maßnahmen betrachten, wobei Kurve 3 dann die effektivste Maßnahme repräsentiert.

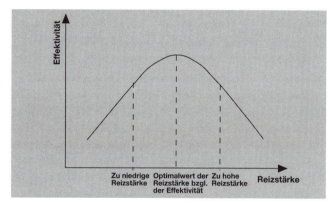

Diagramm 3: Effektivität einer Maßnahme bei unterschiedlicher Reizstärke

Wenn zwei Maßnahmen unter Zugrundelegung des gleichen zeitlichen Rahmens das gleiche Entwicklungspotential besitzen, dann wird derjenigen die höhere Effizienz zugeordnet, die mit geringerer Reizstärke arbeitet.

Was hat die bisherige Betrachtung gebracht?

Im Vordergrund des Interesses steht natürlich eine Leistungssteigerung. Theoretisch wäre es zunächst einmal denkbar, daß jeder Sportler einfach nur viel zu trainieren bräuchte und dadurch ein höheres Leistungsniveau erreichen könnte, und tatsächlich scheinen viele Sportler die Angelegenheit für derart leicht zu halten.

Leider kann man aber nicht unendlich viel „Einsatz" in den Sport investieren – das liegt daran, daß es das ärgerliche Übertraining gibt. Man hat also nur begrenzten Einsatz zur Verfügung. Mit diesem Einsatz kann man Maßnahmen für sich arbeiten lassen, d.h. dieser Einsatz sorgt dafür, daß die Maßnahmen eine bestimmte Reizstärke besitzen, wodurch eine Leistungsverbesserung ausgelöst werden kann.

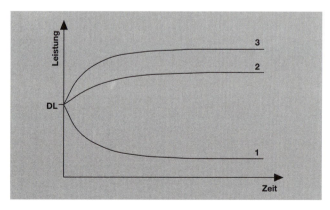

Diagramm 2: Entwicklung des Leistungsniveaus durch eine Maßnahme mit unterschiedlicher Reizstärke; DL: Ausgangsniveau der Leistung

Wegen des begrenzten Einsatzes ist es aber nötig, daß man mit maximaler Effizienz arbeitet, wenn man eine möglichst hohe Leistung erbringen möchte. Effizienz kann man nämlich als „Resultat pro erbrachtem Einsatz" umschreiben. Bei niedriger Effizienz wird man mit dem zur Verfügung stehenden Einsatz nur ein wenig beeindruckendes Resultat erzielen können. Bei hoher Effizienz kann sich dagegen ein besseres Resultat ergeben.

Betrachtet man Diagramm 3, so wird deutlich, daß ein Optimalwert lediglich punktueller Natur ist. Auf die Praxis bezogen könnte man z.B. sagen, daß die optimale Trainingshäufigkeit vielleicht bei etwa 4.356 Trainingseinheiten pro Woche liegt – wie immer man diesen Zahlenwert auch erreichen mag. Ein Problem besteht jedoch darin, daß niemand genau so oft trainieren kann. Wichtig ist jedoch, daß man durch zu viel Training genauso wenig oder genauso viel erreicht wie durch zu wenig Training. Mit zu wenig Training geht jedoch ein geringerer Einsatz einher. Um beim Beispiel zu bleiben: Man trainiert 3- oder 4mal pro Woche und erreicht dasselbe Resultat wie wenn man 6- oder 5mal pro Woche trainiert!!!

Mit geringerem Einsatz ist also eine erhöhte Effizienz (bei identischem Resultat) verbunden.

Weil der Optimalwert eine in der Praxis nicht erreichbare, punktuelle Idealisierung darstellt, muß man um der Effizienz, d.h. um der Trainingsökonomie willen anstreben, mit relativ geringer Trainingshäufigkeit zu arbeiten!!!

Man bedenke nämlich, daß die Zeit, die für ein leistungssportliches Aktivsein zur Verfügung steht, begrenzt ist. Wenn man also immer mit relativ wenig Einsatz dasselbe erreicht, was andere mit mehr Einsatz schaffen, dann wird man länger aktiv sein können als diese Konkurrenten. Langfristig wird sich dadurch somit ein höheres Leistungsniveau ergeben können, und zwar ein Niveau, das den angesprochenen Konkurrenten überhaupt nicht zugänglich ist, weil sie ihre Muskeln und Gelenke, etc. über die Jahre hinweg übermäßig gefordert haben.

Man kann diese Art der Trainingsoptimierung prinzipiell auf jeden Aspekt des Trainings beziehen. Diese Betrachtung führt jedoch nur dann zu dem Resultat, daß „weniger mehr ist", wenn vergleichbare Zielsetzungen mit entsprechenden Limitierungen vorhanden sind. Hier wurde vorausgesetzt, daß der zu erbringende Einsatz limitiert ist, weil er sonst keine positiven Effekte mehr zeigen kann. Es wurde auch vorausgesetzt, daß das erreichbare Entwicklungsniveau ebenfalls begrenzt ist. Beide Voraussetzungen sind typisch für die Belange des Bodybuildingsportes, und seine charakteristischen Inhalte lassen sich geradezu auf das Vorhandensein dieser Voraussetzungen zurückführen.

Deshalb gilt (nicht nur für) Bodybuildingsportler:

■ **Leistungssportler können nur dann bezüglich ihrer Möglichkeiten hervorragende Leistungen erbringen, wenn sie versuchen, so effizient wie möglich zu arbeiten. Aufgrund praxisbezogener Erwägungen sollten Leistungssportler geradezu anstreben, zuwenig zu „tun", damit sie nicht Gefahr laufen zuviel Einsatz zu erbringen.**

Damit Mißverständnissen vorgebeugt wird, sei bemerkt, daß natürlich die hier genannten Entwicklungen und Potentialgrenzen zunächst einmal nur fiktiver Natur sind. Prinzipiell ist es auch ein wenig inkorrekt, derart stetige Leistungskurven darzustellen, weil sich die sportliche Leistungsfähigkeit in Schüben entwickelt. Dennoch sind die angegebenen Diagramme insoweit realistisch, als sie eine trendmäßige Leistungsentwicklung bei nicht zu feiner zeitlicher Aufschlüsselung wiedergeben. Man darf nicht vergessen, daß die Diagramme nur visuelle Hilfsmittel sind, die die durch den menschlichen Körper gemachten Vorgaben (limitierte Entwicklungsmöglichkeiten und „Einsatzkapazitäten") zu veranschaulichen haben.

1.2.4 Wie sich ein hoher Effizienzgrad ergibt

Ein hohes Leistungsniveau ist am besten durch die Arbeit mit hocheffizienten Maßnahmen erreichbar. Es stellt sich dabei jedoch die Frage, wie das Zusammenwirken dieser Maßnahmen geartet sein muß. Desweiteren ist sowieso noch nicht klar, wie überhaupt effiziente Maßnahmen bestimmt werden sollen.

Auf die zuletztgenannte Frage kann natürlich kein Computer dieser Welt eine Antwort geben. Für Berechnungen dieser Art ist es nämlich notwendig, zumindest den Begriffen „Resultat" und „Aufwand" Zahlenwerte zuordnen zu können. Mathematisch formuliert ist die Einführung einer Norm nötig, die das Messen der genannten Begriffe ermöglicht. Nun, das ist jedoch bei weitem nicht in Sicht, obschon es diesbezüglich bereits einige Ansatzpunkte geben mag. Man kann nicht einfach so berechnen, was man wann zu tun hat, und folglich führen nur die in der Praxis gesammelten Erfahrungen weiter.

Die Praxis muß Aufschluß darüber geben, was wirkt oder nicht, und jeder muß ungeachtet aller von anderen gegebenen Ratschläge das für sich am besten Wirkende herausfinden. Dabei ist es sehr unwahrscheinlich, daß das, was bei einem selbst wirkt, auch für andere erfolgversprechend sein kann. Umgekehrt sollte das, was andere weitergebracht hat, nicht einfach auf einen selbst übertragen werden.

Die bisherige Auseinandersetzung mit leistungssportlich orientiertem Bodybuilding hat, ungeachtet der

WESENSMERKMALE DES BODYBUILDINGSPORTES UND ASPEKTE DES LEISTUNGSSPORTES

oben genannten Probleme, wichtige Verhaltensregeln hervorgebracht, die in eine so wichtige Erfolgsstrategie unbedingt eingebunden werden müssen. Diese Strategieelemente werden nur allzuoft und zu unrecht als nutzloser Theorieballast abgetan. Jedoch sollte man folgendes bedenken:

Theorie und Praxis ergänzen sich, und so wie die Praxis den Nährboden für die Theorie liefert, kann die Praxis durch Theoriebetrachtungen aufgewertet werden. Dennoch ist es langsam an der Zeit, sich zu fragen, wie man nicht nur prinzipiell erfolgreich sein könnte, sondern mit welchen Mitteln man letztlich zum Erfolg überhaupt kommt. Was ist mit den Übungen, was ist mit den einzelnen Sätzen, welche Gerätschaften bringen die größten Erfolge, sind Kurzhanteln besser als Langhanteln, und was ist mit ernährungstechnischen Belangen?

All diese Fragen sind von herausragender Bedeutung, und sie werden im Rahmen einer technischen Betrachtung in den nachfolgenden Kapiteln diskutiert.

An dieser Stelle kann die theoretische Diskussion jedoch noch nicht abgebrochen werden, weil eine diesbezüglich ausgesprochen wichtige Frage noch nicht geklärt wurde. **Wie arbeitet man eigentlich effizient?**

In der Praxis hat man es nicht mit einer einzigen Maßnahme zu tun, vielmehr handelt es sich um eine Vielzahl kleiner Mosaiksteinchen, die erst in ihrer Gesamtheit das ergeben, was zur Leistungssteigerung führt. Es stellt sich also die Frage nach der Verknüpfung von effektiven Maßnahmen, wobei die in der Praxis gesammelten Erfahrungswerte eine Klassifizierung in effiziente und nichteffiziente Maßnahmen später noch zuläßt. Wie soll man eigentlich die einzelnen Maßnahmen miteinander kombinieren, damit sich letztlich ein Gesamtbild ergibt, daß der gesteckten Zielsetzung entspricht?

Wiederum kann die Theorie keinen genauen Aufschluß über quantitative Zusammenhänge liefern, weil einfach zu viele Variablen vorhanden sind. Es ist jedoch möglich, in qualitativer Hinsicht einigen Aufschluß über die vorliegende Problemstellung zu erhalten.

Die neu hinzukommenden Erkenntnisse stellen ebenfalls einen wichtigen Bestandteil einer umfassenden strategischen Leitlinie dar, und sollten unbedingt in das praktische Trainingsgeschehen eingebunden werden.

Wenn man ein gewisses Ziel anstrebt und auf dem Weg dorthin auf zwei in unterschiedlichem Ausmaß wirksame Maßnahmen zurückgreifen kann, mit welchem Einsatz muß man jede einzelne der beiden Maßnahmen arbeiten lassen, wenn man nur einen begrenzten Gesamteinsatz zur Verfügung hat?

Sollte vielleicht die weniger effektive Maßnahme ganz außer acht gelassen werden, weil sie ja schlicht weniger „bringt" als die effektivere?

Die zuletztgenannte Frage läßt sich leicht mit ein wenig Hilfestellung beantworten: Man nimmt einfach zunächst an, die beiden Maßnahmen seien gleich effizient.

Natürlich müssen beide Maßnahmen in diesem Fall völlig gleichwertig behandelt werden. Wäre nun eine der zwei Maßnahmen gegenüber der anderen zu bevorzugen, so könnte man zurecht einwenden, daß man ja wegen der vorliegenden Gleichwertigkeit ebensogut die andere Maßnahme bevorzugen könnte. Es ergäbe sich ein Widerspruch, und nur dann wird der Widerspruch ausgeräumt, wenn man beide Maßnahmen mit demselben Aufwand betreibt und keine der beiden gegenüber der anderen bevorzugt.

Im Falle gleich effizienter Maßnahmen muß also der insgesamt zur Verfügung stehende Einsatz zu gleichen Teilen auf beide Maßnahmen aufgeteilt werden.

Hinter dieser Erkenntnis steckt schon etwas sehr Wesentliches: Der insgesamt zur Verfügung stehende Einsatz wird keineswegs nur auf eine bestimmte Maßnahme konzentriert, denn offensichtlich würden dadurch sehr gute Entwicklungsmöglichkeiten, die die andere Maßnahme besonders bei relativ geringem Einsatz bietet, einfach ausgelassen. Als Resultat würde sich ein verminderter Erfolg bzw. ein verringerter Effekt ergeben. Umgekehrt ist der Erfolg natürlich maximal, wenn eben beide Maßnahmen gleichwertig behandelt werden. Dieser Sachverhalt läßt sich leicht erklären, wenn man sich noch einmal Diagramm 2 mit unterschiedlich effizienten Maßnahmen ansieht:

Obwohl Maßnahme 2 weniger effektiv ist als Maßnahme 3, ist die Leistungssteigerungsrate (die Änderung der Leistung in Abhängigkeit von der Zeit) zu Beginn der Arbeit mit Maßnahme 2 relativ hoch, und zwar zumindest genauso hoch wie bei Maßnahme 3, wenn diese schon relativ lange Zeit angewandt worden ist.

Da das letztlich erreichbare Entwicklungsniveau begrenzt ist, ist auch klar, daß die effektivere Maßnahme 3 keine größeren Zuwächse mehr ergibt, wenn sie bereits mit ausgesprochen hohem Einsatz betrieben wird. An diesem Punkt angekommen, wäre es also nicht sehr sinnvoll, weitere Anstrengungen auf diese Maßnahme zu verwenden; stattdessen wäre es besser, den Bereich sehr hohen Einsatzes zu verlassen und einen Teil des Einsatzes auf die weniger effektive Maßnahme 2 umzulegen.

Das gilt zumindest für den Fall, daß die weniger effiziente Maßnahme bei irgendeinem Aufwand mit höherer Effizienz betrieben werden kann als die effizientere Maßnahme bei dem Gesamteinsatz arbeitet.

Wenn man nun den für die Praxis bedeutsamen Fall betrachtet, daß zwei eigentlich hinsichtlich ihrer Effizienz vergleichbare Maßnahmen zusammenwirken, dann kann man mit Sicherheit sagen, daß bei recht hohem Einsatz überhaupt erst dann das optimale Ergebnis erzielt werden kann, wenn man nicht pauschal eine der beiden Maßnahmen gänzlich ausschließt!!!

Man kann noch einen Schritt weitergehen: Wenn man die gemachte Voraussetzung aufgibt, daß man nur zwei Maßnahmen ins Kalkül zieht und es nun stattdessen mit einer schieren Unzahl verschiedener Maßnahmen mit auch noch (nicht allzu sehr) unterschiedlicher Effizienz zu tun hat, so ist sicherlich klar, daß jede einzelne dieser Maßnahmen in Betracht gezogen werden muß, wenn maximaler Erfolg angestrebt wird. Würde man nur auf wenige, vielleicht sogar sehr effiziente Maßnahmen zurückgreifen wollen, so wäre es zumindest gut, diese Maßnahmen gelegentlich untereinander auszutauschen, damit die geringen Leistungssteigerungsraten nach langer Zeit der Arbeit mit ein und derselben Maßnahme umgangen werden könnten. Auf jeden Fall aber zeichnet sich das Ziel, ein sehr hohes Leistungsniveau zu erreichen, geradezu dadurch aus, daß erst die Einbeziehung sehr vieler Maßnahmen dieses erreichbar macht. Es ergibt sich also konkret die tendenzielle Forderung nach vielfältigen Trainingsinhalten, und keineswegs darf man sich auf einige wenige Inhalte beschränken.

Das entstehende Gesamtbild erweckt ohne die Kenntnis des zuvor Diskutierten einen recht seltsamen Eindruck. Denn man scheint alles in geringem Ausmaß zu tun, was dem landläufigen Verständnis von leistungsorientiertem Handeln gänzlich widerspricht. Denn diesem Verständnis zufolge zeichnen sich Leistungssportler gerade dadurch aus, daß sie alles im Übermaß zu tun scheinen und in vielen Sportarten scheint das auch zu wirken. **Aber Bodybuilding ist ein „Wachstumssport" und als solcher gehorcht er eindeutig den dargestellten Ökonomieprinzipien.** Außerdem ist der Gesamtaufwand ja auch sicherlich höher als bei einem Breitensportler. Es kann lediglich sein, daß der Leistungssportler in eine Maßnahme, mit der auch ein Breitensportler arbeitet, weniger Einsatz investiert als eben der Breitensportler.

Die Tatsache, daß mit sehr vielen verschiedenen Maßnahmen gearbeitet wird, macht das Erreichen eines gesteckten Ziels zwar komplizierter, aber dafür mit geringerem Einsatz möglich. Man kann sogar sagen, daß mit der Voraussetzung, jeweils mit der optimalen Kombination der Maßnahmen zu arbeiten, immer derjenige die höchste Leistung erbringen kann, der die größte Anzahl an verschiedenen Maßnahmen verwendet! Das liegt daran, daß die sich aus allen Maßnahmen ergebende Gesamteffizienz dann den höchsten Wert hat. Die Arbeit mit diesem Höchstwert der Gesamteffizienz macht es andersherum möglich, mit dem geringstmöglichen Einsatz auf ein gestecktes Ziel hinzuarbeiten!

Anhand der gewonnenen Erkenntnis läßt sich leicht nachvollziehen, was erfolgreiche Bodybuildingsportler schon immer gepredigt haben, aber oftmals leider nicht plausibel begründen können. Jemand, der anstrebt, von Training zu Training die Trainingsinhalte, z.B. Übungen, Sätze, Wiederholungen, etc., zu ändern, der erkennt einfach, daß durch die Änderung dieser Trainingsparameter eine Vielzahl unterschiedlicher Maßnahmen gegeben ist, die in ihrem Gesamtbild eine höhere Gesamteffizienz als bei Nutzung einer geringeren Anzahl von Maßnahmen gegeben ist!

Die – anstatt dieser ökonomischen – oftmals angegebenen Begründung, nämlich, daß diese Sportler „instinktiv" arbeiten, verkennt das Wesen des vorliegenden Sachverhaltes. Die Sportler trainieren keineswegs nach einem scheinbar zufälligen Trainingsplan, und es ist ausgesprochen fraglich, ob Fortschritte im Sport etwas mit Instinkten zu tun haben; vielmehr ist dieser „Plan" aufgrund seiner vielfältigen Trainingsinhalte, die dem Niveau der entsprechenden Sportler entsprechen, extrem kompliziert und umfangreich, so daß er auch auf den zweiten Blick noch nicht überschaubar ist.

An diesem Beispiel kann man übrigens aufzeigen, daß sich Theorie und Praxis hervorragend zu ergänzen vermögen!

■ **Maximale sportliche Leistungen sind bei maximaler Gesamteffizienz der benutzten Maßnahmen erreichbar. Diese kann sich erst bei Einbeziehung aller effektiven Maßnahmen ergeben.**

Der zweite Abschnitt dieses Kapitels ist für die Inhalte des Bodybuildingsportes von so fundamantaler Bedeutung, daß es sich lohnt, alle eventuell noch bestehenden „Ungereimtheiten" auf jeden Fall gänzlich zu beseitigen.

Die weiteren Kapitel dieses Buches sind nicht mehr nur prinzipiellen Vorgehensweisen gewidmet, sondern sie beziehen sich auf handfeste Fragen der Technik.

KAPITEL 2

Die Ernährung

DIE ERNÄHRUNG

➤ Abschnitt 2.1: Grundsätzliche Erwägungen

Im Sport und besonders im Leistungssport ist die Ernährung eine der tragenden Säulen, die Höchstleistungen zwar noch lange nicht garantiert, diese aber doch überhaupt erst ermöglicht.

Sieht man die Ernährung in einem über den Sport hinausgehenden Zusammenhang, so muß beachtet werden, daß mit der Nahrungsaufnahme u.a. auch ein geschmackliches und soziales Erlebnis einhergehen kann. Man denke dabei beispielsweise an das gemeinsame Essen im familiären Kreis.

Mit Blick auf sportliche Zusammenhänge sollte jedoch der Aspekt der Versorgung des Körpers mit Nährstoffen im Vordergrund stehen, weil es sich aus sportbezogener Sicht um das optimale Funktionieren des Körpers dreht. Das schließt längst nicht aus, daß zielorientiert verzehrte Nahrung z.B. auch gut schmecken kann. Jedoch muß sich die Nahrung auf jeden Fall primär an den stofflichen und energetischen Bedürfnissen des Sportlers orientieren.

Prinzipiell muß man im Bodybuilding zwischen drei verschiedenen Trainingsphasen unterscheiden, mit denen ganz spezifische Besonderheiten bezüglich der Art und des Umfangs der Nahrungszufuhr einhergehen. Diese Phasen sind:

Masseaufbauphasen,
Fettreduktionsphasen,
Phasen der Leistungsstabilisierung.

Phasen der Leistungsstabilisierung werden in einem periodisch angelegten Trainingsgeschehen genutzt, um dem Körper nach einem Leistungsschub eine relative Ruhepause zu gönnen, wobei jedoch die erzielten Trainingsfortschritte weitestgehend erhalten bleiben sollen.

Phasen des Masseaufbaus zielen vor allem auf einen Zugewinn an Muskelsubstanz ab. Übrigens wurde hier der Begriff „Muskelaufbauphase" bewußt vermieden, weil ein Muskelaufbau von einem mehr oder minder starken Aufbau von Fettgewebe in den meisten Fällen thematisch nicht zu trennen ist. Es ist wichtig, dieses Faktum in der Trainings- und Ernährungsstrategie zu berücksichtigen.

In Fettreduktionsphasen muß definitionsgemäß als wichtigstes Ziel die Reduktion des Körperfettanteils angesteuert werden. Das ist durch eine bezüglich des momentanen körperlichen Ist-Zustandes verringerte Nahrungszufuhr und durch einen erhöhten Energieumsatz erreichbar.

Eine zu knapp bemessene Nahrungsaufnahme läßt ein effektives Training nicht zu, und ein energetisches Überangebot in der Ernährung wird das Ziel, einen niedrigen Körperfettanteil zu erreichen, unmöglich machen. Die Fettabbauphase ist deshalb zumindest im Hinblick auf die Nährstoffzufuhr die anspruchsvollste Trainingsperiode, in der geradezu Feinstarbeit zu leisten ist.

Die Nahrungszufuhr in Masseaufbauphasen hat überreichlich zu sein, damit überhaupt eine Substanzzunahme erreicht werden kann und damit, allgemeiner gesagt, die Verwertung der durch das Training repräsentierten Reize nicht durch eine unzulängliche Ernährungssituation unnötig behindert wird.

Bevor genauer auf die charakteristischen Besonderheiten der einzelnen Phasen eingegangen werden kann, müssen zunächst allgemeine Belange der bodybuildingspezifischen Ernährung diskutiert werden.

Bodybuilding gehört zu den Schwerkraftsportarten. Deshalb zeichnen sich die im Bodybuilding aktiven Athleten durch einen vergleichsweise hohen Nährstoffbedarf aus.

Im modernen Bodybuilding hat nicht nur in Phasen der Fettreduktion das ergänzende Ausdauertraining Einzug in das Trainingsgeschehen gehalten. Aus diesem Grund muß die althergebrachte Lehrmeinung, daß die eigentlichen Trainingsbemühungen von Bodybuildern im Vergleich zu denen von Sportlern aus den meisten anderen Disziplinen eher geringfügig erscheinen, auf jeden Fall relativiert werden.

Da sich Bodybuilder gerade durch ihre extremen Muskelausmaße definieren, verwundert es nicht, daß der allgemeine Energieumsatz bei Bodybuildern äußerst hoch ist.

Unter dem Grundumsatz versteht man den Energieverbrauch eines entspannt liegenden Menschen 12 Stunden nach der letzten Nahrungsaufnahme bei konstanter Umgebungstemperatur von 20° C. Der Grundumsatz ergibt sich aus der Herz-, Atmungs- und Drüsentätigkeit, der Arbeit der glatten Muskulatur (Eingeweide) und dem Ruhestoffwechsel des sonstigen Gewebes. In der nachfolgend aufgeführten Tabelle ist dargestellt, wie sich der Grundumsatz bei Nichtsportlern in groben Zügen zusammensetzt.

Prozentualer Anteil am Ruhestoffwechsel	
Leber	25
Gehirn	25
Herz	5
Niere	10
Skelettmuskulatur	20
Rest	15

Betrachtet man einen Profibodybuilder, so ist es nicht ungewöhnlich, bei 1,80 m Körpergröße und einem prozentualen Körperfettanteil von ca. 5% mehr und weit mehr als 100 kg Körpergewicht vorzufinden. Bei einem Untrainierten dürfte dagegen das Körpergewicht bei einem vergleichbaren Fettanteil um mindestens 30 kg niedriger liegen. Bei alleiniger Betrachtung der nutzbaren Muskulatur entspricht das mehr als einer gewichtsmäßigen Verdoppelung der Skelettmuskulatur! Schon daraus resuliert eine Steigerung des Grundumsatzes um fast 30%. Da die Tätigkeit der anderen Organsysteme dadurch ebenfalls angeregt werden muß, ist ein gegenüber Nichtsportlern beträchtlich erhöhter Grundumsatz zwingend zu erwarten.

Bei Frauen sind die absoluten Werte natürlich nicht so frappierend, die Relationen zeigen jedoch in ihrer Tendenz dieselbe Richtung auf.

■ **Bodybuilder haben gegenüber Nichtsportlern einen erheblich gesteigerten Energiebedarf!**

Obwohl sich die Muskulatur in Ruhe recht statisch darstellt, befindet sie sich doch in einem permanenten Fluß von Auf- und Abbauvorgängen. Der momentane Zustand, das momentane Entwicklungsausmaß ist somit das Resultat eines dynamischen Gleichgewichts dieser Vorgänge.

Es werden ständig auch Baustoffe umgesetzt, aus denen sich die Muskulatur zusammensetzt. Wegen der starken Muskelentwicklung bei Bodybuildern müssen diese vor allem dem primären Baustoff, dem Protein, besondere Beachtung schenken.

■ **Bodybuilder haben einen vergleichsweise hohen Proteinbedarf!**

Es ist keineswegs leicht, zumindest diesem Aspekt der bodybuildingspezifischen Nahrungsaufnahme ausreichend Rechnung zu tragen.

Bekanntlich beträgt vor allem in intensiven Trainingsphasen die täglich vom Körper benötigte Proteinmenge wenigstens 2 bis 2,5 g pro Kilogramm Körpergewicht. Da jedoch die Proteinaufnahmekapazität des Körpers pro Mahlzeit beschränkt ist (sie liegt bei etwa 30 bis 50 Gramm) ergibt sich beispielsweise bei einem 90 kg schweren Athleten eine erforderliche Anzahl an täglichen Mahlzeiten von 4 bis etwa 8. In den bei weitem meisten Fällen dürften wohl 6 tägliche Mahlzeiten hinreichend zur Deckung des Proteinbedarfs sein. Daraus resultiert, daß die Pausen zwischen den einzelnen Mahlzeiten etwa 2,5 bis 3 Stunden betragen sollten.

Falls eine hohe Proteinzufuhr jedoch mit hohem Fettkonsum verbunden wird, sind diese Pausenintervalle aufgrund der dann stark erhöhten Verweildauer der Nahrung im Magen kaum einzuhalten.

■ **Fett erhöht die Verweildauer der Speisen im Magen! Bei hohem Fettkonsum wird die Anzahl der Mahlzeiten, die pro Tag verzehrt werden können, eingeschränkt. Dadurch kann ein Proteindefizit entstehen!**

Es ergibt sich durch die Notwendigkeiten, häufig zu essen, viel Protein zu konsumieren und gleichzeitig wenig Fett dem Körper zuzuführen, eine recht eigentümliche Verknüpfung von Anfordernissen.

Nur Fette, Kohlenhydrate und Protein sind prinzipiell dazu geeignet, energetische Bedürfnisse des Körpers zu stillen. Außer diesen Nährstoffen können nur Alkohol und einige Fruchtsäuren dem Körper Energie liefern. Letztere sind mengenmäßig uninteressant, und Alkohol ist als wesentlicher Bestandteil der Sporternährung gänzlich indiskutabel.

Da es ohnehin schon schwer ist, dem Körper ausreichende Mengen an Protein zuzuführen, sollte man diesen Baustoff nicht als Energielieferanten verschwenden, zumal der Körper von sich aus nur in Grenzsituationen in hohem Maße auf Protein als Energieträger zurückgreift. Protein vornehmlich als Energieträger anzusehen, wäre in etwa so, wie wenn man den Kamin eines Holzhauses mit dessen Außenwänden feuern würde.

Und weil Fett aus den o.g. Gründen in nur relativ geringen Mengen verzehrt werden sollte, bleiben eigentlich nur noch Kohlenhydrate, die als entscheidender Energieträger fungieren können.

■ **Bodybuilder müssen sich ausgesprochen kohlenhydratreich ernähren!**

Auch die nachfolgende Betrachtung legt nahe, daß ein hoher Kohlenhydrat- bei geringem Fettkonsum eine universelle Notwendigkeit der bodybuildingtypischen Diät ist.

Bei der Fettreduktion wird durch eine den Erhaltungsbedarf unterschreitende Energiezufuhr erreicht, daß Körpersubstanz abgebaut wird. Im Idealfall wird diese fast nur aus Fett und Wasser bestehen.

Genauso wie die Muskulatur befindet sich auch das Fettgewebe des Körpers in einem dynamischen Zustand aus Ab- und Aufbau. Wer also Fett abbauen möchte, der sollte sowohl darauf achten, daß Prozesse des Fettauf-

DIE ERNÄHRUNG

baus eingeschränkt als auch daß Prozesse des Fettabbaus angekurbelt werden.

Fettaufbau wird in starkem Maße durch hohen Fettkonsum gefördert, und es ist schlicht falsch, eine Zunahme an Körperfett ausschließlich mit einer zu hohen Energiezufuhr in Verbindung zu bringen. Diese Betrachtung ist zu oberflächlich, weil sich der Verzehr von großen Kohlenhydratmengen körperlich ganz anders bemerkbar macht als der Konsum einer Fettmenge mit gleichem Energiegehalt.

Fette haben einen Brennwert von 9,3 kcal/Gramm, während Kohlenhydrate (übrigens genauso wie Protein) nur 4,2 kcal/Gramm liefern.

Der Körper kann ihm in überschüssigen Mengen zugeführte Kohlenhydrate in Fett speichern. Bei diesem Umwandlungsprozeß wird jedoch etwa ein Viertel der in den Kohlenhydraten enthaltenen Energie aufgebraucht, wohingegen überschüssiges Fett nur etwa 5% seines Energiegehaltes durch die Einlagerung in die körpereigenen Depots verliert. Im Überschuß konsumierte Kohlenhydrate liefern also de facto etwa 20% weniger Energie als eine rein energetisch gesehen eigentlich identische Fettmenge!

Aus einem im Überschuß konsumierten Gramm Kohlenhydrate kann der Körper also ca. 0,32 g Fett bilden. Dagegen kann ein im Überschuß konsumiertes Gramm Fett im Körper ca. 0,95 g Fett liefern!

■ **Kohlenhydrate, Fette und Protein haben, wie alle anderen Nährstoffe auch, spezifische Wirkungen im Körper. Das bloße Rechnen mit „Kalorienmengen" schenkt dieser Tatsache keine ausreichende Beachtung!**

Übrigens wird die Sonderstellung des Proteins als Energielieferant noch dadurch erhärtet, daß eine Einlagerung nicht unmittelbar benötigter Mengen als Depotfett nur in sehr geringem Maße stattfindet.

Unbenötigtes Protein wird im wesentlichen über den Urin ausgeschieden!

Da es sehr schwer ist, so viele Kohlenhydrate und Protein zu sich zu nehmen, daß man aufgrund der überschüssigen Mengen trotz Trainings an Fett zunimmt, kann man einem Fettansatz meist schon dadurch vorbeugen, daß man nur geringe Fettmengen konsumiert.

Es könnte eingewandt werden, daß es möglich sei, den täglichen Bedarf an Fett zu unterschreiten. Aufgrund praktischer Erwägungen ist es jedoch nur mit Supplements möglich, sich so einseitig zu ernähren, daß man einen Fettmangel erleiden könnte. Häufig wird deshalb sogar gesagt, daß man von einem tatsächlichen Bedarf an Fett gar nicht sprechen könne, weil gerade in einer aus vielen verschiedenen Nahrungsmitteln kombinierten und in diesem Sinne ausgewogenen Ernährung dieser Bedarf überhaupt nicht unterschritten werden kann.

Dem überhaupt wichtigsten Nährstoff, dem Wasser, ist auch eine besondere Aufmerksamkeit zu widmen: Da es die bodybuildingspezifische Ernährung nahelegt, dem Körper relativ große Proteinmengen zuzuführen, ist die Notwendigkeit, die Nieren durch eine hohe Wasserzufuhr zu entlasten bzw. zu schützen, leicht einsehbar.

Liegt ein relativer Wassermangel vor, so steigt die Konzentration von über die Nieren auszuscheidenden Stoffen im Körper an, so daß die Leber die (überlasteten) Nieren daraufhin bei der „Entgiftung" des Körpers unterstützt.

Die Leber ist ein wichtiges Zentralorgan, über das viele Schlüsselprozesse abgewickelt werden. So erfolgt z.B. die Fettverbrennung eigentlich auch unter Einbeziehung der Leber, denn erst diese stellt das im Körper gespeicherte Depotfett so bereit, daß es in den Blutkreislauf gelangen kann und somit für die Energiegewinnung brauchbar wird. Damit der Leberstoffwechsel insgesamt nicht beeinträchtigt wird, ist es deshalb tatsächlich auch nötig, den Nieren genügend viel Wasser zuzuführen!

Man muß immer bedenken, daß die Ernährung für Bodybuilder die Rolle einer vermittelnden Instanz zwischen Training und Fortschritten darstellt. Ernährungsdefizite – wie auch immer sie geartet sein mögen – begrenzen die möglichen Fortschritte. Damit eine sinnvolle Korrelation zwischen Ernährung und Training besteht, sollte deshalb für Bodybuilder klar sein, daß die Ernährung in vielerlei Hinsicht überreichlich zu sein hat.

Dabei ist keineswegs gemeint, daß alle Nährstoffbestandteile pauschal im Übermaß dem Körper zugeführt werden sollten; man beachte nämlich, daß es auch solche Nährstoffe gibt, die Bodybuilder aufgrund der Inhalte ihrer Sportart eher in geringen Mengen konsumieren sollten. Als Beispiel hierfür wurde bereits das Fett genannt.

Aber auch z.B. das Vitamin D kann in größeren Mengen dem Erfolg abträglich sein, weil es die Proteinsynthese im Körper empfindlich zu stören vermag. Auch der bekannte Mineralstoff Natrium ist vor allem in Wettkampfphasen dadurch bedeutsam, daß man ihn eher in extrem niedrigen Mengen dem Körper zuführen sollte.

Es ist absolut unbedenklich, dem Körper regelmäßig etwas größere als unbedingt nötige Mengen an Nährstoffen zuzuführen. Das hat den speziellen Grund, daß die bodybuildingtypische Ernährung in beinahe klassischer Weise ungesunde Nahrungsbestandteile wie Zucker, Fett, Cholesterin etc. sowieso nur in sehr geringen Mengen enthält.

Man muß aber auch bedenken, daß der menschliche Körper prinzipiell die Fähigkeit hat, sich auch an krasse Eigenheiten spezieller Situationen anpassen zu können. Nimmt man etwa das Beispiel einer Diät, so fällt auf, daß der Körper binnen weniger Wochen seinen Stoffwechsel und somit seinen Nahrungsbedarf auf geradezu erstaunliche Weise reduzieren kann. Das ist auch der Grund dafür, daß sich die Fortschritte bei einer Diät mit fortschreitender Dauer der Diät immer schleppender einstellen.

Entsprechend reagiert der Körper auf eine übermäßige Versorgung mit übermäßigem Verbrauch und erhöhter Ausscheidung.

Sowieso sollte man recht vorsichtig damit sein, eine Zufuhr als „überhöht" anzusehen, weil die grundsätzliche Bedeutung dieses Wortes in diesem Zusammenhang einfach nur zu Mißverständnissen führen kann. Zwischen einer leicht erhöhten Zufuhr und einer negativ oder gar toxisch wirkenden Dosis besteht nämlich eine derart große Spannweite, daß, unter Verzicht auf erheblich dosierte Supplements oder auf industriell verunreinigte Nahrungsmittel, im Rahmen einer vielseitigen Ernährung kaum nachteilige Wirkungen zu erzielen sind.

Das gilt vor allem für Mineralstoffe und Vitamine, die dem Körper eines Bodybuildingsportlers wegen seines hohen Energiebedarfs ohnehin in vergleichsweise großen Mengen zugeführt werden sollten.

Man muß nochmals darauf hinweisen, daß eine überdurchschnittlich hohe Wasserzufuhr für Bodybuilder unerläßlich ist. Eine sinnvolle Bodybuildingkost wird vor allem in Masseaufbauphasen die Tendenz enthalten, dem Körper viele Nährstoffe in hohen bis sehr hohen Mengen zuzuführen. Da Wasser im Körper das Lösungsmittel schlechthin ist, ermöglicht es eine Ausschwemmung evtl. nicht benötigter Nährstoffmengen und leistet somit einen wichtigen Beitrag zum bestmöglichen Funktionieren des Körpers.

Die bisher geführte Argumentation könnte den Eindruck vermitteln, daß das Prinzip „Viel hilft viel – mehr hilft mehr" vertreten würde. Aber das ist keineswegs der Fall!

Es ist zu beachten, daß leistungssportlich ausgeübtes Bodybuilding eine so weit wie möglich gehende Nutzung der auf den Körper einwirkenden Trainingsreize erforderlich macht. Da die Versorgung des Körpers mit Nährstoffen für die Umsetzung dieser Reize von großer Bedeutung ist, sollten einfach keine Nährstoffmängel zugelassen werden. Infolgedessen muß die Nährstoffversorgung angemessen und unter Beachtung eines leistungssportlichen Hintergrundes sicherheitshalber sogar überreichlich sein!

Die Frage der bodybuildingspezifischen Ernährung beschränkt sich aber keineswegs nur auf die Menge der letztlich zugeführten Nährstoffe, sondern sie bezieht logischerweise auch deren Quellen mit ein.

Da der grundsätzliche Bedarf an Nahrung bei Bodybuildern hoch ist, ergibt sich folglich auch ein hohes Volumen für die dem Körper zuzuführende Nahrung. Problematisch ist hierbei, daß nicht nur in Grenzfällen die Verdauung mit derartigen Nahrungsmengen überfordert wird, so daß beispielsweise Verstopfung, Durchfall, Flatulenz und ähnliche unangenehme Beschwerden auftreten können. Es ist deshalb angesagt, möglichst solche Nahrungsmittel auszuwählen, die bei nur geringer Belastung des Verdauungsapparates sehr nährstoffreich sind, und zwar nicht nur hinsichtlich ihres Energiegehaltes, sondern z.B. auch in bezug auf Vitamine und Mineralien. Erst diese Mikronährstoffe sorgen nämlich dafür, daß viele körperliche Prozesse ordnungsgemäß ablaufen können.

Obschon jedoch die Ernährungswissenschaft bereits dazu in der Lage ist, viele Vitamine und Mineralstoffe mit ihren Wirkungen und Symptomen entsprechender Mangelzustände zu benennen, ist es kaum anzunehmen, daß die bloße Zufuhr dieser Stoffe ausreicht, um alle körperlichen Funktionen in optimaler Weise ablaufen zu lassen. Tierversuche deuten an, daß es Nahrungsbestandteile gibt, die in der Ernährung wesentlich, aber noch nicht identifiziert sind. Auch ist die Wirkungsweise aller im Körper vorkommenden Spurenelemente keineswegs geklärt. Deswegen, und weil möglichst naturbelassene eine höhere Nährstoffdichte haben als industriell aufbereitete – oder allgemein: denaturierte – Nahrungsmittel (vergleiche Vollkornmehl mit weißem Mehl), sollten hauptsächlich solche Nahrungsmittel konsumiert werden, die einen geringen Verarbeitungsgrad besitzen. Damit ist übrigens auch gemeint, daß man wann immer möglich auch auf die bei Sportlern so beliebten Nahrungskonzentrate verzichten sollte.

Es gibt zwar aus dem medizinischen Bereich stammende Nährstoffkombinationen, etwa die „Astronautenkost", die alle bisher bekannten, essentiellen Nahrungsbestandteile in (nach heutigem Wissensstand) optimalen Mengen enthält, so daß selbst nach einiger Zeit der ausschließlichen Zufuhr dieser Präparate keine körperlichen Mangelerscheinungen aufgetreten sind. Daraus folgt wohl eigentlich, daß die wichtigsten, zumindest kurz- und mittelfristig unentbehrlichen Nahrungsbestandteile identifiziert sind und daß die Forderung nach weiteren, essentiellen Stoffen eher spekulativen Charakter haben sollte.

Bedenkt man jedoch, daß derartige Nährstoffzusammenstellungen kaum im Alltag verfügbar sind und auch durch marktübliche Nährstoffpräparate nicht einfach so in Eigenregie hergestellt werden können, so ist es zumindest aufgrund praxisbezogener Erwägungen kaum möglich, sich weitestgehend „künstlich" und damit eventuell sogar optimal zu ernähren. Außerdem ist es fraglich, ob eine Nahrung, die keine Mangelsymptome auftreten läßt, ausreicht, um den Körper sich weiterentwickeln zu lassen. Und man muß auch kein esoterisches

DIE ERNÄHRUNG

Verhältnis zu seinem Körper besitzen, um eine derart „labormäßige" Ernährung auf Dauer abzulehnen.

Der Verzehr weitestgehend naturbelassener Nahrungsmittel hat jedoch auch Nachteile, z.B. weil damit gewöhnlich eine hohe Zufuhr von Ballaststoffen einhergeht.

Ballaststoffe nennt man alle unverdaulichen Nahrungsbestandteile wie z.B. Zellulose (der wichtigste Baustoff der Pflanzen) und Pektin (stark quellender Stoff in saurem Obst). Neben diesen pflanzlichen Kohlenhydratverbindungen werden aber auch die unverdaulichen Bestandteile von Fleisch und Wurst zu den Ballaststoffen hinzugerechnet.

Ballaststoffe haben einige wünschenswerte Eigenschaften: Sie binden Cholesterin, unterstützen die Darmflora, verbessern die Darmtätigkeit durch die Erhöhung des Kotvolumens, verkürzen die Verweildauer der Speisen im Verdauungstrakt, sie haben eine hungerstillende Wirkung und (ganz wichtig) sie verzögern die Resorption von Kohlenhydratverbindungen. (Das ist vor allem für Menschen mit einer Neigung zu Fettansatz extrem wichtig. Nach einer geballten Kohlenhydrataufnahme schüttet der Körper große Mengen Insulins aus, die regulierend auf den stark erhöhten Blutzuckerspiegel einwirken soll. Überschüssige Kohlenhydrate können dadurch schnell zu einem großen Teil in Form von Fett gespeichert werden. Durch den Verzehr von Ballaststoffen erfolgt die Aufnahme der Kohlenhydrate langsamer, was eine verminderte Insulinausschüttung nach sich zieht. Eine verminderte Insulinreaktion hat eine verminderte Fetteinlagerung zur Folge.)

Die beiden letztgenannten Punkte sind besonders in Diätphasen von Bedeutung. Es ist aber auch zu sehen, daß ab einer bestimmten Menge die konsumierten Ballaststoffe diese Vorteile durch das Auftreten einiger Nachteile einbüßen. Es macht sich bei zu hoher Zufuhr nämlich bemerkbar, daß Ballaststoffe sehr viel Wasser binden und dadurch für ein sehr hohes Stuhlvolumen und häufigen Stuhlgang sorgen, was in der Regel keine sehr angenehme Begleiterscheinung darstellt. Auch kann die Verdauung so sehr beschleunigt werden, daß wichtige Prozesse der Rückresorption in den unteren Darmabschnitten, ähnlich wie bei Durchfällen, nicht optimal durchlaufen werden können.

Da bei ausschließlichem Verzehr naturbelassener Produkte, insbesondere Getreide, der Ballaststoffanteil in der Nahrung extrem hoch werden kann, sollte bedacht werden, daß auch bezüglich der Ballaststoffe eine optimale Zufuhr existiert und daß zwar unverarbeitete Nahrungsmittel normalerweise einige wichtige Vorteile gegenüber verarbeiteten haben, daß jedoch von Fall zu Fall entschieden werden muß, welcher Anteil an der Gesamtnahrung unter sportlichen Gesichtspunkten vertretbar ist.

Man kann also sagen, daß industriell aufbereitete Nahrungsmittel, vor allem bei einem sehr hohen Energiebedarf, durchaus eine Berechtigung in der bodybuildingspezifischen Ernährung haben können!

■ **Ergänzende Nahrungskonzentrate und industriell verarbeitete Kost können durchaus ihre Berechtigung in der bodybuildingspezifischen Kost haben. Jedoch sollte man ohne zwingende Gründe immer unverarbeitete Nahrungsmittel bevorzugen.**

Es ist für Bodybuilder übrigens nicht nur von Bedeutung, bestimmte Nährstoffe in gewissen Mengen zu konsumieren. Es ist darüberhinaus auch wichtig, zu welchem Zeitpunkt diese Nährstoffe dem Körper zugeführt werden.

Früh am Tag konsumierte Nahrung wird vom Körper weit besser verstoffwechselt als abends verzehrte. Erfahrungsgemäß ist es bereits dadurch möglich, Körperfett abzubauen, daß die dem Körper zugeführte Nahrungsmenge konstant gehalten, jedoch der Zeitpunkt des Verzehrs insgesamt auf die früheren Stunden des Tages verlegt wird.

Man sollte dabei als allgemeine Regel im Hinterkopf haben, daß optimale Ernährung auch beinhaltet, in jedem Moment auf den körperlichen Bedarf einzugehen. Wenn man spät abends noch sehr viel Nahrung zu sich nimmt und sofort danach schlafen geht, dann kann das nicht bedarfsgerecht sein, weil beim Schlafen nur sehr wenig Energie umgesetzt wird.

Da man am Abend zu viel ißt, wird es tagsüber zu Defiziten kommen. Energetische Defizite bringen aber immer mit sich, daß der Körper auch Protein zur Energiegewinnung heranzieht. Man kann leicht nachvollziehen, daß hiermit in letzter Konsequenz ein Muskelverlust verbunden ist. Zumindest aber wird dadurch Muskelaufbau definitiv erschwert.

■ **Nicht nur die Nährstoffmenge, sondern auch der Zeitpunkt der Nährstoffzufuhr muß bedarfsgerecht sein!! In der Praxis hat es sich am besten bewährt, dem Körper etwa 4–7 Mahlzeiten täglich zuzuführen.**

Durch die bisher angestellten Betrachtungen hat sich das Grundgerüst der bodybuildingspezifischen Nahrungsaufnahme bereits ergeben:

Aufgrund der chrakteristischen Abläufe bei der Resorption von Protein sollte dieses in relativ konstanten Mengen gleichmäßig über den Tag verteilt dem Körper zugeführt werden. Wegen der Grundtatsache, daß der Schlaf vor allem auch der körperlichen Regeneration dient, kann man mit zum Abend hin ansteigenden Proteinmengen pro Mahlzeit experimentieren.

Die tägliche Fettzufuhr ist sehr gering anzusetzen und hat am besten im wesentlichen früh morgens und evtl. noch mittags zu erfolgen. Das läßt sich durch den hohen Energiegehalt von Fett begründen, wobei tagsüber natürlich mehr Energie benötigt wird als während der Schlafenszeit.

Daraus ergibt sich auch, daß die Kohlenhydratzufuhr im Laufe des Tages verringert werden sollte. Es erscheint sinnvoll, sie, beginnend mit einer großen Menge am Morgen, im Laufe des Tages allmählich zu reduzieren.

Diese recht einfache Betrachtung zieht natürlich noch nicht in Betracht, daß weitere Faktoren das Bestreben des Körpers, Nährstoffe aufzunehmen, beeinflussen können. Zu diesen Faktoren gehört z.B. das Training.

Diesbezüglich ist beispielsweise auf jeden Fall zu beachten, daß, egal wann das Training erfolgt, direkt im Anschluß daran eine gewisse Menge an Kohlenhydraten konsumiert werden sollte.

Es ist nun der Punkt erreicht, an dem eine ausgiebigere Betrachtung der einzelnen Nahrungsbestandteile vonnöten geworden ist.

Man erinnere sich daran, daß jeder Nährstoff eine spezifische Wirkung im Körper hat. Da mit dem Bodybuildingsport spezifische Besonderheiten einhergehen, kann es nur sinnvoll sein, ausgiebige Informationen über alle Nährstoffe zu besitzen.

Der in der Literatur bislang üblicherweise beschrittene Weg beinhaltet, daß möglichst viele Wirkungsaspekte der Nährstoffe angeführt werden. Ich meine jedoch, daß die Vielfalt der damit verbundenen Informationen den Bedürfnissen der Bodybuildingsportler einfach nicht entspricht.

Wenn beispielsweise im Zusammenhang mit der Diskussion eines beliebigen Vitamins angeführt wird, welche Unsumme von Wirkungen es im Körper auslöst, dann ist das zwar sicherlich interessant, jedoch eben nicht im bodybuildingbezogenen Sinne wirklich bedeutsam. Betrachtet man die Ernährung als komplexes Ganzes und weiterhin als Teilgebiet der sportbezogenen Leistungssteuerung, so muß man ihre Funktion als Mittler zwischen Trainingsreizen und Trainingsumsetzung herausstellen. In Diätphasen geht von der Ernährung sogar eine explizite Reizgebung aus, denn eine eingeschränkte Energiezufuhr vermag direkt eine körperliche Veränderung herbeizuführen.

Wichtig ist jedoch, daß man erkennt, daß die Qualität der Ernährung nur so hoch wie das Ausmaß der Beachtung aller Ernährungsaspekte ist. Damit ist gemeint, daß der Körper alle Nährstoffe benötigt, und daß das Fehlen nur eines Nährstoffes die gesamte Ernährung im Hinblick auf das Wohlbefinden, die Gesundheit und schließlich auch im Hinblick auf den Erfolg im Bodybuildingsport minderwertig machen kann.

Das Zusammenwirken der einzelnen Nahrungsbestandteile kann man durch eine Kette veranschaulichen, wobei die Festigkeit dieser Kette letztlich die Qualität der Ernährung festlegt. Je fester, je stabiler diese Kette letztlich ist, desto mehr hat man ernährungsmäßig getan, damit man hervorragende Erfolge zu erzielen vermag. Man bedenke, daß die Festigkeit dieser Kette schon dadurch entscheidend geschwächt werden kann, daß nur ein einziges Glied der Kette sehr schwach ist.

Das heißt konkret, daß es wirklich des Guten zuviel ist, sich pedantisch um alle möglichen Nährstoffe zu kümmern, wenn man einfach zu wenig Protein konsumiert. Man kann natürlich statt des Proteins auch ein beliebiges Vitamin oder einen Mineralstoff anführen.

Wichtig ist einfach, daß die Qualität der Ernährung nicht durch punktuelle Maßlosigkeit gesteigert werden kann. Vielmehr dreht es sich darum, die Ernährung von Schwachpunkten zu befreien.

Man kann sich das verdeutlichen, wenn man sich vorstellt, eine Schafherde befinde sich in einer Einzäunung. Die einzelnen Elemente des Zauns arbeiten bei dem Ziel, die Schafe einzugrenzen, zusammen. Und es macht absolut keinen Sinn, den Zaun an manchen oder auch nur an einer einzigen Stelle erheblich zu verstärken, wenn sich an einer anderen Stelle ein Loch befindet.

Genauso ist es sinnlos, riesige Mengen Proteins zu sich zu nehmen, wenn man gleichzeitig nicht genügend Wert auf die Versorgung des Körpers mit Mineralien legt!

Um den Notwendigkeiten des Bodybuildingsports zu entsprechen, muß man also angeben, in welcher Menge die einzelnen Nährstoffe dem Körper zugeführt werden sollten, und vor allem auch durch welche Nahrungsmittel das geschehen kann. Wenn dieses dadurch illustriert wird, das Wirkungsweisen einiger oder auch aller derzeit bekannten Nährstoffe angeführt werden, dann ist das durchaus sinnvoll. Allerdings darf der Leser nicht den Fehler machen, z.B. bei der Beschreibung des Vitamin C zu lesen, daß Vitamin C mit einer starken Immunabwehr in Verbindung gebracht wird, und daß man nur noch viele Vitamin C-Tabletten einzunehmen braucht, um gesund zu sein. Ebenso ist es unsinnig, Carnitin-Tabletten in riesigen Mengen einzunehmen, damit man schlank bleibt.

Vergessen Sie auf gar keinen Fall, daß die Ernährungswissenschaft etwa 50 verschiedene Nahrungsbestandteile identifiziert hat, wobei ein jedes eine Unmenge von Funktionen im Körper zu erfüllen hat, und es darüber hinaus auch extrem viele Möglichkeiten des wechselseitigen Zusammenwirkens dieser Nahrungsbestandteile gibt. Die dadurch auftretenden Komplikationen sind von keinem Wissenschaftler dieser Welt überschaubar!

DIE ERNÄHRUNG

Mit dieser Tatsache ist dann aber letztlich verbunden, daß es in bodybuildingbezogener Hinsicht nur wenig Sinn macht, sich zu tief in die Wirkmechanismen einzelner Nährstoffe hineinzuvertiefen.

Deshalb lautet die allerwichtigste Regel der bodybuildingspezifischen Nahrungsaufnahme:

■ **Ernähren Sie sich vielseitig, unter Verwendung von nährstoffreichen, möglichst naturbelassenen Nahrungsmitteln. Das ist die beste Möglichkeit, einem Nährstoffmangel vorzubeugen und somit die Ernährung zu optimieren!!**

Sehen Sie die nun folgende Diskussion der einzelnen Nahrungsbestandteile als anschauliche Hilfe bei dem Ziel, Schwachpunkte Ihrer persönlichen Ernährungsgewohnheiten zu identifizieren. Sie können die Qualität Ihrer Auseinandersetzung mit dem Thema Ernährung noch erheblich steigern, indem Sie versuchen, die hier erhaltenen Informationen anhand einer im Handel erhältlichen Nährwerttabelle auf Ihre individuellen Belange anzuwenden.

Abschnitt 2.2: Spezielle Nahrungsbestandteile

Nachdem im zurückliegenden Abschnitt einige allgemeine Gesichtspunkte der bodybuildingspezifischen Ernährung angesprochen worden sind, erfolgt nun eine Diskussion der einzelnen Nahrungsbestandteile. Es werden Kohlenhydrate, Fette, Proteine, Vitamine und Mineralstoffe behandelt.

2.2.1 Kohlenhydrate

Kohlenhydrate setzen sich aus den chemischen Elementen Kohlenstoff, Wasserstoff und Sauerstoff zusammen. Man unterscheidet Kohlenhydrate hinsichtlich ihres chemischen Aufbaus.

Die kleinste, im Körper vorkommende Einheit aller Kohlenhydratverbindungen ist die Glucose. Ihr chemischer Aufbau ist jedoch nicht eindeutig, und so gibt es neben der Glucose noch weitere Einfachzucker (Monosaccharide), wie etwa den Fruchtzucker oder die Galactose, die eine Fraktion des Milchzuckers darstellt.

Die nächst kleinere Einheit stellen die Disaccharide, die Zweifachzucker dar. Beispiele hierfür sind die Milchzucker (Lactose) und der bekannte weiße Haushaltszucker, die Saccharose. Als Oligosaccharide bezeichnet man zwischen 3 und 10 Einfachzucker enthaltende Kohlenhydratketten Diese kommen z.B. in Toastbrot, Zwieback, Maltodextron vor.).

Enthält die Kohlenhydratverbindung mehr als 10 Monosaccharide, so nennt man sie Vielfachzucker (Polysaccharid) oder Stärke. Als Quellen hierfür sind beispielsweise Getreidekörner und Kartoffeln zu nennen.

Diese Art der Unterscheidung ist traditionell bedingt und ein wenig besser für Chemiker als für Sportler geeignet, jedoch hat sie in der Vergangenheit auch relativ hohen Nutzen für Sportler bei der Unterscheidung unterschiedlicher Kohenhydratverbindungen gebracht.

Bisher hat man den meisten Sportlern, darunter auch den Bodybuildern, empfohlen, „komplexe Kohlenhydrate" in ihrer Ernährung zu verwenden. Darunter versteht man eine auf Polysacchariden basierende Kohlenhydratmischung, die aber auch geringere Anteile einfacher Zuckerverbindungen enthalten kann. Ausgangspunkt dieser Empfehlung ist die Tatsache, daß in der Regel die aus umfangreicheren Einfachzuckerketten bestehenden Kohlenhydrate (aufgrund der Zeit, die der Körper für deren Resorption braucht) den Körper am dauerhaftesten mit Energie zu versorgen in der Lage sind.

Diese Empfehlung ist jedoch nur im Durchschnitt und bei Betrachtung einer hohen Zahl von Polysacchariden (Stärken) und Einfachzuckern richtig.

Eine für den Bodybuilder weit besser greifende Unterscheidungsmöglichkeit gebietet der glykämische Index. Dieser ist ein Maß für die Zeit, die benötigt wird, bis nach dem Verzehr von Kohlenhydraten und deren körperlicher Aufnahme ein maximaler Wert der Glucose im Blut nachweisbar ist. Glucose selbst wurde willkürlich dabei der Wert 100 zugeordnet.

Der Glykämischer Index

Je niedriger der Glykämische Index eines Nahrungsmittels ist, desto langsamer erfolgt die Resorption der entsprechenden Kohlenhydratverbindungen und desto länger vermögen sie den Körper nach dem Verzehr mit Energie zu versorgen.

Falls die Resorption der Kohlenhydrate sehr schnell erfolgt und somit der Blutzuckerspiegel rasch seinen normalen Wert (von 80–120 mg/l) übersteigt, so wird viel Insulin von der Bauchspeicheldrüse ausgeschüttet und dafür gesorgt, daß Glucose entweder in Form von Glykogen eingelagert und in der Leber in Körperfett umgewandelt wird.

Letzteres ist dafür verantwortlich, daß Speisen, die Einfachzucker in großen Mengen enthalten (z.T. auch zurecht),als Dickmacher gelten. Vergleicht man jedoch den glykämischen Index des vielgescholtenen Weißzuckers mit dem von Kartoffeln, so schneiden letztere erstaunlich schlecht ab. Sicherlich müssen diese beiden Zahlenwerte relativiert werden. Denn beispielsweise sinkt die Resorptionszeit der Kohlenhydrate aus den Speisen, wenn sie im Verbund mit anderer Nahrung genossen werden, und wer ißt schon Kartoffeln und nur Kartoffeln zu einer Mahlzeit?

Produkte, die viel Weißzucker enthalten (z.B. Limonade, Schokolade) werden dagegen oft isoliert verzehrt und sorgen deshalb trotz des vergleichsweise niedrigen gykämischen Index für einen erheblichen Anstieg des Blutzuckerspiegels. Allein gesehen sind jedoch Kartoffeln sicherlich unterlegen, wenn es sich nur darum dreht, den Körper bei sportlicher Aktivität langzeitig mit

DIE ERNÄHRUNG

Energie zu versorgen. Das ist dagegen bei Haferflocken oder Roggenbrot nicht der Fall, weil beide einen sehr niedrigen gykämischen Index aufweisen.

Auffällig ist sicherlich der extrem niedrige Wert von Fructose (ein Einfachzucker). Fructose erreicht nur dann eine signifikante Ausschüttung von Insulin, wenn sie in höheren Mengen (ab ca. 50 g pro Einnahme) verzehrt wird. Deshalb ist sie bei Diabetikern als Süßmittel beliebt, denn Diabetiker sind ja aufgrund fehlender oder unzureichender Insulinproduktion oder -verwertung darauf angewiesen, daß der Blutzuckerspiegel nicht plötzlich auf abnorm hohe Werte ansteigt.

Man beachte jedoch die durch Fruchtzucker bei vielen Menschen ausgelösten Unverträglichkeitserscheinungen. Sie äußern sich z.B. in leichten Bauchschmerzen, Blähungen, Wärmewallungen und Übelkeit. Nicht zu vergessen ist auch, daß bei hohem und häufigem Verzehr von Fruchtzucker ein erhöhtes Arteriosklerose-Risiko durch eine Steigerung von Blutfettwerten auftritt. Sinnvollerweise sollte man deshalb Fructose mit viel Augenmaß dosieren und ständig körperliche Reaktionen wahrzunehmen bestrebt sein.

Für Bodybuilder sind nicht zu starke Schwankungen des Blutzuckerspiegels von fundamentaler Bedeutung, wenn auch nicht wie im Fall der Diabetiker lebenswichtig. Aufgrund der hohen Anzahl täglich verzehrter Mahlzeiten muß unbedingt darauf geachtet werden, daß die aufgenommenen Kohlenhydrate relativ langsam vom Körper aufgenommen werden, weil sie sonst zum größten Teil in Fett umgewandelt würden.

Eine Möglichkeit, dies zu erreichen, besteht darin, mit den Mahlzeiten immer auch kleine Mengen an Ballaststoffen zu konsumieren. Am wichtigsten ist jedoch, sich hauptsächlich solcher Kohlenhydrate zu bedienen, die über einen relativ niedrigen gykämischen Index verfügen.

Es wird manchmal empfohlen, direkt vor dem Training eine gewisse Menge an Einfachzuckern, wie z.B. Traubenzucker oder einen Schokoriegel zu verzehren, damit ein höheres Energieniveau erreicht wird (Einfachzucker sind hier als Kohlenhydratquellen zu verstehen, die einen hohen gykämischen Index besitzen.). Davon ist in einigen Fällen jedoch dringend abzuraten.

Die energetische Wirkung dieser so eingenommenen Einfachzucker ist nicht nur der einer etwa auf Haferflocken basierenden und ca. 1–2 Stunden vor dem Training verzehrten Mahlzeit unterlegen. Nach dem steilen Anstieg des Blutzuckerspiegels erfolgt durch die Insulinreaktion ein unter das Normalniveau gehender Abfall, der nur dann nicht zu Trainingsbeeinträchtigungen führt, wenn im geeigneten Augenblick eine weitere Gabe dieser Einfachzucker erfolgt. Der dafür richtige Moment ist nicht nur in der Praxis schwer zu ermitteln; durch den damit einhergehenden Aufwand kann ein hochkonzentriertes Training erheblich beeinträchtigt werden.

Mit der Substitution von Einfachzuckern während des Trainings ist allerdings ein Schutz der körpereigenen Proteine verbunden, der in Masseaufbauphasen durchaus erwünscht sein kann. In Fettabbauphasen ist das zwar auch nützlich, aber bis auf die Tatsache, daß man das auch durch die Gabe von Aminosäuren (am besten mit hohem Anteil an verzweigtkettigen Aminosäuren) vor dem Training erreichen kann, bedeutet diese Schonung von Körpereiweiß auch eine verminderte Heranziehung von Fettsäuren zur Energiegewinnung, was in einer Diätphase nur begrenzt vertretbar ist.

Bei hochintensiven und somit relativ kurzen Trainingseinheiten kann ein leichter Glucoseschub direkt vor dem Training allerdings wirklich nützlich sein, zumal die oben beschriebene Insulinreaktion bei höherer Trainingsintensität sehr gering ausfällt.

Es ist eben wichtig, die Menge der kurz vor dem Training verzehrten Kohlenhydrate nicht zu üppig zu dosieren.

Es ist übrigens auch wichtig, zu bedenken, daß während des Trainings konsumierte Mineraldrinks mit Kohlenhydratanteilen je nach Zusammensetzung ähnliche Wirkungen wie Einfachzuckergaben während des Trainings haben können. Über diese Sportgetränke wird im Abschnitt über Supplements mehr gesagt werden.

Obwohl einige Organe, darunter das Gehirn, ihren Energiebedarf ausschließlich durch Glucose decken, bezeichnet man Kohlenhydrate nicht als essentiell für den Körper. Wird die tägliche Mindestzufuhr von ca. 100 g Glucose pro Tag unterschritten, so kann der Körper die fehlende Glucose glückerweise aus Fett und Protein gewinnen.

Sehr ungelegen kommt jedoch, daß die Bereitstellung von Glucose aus Fett sehr kompliziert ist und daß der Körper stattdessen bevorzugt auf körpereigene Proteinvorräte zurückgreift.

Wenn auch in Notsituationen, wie etwa einer sehr strengen Diät, der Körper seinen Bedarf insgesamt sehr stark zu reduzieren in der Lage ist, bedeutet ein übertriebenes Einsparen von Energie durch eine zu starke Verringerung der Kohlenhydratzufuhr einen der am häufigsten anzutreffenden Fehler bei der Wettkampfvorbereitung.

Kohlenhydrate stellen die primäre Substanz bei der energetischen Realisierung körperlicher Vorgänge dar, deren Fehlen nicht nur Muskelmasse raubt, sondern darüberhinaus Unwohlsein, Mattigkeit und somit Trainingsunlust verursacht. In diesem Sinne sind Kohlenhydrate ganz sicher ein notwendiger, täglich in relativ großen Mengen dem Körper zuzuführender Nahrungsbestandteil – und das nicht nur für Bodybuilder.

Neben dem doch recht genau anzugebenden und nicht allzu hohen Bedarf des Gehirns an Kohlenhydraten, fällt es weit schwieriger, den Gesamtbedarf des Körpers an Kohlenhydraten zu beziffern. Der Körper kann je nach Person, Körpergewicht und Grad der Trainiertheit ca. 300 bis über 600 g Kohlenhydrate in Form von Glykogen in den Muskeln und in der Leber speichern. (Diese Zahlenwerte beziehen sich auf Leichtathleten, etc. Es ist davon auszugehen, daß schwergewichtige Bodybuilder Werte von mindestens 1000 g erreichen können.) Hiervon kann ein durchschnittlicher Sportler kaum länger als bis zu einem Tag lang seinen Kohlenhydratbedarf decken. Es ist daher, besonders um Grenzsituationen zu vermeiden, nötig, relativ gleichmäßig (mit einem Schwergewicht auf dem Frühstück und auf die letzte Mahlzeit vor dem Training!) über den Tag verteilt dem Körper Kohlenhydrate zuzuführen.

Ein besonderer Zeitpunkt, zu dem unbedingt eine Kohlenhydratgabe zu erfolgen hat, ist die erste halbe Stunde nach dem Training. Dann sollte man mindestens 50 g relativ schnell resorbierbarer Kohlenhydrate zu sich nehmen, weil der Körper die durch das Training relativ stark geleerten Kohlenhydratdepots sehr schnell wiederaufzufüllen bestrebt ist. Hervorragend wäre beispielsweise ein Kohlenhydrat-/Protein-Konzentrat, das zu etwa 60–80% aus Kohlenhydraten besteht und vielleicht gleichzeitig noch relativ geringe Mengen an Protein liefert. Man kann dies gut mit dem Verzehr eines Apfels verbinden, der das für die Einlagerung von Kohlenhydraten so wichtige Kalium liefert. Eine „natürlichere" Alternative besteht in dem Verzehr eines Quark-Obst-Mischgetränks, dem Traubenzucker o.ä. zugesetzt ist.

Übrigens haben Untersuchungen an Ausdauersportlern ergeben, daß der nach dem Training vorliegende Effekt einer vermehrten Bereitschaft, die aufgebrauchten Muskelgylokogenvorräte wiederaufzufüllen, ca. 2–4 Stunden anhält. Erstaunlicherweise ist die Wiederherstellungsrate beim Verzehr von Saccharose genauso hoch wie bei der Einnahme von Stärke.

In den ersten Stunden nach dem Training sollten übrigens nur recht kleine Kohlenhydratportionen zugeführt werden, weil weit größere Mengen als 50 g pro Portion keine positiven Auswirkungen auf die Geschwindigkeit der Wiederherstellung haben. Es liegt nahe zu vermuten, daß größere Kohlenhydratmengen zu einem Großteil als Depotfett gespeichert werden.

Jedoch müssen die angegebenen Zahlenwerte kritisch betrachtet werden. Erstens sind Bodybuilder gewöhnlich weit schwerer als Ausdauersportler. Die logische Konsequenz dessen kann nur lauten, daß auch größere Mengen an Kohlenhydraten zugeführt werden können, ohne daß signifikante Mengen Insulins ausgeschüttet würden.

Zweitens gibt es Situationen starken Kohlenhydratentzuges (z.B. beim „Kohlenhydratladen", siehe letztes Kapitel über die Vorbereitung auf Wettkämpfe), die dazu führen, daß weit länger als nur 2–4 Stunden nach einem Training der Körper mit erhöhter Geschwindigkeit Kohlenhydrate in seine Speicher aufnimmt.

Kohlenhydratgehalt einiger Nahrungsmittel

Nahrungsmittel	energetischer Kohlenhydratanteil	
Cornflakes	80%	
Vollkorn-Haferflocken	65%	
Naturreis	73%	
Reis, parboiled	78%	
gekochte Kartoffeln	15%	
Vollkornnudeln	65%	
gekochte Erbsen	10%	
Linsen	50%	
Bienenhonig	80%	
raffinierter Zucker	100%	
Colagetränk	12%	(stark abhängig vom Grad der Süßung)
getrocknete Feigen	52%	
Apfel	12%	
Apfelsaft	11%	
Orangen	10%	
Orangensaft	11%	
Magerquark	4%	
Kuhmilch	5%	
Fleisch, Fisch, Eier	< 1%	

Kohlenhydrate sind die primäre Energiequelle für Bodybuilder

2.2.2 Fette

Fette setzen sich aus Glycerin und drei Fettsäuren zusammen und werden deshalb Triglyzeride genannt. Je nachdem, wieviele Kohlenstoffatome eine Fettsäure enthält, wird sie kurz-, mittel- oder langkettig genannt. Darüber hinaus entscheidet die Anzahl der Doppelbindungen zwischen den einzelnen Kohlenstoffatomen durch das Maß der Sättigung (eine Doppelbindung bedeutet „einfach ungesättigt", zwei D. „zweifach ungesättigt", etc.) über die Qualität der Fettsäure. Wie bereits bemerkt, wird der Bedarf des Körpers an Fett durch die vergleichsweise geringe Menge von ca. 10 g Linolsäure gedeckt.

Gewöhnlich tritt wegen des ubiquitären Vorkommens der Linolsäure und der komplexen Zusammensetzung der menschlichen Nahrung eine erhebliche Überversorgung des Körpers mit Fetten ein, die sich in Fettleibigkeit und z.B. einem erhöhten Herzinfarktrisiko manifestiert.

Es wurde bereits erklärt, daß ein hoher Körperfettanteil im Bodybuilding erheblich leistungsmindernd wirkt, und daß die Fähigkeit, Fette zur Verstoffwechselung heranzuziehen, ein wesentlicher Faktor für die Leistungsfähigkeit darstellt.

Leider ist die Anzahl der für die Speicherung von Fett im Körper relevanten Zellen außerhalb der frühen Säuglingszeit unbeeinflußbar. Auch kann auf grundlegende biochemische Prozesse im Körper, die die Verwertung von Fettsäuren betreffen, nur durch Medika-

DIE ERNÄHRUNG

mente unter Inkaufnahme der von diesen verursachten Nebenwirkungen Einfluß genommen werden. Auch deshalb stellt es für einen mit wenig vorteilhaften genetischen Voraussetzungen ausgestatteten Bodybuilder ein unbedingtes Muß dar, den Fettanteil in der Nahrung möglichst gering zu halten.

Fette dürfen aber nicht pauschal verteufelt werden, weil sie wichtige Funktionen im Körper, z.B. als Lösungsmittel, Schutz- und Isolationssubstanz, besitzen. Dennoch ist zu sagen, daß sie in der auf die Deckung des körperlichen Bedarfs ausgerichteten bodybuildingspezifischen Ernährung, zumindest quantitativ gesehen, verglichen mit Kohlenhydraten und Protein eine eher geringe Rolle spielen.

Hinsichtlich der Kettenlänge bestehen zwischen den einzelnen Fetten erhebliche Unterschiede, die von bodybuildingspezifischer Relevanz sind und das bisher über die Fette im allgemeinen Gesagte in einem anderen Licht erscheinen lassen.

Zum allergrößten Teil sind die in der Nahrung anzutreffenden Fettsäuren langkettig. Ihre Resorption erfolgt nicht wie bei Kohlenhydraten und Protein durch den Übergang vom Dünndarm in das Blut. Stattdessen nehmen langkettige Fette wegen ihrer erheblichen Molekülgröße den Umweg über das Lymphsystem. Der Grund hierfür liegt in der verschiedenartigen Struktur von Lymph- und Blutkapillaren: Letztere besitzen sog. Basalmembranen, die die Blutkapillaren für größere Moleküle undurchlässig machen. Diese können dann nur über das Lymphsystem abtransportiert werden, um dann erst später zur Leber zu gelangen. Im Falle der Fettsäuren entscheidet sich dann, ob ein Abtransport in die Fettdepots oder eine direkte Bereitstellung für die Energiegewinnung erfolgt.

Glucose und Aminosäuren besitzen eine so geringe Molekülgröße, daß eine direkte Resorption über den Blutweg erfolgen kann. Daß diese kleineren Moleküle nicht doch über das Lymphsystem abtransportiert werden, liegt daran, daß die Durchflußrate des Blutes etwa 1000mal größer ist als die der Lymphe.

Mittelkettige Triglyzeride werden dagegen wie Glucose aufgrund der geringeren Molekülgröße über den Blutweg resorbiert. Daraus ergibt sich eine weit bessere Verfübarkeit der mittelkettigen im Vergleich zu den langkettigen Triglyzeriden, die sogar der Verfügbarkeit der für die Energieversorgung so wichtigen Glucose nahe kommt.

Während langkettige Triglyzeride erst zur Energiegewinnung herangezogen werden, nachdem die verfügbare Glucose weitestgehend verbraucht ist, stehen mittelkettige Triglyzeride sofort zur Verbrennung bereit. Dadurch ergibt sich mittelbar auch noch ein proteinsparender Effekt, weil die sonst wegen der leichteren Bereitstellung z.T. durch Aminosäuren und nicht nur durch Fettsäuren erfolgende Lieferung von Energie stark unterdrückt wird.

Ein weiterer Vorteil bei der Energieversorgung durch MCTs besteht darin, daß diese viel mehr Energie pro Gewichtseinheit enthalten als Glucose. (1 g MCT liefert im Mittel etwas mehr als 8 kcal/g. Ihr Brennwert ist somit leicht geringer als der langkettiger Fette.) Zwar wird dieser Wert durch eine insgesamt geringere Ökonomie bei der Energiebereitstellung durch Fettsäuren aufgrund der hohen Komplexität der dafür nötigen biochemischen Prozesse relativiert, an der die hervorragende Verfügbarkeit betreffenden Überlegenheit der MCTs gegenüber langkettigen Triglyzeriden ändert dies jedoch nichts.

MCTs besitzen jedoch auch Nachteile. Sie dürfen in nur relativ geringen Mengen dem Körper zugeführt werden, weil sonst Unverträglichkeiten wie etwa schwere Durchfälle auftreten können. Auch ist zu beachten, daß eine starke Erhitzung auf über 200° C zu vermeiden ist. Immer ist deshalb vor einer intensiven Verwendung von MCTs ein Arzt zu konsultieren!

An dieser Stelle ist auch noch einmal grundsätzlich darauf hinzuweisen, daß im allgemeinen eine vergleichsweise fettarme Diät angestrebt werden sollte. MCTs können einen Ersatz für die wenig wünschenswerten gesättigten Fette darstellen, werden aber kaum ihren wahren Nutzen zeigen können, wenn sie lediglich eine sowieso zu fettreiche Diät um weitere Fettmengen bereichern.

Nichtsportlern wird empfohlen, den Anteil an gesättigten, also im wesentlichen tierischen Fetten in der Nahrung möglichst gering zu lassen, weil diese sich negativ auf den Cholesterinspiegel auswirken. Diese Empfehlung gilt natürlich auch für Sportler, erübrigt sich jedoch zumindest für Leistungssportler beinahe, weil diese wegen des gewöhnlich sehr niedrigen Fettanteils in ihrer Nahrung und dem Bestreben, hauptsächlich essentielle Fettsäuren zu konsumieren, sowieso hinsichtlich ihres Serumcholesterinspiegels im Vergleich zu Nichtsportlern sehr niedrige Werte aufweisen.

Dies gilt aber nur für den Fall, daß keine Anabolika konsumiert werden. (Auch Rauchen trägt erheblich zu einer ungünstigen Erhöhung der Blutfettwerte bei.) In einigen Fällen hat man so stark erhöhte Werte gefunden, daß diese kaum noch meßbar waren!

In der Sportliteratur liest man häufig über anzustrebende Relationen bezüglich der kalorischen Aufnahme von Protein, Fett und Kohlenhydraten an der gesamten Energiezufuhr. Hierbei handelt es sich um sehr unzweckmäßige Zahlenspiele, die eher für Verwirrung als für Entlastung sorgen.

Erstens stellen diese nur Richtwerte ohne individuellen Charakter dar und zweitens beziehen sie sich lediglich auf die Energiezufuhr, gehen also an anderen spezifischen Aufgaben der Ernährung vorbei. Beispielsweise kommen Protein vorrangig Aufgaben im Bereich des Baustoffwechsels zu, was den energetischen Wert des Proteins kaum relevant erscheinen läßt. Der Bedarf an Protein sollte deshalb eher absolut, d.h. als Gewichtsangabe dargestellt werden, die natürlich von bestimmten Trainingsphasen abhängig sein sollte. Ebenso sollte man bei Fetten vorgehen. Je nach Körpertyp und Trainingsphase wird die tägliche Fettzufuhr zwischen ca. 20 und 30 g in der akuten Wettkampfvorbereitung und in Einzelfällen bei weit über 100 g in Masseaufbauphasen variieren.

Diese Meßmethode erleichtert es ungemein, den Überblick über die Ernährung zu behalten und stellt insofern eine Erleichterung dar, als man die Fett- und Proteinzufuhr als im wesentlichen feste Größe betrachten kann, die mit einer gemäß dem täglichen Bedarf zu variierenden Kohlenhydratzufuhr durch vermehrten oder verringerten Verzehr stark kohlenhydrathaltiger Nahrungsmittel einhergeht.

Ständiges Zählen von Kalorien entfällt also. Stattdessen braucht man sich nur zur merken, welche Nahrungsmittel aufgrund hoher Anteile von Kohlenhydraten, Proteinen oder Fett „anzurechnen" sind.

Man geht also ähnlich vor wie Diabetiker, die absolute Kohlenhydratmengen (Broteinheiten) zählen, jedoch bezieht man diese quantitative Betrachtungsweise auf Protein und Fett und ändert nach Bedarf die Kohlenhydratzufuhr.

absoluter Fettgehalt einiger Nahrungsmittel in g Fett pro 100 g	
Nahrungsmittel	Fettgehalt
Vollmich	3,5%
fettarme Milch	1,5%
entrahmte Milch < 0,3%	
Magerquark	< 0,3%
Käse 20% Fett i.Tr.	ca. 10%
Käse 40% Fett i.Tr.	ca. 20%
Haferflocken	7%
Vollkornreis	2%
Kartoffeln	< 1%
Roggenvollkornbrot	ca. 2%
Cornflakes	< 1%
Schellfisch	< 1%
Kabeljau	< 1%
Seehecht	< 1%
Putenbrust	1%
Hühnerbrust	1%
Tartar	3%
Bratwurst	ca. 30%
Salami	ca. 50%
Vollmilchschokolade	ca. 35%
fast alle Gemüse- und Obstsorten	< 1%

Relativer Anteil mehrfach ungesättigter Fettsäuren am Gesamtfettgehalt einiger Nahrungsmittel	
Nahrungsmittel	Anteil der MUF am Gesamtfettanteil
Butter	ca. 3%
Distelöl (Saflooröl)	ca. 80%
Olivenöl	ca. 10%
Maiskeimöl	ca. 50%
Sonnenblumenöl	ca. 65%
Kokosfett	ca. 3%
Haferflocken	ca. 40%
Vollmilch	ca. 3%
Käse	ca. 3%
Salami	ca. 10%
Schweinefleisch	ca. 10%
Rindfleisch	ca. 5%
Fisch	ca. 20–50%

Vor allem in Diätphasen ist es von Bedeutung, nur solche Fette zu konsumieren, die einen hohen Anteil an mehrfach ungesättigten Fettsäuren (MUF) besitzen. Aus praktischen Gründen sei besonders hervorgehoben, daß Haferflocken zwar einen relativ hohen Fettanteil haben, aber als guter Lieferant für MUF durchaus tolerierbarer Bestandteil einer Diät sein können.

2.2.3 Proteine

Bodybuilder schenken wohl keinem Nährstoff mehr Aufmerksamkeit als dem Protein. Eines der maßgeblichsten Ziele, nämlich Muskelsubstanz aufzubauen, kann ohne eine gegenüber dem Bedarf des Nichtsportlers signifikant erhöhte Proteinzufuhr nicht realisiert werden.

Protein besteht aus einzelnen Aminosäuren, von denen für den menschlichen Körper etwa 20 insofern von Bedeutung sind, als er aus diesen alle benötigten Eiweiße bilden kann. Von diesen 20 Aminosäuren sind zumindest 8 essentiell, d.h. lebensnotwendig, weil sie vom Körper nicht selbst gebildet werden können.

Der keinen besonderen Anforderungen ausgesetzte Organismus kann aus den essentiellen Aminosäuren die nicht-essentiellen herstellen, ohne daß Mangelerscheinungen aufträten. Aus diesem Grund ist bei der Bewertung von Nahrungsprotein das Vorhandensein aller essentiellen Aminosäuren in einem angemessenen Mengenverhältnis entscheidend.

Die Bezeichnung „essentiell" bezieht sich in diesem Zusammenhang jedoch eher auf Nichtsportler als auf hart trainierende Schwerathleten. Für den Kraftsportler ist eine Zufuhr von nicht-essentiellen Aminosäuren nicht minder wichtig als die der essentiellen, weil Muskelprotein schließlich nicht nur aus essentiellen Aminosäuren besteht und ein Fehlen von nicht-essentiellen Aminosäuren eine nicht zu vernachlässigende Stoff-

DIE ERNÄHRUNG

wechselbelastung für den Körper darstellt. (Die Relativierung des Begriffs „essentiell" darf natürlich nur in einem streng sportbezogenen Sinne verstanden werden.)

Neben dem Aufbau von Muskelsubstanz erfüllt Protein vielfältige Aufgaben als Bausubstanz. So ist Protein beispielsweise als Bestandteil von Hormonen und Enzymen an allen biochemischen Prozessen im Körper beteiligt. Auch ist seine Bedeutung für das Immunsystem sehr groß. Dies wird insbesondere bei Mangelerscheinungen in Form einer erhöhten Krankheitsanfälligkeit evident.

Protein dient nur in Grenzsituationen in erwähnenswertem Ausmaß als Brennstoff. (Der Anteil an der Energieversorgung beträgt i.d.R. etwa 2–4%.) Zu diesen Grenzsituationen sind z.B. Training bei starkem Glucosemangel (übertriebene Diäten!), extreme Ausdauerbelastungen und auch extrem intensives Krafttraining zu rechnen.

Es ist wichtig über den Prozeß der Glucosebereitstellung durch Protein einige grundlegende quantitative Aussagen zu treffen: Für die Bereitstellung von einem Gramm Glucose werden ca. 1,75 g Protein benötigt. Dieser Menge entspricht eine Muskelmasse von etwa 8,5 Gramm (entsprechend fast 0,3 Gramm Stickstoff)! Abgesehen von der Tatsache, daß dieser Gluconeogenese genannte Prozeß energetisch gesehen recht unökonomisch ist, fällt auf, daß die Proteinzufuhr auch in Diätphasen offensichtlich eine sehr wichtige Größe ist. Wie man es vermeidet, daß der Körper bei Diäten entscheidende Mengen an Muskelsubstanz verliert, wird bei einer eingehenderen Untersuchung der Wettkampfvorbereitung ausgeführt.

Die Fähigkeit des Körpers, Protein zu resorbieren, ist hauptsächlich dadurch limitiert, daß Protein mit der Nahrung portionsweise, also in Form von Mahlzeiten, dem Körper zugeführt wird. In der Praxis hat es sich als sinnvoll erwiesen, von einer Menge von maximal 50 g Protein auszugehen, die pro Mahlzeit konsumiert werden sollte. Man kann eine erhebliche Überschreitung der individuellen Proteinresorptionsfähigkeit leicht durch eine auffallend intensive Färbung des Urins feststellen, weil überschüssige Mengen Proteins schnell zu einem Großteil wieder ausgeschieden werden. Hierbei handelt es sich zwar nicht um eine wissenschaftlichen Anforderungen gerecht werdende Methode, jedoch können durch sie grobe Fehler bei der Proteindosierung leicht identifiziert werden.

Der Bedarf an Protein schwankt je nach Trainingsbelastung um Werte zwischen 1,5 an trainingsfreien Tagen und bis zu ca. 3 g pro Kilogramm Körpergewicht an hochintensiven Trainingstagen in der Aufbauphase. Es ist hierbei wichtig, nochmals die Feststellung zu treffen, daß auch übertrieben lange Trainingseinheiten aufgrund der oben beschriebenen Glucosebereitstellung durch Protein den Einweißbedarf erheblich ansteigen lassen können. Allgemeiner kann man formulieren, daß ein Glucosedefizit den Proteinbedarf ansteigen läßt.

Man sollte deshalb bedenken, daß eine relativ geringe Proteinzufuhr unbedingt mit einer relativ hohen Kohlenhydratzufuhr einhergehen muß, wenn eine Leistungsminderung aufgrund einer Unterversorgung mit Protein nicht riskiert werden soll.

Es wurde schon mehrfach gesagt, daß die in der Natur des Bodybuildings liegende Zielsetzung, nämlich über eine außergewöhnlich entwickelte Skelettmuskulatur zu verfügen, zusammen mit der Forderung nach einer weitestgehenden Verwertung von Trainingsreizen insbesondere in bezug auf Protein eine überreichliche Zufuhr impliziert. Einige korrekt durchgeführte und langfristig angelegte Studien haben die Vermutung erhärtet, daß das Ausmaß der Trainingsresultate nicht nur überschießende, sondern hoch überschießende Proteinmengen erfordert.

Häufig wird in diesem Zusammenhang ein erhebliches Risiko für die Nieren angeführt. Dieses läßt sich aufgrund der bisher durchgeführten Studien nicht belegen. In Tierversuchen wurde in Langzeitstudien gezeigt, daß selbst eine extrem hohe Proteinzufuhr von 80% an der Gesamtenergiezufuhr nur minimale negative Effekte mit sich bringt. Weiterhin gibt es auf der Erde Völker, die permanent mit einer Proteinzufuhr von mehr als 3 g pro Kilogramm Körpergewicht leben und diese gut tolerieren. Die möglicherweise negativen Effekte einer sehr hohen Proteinzufuhr sind daher eher auf die durch die nicht reinen Proteinquellen eingenommenen Begleitsubstanzen (z.B. Purine, Cholesterin etc.) zurückzuführen.

Man kann heutzutage sehr leicht diese Begleitsubstanzen aus der Nahrung eliminieren, indem man zu einem gewissen Teil auf hochwertige Proteinkonzentrate zurückgreift.

Trotz der angeführten Argumentation scheint es sinnvoll zu sein, das eventuell doch vorhandene Risiko für die Nieren durch eine relativ hohe Flüssigkeitszufuhr zu minimieren.

Die Zufuhr des Proteins sollte relativ kontinuierlich über den ganzen Tag verteilt werden. In der Regel wird sich die Anzahl der täglichen Mahlzeiten nach dem Bedarf an Protein richten, so daß höchstens die direkt nach dem Training erforderliche Zufuhr von Kohlenhydraten eine proteinarme oder -lose (Zwischen-)Mahlzeit darstellen wird.

Bei der Wahl der Proteinquellen ist zu beachten, daß i.d.R. tierische höherwertiger sind als pflanzliche Quellen. Allerdings besteht die Möglichkeit, durch Kombination verschiedener Proteinquellen einen synergistischen Effekt zu erzielen.

Biologische Wertigkeit des Proteins einiger Nahrungsmittel	
Nahrungsmittel	Biologische Wertigkeit
Vollei	100
Rindfleisch	92
Laktalbumin	104
Milch	88
Soja	85
Bohnen	72
Gelatine	0!!!
Reis	81
36% Vollei-/64% Kartoffelprotein	136!!!
75% Milch-/25% Weizenprotein	125
51% Milch-/49% Kartoffelprotein	114
52% Bohnen-/48% Maisprotein	99

Dieser ist am besten zu erreichen, wenn die Kombination der jeweiligen Nahrungsmittel innerhalb einer Mahlzeit erfolgt; allerdings kann auch durch den Verzehr verschiedener Eiweiße innerhalb einiger Stunden eine Aufwertung der Einzelproteine erfolgen.

Man beachte, daß eine Kombination von tierischen mit pflanzlichen i.d.R. eine höhere biologische Wertigkeit ergibt als eine Kombination rein pflanzlicher Proteinquellen. Es besteht auch die Möglichkeit, das Protein einzelner Nahrungsmittel durch Zugabe einzelner Aminosäuren aufzuwerten. Als Beispiel wäre hierbei eine Kombination von Reis mit der Aminosäure Lysin zu nennen. Diese Methode fand ursprünglich Anwendung in Entwicklungsländern, wo man normalerweise nur über eine sehr geringe Anzahl verschiedener Nahrungsmittel verfügt.

Liegt die Möglichkeit vor, sich sehr vielseitig zu ernähren, so sollte nicht nur im Hinblick auf die Wertigkeit des Proteins, sondern auch um eine möglichst umfassende Versorgung des Körpers mit anderen Nähr- und Vitalstoffen sicherzustellen, davon bevorzugt Gebrauch gemacht werden.

Häufig wird es angestrebt, die spezifischen Wirkungsweisen einzelner Aminosäuren durch eine isolierte Einnahme dieser zu nutzen. Näheres hierüber findet sich im Kapitel über die Nutzung von Supplements.

2.2.4 Vitamine

Bei Vitaminen handelt es sich um in chemischer Hinsicht sehr heterogene Substanzen. Das Wort „Vitamin" ist eine zusammenfassende Kurzform der Wörter „vital" und „Amin". Diese Bezeichnung ist historisch bedingt und nicht ganz korrekt, denn bei nicht allen Vitaminen handelt es sich um Amine (organische Stickstoffverbindungen), aber dennoch sind Vitamine durchweg insofern als vital zu betrachten, als ohne sie normales Wachstum, Fortpflanzung, allgemeine Gesundheit und Wohlbefinden undenkbar wären.

Die meisten Vitamine haben Funktionen als Katalysator, d.h. als Begünstiger chemischer Reaktionen, zu erfüllen. Als solche tragen sie dazu bei, daß sehr vielfältige und zum Teil ineinander verschachtelte biochemische Prozesse reibungslos im Körper vonstatten gehen bzw. begünstigt werden.

Aufgrund der vielfältigen Verpflechtungen der verschiedensten, im Körper ablaufenden Stoffwechselabläufe machen sich Mangelerscheinungen bei Vitaminen i.d.R. als ein sehr unspezifisches Syndrom bemerkbar. Die auftretenden Symptome reichen von einer allgemein verringerten Leistungsfähigkeit und geringfügigeren Funktionseinschränkungen bei leichten Mangelzuständen bis hin zu letztenendes tödlich verlaufenden Erscheinungen bei gänzlichem Vitaminentzug.

Man unterscheidet gewöhnlich zwei Gruppen von Vitaminen, nämlich fettlösliche (Vitamine A, D, E und K) und wasserlösliche Vitamine. (Vitamin-B-Komplex, Vitamin C.) Letztere können im Körper nur in sehr geringem Maße gespeichert werden, weil sie ständig in mehr oder weniger erheblichen Mengen durch ausgeschiedene Körperflüssigkeiten verlorengehen. Dennoch sind die fettlöslichen Vitamine nicht von geringerer Bedeutung als die wasserlöslichen, obwohl Mangelerscheinungen deutlich seltener als im Fall der wasserlöslichen Vitamine auftreten.

Obschon Vitamine nur in täglichen Dosen der Größenordnung einiger Mikro- oder Milligramm dem Körper zugeführt werden müssen, spielen sie in der Ernährung des Menschen und insbesondere des Sportlers keine geringere Rolle als etwa Kohlenhydrate oder Protein.

Man muß sich unbedingt vor Augen führen, daß die Nahrungsbestandteile, also im speziellen auch Vitamine, die zum optimalen Funktionieren des Körpers beitragen, keineswegs untereinander austauschbar sind; vielmehr kann man sich vorstellen, daß die körperliche Leistungsfähigkeit von einer geschlossenen Kette bestimmter essentieller Nährstoffe bestimmt wird und daß bei einem Mangel eines dieser Nährstoffe die Kette als Ganzes gesehen durchtrennt wird. Ebenso verhält es sich auch in kleinerem Maßstab. Wenn etwa an einem chemischen Prozeß mehrere Vitamine beteiligt sind und nur eines dieser Vitamine fehlt, so ist der ganze Prozeß nicht durchführbar und als Resultat müssen Fehlfunktionen auftreten.

Bei der Diskussion der Fette als Nahrungsbestandteil wurde festgehalten, daß diesen in der Praxis keine allzu große Bedeutung im Sinne einer möglichen Unterversorgung beigemessen werden muß, weil gewöhnlich die generelle Fettversorgung als überreichlich zu bezeichnen ist. Bei Vitaminen verhält sich dieses ganz anders. Die Ernährung in unserer westlichen Welt ist geprägt durch einen hohen Anteil „verfeinerter" und aufbereiteter Lebensmittel, die gerade bezüglich ihres Vitamingehaltes schlicht als minderwertig hingestellt werden müssen. Verzehrt man beispielsweise in größeren Mengen aus Auszugsmehl hergestellte Backwaren, so benötigt der Körper für die Verwertung der in dieser Nahrung enthaltenen Kohlenhydrate größere Mengen an Vitaminen als in dieser enthalten sind. Durch den bloßen Verzehr gewisser, meist in trügerischer Weise durch guten Geschmack auffallender Nahrungsmittel, können also bereits Vitamindefizite entstehen. Zwar können diese durch Gaben von Nahrungskonzentraten oder einfach durch den Verzehr höherwertiger Nahrungsmittel an anderer Stelle ausgeglichen werden, jedoch darf man nicht vergessen, daß dieses zumindest im letzteren Fall kaum lösbare analytische Probleme mit sich bringen kann.

Es sollte auch herausgestellt werden, daß sich durch den bewußten Verzehr betont vitaminreicher Nahrungsmittel diese Mangelerscheinungen in den meisten Fällen im vorhinein schon vermeiden lassen.

In diesem anschaulichen Zusammenhang muß zumindest auf zwei wesentliche Punkte, die die Ernährung des Sportlers und ganz besonders des Bodybuilders betreffen, aufmerksam gemacht werden: Erstens kann auf geschmackliche Aspekte der Nahrungszufuhr nur dann Rücksicht genommen werden, wenn dadurch keine oder nur sehr geringfügige Beschneidungen der Nahrung im Hinblick auf die Versorgung des Körpers mit Nährstoffen in Kauf genommen werden müssen. Zweitens kann auf der Grundlage hochgradig verarbeiteter und denaturierter Nahrungsmittel keine hochwertige Sportlerkost entwickelt werden.

Beide Punkte gewinnen umso mehr an Bedeutung, je höher das erreichte sportliche Leistungsniveau ist und sie sind auch dann gültig, wenn Nährstoffpräparate in sogar exorbitanten Mengen konsumiert werden. Die Praxis hat eindeutig gezeigt, daß man mit Supplements eine gute Basiskost zu einer hervorragenden, eine schlechte Basiskost aber nicht einmal zu einer ausreichenden Gesamtnahrung ergänzen kann.

Die Folge dessen ist, daß eine bodybuildingspezifische Ernährung zu einem großen Teil aus Vollkornprodukten, frischem Obst, Gemüse, (natürlich fettarmen) Milchprodukten, Fleisch, Fisch und Eiern bestehen muß. Die sportbezogene Grundlagenkost muß die Basis physischer Höchstleistungen sein, und darauf muß insbesondere bei der Betrachtung von Vitaminen immer wieder verwiesen werden.

Obwohl die einzelnen Nahrungsbestandteile erst durch ihr Zusammenwirken sportliche Höchstleistungen ermöglichen, werden auch die verschiedenen Vitamine im einzelnen diskutiert.

Durch die Aufzählung der vielfältigen Funktionen, an denen Vitamine beteiligt sind, soll keine (auf jeden Fall bedenkliche) Anleitung zur Selbstdiagnose und zur Supplementierung gegeben werden; stattdessen soll auf hoffentlich anschauliche Weise die sehr große Bedeutung der Vitamine für sportliche Leistungen aufgezeigt werden.

Dasselbe Ziel wird bei der Besprechung der Mineralstoffe verfolgt. Wenn die einzelnen Mikronährstoffe letztlich auch sehr ausführlich dargestellt werden, muß man als engagierter Sportler oder als Trainer natürlich nicht über die vielfältigen Aufgaben dieser Substanzen im einzelnen informiert sein bzw. diese aus dem Stegreif aufzählen können. In diesem Buch, wie auch in beinahe jeder anderen Darstellung über Sporternährung, würde die Angabe der täglich zu konsumierenden Nährstoffmengen eigentlich schon ausreichen; dennoch erscheint es sinnvoll, gerade im Zusammenhang mit der oftmals eher körper- als leistungsbezogenen Motivation vieler Sportler, sich mit Bodybuilding zu beschäftigen, auf detailliertere Zusammenhänge einzugehen und zumindest in vereinfachter Weise aufzuzeigen, auf welche phantastische Weise der menschliche Körper durch die Zufuhr doch relativ weniger Nährstoffe in einen Zustand optimaler Funktionalität versetzt werden kann.

Fettlösliche Vitamine

■ Vitamin A

Spricht man von Vitamin A, so sind im allgemeinen zwei verschiedene Substanzen gemeint, die dieselben physiologischen Funktionen erfüllen können, jedoch hinsichtlich ihrer biologischen Aktivität verschieden sind.

Retinol ist das eigentliche Vitamin A, das nur in tierischer Nahrung und in Verbindung mit Fetten vorkommt. In pflanzlicher Nahrung findet man das Provitamin A, das Caroten, das im Körper in Retinol transformiert werden kann. (Wie im Falle des Retinols existieren auch beim Caroten noch weitere chemische Strukturunterschiede, so daß es sich bei Retinol und Caroten eigentlich um eine ganze Gruppe von Stoffen handelt, die Vitamin-A-Charakter besitzen. Wie bei den in der Diskussion noch folgenden weiteren Vitaminen wird auf eine zu pedantische chemische Betrachtung verzichtet.)

In diesem Kontext muß angeführt werden, in welchen Einheiten Vitamin A- und Caroten-Mengen gemessen werden:

Da man die relative Wirksamkeit von Retinol und seinem Provitamin Caroten wie 6:1 bewertet. (Retinol wird dreimal besser resorbiert als Caroten, und bei der Umwandlung von Caroten in Retinol ist nur die Hälfte des vorhandenen Carotens verwertbar.) entsprechen einer Retinol-Einheit (RE) Vitamin A 1 mcg Retinol und 6 mcg Beta-Caroten. Mißt man die beiden Substanzen in den gängigeren Internationalen Einheiten (IE), so zieht man die zwischen Retinol und Caroten bestehenden Unterschiede bei der Resorption nicht in Betracht. Deshalb tritt lediglich ein Faktor 0,5 auf: 1 IE Vitamin A ist gleich 0,3 mcg Retinol bzw. 0,6 mcg Beta-Caroten. Man benötigt also von Caroten die sechsfache Menge von Retinol, um dieselbe Wirkung im Körper erzielen zu können!

Vitamin A kommt im Körper ein sehr weit gefächertes Spektrum an Wirkungsgebieten zu. Es ist für die Neubildung von Körperzellen insbesondere im Bereich der Haut und der Schleimhäute wichtig und bewirkt ein gesundes Wachstum von Knochen, Zähnen und Zahnfleisch. Vitamin A ist eine wichtige Antioxidanz (siehe auch Vitamin E).

Am bekanntesten ist wohl, daß Vitamin A sehr wichtig für das Sehen bei Nacht ist. Das Auftreten von Nachtblindheit ist auch eines der wichtigsten, wenn auch nicht immer mit Vitamin A in Zusammenhang stehenden Symptome, die auf einen Vitamin-A-Mangel hinweisen. Weitere weniger spezifische Symptome sind etwa das vermehrte Auftreten von Infektionen, verringerte Schleimhautfunktionen, eine allgemeine Austrokkung der Haut und Unterfunktion der Schweißdrüsen.

Mangelerscheinungen sind sehr selten, weil in der Leber so große Vitamin-A-Mengen gespeichert werden können, daß der körperliche Bedarf für 1 bis 2 Jahre gedeckt ist.

Der tägliche Bedarf des Nichtsportlers beträgt etwa 1,5 mg Retinol entsprechend 5000 i.E. Vitamin A. Der Bedarf des Bodybuilders dürfte etwas das Doppelte dessen betragen.

Erhöht man die tägliche Zufuhr auf etwa das Zehnfache der für Nichtsportler geltenden Empfehlung, so können nach längerer Zeit Schlafstörungen, allgemeiner Gelenkschmerz, Hautveränderungen und Sehstörungen auftreten. Akute toxische Reaktionen sind allerdings erst bei einer einmaligen Dosis von ca. 500–1000 mg zu erwarten.

Es ist wichtig, zu wissen, daß Caroten, das in Pflanzen vorkommende Provitamin, zwar nur zu etwa 30–60% resorbiert wird, jedoch dafür im Körper nicht gespeichert wird. Als Nebenwirkung einer über längere Zeit erfolgenden hohen Carotenzufuhr ist lediglich eine karottenartige Verfärbung der Haut beobachtet worden. Eine unkontrollierte Erhöhung der täglich zugeführten Dosis ist natürlich auch hier zu unterlassen.

Bei der Zufuhr über die tägliche Nahrung ist zu bedenken, daß die Resorption von Vitamin A nur bei Vorhandensein von Fett möglich ist. Ungesättigte Fettsäuren begünstigen die Resorption von Vitamin A besonders. (Dies zeigt eindeutig auch in Diätphasen die Notwendigkeit auf, wohldosierte Mengen an Fett täglich zu konsumieren.) Aus tierischen Quellen stammendes Vitamin A wird fast zu 100% resorbiert, jedoch ist wie im Falle des Carotens mit durchschnittlichen Verlusten bei der Nahrungszubereitung von ca. 20% zu rechnen. Vitamin A ist nur sehr bedingt hitzeempfindlich, allerdings ist eine längere Einwirkung von Licht und Luft auf Vitamin A unbedingt zu vermeiden.

■ Vitamin E

Vitamin E ist eines der Vitamine, auf die man sich zumindest seit Ende der siebziger Jahre ganz wesentlich konzentriert hat, um durch eine erhöhte Vitaminzufuhr eine Erhöhung der Leistungsfähigkeit zu erreichen. Zwar ist Vitamin E sicherlich ein wichtiger Faktor bei der Ökonomisierung des Energiestoffwechsels (Beispielsweise sorgt Vitamin E für eine Erweiterung der Kapillaren, was die Sauerstoffversorgung der Zellen verbessert.), jedoch scheint es aus einem anderen Grund weitaus wichtiger zu sein, die Bedeutung dieses Vitamins gerade für hart trainierende Kraftsportler hervorzuheben: Gemeint ist die Wirkung von Vitamin E als Antioxidanz.

Oxidative Veränderungen von Zellstrukturen aufgrund des Einwirkens freier Radikale werden maßgeblich für den Alterungsprozeß und für das Entstehen von Krebs verantwortlich gemacht. Da gerade bei (anaerob) trainierenden Sportlern das Auftreten von Oxidantien gegenüber Nichtsportlern stark erhöht ist, sollte die Bedeutung von Vitamin E nicht zuletzt im Hinblick auf eine allgemeine und langfristig angelegte Gesunderhaltung von Sportlern nicht außer acht gelassen werden.

Zwar geht es wohl zu weit, die häufig in euphorischer und wohl auch nicht finanzinteressenloser Weise ablaufende Proklamierung von Vitamin E als vielseitige „Wunderdroge" zu unterstützen, dennoch hat Vitamin E einige Eigenschaften, die auch für Sportler sehr interessant sind. So ist Vitamin E dazu geeignet, die Auswirkungen von Muskelkater und -krämpfen zu lindern. Weiterhin wirkt es entzündungshemmend und hat einen positiven Einfluß auf das Immunsystem. Wichtig ist auch, daß es eine protektive Wirkung auf die Vitamine A, D und C ausübt.

Mit Blick auf die bodybuildingspezifische Ernährung muß auf jeden Fall genannt werden, daß der Bedarf an Vitamin E stark von der Zufuhr mehrfach ungesättigter Fettsäuren, wie etwa Linolsäure, abhängt. Da i.d.R. gerade Bodybuilder einen hohen Konsum dieser Fette pflegen, erhöht sich auch der Bedarf an Vitamin E.

Eine willkommene Tatsache im Zusammenhang mit der Versorgung mit Vitamin E ist, daß praktisch nur sehr geringfügige Toxizitätserscheinungen, aber auch Symptome wie etwa allgemeine Müdigkeit, Blähungen und Muskelschwächen erst bei Zufuhren in der Größenordnung von 0,5 bis 1 g pro Tag, vereinzelt auftreten. Der Bedarf an Vitamin E wird von der DGE mit 12 mg, gemessen in Tocopheroläquivalenten, angegeben (Wie bei vielen anderen Vitaminen handelt es sich auch beim Vitamin E nicht lediglich um eine einzige Substanz mit Vitamin E-Charakter. In der Praxis spricht man nur von Alpha-Tocopherol, das die größte biologische Aktivität besitzt. Beispielsweise beträgt die Wirksamkeit von Beta-Tocopherol nur etwa ein Drittel, die von Gamma-Tocopherol nur ein Hundertstel von Alpha-Tocopherol. Beachte: Die natürliche, in der Nahrung vorkommende Form von Vitamin E ist d-Alpha-Tocopherol. Diese Substanz stellt die Meßgrundlage für das Rechnen in Tocopheroläquivalenten dar. Rechnet man in Internationalen Einheiten, so wird als Basis das synthetische d1-Alpha-Tocopheryl Acetat benutzt. Da etwa 1,5 mg hiervon dieselbe biologische Aktivität besitzen wie 1 mg d-Alpha-Tocopherol, ist die Angabe in Internationalen Einheiten gegenüber der in Tocopheroläquivalenten mit einem Faktor 1,5 versehen, d.h. 1,5 IE=1Toc.-Äquiv.)

In Sportlerkreisen wird häufig mit Dosierungen von 50 bis 500 mg Vitamin E pro Tag experimentiert. Dies ist z.T. dadurch zu rechtfertigen, daß einige der o.g. Wirkungen des Vitamins erst bei derart hohen Dosierungen auftreten. Was die Höhe der täglichen Zufuhr angeht, so ist gerade im Falle des Vitamin E auffällig, daß sogar renommierte Wissenschaftler Empfehlungen dahingehend aussprechen, die von den Ernährungsgesellschaften für sinnvoll erachteten täglichen Dosierungen um mehr als das zehnfache zu überschreiten. In diesem Sinne erscheint eine Supplementierung von Vitamin E sehr sinnvoll, weil derartige Mengen nicht über die normale Nahrung aufgenommen werden können.

Es ist hierbei jedoch zu beachten, daß die gleichzeitige Verabreichung von Selen die Wirksamkeit von Vitamin E in synergistischer Weise erhöht. Dagegen liegt ein Antagonismus bezüglich der Resorption zwischen Eisen und Vitamin E vor.

■ Vitamin D

Auch wenn es etwa 10 verschiedene Substanzen gibt, die im Sinne des Vitamin D wirken, unterscheidet man in der Ernährungspraxis lediglich das in der natürlichen Nahrung vorkommende Cholecalciferol (Vitamin D3 aus tierischer Nahrung) und das mit derselben biologischen Aktivität versehene Ergocalciferol (Vitamin D2 aus pflanzlicher Nahrung). Unter Einwirkung ultravioletten Lichts kann der menschliche Körper Vitamin D3 selbst bilden und ist bei genügender Expositionsdauer (Die Angaben diesbezüglich sind nicht einheitlich. Häufig wird ein Wert von etwa 10 min. angegeben) von einer äußeren Vitamingabe unabhängig.

Vitamin D ist ein wichtiger Regulator des Calciumstoffwechsels und ist bekannt geworden durch seinen Bezug zur Rachitis (man nennt es auch das „antirachitische" Vitamin). Bei ungenügender Zufuhr dieses Vitamins kommt es allmählich zu einer Calciumverarmung des Skeletts und zu einer abnormen Knochenentwicklung.

Eine übermäßige Zufuhr bewirkt eine Anhebung des Blutcalciumspiegels, was in Grenzfällen zu einer Nierenschädigung führen kann.

Für Bodybuilder ist es wichtig, daß Vitamin D den Aminosäurestoffwechsel negativ beeinflussen kann. Deshalb, und weil der Verzehr stark Vitamin-D-haltiger Nahrungsmittel wie etwa Milch, Eier und Fisch gerade bei Bodybuildern einen hohen Versorgungsstatus mit Vitamin D gewährleistet, sollte normalerweise auf den Gebrauch von Supplements verzichtet werden. Der Bedarf von 400 IE (10 mcg) pro Tag wird durch eine ausgewogene Ernährung leicht gedeckt. In Grenzsituationen, wie etwa einer extrem gearteten Diät, kann die Zufuhr von Vitamin D in Höhe der obengenannten Tagesdosis in Betracht gezogen werden.

■ Vitamin K

Vitamin K besitzt seinen Namen aufgrund seiner Bedeutung für die Blutgerinnung (Koagulation). Man unterscheidet die Vitamine K1 und K2. Ersteres kommt gewöhnlich in pflanzlicher Nahrung vor, während letzteres zum größten Teil in Bakterien und tierischer Nahrung zu finden ist.

Auch wenn diese beiden natürlich vorkommenden Substanzen selbst bei höheren Dosierungen keine Toxizitätserscheinungen auszulösen scheinen, sollte auf eine Supplementierung zwecks sportlicher Leistungsoptimierung dringendst verzichtet werden.

Zusätzliche Vitamin K-Gaben enthalten gewöhnlich das in seiner Wirksamkeit überlegene, aber schon in geringen Mengen (ab ca. 5 mg, der Tagesbedarf wird auf etwa 10–30 mcg pro Kilogramm Körpergewicht geschätzt) toxisch wirkende Vitamin K3 (Menadione), das synthetisch ist.

Wasserlösliche Vitamine

Bei den B-Vitaminen handelt es sich um eine Reihe von Verbindungen, die als Bestandteile wichtiger Coenzyme an beinahe jeder zellulären Reaktion im Körper beteiligt sind. Im Gegensatz zu den fettlöslichen Vitaminen und zum Vitamin C enthalten sie allesamt auch das chemische Element Stickstoff neben Wasserstoff, Kohlenstoff und Sauerstoff. (Thiamin und Biotin enthalten darüber hinaus auch Schwefel, Vitamin B12 Kobalt und Phosphor.) Wie oben bereits erwähnt, sollte man die Nahrung immer als Gesamtkomplex und losgelöst von allzu speziellen Sinnzusammenhängen betrachten. Dies gilt ganz besonders für die B-Vitamine, denn diese wirken aufeinander sehr stark synergistisch. Aus diesem Grund muß im Falle einer Supplementierung auch immer an alle Vitamine des B-Komplexes gedacht werden, anstatt einzelne ausgrenzen oder bevorzugen zu wollen.

■ Thiamin (Vitamin B1)

Thiamin ist ein maßgeblicher Faktor für den regulär funktionierenden Kohlenhydratstoffwechsel, weshalb es nicht verwundert, daß dieses Vitamin gerade für hart trainierende Sportler von großer Bedeutung ist. Bei Nichtsportlern ist eine zumindest suboptionale Versorgung mit diesem Vitamin sehr naheliegend und wohl auch weitverbreitet, weil der Verzehr verfeinerter Nahrungsmittel, wie etwa Schokolade, Kuchen oder polierter Reis, an der Tagesordnung ist und sich aufgrund dessen geradezu typische Mangelerscheinungen im Hinblick auf die Versorgung mit Thiamin bemerkbar machen.

In diesem Zusammenhang sind beispielsweise Appetitlosigkeit, allgemeine Leistungs- und Konzentrationsschwäche, Antriebslosigkeit, Erbrechen und Muskelschmerzen zu nennen. Ersteres ist darauf zurückzuführen, daß sich infolge des Mangelzustands die Verweildauer der Speisen im Magen erhöht. Allerdings können auch hohe Mengen Thiamins keine beschleunigende Wirkung auf die Magenpassage der Speisen auslösen; vielmehr tritt durch eine ausreichende Versorgung mit Thiamin diesbezüglich ein optimierender Effekt ein.

Im Zusammenhang mit Thiamin-Mangel ist nicht lediglich der Verzehr von in ernährungsphysiologischer Hinsicht minderwertigen Nahrungsmitteln von Bedeutung. Besonders Alkohol- und Zigarettenkonsum und die Einnahme oraler Kontrazeptiva können ein Thiamindefizit entstehen lassen.

Bei der optimalen Versorgung des Körpers mit Vitamin B1 sind drei Punkte von herausragender Bedeutung:

Erstens ist zu bedenken, daß Thiamin als wasserlösliches Vitamin schnell über den Urin wieder ausgeschieden wird, falls es in überreichlichen Mengen zugeführt wird. Deshalb ist auf eine recht kontinuierliche Zufuhr zu achten. Dies ist besonders bei hoher körperlicher Belastung von Bedeutung.

Zweitens ist der Bedarf an Thiamin eng mit der Zufuhr von Kohlenhydraten gekoppelt. Eine allgemeine Empfehlung lautet, pro 1000 kcal mindestens 0,5 mg Thiamin dem Körper zuzuführen. Da bei Sportlern der Anteil von Kohlenhydraten an der Gesamtnahrung sehr hoch ist, dürfte diese Empfehlung einen Minimalwert darstellen.

Drittens sollte Thiamin als wasserlösliche Substanz ebenso wie andere B-Vitamine mit besonderer Sorgfalt bei der Nahrungszubereitung behandelt werden. Bei unsachgemäßer Zubereitung (wiederholtes und ausgedehntes Aufwärmen, „Wässern") können Nahrungsmittel leicht 50% oder mehr ihres Thiamingehalts verlieren.

Hart im Training befindliche Sportler haben den Aussagen renommierter Sportwissenschaftler zufolge einen Thiamin-Bedarf von bis zu 10 mg pro Tag. Diese Dosierungen weichen von einer üblichen Regel, die besagt, daß selbst Spitzensportler kaum einen gegenüber dem Nichtsportler um mehr als 200% erhöhten Bedarf an Vitaminen und Mineralstoffen haben, ab. Im Falle des Thiamins kann auf jeden Fall mit derartigen Dosierungen experimentiert werden, weil sie eine optimale Leistungsfähigkeit sicherstellen, zumal Thiamin nicht toxisch wirkt, und nur bei Dosierungen außerhalb dieser Größenordnung eine Pulserhöhung und Nervosität als Nebenwirkungen aufgetreten sind.

■ Riboflavin (Vitamin B2)

Riboflavin ist in vielfältiger Weise an der Erhaltung des allgemeinen Wohlbefindens und der körperlichen Leistungsfähigkeit beteiligt. Es ist Bestandteil von Enzymsystemen des Energiestoffwechsels, die den Austausch von Wasserstoffatomen und schließlich die Bildung von Wasser als Stoffwechselendprodukt zur Aufgabe haben. Aufgrunddessen ist es in enger Verbindung zum Vitamin B1 zu sehen, es hat aber auch wichtige Funktionen im Fettstoffwechsel zu erfüllen.

Für den Sportler ist besonders wichtig, daß sich genauso wie im Falle des Thiamins ein Mangel in vermehrter Lactatbildung äußert, was sich gewöhnlich als stark leistungsmindernd erweist.

Riboflavin ist wichtig für eine gesunde Haut, Haare und Fingernägel. Weiterhin ist es an der Funktionserhaltung der Schleimhäute entscheidend beteiligt.

Falls die Ernährung sehr arm an Milch- und Milchprodukten ist, ist ein Mangel an Riboflavin sehr wahrscheinlich. Dieser äußert sich z.B. in Gewichtsabnahme, gereizter Haut mit blutigen Einrissen (insbesondere im Bereich des Mundes), Reizungen der Mundschleimhäute und der Zunge, und einer verminderten Adaptationsfähigkeit des Auges. Sehr häufig tritt ein leichtes Brennen im Bereich der Augen auf.

Der tägliche Bedarf von Nichtsportlern liegt bei etwa 2 mg pro Tag. Dieser erhöht sich z.B. durch Zigaretten- und Alkoholkonsum, den Gebrauch der Anti-Babypille und natürlich bei erhöhter körperlicher Belastung. Wie im Falle des Thiamins sollte zumindest in Trainingsphasen hoher Intensität etwa die fünffache Dosis dessen (an Tagen mit Trainingsbelastung) zugeführt werden, um einen ausreichenden Versorgungsstatus sicher gewährleisten zu können. Eine Verwendung viel höherer Tagesdosen ist nicht nötig. Es können dann die Haut betreffende Irritationen auftreten, allerdings sind toxische Wirkungen nicht bekannt. Im Übermaß eingenommene Mengen werden über den Urin ausgeschieden.

DIE ERNÄHRUNG

■ Vitamin B6 (Pyridoxin)

Pyridoxin ist nicht nur in Reinform, sondern auch z.B. als Pyridoxal oder Pyridoxamin in Nahrungsmitteln vertreten. Die verschiedenen Erscheinungsformen des Vitamins B6 bedürfen jedoch keiner weiteren Unterscheidung, weil alle dieselbe biologische Aktivität besitzen.

Pyridoxin ist unter Kraftsportlern bestens bekannt, wird es doch zu Recht eng in Zusammenhang mit dem Proteinstoffwechsel gebracht. In der Tat ist Vitamin B6 Bestandteil eines wichtigen Coenzyms, das durch die Übertragung von Aminogruppen wesentlich an der Bildung von Aminosäuren beteiligt ist. Dieses Coenzym wirkt aber noch bei um die 50 weiteren chemischen Reaktionen im Körper mit und ist auf vielfältige Weise von Bedeutung. Beispielsweise ist es interessant, daß Vitamin B6 im Gehirn in etwa 25 bis 50mal höherer Konzentration als im Blut nachweisbar ist, was sicherlich die große Bedeutung von Vitamin B6 erahnen läßt.

Wichtig erscheint auch, daß Pyridoxin an der Bildung von Niacin aus der Aminosäure Tryptophan witwirkt. So ist es auch nicht verwunderlich, daß ein Mangel an Vitamin B6 sich häufig in einem Mangel an Niacin äußert bzw. aufgrunddessen falsch interpretiert wird. (An dieser Stelle sei noch einmal darauf hingewiesen, daß die B-Vitamine mehr als andere Vitamine hinsichtlich ihrer Funktionen miteinander verknüpft sind und daß sich nur dann ihre Wirkungen optimal ergänzen, wenn sie – als Gruppe betrachtet – in ausreichender Menge vorhanden sind.)

Wirklich ernsthafte Mangelerscheinungen sind beim Vitamin B6 relativ selten, allerdings sind nicht-optimale Versorgungssituationen besonders bei Sportlern, aber auch bei leidenschaftlichen Alkoholkonsumenten und bei Frauen, die Anti-Babypillen einnehmen, weit verbreitet. Bei leichteren Mangelerscheinungen tritt häufig leichte Dermatitis (entzündliche Erkrankung der Haut) im Bereich der Augen und der Mundwinkel auf.

Diese kann innerhalb weniger Stunden durch Vitamin-Gaben beseitigt werden.

Vitamin B6 entfaltet aber nicht nur binnen sehr kurzer Zeit seine Wirkung im Körper, Überschüsse werden auch sehr schnell wieder über den Urin ausgeschieden, weshalb die Zufuhr auf mehrere Portionen über den Tag verteilt werden sollte.

Bei der Zubereitung von Speisen ist darauf zu achten, daß leicht 50% des in ihnen enthaltenen Vitamin B6 verlorengehen können. Insbesondere liegt eine ausgesprochen hohe Empfindlichkeit gegenüber Lichteinwirkung vor.

Die für Nichtsportler gemachte Empfehlung, pro Gramm Protein etwa 0,02 mg Pyridoxin aufzunehmen, sollte von Sportlern als äußerstes Minimum betrachtet werden. Tägliche Dosierungen von ca. 10–15 mg sollten eher die Regel sein. In Dosierungen unterhalb von 100 mg pro Tag ist Pyridoxin nur in extrem seltenen Fällen mit Unverträglichkeiten in Zusammenhang gebracht worden. Größere Mengen scheinen keineswegs sinnvoll zu sein, weil nicht zuletzt z.B. Taubheitsgefühle und allgemein die Nerven betreffende Irritationen, die sich erst nach einigen Monaten zurückbildeten, aufgetreten sind.

■ Niacin

Fälschlicherweise nennt man Niacin auch manchmal Vitamin B3, jedoch besitzt diese Namensgebung keine historische Grundlage. Der Name Niacin entstand aus dem englischen Wort „nicotinic acid" (Nikotinsäure) und wurde kreiert, um Verwechslungen mit dem gar nicht vergleichbaren Nikotin zu vermeiden.

Niacin ist durch seinen Zusammenhang zur Pellagra bekannt geworden. Arme, zumeist auf dem Land lebende Bevölkerungsschichten, die sich von niacin- und proteinarmer Nahrung ernährten, zeigten in früherer Zeit sehr häufig die typischen Symptome der Pellagra, wie Hautausschläge, Darmbluten und Depressionen.

Bei leichteren Mangelerscheinungen treten typischerweise Durchfälle, Irritationen der Haut und der Mundschleimhäute auf. Selbst diese sind jedoch heutzutage sehr selten.

Auch wenn Niacin wie andere B-Vitamine an der Energiebereitstellung und, weitgehender ausgedrückt, am ordnungsgemäßen Funktionieren des Körpers beteiligt ist, sollte der Bedarf des Sportlers den des Nichtsportlers kaum um mehr als das Zwei- oder Dreifache übersteigen. Viel höhere Dosierungen scheinen auch bei sehr hart trainierenden Sportlern nicht angebracht zu sein.

Das liegt hauptsächlich daran, daß Niacin aus der Aminosäure Tryptophan unter Mitwirkung anderer B-Vitamine gebildet werden kann (für 1 mg Niacin werden etwa 60 mg Tryptophan benötigt).

Aufgrunddessen kann man den täglichen Bedarf des Bodybuilders, der ja teilweise extrem große Proteinmengen verzehrt, auf höchstens 30–40 mg pro Tag beziffern. Die vielleicht im Vergleich zu anderen B-Vitaminen etwas geringere Bedeutung des Niacins kann man daran festmachen, daß schon bei einer relativ geringfügigen Übersteigung des täglichen Bedarfs bei Dosierungen von etwa 70–100 mg Hautreizungen vereinzelt beobachtbar sind.

Wie bei anderen B-Vitaminen ist auch hier zu bemerken, daß wiederum Alkoholkonsum – je nach Ausmaß – für erhebliche Mangelerscheinungen verantwortlich sein kann.

Gelegentlich wird leider selbst heutzutage Niacin vor Wettkämpfen dazu benutzt, eine erhöhte Vaskulosität zu erreichen, damit so die Illusion einer besseren Muskelqualität entsteht. Hiervon ist dringendst abzuraten. Besonders in Verbindung mit Koffein kann es zu einer Erhöhung des Blutdrucks in bedenklichem Ausmaß kommen.

■ Biotin

Leider sind praktisch keine Informationen über den Zusammenhang zwischen sportlicher Leistungsfähigkeit und einer ausreichenden Biotinversorgung erhältlich. Biotinmangel ist sehr selten. Er äußert sich z.B. in Schlaflosigkeit, Übelkeit, in Schuppenbildung und einem nichtintakten Fettstoffwechsel.

Gewöhnlich kommt dieser dann durch den übermäßigen Verzehr rohen Eiweißes, das die Biotin unwirksam machende Substanz Avidin enthält, oder durch erhebliche Störungen der Darmflora zustande. (Biotin kann durch gewisse Darmbakterien gebildet werden.) und verschwindet nach 3–4 Tagen einer erhöhten Biotinzufuhr.

Nichtsdestotrotz ist die Bedeutung Biotins im Stoffwechsel der Makronährstoffe hinlänglich bekannt.

Es scheint, als sollten Sportler in allen Trainingsperioden bei Verzehr einer angemessenen Vollwertkost hinreichend mit Biotin versorgt sein. Der tägliche Bedarf von Nichtsportlern liegt bei etwa 100–200 mcg.

Auch über die Toxizität Biotins ist bis dato relativ wenig bekannt. Aus diesem Grund sollte man einer möglichen Supplementierung eher skeptisch gegenüberstehen.

■ Folsäure

Ein Mangel an Folsäure ist wohl die am häufigsten anzutreffende Vitaminunterversorgung in der heutigen Zeit.

Der Name Folsäure ist in Anlehnung an das lateinische Wort „folium" („Blatt") gewählt worden, weil Spinat und anderes Blattgemüse sehr reich an Folsäure ist, und dieses B-Vitamin erst aufgrunddessen in größeren Mengen hergestellt werden konnte. Es ist fast typisch, daß Folsäure ein Synonym für eine ganze Wirkstoffgruppe ist, jedoch soll auf die zwischen den einzelnen Substanzen bestehenden Unterschiede nicht weiter eingegangen werden.

Der menschliche Körper kann Folsäure nur bedingt speichern. Möglicherweise können die eingelagerten Vorräte einige Tage oder sogar mehrere Wochen lang den Bedarf des Menschen sicherstellen. Daß dennoch ein Mangelzustand sehr häufig anzutreffen ist, zeigt nur zu deutlich, daß der Verzehr einer unausgewogenen Kost gang und gäbe ist.

Folsäure hat im Körper wichtige Aufgaben als Coenzym zu erfüllen. Als Träger für einzelne Kohlenhydrat-Gruppen ist Folsäure mittelbar über die Bildung von Purinen an der Synthese von Nukleinsäuren beteiligt. Hierdurch wird klar, daß Folsäure besonders in Wachstumsphasen, aber auch von Schwangeren in erhöhtem Maße benötigt wird. Es bestehen auch wichtige Zusammenhänge zwischen Folsäure und der Bildung einiger Aminosäuren.

Ein Mangel an Folsäure äußert sich zwar in unspezifischer Weise (Durchfall, Haarausfall, allgemeine Schwäche, etc.), jedoch ist das Auftreten der sog. makrozytären Anämie für eine Unterversorgung mit Folsäure typisch. Hierbei ist der Heranbildungsprozeß der roten Blutkörperchen im Knochenmark nicht vollständig. Eine Konsequenz dessen besteht in einer verminderten Versorgung der Muskulatur mit Sauerstoff wegen eines verminderten Hämoglobingehaltes des Blutes.

Der tägliche Bedarf an Folsäure wird von der DGE mit ca. 400 mcg pro Tag angegeben. Gerade Bodybuilder dürften zumindest in Wachstumsphasen einen um mindestens 200% höheren Bedarf haben. Aus diesem Grund ist es unbedingt anzuraten, zur entsprechenden Zeit Folsäure zu supplementieren. Dies gilt besonders dann, wenn erhöhter Alkoholkonsum oder die Einnahme von Anti-Babypillen vorliegt. Es ist dabei zu bedenken, daß Folsäure negativen Einfluß auf Vitamin B12 hat, das deswegen auf jeden Fall parallel in die Supplementierung einbezogen werden muß.

Wie immer sollte man nicht an die Zufuhr von Megadosen denken. Bereits eine Verdreifachung der täglichen Zufuhr hat in einigen Fällen Nebenerscheinungen ausgelöst, jedoch sind Fälle von Toxizität nicht bekannt.

■ Pantothensäure

Der aus dem griechischen Sprachgebrauch abgeleitete Name der Pantothensäure (er bedeutet in etwa „von überall") bringt bereits zum Ausdruck, daß dieses Vitamin sehr weit verbreitet ist und daß aufgrunddessen Mangelerscheinungen nur in geringem Umfang zu erwarten sind.

Gewöhnlich wird die täglich empfohlende Dosis von ca. 8 mg leicht durch die Nahrung aufgenommen, so daß tatsächlich typische Mangelsymptome, wie Müdigkeit, Kopfschmerz, Schlafstörungen und allgemeine Koordinationsschwäche beinahe nur durch medizinisch gewollte Manipulationen der Nahrung herbeizuführen sind.

Allerdings sollte man sich bei der Auflistung dieser Auswahl einiger Mangelsymptome vor Augen führen, daß diese zwar nicht in wechselseitig eindeutiger Weise mit Pantothensäure in Zusammenhang gebracht werden können; jedoch handelt es sich um so weit verbreitete, aber leider häufig einfach hingenommene Beschwerden, daß sich zumindest einige weiterführende Gedanken förmlich aufdrängen.

Als Bestandteil des Coenzyms A besitzt dieses Vitamin eine so profunde Bedeutung gerade für den Sportler, daß man Pantothensäure zu Recht eine Sonderstellung zumindest unter den B-Vitaminen zubilligen kann, obwohl natürlich alle Vitamine definitionsgemäß essentielle Bestandteile der Nahrung sind. Es ist bekannt, daß Heranwachsende einen besonders hohen Bedarf an Pantothensäure haben. Dieses und das Wissen, daß Pantothensäure einen globalen Einfluß auf den Proteinmetabolismus zu haben scheint, wird schon lange in der Mastviehzucht in Form gesonderter Pantothensäuregaben mit Erfolg ausgenutzt.

Wenn es sich auch hierbei nicht um ein Wundermittel handeln kann, so ist dennoch anzuraten, zumindest in Aufbauphasen die tägliche Zufuhr auf das Drei- bis Fünffache der empfohlenden Mengen zu erhöhen.

Maßgebliche Berichte über Auwirkungen einer Überdosierung sind nicht bekannt.

■ Vitamin B12 (Cobalamin)

Vitamin B12 wird gewöhnlich in der allgemeinen Sportpraxis keine besondere Aufmerksamkeit geschenkt, u.a. weil der gesunde Organismus über körpereigene Vorräte verfügt, die theoretisch 1 bis 3 Jahre lang den Bedarf des Menschen sichern können. Da es jedoch nur zu einem kleinen Teil resorbiert wird und die Resorptionsrate bei steigender Zufuhr sinkt, sollte täglich eine Menge von etwa 3–5 mcg dem Körper zugeführt werden, damit Mangelsituationen auf jeden Fall ausgeschlossen werden können.

Im Körper ist Vitamin B12 entscheidend an der Blutbildung beteiligt. Weiterhin spielt es eine Rolle bei dem Transfer von Methylgruppen und ist in diesem Zusammenhang an der Synthese von beispielsweise Folsäure, der Aminosäure Methionin, dem gelegentlich zu den B-Vitaminen gerechneten Cholin und besonders bei der Bildung der Nukleinsäuren beteiligt.

In diesem Zusammenhang müssen die in letzter Zeit sehr populär gewordenen Dibencozide angesprochen werden. Dabei handelt es sich um ein Coenzym des Vitamins B12, das steroidähnliche Wirkungen haben, bzw. genauer gesagt, ein wirksames Anabolikum sein soll. Diese These entbehrt jedoch bis dato einer zuverlässigen Bestätigung. Hier scheint man auf einen leider häufig gemachten Fehler zu treffen. Wie jede andere im Körper an wesentlichen Prozessen beteiligte Substanz kann ein irgendwie ausgelöster Mangel oder sogar ein gänzliches Fehlen dieser Verbindung tatsächlich (Muskel-)Wachstumsprozesse stoppen; das heißt jedoch nicht, daß große, über das optimale Maß hinausgehende Mengen in irgendeiner Weise wachstumsfördernd wirken müssen.

Nichtsdestotrotz ist Vitamin B12 sicherlich eines der Vitamine, die bezüglich ihrer Bedeutung für den Sportler noch genauer untersucht werden sollten.

Ein Mangel an Vitamin B12 ist sehr selten. Fast immer handelt es sich um einen genetischen Defekt, bei dem eine normalerweise in der Magenschleimhaut gebildete Substanz, genannt „intrinsic factor" (ermöglicht die Resorption von Vitamin B12, bzw. verhindert, daß dessen Verfügbarkeit durch Darmbakterien verringert wird), fehlt. Als Resultat dessen entsteht schließlich eine spezielle Form der Blutarmut, die unbehandelt tödlich endet.

Bei der Deckung des Bedarfs an Cobalamin ist zu bedenken, daß Vitamin B12 weder vom tierischen noch vom pflanzlichen Organismus synthetisiert werden kann. Lediglich einige Pilze und Bakterien besitzen diese Fähigkeit. Aus diesem Grunde kommt Vitamin B12 in pflanzlicher Nahrung gewöhnlich nur dann in sehr geringen Spuren vor, wenn die Pflanzen geringe Mengen aus ihrem Mutterboden aufgenommen haben.

Darüberhinaus können Nahrungsmittel auch dann sehr reich an Vitamin B12 sein, wenn, wie etwa bei einigen Käsesorten und Bier der Fall, Gärungsprozesse stattgefunden haben. Als gute Quellen für Vitamin B12 sind insbesondere Leber und Niere zu nennen. Das liegt daran, daß in diesen wie beim Menschen größere Mengen dieses Vitamins gespeichert werden können.

Der Versorgungsstatus des Vitamins B12 hängt beim gesunden Menschen sehr stark davon ab, wie hoch der Anteil von Fleisch an der Gesamtnahrung ist. Dabei ist zu bemerken, daß strenge Vegetarier gewöhnlich extrem niedrige Mengen Cobalamins aufnehmen und deswegen die Gefahr eines akuten Mangelzustandes sehr groß ist. Aber auch bei dem Verzehr von Mischkost besteht dadurch eine gewisse Gefahr der Unterversorgung, daß Vitamin B12 hauptsächlich durch Fleisch, also im wesentlichen mit den Hauptmahlzeiten, aufgenommen wird. In diesem Fall kann die Resorption nur etwa 20–30% betragen.

Normalerweise findet sich Vitamin B12 als Bestandteil von Vitamintabletten, obwohl in diesem Fall der Nutzen zusätzlicher Gaben sehr fraglich ist. Hierbei scheint es sich um eine Art „Wirkstoffkosmetik" zu handeln, die im vorliegenden Zusammenhang jedoch keineswegs gefährlich zu sein scheint, weil bisher keine Nebenwirkungen einer erhöhten Versorgung mit diesem Vitamin beobachtet werden konnten.

Es ist wichtig zu bedenken, daß Vitamin B12 immer in Begleitung mit Folsäure substituiert werden sollte.

■ Vitamin C

Wohl kein Vitamin war schon so oft Gegenstand wissenschaftlicher Untersuchungen wie das Vitamin C. Dennoch konnte bis heute noch nicht abschließend geklärt werden, ob der Ruf des Vitamins C beispielsweise als Erkältungen abwehrende oder für den Sportler leistungssteigernd wirkende Substanz tatsächlich gerechtfertigt ist. Als Faktum läßt sich jedoch festhalten, daß sich eine mangelhafte Versorgung mit Vitamin C auf jeden Fall leistungsmindernd und die Gesundheit beeinträchtigend bemerkbar macht.

Falls dem Körper über einen Zeitraum von mehreren Monaten hinweg nur sehr geringe Mengen frischer Nahrungsmittel zugeführt werden, kann es leicht zur „Seemannserkrankung", dem Skorbut, kommen.

Das zum Skorbut gehörende Krankheitsbild wurde genauestens durch die in der Seefahrt gemachten Erfahrungen beschrieben: Anfangs tritt eine sehr unspezifische Antriebslosigkeit in Verbindung mit Müdigkeit auf. Danach folgen blutige Risse im Bereich der Mundwinkel und das für Skorbut geradezu typische Zahnfleischbluten. In diesem Stadium kommt es bereits zu Gewichtsverlusten und Muskelschwund. Es kommt schließlich sogar zu Zahnausfall, psychischen Veränderungen und schließlich zu zum Tode führendem Herzversagen.

Natürlich ist das volle Krankheitsbild des Skorbut in unseren Breiten kein Problem mehr. Jedoch ist ja gerade ein nur schlecht zu erkennender, marginaler Mangelzustand insbesondere für Sportler von Bedeutung. Es gibt einige Gründe, die eine zumindest vorübergehende Unterversorgung mit Vitamin C nahelegen, falls keine Supplements Verwendung finden. Beispielsweise ist die Qualität der Nahrungsmittel, die die Versorgung mit Vitamin C sicherstellen sollen, keineswegs konstant. So ist etwa festgestellt worden, daß der Vitamin-C-Gehalt von Orangen zwischen weit über 100 mg und weniger als einem Milligramm pro 100 g schalenloser Frucht variieren kann! Derartige Schwankungen lassen sich durch überlange Lagerungszeiten, durch einen nicht einheitlichen Grad der Reife und tatsächlich auch durch das kurz vor der Ernte herrschende Wetter erklären. (Anhaltender Regen kann einen großen Teil des Vitamin C „auswaschen".)

Neben einer unbeabsichtigt niedrigen Vitamin C-Versorgung durch eine uneinheitliche Nahrungsmittelqualität ist auch oft ein (nicht erkannter) erhöhter Bedarf an diesem Vitamin für eine Unterversorgung verantwortlich. Beispielsweise sind der Konsum von Alkohol und Zigaretten, eine Belastung mit Schwermetallen und Umweltgiften, Sporttreiben und körperliches Wachstum Faktoren, die den Bedarf an Vitamin C erheblich steigern können. Auch wird häufig nicht gesehen, daß Vitamin C am besten mit jeder Mahlzeit dem Körper zugeführt werden sollte, weil Überschüsse sehr schnell ausgeschieden werden, und eine unregelmäßige Zufuhr, die im Mittel zwar ausreichen mag, zumindest auf biochemischer Ebene sich bereits in ersten Mangelerscheinungen äußert.

Die physiologischen Wirkungen des Vitamin C im Körper sind sehr vielfältig. Von besonderem Interesse ist jedoch, daß eine ausreichende Versorgung mit Vitamin C eng im Zusammenhang mit der Effizienz des Immunsystems steht (wenngleich eine übermäßige Zufuhr nicht unbedingt, z.B. bei Erkältungskrankheiten, helfen muß). Auch ist wichtig, daß Vitamin C als Antioxidanz (besonders aktiv im Zusammenwirken mit Vitamin E) wichtige Schutzfunktionen für Körperzellen, aber auch für viele Vitamine übernimmt.

Gerade für Sportler ist hervorzuheben, daß Vitamin C bei der Bildung von Bindegewebe und Knorpelsubstanz unerläßlich ist. Eine verzögerte Wundheilung ist häufig auf einen Vitamin C-Mangel zurückzuführen.

Vitamin C ist auch insofern ein wichtiger Nahrungsbestandteil, als es die Resorption von Eisen, einem vor allem bei Frauen oftmals in nicht ausreichender Menge im Körper vorkommenden Mineralstoff, verbessert,

Der Bedarf des erwachsenen Nichtsportlers sollte durch eine Zufuhr von 75 mg Vitamin C pro Tag gedeckt sein. Allerdings sollten insbesondere Sportler und Raucher zumindest von einer dreimal, besser fünf- bis zehnmal höheren Dosis ausgehen. Es ist dabei darauf zu achten, daß die Zufuhr möglichst kontinuierlich über den ganzen Tag verteilt werden sollte, um die Verwertbarkeit zu steigern.

Vitamin C wirkt nicht toxisch. Als einzige Nebenwirkung einer überhöhten Zufuhr tritt Durchfall auf. Allergische Hautreaktionen sind extrem selten und betreffen dann auch nur Menschen, die bereits auf Vitamin C-haltige Lebensmittel, wie Zitrusfrüchte, reagieren.

Vitamin C wird im Körper u.a. zu Oxalsäure, deren Salze Nierensteine verursachen können, verarbeitet. Eine wirklich ernstzunehmende Gefährdung liegt jedoch erst bei einer täglichen Vitamin C-Dosis in der Größenordnung einiger Gramm vor. Das Risiko kann durch einen ausreichenden Flüssigkeitskonsum minimiert werden.

Weitere Substanzen mit Vitamin-Charakter

Es gibt weitere Substanzen außer den bisher genannten, die im Körper zumindest so ähnlich wie Vitamine wirken. Vitamine müssen definitionsgemäß zwei Anforderungen gerecht werden:

- Der Körper muß auf die regelmäßige Zufuhr dieser Substanzen angewiesen sein, weil sonst Wachstum, Fortpflanzung, allgemeines Wohlbefinden und die körperliche Leistungsfähigkeit eingeschränkt sind.
- Im Vergleich zu den Makronährstoffen Kohlenhydraten, Protein und Fett sind nur vergleichsweise geringe Mengen der betreffenden Wirkstoffe dem Körper zuzuführen.

Besonders von der Supplementindustrie werden beispielsweise Inositol, Cholin, Lecithin und in jüngster

DIE ERNÄHRUNG

Zeit auch noch verstärkt Carnitin in übertriebener oder sogar ungerechtfertiger Weise als für den sportlichen, aktiven Menschen unbedingt nötig dargestellt.

Häufig stützt man sich, wie etwa im Falle des Cholins, entweder darauf, daß sich in der Forschung mit Versuchstieren mehr oder weniger eindeutige Resultate ergeben haben und verallgemeinert diese nur allzu kritiklos auf humane Belange, oder man stellt die betreffenden Substanzen als bei der sportlichen Leistung limitierend wirkend dar.

Sicherlich mag es sein, daß einige Verbindungen gerade im Bereich des Sportes aufgrund der oft extremen Stoffwechselbelastung für die betreffenden Athleten eine besondere Bedeutung haben. Jedoch läßt der heutige Wissensstand vermuten, daß zusätzliche Gaben der entsprechenden Substanzen lediglich an anderer Stelle durch eine unzureichende Nährstoffzufuhr entstandene Mangelerscheinungen auszugleichen vermögen. **Es kann gar nicht oft genug betont werden, daß insbesondere der leistungsorientierte Bodybuilder seinen sportbedingten Mehrbedarf primär durch eine reichhaltige, sehr abwechslungsreiche und qualitativ unbedingt hochwertige Ernährung zu decken hat.** Darüberhinaus sollte sich ein Anhänger des Bodybuildingsportes nicht alleine wegen einer vielleicht geringfügig erhöhten sportlichen Leistung zu einem menschlichen Versuchskaninchen machen. Der heutige Stand des Wissens reicht mit Sicherheit aus, um bei konsequenter Nutzung bekannter Verfahrensweisen und Methoden ein bisher noch nicht erreichtes Leistungsniveau zu erreichen.

Die ausführliche Darstellung gerade der Vitamine und Mineralstoffe soll auch nicht den Sinn haben, mittelbar eingehendere Informationen über Supplements zu liefern. Nahrungskonzentrate müssen unbedingt die zweite Wahl darstellen. Außerdem: Wer sich hauptsächlich von Supplements zu ernähren bestrebt ist, der muß als Voraussetzung sicherlich eine sehr umfassende, wenn nicht vollständige, wissenschaftliche Erfassung körperliche Vorgänge und Bedürfnisse auf seiner Habenseite verzeichnen können. Diese Forderung wird jedoch aufgrund der Komplexität des menschlichen Körpers nicht einmal langfristig zu erfüllen sein. Die Suche nach Wundermitteln, auch wenn sie in den Bereich „Softdrogen" fallen, wird wohl unabhängig von dem Zeitalter, das man betrachtet, für Menschen immer aktuell sein.

Nichtsdestotrotz hat man auch durch die Nahrung eher konservativer, aber auf jeden Fall grundsolide, im Sport und auch im Bodybuilding die Möglichkeit, fantastische Leistungen zu erbringen.

Solange gerade in Sportarten wie Bodybuilding so viele vermeidbare Fehler aufgrund mangelnden Wissens auf verschiedenen Gebieten gemacht werden, braucht ein pragmatisch denkender Sportler nicht im entferntesten nach Wundermitteln zu suchen.

2.2.5 Mineralstoffe

Im Körper nachweisbare Mineralstoffe werden aufgrund ihres quantitativen Vorkommens in Mengen- und Spurenelemente unterteilt. Mengenelemente kommen im Körper in der Regel in höheren Konzentrationen als 50 mg/kg Körpergewicht vor (eine Ausnahme bildet das Eisen, das zu den Spurenelementen gerechnet wird). Bei der Klassifizierung spielt aber auch die Höhe des täglichen Bedarfs eine Rolle (> 100 mg/Tag: Mengenelemente). Mineralstoffe haben trotz ihres mengenmäßig nur geringen Vorkommens im Körper wichtige physiologische Funktionen zu erfüllen. Werden dem Körper nicht ausreichende Mengen dieser Mineralien zugeführt, so entsteht ein Mangelzustand, der sich leistungsmindernd bemerkbar macht.

Mengenelemente: Calcium, Phosphor, Magnesium, Kalium, Natrium, Chlor, Schwefel

Spurenelemente: Eisen, Jod, Kupfer, Mangan, Zink, Chrom, Cobalt, Molybdän, Selen, Zinn, Vanadium, Fluor, Silicium, Nickel

Die Mengen- und die meisten der genannten Spurenelemente sind für den Körper essentiell im Sinne von lebensnotwendig. Die Elemente Zinn und Nickel lassen noch einige Fragen über die genauen Wirkungsweisen im Körper offen. Dasselbe gilt für Vanadium, Mangan und Arsen (!). Arsen ist zwar ein traditionelles Mordgift, jedoch deuten Tierversuche an, daß Arsen tatsächlich wichtige Aufgaben im Körper zu erfüllen hat.

Das Beispiel des Arsens zeigt sehr schön auf, daß Gut und Böse bei der Versorgung des menschlichen Körpers mit Mineralien sehr nahe beieinanderliegen können.

Es ist auch interessant, daß Eisen in jüngster Zeit stark in Verruf gekommen ist. Die Abkehr von der Empfehlung für hart trainierende (Ausdauer-)Sportler, beinahe pauschal Eisen in konzentrierter Form zusätzlich einzunehmen, zeigt deutlich auf, daß die Forschungsarbeiten der Ernährungswissenschaftler noch nicht abgeschlossen sein können.

Diesbezüglich stellt es auch keine Relativierung dar, daß die physiologischen Abläufe im Hinblick auf schon recht viele Mineralien weitestgehend geklärt zu sein scheinen. Vergessen Sie nicht, daß zwar jeder Baustein der Ernährung einen Teil zum Ganzen beiträgt, daß aber das Ganze erst dann und genau dann erreichbar ist, wenn alle Teile vorhanden sind.

In bezug auf den Bodybuildingsport läßt sich nur die Information entnehmen, daß eine vielseitige, hochwertige Nahrung bestimmend sein muß. Das schwächste Glied in der Kette der Nahrungszufuhr, und wenn es sich auch nur um ein unscheinbares Spurenelement handelt, vermag einen angestrebten Wachstumsprozeß zu unterminieren.

In diesem Sinne kann man getrost sagen, daß jemand, der sich, mit welcher Technik auch immer, ausgesprochen vielseitig und hochwertig ernährt und nichts über die konsumierte Nahrung weiß, vermutlich gesünder und leistungsfähiger ist als jemand, der seine Nahrung nur anhand des Wissens um einzelne Nahrungsbestandteile zusammenstellt.

Nun sollen natürlich keinesfalls die Erkenntnisse der Ernährungswissenschaft aufgrund hochspezieller Zielsetzungen, die mit dem Bodybuildingsport in Verbindung stehen, mit Mißachtung gestraft werden. Das Wissen um so viele Funktionsmechanismen im Körper, die Fähigkeit sagen zu können, welche Mengen eines bestimmten Stoffes genügen, damit bezüglich dessen keine Mangelerscheinungen im Körper auftreten und viele andere Kenntnisse sind faszinierende Zeugnisse der komplexen Struktur körperlicher Zusammenhänge.

Zwar stellt der Körper insgesamt ein einziges System dar, jedoch können einige Abläufe in diesem System durchaus isoliert werden. Ein Beispiel dafür ist die Manipulation des Wasserhaushaltes im Hinblick auf die Wettkampfvorbereitung, die in einem gesonderten Abschnitt diskutiert wird. Ein anderes Beispiel, daß sehr segensreich nicht nur für Bodybuilder sondern auch für große Teile der älteren Bevölkerung sein kann, ist der sehr spezielle Zusammenhang zwischen Chrom und der Wirksamkeit von Insulin.

Aber so viele Beispiele man auch nennen mag, immer wird die Essenz weiterer Erkenntnisse darin bestehen, daß man bezüglich eines jeden Stoffes dem Körper eine Menge zuführen muß, die sich in einem schwammigen Intervall befindet, dessen Grenzen von einer gerade noch ausreichenden und einer gerade eben nicht zu hohen Dosis gebildet werden. Nur in diesem Intervall wird ein annehmbarer Zustand des Körpers erreichbar sein. Außerhalb dieses Bereiches werden Unverträglichkeiten oder sogar Vergiftungserscheinungen im Falle einer zu hohen und Mangelsymptome im Falle einer zu niedrigen Zufuhr auftreten.

Anhand der folgenden und keineswegs kompletten Beschreibung der Mengen- und der nach heutigem Wissensstand wichtigen Spurenelemente möge man sich verdeutlichen, wie wichtig eine ausgewogene Ernährung ist.

Wollte man umfassende Zusammenhänge bei der Wirkungsweise der Spuren- und Mengenelemente erkennen bzw. plausibel machen, so wäre es nötig, sich insbesondere mit deren chemischen Eigenschaften zu beschäftigen, weil erst diese antagonistische und synergistische Mechanismen, Absorption, Transport und somit die Funktionsweise und den Stoffwechsel der Mineralien aufzeigen könnten. Darauf muß in diesem begrenzten Zusammenhang jedoch verzichtet werden. Alle Stoffe werden im wesentlichen isoliert betrachtet. Daraus resultiert zwar, daß die folgenden Ausführungen keine strenge Gültigkeit im Hinblick auf das Zusammenwirken aller Mineralien für sich in Anspruch nehmen können, es wird jedoch eine angemessene Einsicht in für bodybuildingspezifische Zusammenhänge wesentliche Aufgaben der Mineralien ermöglicht.

Da im Einzelfall bei der Mineralstoffzufuhr wahrhaft Feinstarbeit zu leisten ist und darüberhinaus auch noch die verschiedensten Einflußgrößen die Wirkung der Mineralien beeinflussen, steht diese Art der Betrachtung in einem rationalen Verhältnis zu den Möglichkeiten, auf die Arbeitsmechanismen und spezifischen Wirkungen der einzelnen Mineralien durch eine Variation der eingenommenen Mengen gezielt Einfluß zu nehmen.

Mengenelemente

■ Calcium

Bei untrainierten Menschen beträgt der Calciumbestand etwa 1000 g. Beinahe 100% davon kommen in den Zähnen und in den Knochen vor. Bekanntlich ist die Knochendicke eng mit der die Knochen umgebenden Muskelsubstanz verbunden und da die Trainingsbelastungen im Bodybuilding beinahe flächendeckend den gesamten Körper betreffen, kann eine nachhaltige und umfassende Wirkung auf das Skelett infolge der intensiven körperlichen Aktivität nicht ausbleiben. Allein daraus ergibt sich schon, daß Bodybuilder gegenüber Nichtsportlern einen erhöhten Bedarf an Calcium haben, denn ein massiveres Knochengerüst geht mit einem erhöhten Calciumumsatz einher.

Calcium muß aber nicht nur wegen seiner Bedeutung als wesentlicher Stabilitätsfaktor der Knochenstruktur besondere Aufmerksamkeit gewidmet werden. Calcium ist an der neuromuskulären Erregung und somit an Muskelkontraktionen beteiligt. Darüberhinaus spielt es für die normale Blutgerinnung eine Rolle, und Calcium ist als Enzymaktivator von Bedeutung.

Der tägliche Bedarf an Calcium kann aufgrund der Beeinflussung des Calciumhaushaltes durch viele andere Nahrungsbestandteile kaum auch nur einigermaßen genau angegeben werden. Beispielsweise zeigte eine Untersuchung, daß mit einer für Sportler typischen, sehr hohen Proteinzufuhr eine erhöhte Ausscheidung von Calcium einhergeht. (Alles, was eine Proteinmenge von ca. 60 g pro Tag übersteigt, kostet pro Gramm und Tag etwa 1 mg Calcium). Allerdings wird die Calciumresorption durch gleichzeitige Zufuhr bestimmter Aminosäuren verbessert. Oxalsäure und Phytinsäure, vor allem in einigen Gemüsesorten und Hülsenfrüchten vorkommend, behindern die Aufnahme von Calcium. Dies gilt ebenso für eine übermäßige Zufuhr von Phosphor. Es sollte auf ein Verhältnis von 1:1 bei der täglichen Zufuhr von Calcium und Phosphor geachtet werden. Bei praktisch allen Fisch- und Fleischprodukten und einigen Kornerzeugnissen liegt ein signifikant höherer Anteil an Phosphor als an Calcium vor, so daß bei einem hohen Verzehr dieser Lebensmittel auf jeden Fall mit einem relativen Mangel an Calcium zu rechnen ist.

Dagegen verbessern sowohl Glucose als auch Lactose (in Milchprodukten enthalten) die Resorption des Calciums. Diese Zusammenhänge führen dazu, daß die Resorptionsrate von Calcium nur sehr ungenau als zwischen 10 und 60% variierend angegeben werden kann.

Wenn man von Frauen (besonders nach der Menopause) und stark im (Knochen-)Wachstum befindlichen Kindern und Jugendlichen absieht, so ist ein offensichtlicher Calciummangel sehr selten anzutreffen. Die DGE empfiehlt für Erwachsene eine tägliche Zufuhr von etwa 800 mg. Die WHO empfiehlt dagegen nur etwa 400–500 mg. Prof. Nöcker ist der Meinung, daß Sportler einer täglichen Zufuhr von 2 g bedürfen (Nöcker: Die Ernährung des Sportlers, 1987). Diese Empfehlung deckt sich mit der im Bodybuilding üblichen Praxis, z.T. ausgesprochen große Mengen an Milch und Milchprodukten zu konsumieren. Das in Milch sehr reichlich vorkommende Calcium (wichtig ist auch die in Milchprodukten für Calcium positive Calcium/Phosphor-Bilanz) besitzt auch eine sehr hohe Bioverfügbarkeit und sollte unbedingt maßgeblich für die Deckung des täglichen Bedarfs verantwortlich sein. Falls eine Unverträglichkeit von Milch und Milchprodukten vorliegt, so wird man auf eine Supplementierung von Calcium zumindest in Muskelaufbauphasen kaum verzichten können, weil die meisten anderen in Frage kommenden Calciumlieferanten, wie z.B. Gemüse, ein zu großes Nahrungsvolumen bei zu geringer Energiezufuhr mit sich bringen, was eine kaum tragbare Belastung für den Verdauungsapparat darstellt.

Die im Handel erhältlichen Calciumpräparate unterscheiden sich z.T. sehr stark hinsichtlich ihres Calciumgehaltes und der Resorptionsfähigkeit des gebundenen Calciums. Calciumcarbonat besteht zu 40% seiner Masse aus Calcium. Calciumgluconat (9%) und -Laktat (13%) haben gegenüber Calciumcarbonat den Vorteil, viel besser resorbiert zu werden.

Die physiologische Wirksamkeit der verschiedenen Präparate kann nicht einfach bewertet werden, weil zur o.g. Problematik hinzukommt, daß einige Calciumverbindungen große Verluste über den Urin verursachen. Aus diesem Grund muß noch einmal auf den großen Nutzen von Milch- und Milchprodukten bei der Deckung des täglichen Calciumbedarfs hingewiesen werden.

Auf eine regelmäßige Calciumzufuhr von 3–4 g/Tag sollte wegen der erhöhten Gefahr des Auftretens von Nierensteinen verzichtet werden. Weiterhin ist Calcium eine potente Stimulanz des Gewebshormons Gastrin, wodurch sich mittelbar eine Übersäuerung des Magens ergeben kann.

■ Magnesium

Magnesium kommt im menschlichen Körper in einer Menge von ca. 25 g vor. 50% davon befinden sich im Skelett, 45% im intrazellulären und 5% im extrazellulären Raum. Der größte Teil des nicht im Skelett gebundenen Magnesiums befindet sich in der Muskulatur und in der Leber.

Magnesium hat im Körper vielfältige Aufgaben zu erfüllen. So ist es an der Wirkung von mehreren hundert Enzymen beteiligt, und es spielt eine große Rolle bei der muskulären Erregbarkeit. Letzteres ist auch dafür verantwortlich, daß der große Wert des Magnesiums für den Sport gerade von Bodybuildern in jüngster Zeit erkannt worden ist. Die lange Zeit als beinahe unvermeidlich geltenden Muskelkrämpfe bei Wettkämpfen infolge übertriebener und unausgewogener Diäten konnten durch gezielte Magnesiumgaben beinahe gänzlich aus der Welt geschaffen werden.

Außer in Krämpfen äußert sich ein leichterer Mangel an Magnesium in Kribbeln, verminderter Muskelkontrolle und einem allgemeinen Gefühl körperlicher Abschlaffung. Die auftretenden Erscheinungen sind insgesamt als sehr unspezifisch zu bezeichnen. Das liegt u.a. daran, daß es durch einen Mangel an Magnesium zu Calcium- und Kaliumverlusten kommt, die im Falle des Kaliums nicht einmal durch zusätzliche Kaliumgaben ausgeglichen werden können. Eine ausreichende Magnesiumzufuhr ist nicht zuletzt aufgrund dieser Interaktion mit anderen wichtigen Mineralien unbedingt anzustreben.

Für den Bodybuilder ist Magnesium auch deshalb von großer Bedeutung, weil mit hohen Proteinzufuhren, ähnlich wie im Falle des Calciums, erhöhte Ausscheidungsraten nachzuweisen sind. Magnesium scheint überhaupt mit Protein enger zusammenzuwirken als bisher sicher bekannt ist. Wie bereits im Abschnitt über Protein dargestellt worden ist, hat eine hohe Proteinzufuhr nicht nur die passive Aufgabe, Baustoffe für die Umsetzung der Trainingsreize zu liefern; vielmehr wirkt eine hohe Proteinzufuhr offensichtlich darüberhinaus direkt stimulierend auf Muskelwachstum. Dieser Effekt scheint durch eine mit der hohen Proteinzufuhr einhergehenden überreichlichen Magnesiumzufuhr verstärkt zu werden. (Leider sind derartige Kenntnisse bisher nur in der kommerziellen Tierhaltung angewandt worden. Dennoch zeigen im Bodybuilding erworbene Erfahrungswerte dieselbe Richtung auf. Hier sind allerdings sicherlich noch weitere Untersuchungen nötig.)

Sportler haben eindeutig einen höheren Bedarf an Magnesium, als von der DGE mit 350mg/Tag für erwachsene Männer angegeben wird. Der erhöhte Bedarf ergibt sich nicht nur aus den Zusammenhängen mit der Proteinzufuhr; noch wichtiger ist, daß infolge anstrengenden Trainings erhebliche Magnesiumverluste über den Schweiß zu verzeichnen sind. Daraus resultieren nicht nur absolute Verluste; vielmehr entstehen relative oder Bilanzverluste durch die Tatsache, daß über den Schweiß in Relation zu Natrium und Chlor überproportional große Mengen an Magnesium verlorengehen. Dies ist dadurch umso schlimmer, daß die Zufuhr von Natrium und Chlor durch übermäßige Kochsalzzufuhr sowieso i.d.R. auch bei Sportlern weit höher als nötig ist.

Prof. Nöcker beziffert den Bedarf an Magnesium mit 500mg/Tag und Prof. Beuker ist sogar der Meinung, daß eine Magnesiumsubstitution im Bodybuilding insbesondere bei hohen Belastungen unumgänglich ist (Sportrevue, Juli 1990) Dies kann schon deswegen gefahrlos erfolgen, weil die schlimmsten Folgen einer überhöhten Magnesiumzufuhr wohl in einer flüssigeren Konsistenz des Stuhls bestehen. (Beachte: Die tägliche Zufuhr von Magnesium sollte sich zu der von Calcium wie 3:4 verhalten.)

Bei der Wahl eines entsprechenden Supplements ist darauf zu achten, daß Magnesium in Form eines organischen Salzes, wie etwa Magnesiumaspartat oder -citrat, wegen der sehr guten Resorptionseigenschaften vorliegen sollte.

Im Zusammenhang mit der Deckung des erhöhten Magnesiumbedarfs bei Sportlern ist besonders die bevorzugte Verwendung magnesiumreicher Mineralwässer zu sehen. (Ein Anteil von etwa 100mg/l sollte den Standard darstellen.)

Als magnesiumreich sind besonders grüne Pflanzen (Magnesium ist Bestandteil des Chlorophylls, des Blattgrüns) und einige Getreidesorten, insbesondere deren Vollkornprodukte, zu nennen. In diesem Zusammenhang muß eindringlich auf die in Bodybuildingkreisen zurecht zu den Klassikern zu rechnenden Haferflocken verwiesen werden.

■ Natrium

Natrium ist eigentlich ein ausgesprochen wichtiger Mineralstoff für den Bodybuilder, weil Natrium neben seiner großen Bedeutung für die Erregbarkeit von Nerven und Muskeln auch bei der Regulation des Wasserhaushaltes eine herausragende Rolle spielt. Die primär Natrium betreffenden Zusammenhänge um das osmotische Gleichgewicht in den Flüssigkeitsräumen des Körpers müssen Wettkampfbodybuildern unbedingt bekannt sein. Hierüber wird im Kapitel über die Wettkampfvorbereitung ausführlich gesprochen.

Im Hinblick auf eine praxisbezogene Herangehensweise an die Darstellung der essentiellen Nahrungsbestandteile könnte man leicht auf den Gedanken kommen, Natrium nur einige wenige Zeilen zu widmen. Der Körper ist nämlich dazu in der Lage, sich sowohl an sehr hohe als auch an sehr niedrige Natriumzufuhren durch das Einsetzen bestimmter Regulationsmechanismen, die Drüsen und Hormone betreffen, anzupassen. Bei Normalmenschen kann festgestellt werden, daß eine tägliche Zufuhr von nur einigen hundert Milligramm ausreicht, um die täglichen Ausscheidungen auszugleichen. Da die tägliche Zufuhr gewöhnlich in der Größenordnung von 5 bis 10 Gramm variiert, ist an eine mögliche Unterversorgung mit Natrium nicht zu denken. Stattdessen sollte man eher eine zu hohe Zufuhr in Betracht ziehen, die bei vielen Menschen eine Erhöhung des Blutdruckes zur Folge hat.

Eine chronische Erhöhung des Natriumbestandes im Körper kann nervale Irritationen bis hin zu Herzversagen auslösen. Allerdings tritt derartiges nur im Zusammenhang mit krankhaften Defekten auf.

Ein Natriummangel ist sowohl bei Sportlern als auch bei Schwerarbeitern durch ein hohes Schweißaufkommen provozierbar. Die einen solchen Mangel ankündigenden Signale wie etwa Übelkeit, abfallender Blutdruck, Steigerung der Pulsfrequenz und Muskelkrämpfe lassen sich allerdings relativ leicht durch eine ausgewogene Ernährung und eine schon bei der Belastung stattfindende Flüssigkeits- und Elektrolytsubstitution vermeiden.

Natrium droht man nur dann in zu geringen Mengen zu sich zu nehmen, wenn man sich extrem einseitig ernährt und gleichzeitig sehr hohe Verluste über den Schweiß hinnehmen muß. Obwohl Schweiß insgesamt weniger Mineralstoffe und auch weniger Natrium als die extrazellulären Zwischenräume enthält (deswegen wird Schweiß als hypoton bezeichnet), bedeutet der Verlust von einem Liter Schweiß parallel dazu den beträchtlichen Verlust von etwa einem Gramm Natrium. Diese doch recht große Menge sollte allerdings für Bodybuilder weit weniger von Bedeutung sein als z.B. für Langstreckenläufer. Dennoch ist es wichtig, sich auch in Diätphasen bzw. in der Vorwettkampfphase ausreichend mit Natrium zu versorgen, damit Mangelerscheinungen wegen des in diesen Phasen gewöhnlich erhöhten Trainingsaufkommens vermieden werden können. Aber zu diesem Thema, wie gesagt, mehr bei der Besprechung der Wettkampfvorbereitung.

Obwohl es auch Nahrungsmittel gibt, die in ihrer naturbelassenen Form einen hohen Natriumanteil ha-

DIE ERNÄHRUNG

ben, rührt die in unseren Breiten anzutreffende Überversorgung mit Natrium maßgeblich aus der weitverbreiteten Verwendung von Kochsalz (Natriumchlorid). Ein Gramm Natriumchlorid enthält recht genau 0,4 Gramm Natrium.

Kochsalz ist nicht nur als Gewürz, sondern auch als Konservierungsmittel eine sehr beliebte Speisezutat und findet vor allem in Konserven Verwendung, da es die in Salzwasser gelagerten oder einfach nur stark gesalzenen Lebensmittel entwässert und so den in den Lebensmitteln enthaltenen Mikroorganismen das lebensnotwendige Wasser entzieht.

Falls es einem Mangel an Natrium vorzubeugen gilt oder auch nur eine geschmackliche Bereicherung erzielt werden soll, dann sollte man für zusätzliche Kochsalzgaben immer jodiertes Speisesalz verwenden.

Im Hinblick auf bodybuildingspezifische Zusammenhänge ist über Natrium abschließend zu sagen, daß eine Unterversorgung kein Thema darstellt und daß die im Rahmen der normalen Nahrungsaufnahme erfolgende Versorgung mit Natrium ausreichend ist. Eine Leistungssteigerung durch erhöhte Natriumgaben ist auf jeden Fall auszuschließen.

Elektrolytgehalt des Schweißes

Natrium	ca. 1 Gramm pro Liter
Chlor	ca. 0,9 Gramm pro Liter
Kalium	ca. 0,3 Gramm pro Liter
Magnesium	ca. 25 Milligramm pro Liter
Calcium	ca. 40 Milligramm pro Liter

Bemerkung: Die Summe der im Schweiß gelösten Elektrolyte ist abhängig vom jeweiligen Versorgungszustand mit den entsprechenden Elektrolyten. Auch ist die Gesamtsumme der pro Liter im Schweiß gelösten Mineralien vom Trainingszustand abhängig. Als Reaktion auf ein erhöhtes Schweißaufkommen ist die Elektrolytkonzentration bei Sportlern geringer als bei Nichtsportlern.

■ Kalium

Kalium gehört zu den Mineralstoffen, die in der üblichen Ernährungspraxis oft vernachlässigt werden. Leider ist es so, daß gerade im Bodybuilding besonders Laien hauptsächlich danach streben, den Proteingehalt ihrer Nahrung möglichst hoch zu halten und in diesem Sinne eher Proteinkonzentrate als Trockenobst zu sich nehmen.

Kalium ist aus mehrerlei Gründen vor allem für Bodybuilder von großem Interesse. Neben der Tatsache, daß Kalium für die normale Erregbarkeit von Nerven und Muskeln in Zusammenarbeit vor allem mit Natrium verantwortlich ist, ist Kalium wichtig für die Eiweißsynthese und vor allem unabdingbar bei der Einlagerung von Glykogen. Wenn ein Gramm Glykogen z.B. in der Muskulatur gespeichert wird, erfolgt gleichzeitig eine Bindung von etwa 20 mg Kalium. Aus diesem Grund muß eine hohe Kohlenhydratzufuhr immer auch an eine hohe Kaliumzufuhr gebunden sein. Besonders in Phasen sehr hoher Trainingsintensität mit vergleichsweise hohem Trainingsumfang kann in Verbindung mit Kaliumverlusten über die Schweißproduktion leicht zumindest ein relatives Defizit bei der Kaliumversorgung entstehen. Die Folgen dessen sind in leichteren Fällen z.B. Schwächezustände, stark erhöhte Ruhepulsfrequenz auf bis zu über 100 Schlägen pro Minute, Muskelkrämpfe und sogar Herzrhythmusstörungen.

Bei Durchschnittspersonen beträgt die tägliche Kaliumausscheidung über den Urin, den Schweiß und den Kot bei geringem Versorgungsstatus etwa 1,5 bis 2 Gramm pro Tag. Da u.a. die Resorptionsrate (Kalium wird hauptsächlich im Dünndarm aufgenommen) niedriger ist als z.B. bei Natrium, empfiehlt die DGE Erwachsenen eine tägliche Zufuhr von 3–4 g. Hart trainierende Sportler können ohne weiteres das Doppelte dessen ansetzen, weil ein eventueller Überschuß an Kalium unter Ausbleiben von Nebenerscheinungen binnen eines Tages über die Nieren eliminiert wird.

Man sollte auch gesondert darauf hinweisen, daß eine sehr hohe Natriumzufuhr u.a. eine erhöhte Kaliumausscheidung zur Folge hat. Sowieso ist das Zusammenspiel von Natrium und Kalium interessant. Natrium ist hauptsächlich in den Räumen außerhalb der Zellen und Kalium ist hauptsächlich im Zellinneren osmotisch wirksam, also wasserbindend. Es wurde bereits angeführt, daß eine verringerte Natriumzufuhr dazu beitragen kann, den Blutdruck zu senken. Dieser Effekt stellt sich in stärkerer Form ein, wenn gleichzeitig die Kaliumzufuhr auch noch erhöht wird.

Um ausgewogene Verhältnisse zu ermöglichen, sollte man sich darum bemühen, täglich in etwa identische Mengen von Kalium und Natrium zu konsumieren.

■ Phosphor

Obwohl natürlich alle essentiellen Nahrungsbestandteile vitale Funktionen im Körper zu erfüllen haben, könnte man Phosphor dennoch hervorheben, weil Phosphor Bestandteil der energiereichen Phosphate ist. Bekanntlich wird Energie im menschlichen Körper in der Einheit Adenosintriphosphat umgesetzt, und somit könnte man im theoretischen Falle des Fehlens von Phosphor den Menschen als ziemlich „antriebslos" bezeichnen.

Phosphor macht gewichtsmäßig etwa 1% des menschlichen Körpers aus. Auffällig ist, daß von den ca. 700 g, die im Durchschnittsmenschen nachweisbar sind, sich etwa 80% in Knochen und Zähnen befinden und dabei eine enge Bindung an Calcium besteht. Zusammen sind Phosphor und Calcium erheblich für die

Stabilität dieser Strukturen verantwortlich. Im Falle eines Mangels an Phosphor kommt es logischerweise zu einer Demineralisierung und somit zu einem Substanzverlust vor allem der Knochen. Allerdings bietet die Möglichkeit der Mobilisierung dieses „gespeicherten" Phosphors auch einen wirksamen Puffer gegen eventuell auftretende Mangelzustände.

An dieser Stelle kann man sich sehr gut den faszinierenden Aufbau des menschlichen Körpers verdeutlichen: Ein an so vielen Prozessen beteiligter Stoff wie Phosphor darf dem Körper auf keinen Fall fehlen, und deshalb sorgt dieser dafür, daß genügend große Speicher vorhanden sind. Er benutzt ihn einfach als Baustoff für sein Skelett, das auch dann noch funktionstüchtig ist, wenn es erheblich geschwächt ist.

Man kann sich in einem solchen Zusammenhang leicht fragen, ob viele Lebewesen deshalb Phosphor als einen auch kurzfristig zur Verfügung stehenden Stoff in ihre Funktionsabläufe eingebaut haben, weil eine sogar überreichliche Versorgung mit Phosphor recht leicht erreichbar ist, oder aber ob eine Versorgung mit Phosphor recht leicht erreichbar sein muß, weil dieser Stoff für das Leben so bedeutungsvoll ist. Aber das ist ein anderes Thema.

Die Phosphorversorgung ist in der durchschnittlichen Ernährung jederzeit gesichert, und der von der DGE für durchschnittliche Erwachsene angegebene Bedarf von täglich 800 mg wird beinahe immer – und bei besonderen Ernährungsformen sogar ganz erheblich – überschritten. Das liegt vor allem daran, daß verschiedenste Phosphate von der Industrie als Nahrungszusätze verwandt werden, z.B. damit Fleischprodukte Wasser binden und somit ein ökonomischeres Gut darstellen als naturbelassene Erzeugnisse, damit künstliche Farbzusätze ein höheres Maß an Stabilität gewinnen, damit sich Garzeiten bei der Zubereitung verringern, etc. (Glauben Sie, daß die Industrie das tut, weil Phosphor so wichtig ist, oder daß Phosphor so wichtig ist, weil die Industrie das macht?)

Allerdings ist die wohl praktisch immer überreichliche Versorgung mit Phosphor deswegen nicht bedenklich, weil Überschüsse problemlos über die Nieren und den Kot ausgeschieden werden können. Desweiteren wird engagierten Sportlern ein zumindest um 100% erhöhter Bedarf an Phosphor zugeschrieben.

Ein Mangel ist außer bei einem Vorliegen ernster Störungen einiger Innenorgane, einem starken Vitamin D-Defizit (verursacht eine Resorptionsstörung) oder bei extrem bewußter vegetarischer Diät unter Verwendung naturbelassener Nahrungsmittel und unter Ausschluß von Milch und Milchprodukten kaum zu erwarten.

Bei sehr hoher Calcium- und sehr geringer Phosphorzufuhr besteht ein stark erhöhtes Risiko der Bildung von Nierensteinen. Der umgekehrte Fall, d.h. sehr hohe Phosphor- und niedrige Calciumzufuhr (erreichbar etwa durch Verzicht auf Milch und Milchprodukte), vermag den Calciumstoffwechsel nachhaltig zu beeinträchtigen.

Einer von nur wenigen Medizinern gestützten Theorie zufolge wird das bei Kindern gelegentlich feststellbare Hyperaktivitätssyndrom auf eine zu hohe Phosphorzufuhr zurückgeführt. Dieses scheint seine Ursachen jedoch in weitgehenden Ernährungsdysbalancen sowie in dem kombinierten Zusammenwirken künstlicher Nahrungszusätze zu haben.

Die gängige Regel, daß eine hohe Protein- gleichzeitig mit einer hohen Phosphorversorgung einhergehe, möge dem Bodybuilder genügen, um von einer Supplementierung von Phosphor abzusehen.

Phosphor bietet nach dem heutigen Wissensstand keinen Ansatzpunkt für leistungsoptimierende Ernährungsmaßnahmen.

■ Schwefel

Schwefel ist als Bestandteil der Aminosäuren Methionin, Cystin und Cystein bekannt. Desweiteren spielt Schwefel bei der Bildung der B-Vitamine Thiamin und Biotin und für das Wachstum von Fingernägeln und Haaren eine Rolle.

Obwohl Schwefel einige wichtige Funktionen im Körper übernimmt, steht Schwefel doch als ein recht zwielichtiger Nahrungsmittelbestandteil da. Das liegt daran, daß Schwefel in seinen vielen Verbindungen als sehr potentes Umweltgift bekannt ist, aber andersherum, z.B. als Bestandteil von Senfölen in einigen Gemüsesorten, positiv auf die Immunabwehr einwirken soll.

Bilanzierte Empfehlungen hinsichtlich der täglichen Zufuhr sind bislang (noch) nicht ausgesprochen worden.

Eine ausreichende Versorgung mit Schwefel scheint bei ausreichender Proteinzufuhr jederzeit gesichert zu sein.

■ Chlor

Parallel zur gewöhnlich überreichlichen Versorgung mit Natrium geht eine überreichliche Zufuhr von Chlor einher. Als Chlorid kommt es nämlich neben Natrium im Kochsalz vor.

Am bekanntesten dürfte im Zusammenhang mit Chlor sein, daß es Bestandteil der Magensäure (Salzsäure) ist. Chlor ist desweiteren wie Natrium ein wichtiger, osmotisch wirksamer Bestandteil, der hauptsächlich in den extrazellulären Flüssigkeitsräumen vorkommt. Desweiteren sind geringe Mengen an Chlor in Knochen nachweisbar.

Wie im Falle des Natriums wird ein Überschuß an Chlor über die Nieren ausgeschieden.

DIE ERNÄHRUNG

Die DGE empfiehlt Erwachsenen eine tägliche Zufuhr von bis zu 5 g, was einer Menge von etwa 8 g Kochsalz entspricht.

Ein Mangel an Chlor wird am ehesten auftreten, wenn z.B. aufgrund häufigen Erbrechens große Mengen an Magensäure verlorengehen. Als erste Konsequenz dessen stellt sich Muskelschwäche ein. Auch werden die Puffersysteme des Körpers für die Aufrechterhaltung des Säure-Basen-Haushaltes sehr stark beansprucht, weil Chlor diesbezüglich wichtige Aufgaben zu erfüllen hat. Ein etwa 50prozentiger Chlorverlust führt unweigerlich zum Tode.

In der Praxis kann man getrost in Frage stellen, ob bei nicht mit erblichen Defekten ausgestatteten Sportlern überhaupt ein Mangelzustand möglich wäre. Selbst dann, wenn über den Schweiß große Elektrolytmengen abgegeben werden, macht sich der Verlust anderer Mineralien entscheidender durch Schwächezustände, Muskelkrämpfe, etc. bemerkbar.

Aber nichtsdestotrotz gilt auch im Zusammenhang mit Chlor, daß eine ausgewogene Ernährung, die im speziellen auch gewisse Mengen an Kochsalz enthalten darf bzw. sollte, jederzeit einen im Normbereich liegenden Versorgungsstatus mit Chlor sicherstellt

Spurenelemente

■ Eisen

Eisen gehört zu den Mineralien, deren Mangel sich bei Sportlern erheblich leistungsmindernd äußern kann. Eisen ist am Sauerstofftransport im Körper beteiligt und hat somit sehr wichtige Aufgaben bei der Energiebereitstellung zu erfüllen. Von den etwa 4–5 g Eisen, die im Körper eines gesunden Menschen vorliegen, befinden sich ca. 2,5 g im Hämoglobin, dem roten Blutfarbstoff. Der Rest verteilt sich auf Myoglobin (Farbstoff der Muskulatur) und bestimmte Enzyme (insbesondere die Cytochromen).

Die Forderung nach einer erhöhten Eisenzufuhr bei Sportlern läßt sich im wesentlichen durch folgende Argumente begründen:

- ■ Die Verluste durch Schweiß liegen bei wenigstens 0,5 mg/l (gelegentlich werden Werte von über 1 mg/l angegeben). Bei anstrengendem Training, womöglich bei hohen Außentemperaturen, kann von Verlusten in einer Größenordnung der täglich von Nichtsportlern resorbierten Menge ausgegangen werden.
- ■ Bei mehrstündigem Training kommt es zu Funktionsstörungen des Magen-Darm-Traktes, die mit einer Beeinträchtigung der Resorptionskapazitäten einhergehen. (Dies stellt natürlich keine eisenspezifische Hemmgröße dar.)
- ■ Mit den meisten Sportarten geht eine rhythmische Komprimierung des Blutgefäßsystems einher. Bei Läufern etwa ist mit jedem Schritt von den Füßen das drei- bis vierfache Körpergewicht aufzufangen. Die auftretenden Kräfte sind in der Lage, rote Blutkörperchen beim Durchtritt durch Kapillargefäße zu zerstören. Daraus resultiert ein erhöhter Bedarf an Eisen.

Der letzte Punkt scheint auf den ersten Blick für Bodybuilder nicht relevant zu sein, allerdings darf man nicht vergessen, daß aufgrund der z.T. erheblichen Gewichtsbelastungen und der starken intramuskulären Kompression durch den Kontraktionsvorgang eine Belastung resultiert, die in diesem Ausmaß nur in den allerwenigsten Sportarten zu finden sein wird. Da hierzu jedoch noch keine Forschungsergebnisse vorliegen, kann von einer sicheren Bedarfserhöhung aufgrund erhöhter Druckwirkungen auf die Kapillargefäße zunächst nicht ausgegangen werden. Falls im Rahmen aerober Zusatzaktivitäten Lauftraining aufgenommen wird, so kommt natürlich ein Mehrbedarf in Betracht.

Die DGE empfiehlt, Eisen in täglichen Mengen von ca. 10–12 mg aufzunehmen. Das entspricht etwa 5 mg pro 1000 kcal und Tag. Der Bedarf menstruierender Frauen erhöht sich um etwa 50%, weil während der Menstruation durch das Blut etwa 0,6 mg/Tag verlorengehen.

Eisen stellt einen sinnvollen Ansatzpunkt zur Optimierung der Nahrungszufuhr des Sportlers dar, weil schon Nichtsportler oft unter einem latenten Eisenmangel leiden, der sich mit Blick auf sportliche Aktivitäten bereits leistungsmindernd bemerkbar macht.

Weiterhin spielt eine Rolle, daß Sportler i.d.R. in Relation zum Nichtsportler weniger Nahrung tierischer Herkunft verzehren. Das Eisen aus tierischen wird jedoch weit besser resorbiert als das aus pflanzlichen Quellen (10–35% gegenüber 2(!)-10%). Ursache dafür ist, daß das im Fleisch enthaltene Eisen, sog. hämes Eisen, an tierisches Hämoglobin gebunden ist. Konkurrenzerscheinungen mit anderen Spurenelementen (zumindest handelt es sich hierbei um Kupfer und Zink) werden im Falle des hämen Eisens bei der Resorption umgangen. Diese Konkurrenz mit anderen Mineralien zeigt übrigens wieder deutlich auf, daß eine unsachgemäße Erhöhung der Zufuhr einzelner Nahrungsbestandteile nicht anzuraten ist, weil das Zusammenwirken mit anderen Substanzen dadurch erheblich gestört werden kann.

Die im Getreide vorkomende Phytinsäure hemmt sehr stark die Eisenresorption, wie ebenso Koffein (Kaffee, Tee) und Phosphate (Cola, Limonade), die Eisen in quasi-unlösliche Salze verwandeln. Vitamin C wirkt sich vorteilhaft auf die Resorption von Eisen aus.

Gute natürliche Eisenquellen sind vor allem rotes Fleisch, Innereien, dunkles Geflügelfleisch (vor allem

Huhn) und Hülsenfrüchte. Durch eine bewußte Nahrungszufuhr läßt sich vor allem in Kombination mit Fruchtsäften ein erhöhter Bedarf an Eisen decken. Falls dennoch eine Eisensupplementierung vorgenommen werden soll, ist bevorzugt an organische Salze wie Eisenzitrat, Eisenglucanat und Eisenfumarat, nicht aber an Eisensulfat zu denken.

Massive Vergiftungserscheinungen durch Eisen treffen zumeist Kinder oder sind industrieller Art. Allerdings zeigen jüngere Studien Zusammenhänge zwischen Erkrankungen des Herz/Kreislaufsystems und einem hohen Eisenbestand auf. Jedoch sind hier noch weitere Untersuchungen nötig, damit bezüglich der Gefahren einer hohen Eisenzufuhr ein abschließendes Urteil gefällt werden kann.

Nach dem heutigen Wissensstand kann problemlos mit einer für Sportler üblichen Dosis experimentiert werden, die die von der DGE gegebenen Empfehlungen um etwa 100% übersteigt.

■ Chrom

Die primäre Funktion von Chrom besteht darin, die Effizienz von Insulin zu steigern. Man kann sogar davon sprechen, daß Chrom geradezu einen potenzierenden Effekt auf Insulin auszuüben vermag. Dieser hätte theoretisch betrachtet zur Folge, daß der Eintritt von Glucose und Aminosäuren in die Muskelzellen vermehrt stattfinden würde und daß sich mittelbar eine verringerte Speicherung von Depotfett ergäbe. Das äußerst erstrebenswerte Resultat dessen wäre ein Muskelzuwachs bei Verringerung des Körperfettanteils, was sich erheblich leistungssteigernd auswirken würde.

Dieses zeigte sich auch tatsächlich in an Bodybuildern und Football-Spielern durchgeführten Studien in offensichtlicher Weise. Diese Studien gelten auch als wesentliche Referenz für die Supplementindustrie, die für das in den Studien verwandte „chromium picolinate" wirbt.

In der Vergangenheit wurde mehrfach ein enger Zusammenhang zwischen der Chromzufuhr und dem Entstehen von Altersdiabetes insofern aufgezeigt, als eine sich mit dem Alter einstellende, verringerte Glucosetoleranz mit einer parallelverlaufenden Verringerung von Chromkonzentrationen im Gewebe einhergeht. Einer Theorie zufolge kam es zu diesen Chromverlusten durch den Verzehr großer Mengen weißen Zuckers bzw. durch die damit einhergehenden erhöhten Chromkonzentrationen im Serum und im Harn. Der Verzehr großer Zuckermengen gilt mit dem daraus folgenden Anstieg einer Wahrscheinlichkeit, an Fettleibigkeit zu leiden, als wesentlicher Risikofaktor für die Entstehung von Altersdiabetes. (Mit zunehmendem Körperfettanteil verringert sich die Wirksamkeit von Insulin.) Orale Chromgaben waren allerdings nur in einigen Fällen dazu in der Lage, die auftretenden Symptome zu lindern. Das könnte daran liegen, daß sich die eingestellten Chromverluste ja auch erst innerhalb vieler Jahre ergeben haben und eine Aufnahme hinreichender Chrommengen längere Zeit in Anspruch nimmt als in den betreffenden Studien anberaumt wurde. Außerdem können andere Faktoren als die bloße Chromzufuhr bei langwährendem Diabetes II maßgeblich sein (von möglichen irreversiblen Folgen der Krankheit einmal abgesehen).

Skeptiker haben genügend Raum für Einwände, weil man wegen großer analytischer Probleme bei der Bestimmung der sehr geringen Chrommengen die bisher durchgeführten Untersuchungen möglicherweise als zweifelhaft abqualifizieren könnte und nur hochspezialisierte Einrichtungen überhaupt dazu in der Lage seien, irgendwelche Untersuchungen über die Auswirkungen von Chromgaben glaubhaft durchzuführen. Nichtsdestotrotz sind die obengenannten Zusammenhänge zwischen Chrom und Insulin in hinreichender Form zumindest qualitativ ermittelt worden. Da mehrere Untersuchungen gezeigt haben, daß breite Bevölkerungsschichten nicht die empfohlenen Mengen von allerwenigstens 0,05 mg Chrom pro Tag konsumieren und zusätzlich der Verzehr von Einfachzuckern übermäßig hoch ist, kann unter der Annahme, daß Chrom auch in Sportlerkreisen in nicht ausreichenden Mengen in der Nahrung vertreten ist, in der Tat davon ausgegangen werden, daß zusätzliche Chromgaben insofern ergogen wirken, als sie die physiologischen Funktionen von Insulin mit den daraus resultierenden positiven Auswirkungen auf das Bodybuilding ermöglichen.

Toxische Wirkungen von Chrom sind nur in begrenztem Ausmaß bekannt. Dreiwertiges Chrom bringt kaum negative Begleiterscheinungen mit sich, dennoch kann es bei sehr hohen Zufuhren zu Schleimhautreizungen und Erbrechen kommen. Sechswertige Chromverbindungen sind hoch toxisch, sie werden in den Eingeweiden gespeichert und haben eine krebserzeugende Wirkung.

■ Zink

Rein quantitativ betrachtet ist Zink das nach Eisen in den größten Mengen im Körper vorkommende Spurenelement. Der Zinkbestand eines Erwachsenen liegt bei ca. 2 g.

Zink als Bestandteil von über 100 Enzymen ist ein multifunktionelles Spurenelement. Zink erfüllt Aufgaben in Bereichen des Glucose- und Fettmetabolismus, des Immunsystems, der Wundheilung und der Sinneswahrnehmung, sowie beim Aufbau von Bindegewebe.

Zink spielt eine große Rolle im Zusammenhang mit Serumwerten von Wachstumshormon (Zinkmangelsymptome wirkten sich in Tierversuchen negativ auf GH-Werte aus) und Testosteron (Zinkmangel scheint die T.-

DIE ERNÄHRUNG

Produktion zu verringern). Wachstumsstörungen, gestörtes Lernverhalten, Appetitlosigkeit, Haarausfall und eine verminderte Leistungsfähigkeit aufgrund verringerten Lactatabbaus (letzteres ist nur in Tierversuchen aufgetreten) sind Auswirkungen eines Zinkmangels.

Laut DGE beträgt die empfohlene tägliche Zinkzufuhr für Männer ca. 15 mg pro Tag. Das entspricht einer energiebezogenen Zufuhr von etwa 6 mg pro 1000 kcal und Tag. Ernährungsberichten zufolge werden die empfohlenen Zinkmengen um bis zu 40% unterschritten. Aufgrunddessen erscheint eine zusätzliche Zufuhr von Zink durch Supplements oder durch eine bewußtere Nahrungsauswahl für den Bodybuilder interessant zu sein. Das wird dadurch erhärtet, daß intensives körperliches Training zu dem sowieso möglicherweise erniedrigten Status der Zinkversorgung hinzukommt:

Geht man von dem niedrigsten Wert der Zinkresorptionsquote aus, sie liegt bei 10–40%, so würde bereits ein in einem harten Training häufig vorkommender Schweißverlust von ca. 2 Litern unter Zugrundelegung eines Zinkgehaltes von (gemittelter Schätzwert) ca. 0,6 mg pro Liter Schweiß beinahe den Tagesbedarf verdoppeln. Zwar vermag der Körper sich durch eine Verringerung der Serumzinkkonzentration an die fortwährenden Verluste anzupassen, jedoch ist zu bedenken, daß diese Anpassung ja nichts anderes als die Erwartung einer Mangelsituation ist, die einem Wachstum kaum zuträglich sein kann.

Der Zinkaufnahme durch tierische kommt größere Bedeutung zu als durch pflanzliche Nahrung. Sehr gute Zinkquellen sind Innereien (Vorsicht, Schermetalle!), Muskelfleisch von Rind (zu bevorzugen) und Huhn (gut) bzw. Schwein, Fisch, sowie Käse, Eier und Magermilch. Alle Obstsorten, die meisten Gemüse, Kartoffeln und Nüsse stellen schlechte Zinkquellen dar. Was pflanzliche Nahrungsmittel angeht, so sind nur Vollkornprodukte akzeptable Zinkquellen. Es ist allerdings zu bedenken, daß durch den hohen Rohfasergehalt und die in einigen Getreidesorten stark vorkommende Phytinsäure die Zinkresorption insgesamt verschlechtert wird. Aus diesem Grunde ist es für Vegetarier praktisch unmöglich, sich ausreichend mit Zink zu versorgen.

Es ist anzuraten, Zink zumindest in Muskelaufbauphasen zu supplementieren um eine wahrscheinlich leistungsmindernde und wachstumshemmende Größe zu eliminieren. Toxische Wirkungen von Zink sind erst bei 1000facher Erhöhung der Tagesdosis zu beobachten. Dann können Übelkeit, Erbrechen, Kopfschmerz und andere relativ harmlose Symptome auftreten. Obwohl eine Speicherung im Körper nicht stattfindet, sollte nicht mit Megadosen gearbeitet werden, damit keine Ungleichgewichte im Mineralhaushalt aufgebaut werden.

In einer 1982 veröffentlichten 14tägigen Studie mit weiblichen Probanden wurden 135 mg Zink pro Tag supplementiert und positive Auswirkungen auf die Kraftentfaltung festgestellt.

■ Kupfer

Kupfer ist als Faktor für die Metabolisierung von Aminosäuren, Kohlenhydraten und Fetten von Bedeutung. Kupfer ist an der Neutralisierung von freien Radikalen beteiligt und spielt somit eine indirekte Rolle bei der Vermeidung von kardiovaskulären Krankheiten. Kupfer ist am Aufbau des Bindegewebes beteiligt und hat in diesem Zusammenhang ähnliche Funktionen wie Zink zu erfüllen.

Die gesamte, im Körper vorkommende Menge an Kupfer beträgt etwa 150 mg. Bei moderatem bis intensivem Training kann ca. die Hälfte des geschätzten Tagesbedarfes von ca. 1,5 mg durch den Schweiß verlorengehen. Jedoch sind hier erhebliche Einschränkungen bei der Zuverlässigkeit der angegebenen Werte möglich, weil erstens die Konzentrationen von Kupfer im Schweiß von Person zu Person erheblich variieren können und zweitens der genaue Bedarf an Kupfer nicht genau zu bestimmen ist, weil die Resorptionsfähigkeit von Kupfer etwa zwischen 25 und 75% schwankt. Das liegt hauptsächlich an der Vielzahl der Interaktionen mit anderen Komponenten der Nahrung. Z.B. kann Fruktose Kupfermangelsymptome verstärken (Tierversuche). Diese äußern sich beispielsweise in Anämie, Glucoseintoleranz und erhöhten Blutfettwerten. Auch besteht ein erheblicher Antagonismus zwischen Kupfer und Zink.

Andererseits äußert sich ein Kupfer- gelegentlich in einem scheinbaren Eisenmangel (→ Anämie).

Betrachtet man das Spurenelement Kupfer vom rein sportlichen Standpunkt aus, so sollte der Wert einer ausreichenden Kupferzufuhr in der Ermöglichung einer optimalen Funktionsausübung des Eisens gesehen werden.

Kupferreiche Nahrungsmittel sind Fisch, Innereien, Gemüse, Nüsse und Kakao. Da Gemüse (niedrige Energiedichte) genau wie Fisch (regional verschieden) i.d.R. zu den wesentlichen Bestandteilen einer bodybuildingspezifischen Grundlagenkost gezählt werden kann, sollten Kupferdefizite vermieden werden können. Die Vorteile einer zusätzlichen Zufuhr sind wissenschaftlich nicht nachgewiesen und hätten nur eine spekulative Grundlage. Doch auch wenn Mangelerscheinungen nicht nachgewiesen werden können, so wäre über eine Supplementierung in Aufbauphasen in Höhe von etwa 2–5 mg pro Tag nachzudenken. Insbesondere ist daran zu denken, wenn bereits Zink supplementiert wird (s.o.). Grenzwerte für die Zufuhr sind nicht bekannt.

■ Fluor

Fluor ist für den Bodybuilder ein sehr wichtiges Spurenelement, jedoch hat es nicht wie viele andere Nahrungsbestandteile eine wesentliche Bedeutung für die Entwicklung von Muskelmasse und maximaler physischer Leistungsfähigkeit. Fluor trägt entscheidend zur Verminderung der Kariesanfälligkeit bei. Gerade weil Bodybuilder extrem viele tägliche Mahlzeiten verzehren, laufen sie Gefahr, bei möglicherweise nicht ausreichender Zahnhygiene an Karies zu erkranken. Aus Gründen der Gesunderhaltung des Sportlers ist daher eine entsprechende Prophylaxe vonnöten, zumal es regional bedingt zur Unterversorgung mit Fluor kommen kann. Im Mittel beträgt die täglich aufgenommene Menge an Fluor bei Männern kaum viel mehr als 0,5 mg/Tag. Die amerikanische Ernährungsgesellschaft empfiehlt eine tägliche Zufuhr von 1,5–4,0 mg/Tag, so daß eine Minimalzufuhr von zusätzlich 1,0 mg durch ein Supplement anzuraten wäre. (Das entspricht der Empfehlung der DGE von 1985.)

Fluor sorgt für eine erhöhte Resistenz des Zahnschmelzes gegenüber Säuren und ist eventuell sogar direkt dafür verantwortlich, daß die Säurebildung von Bakterien im Mund reduziert wird. Außerdem beeinflußt Fluor die Einlagerung von Hydroxyprolin in Kollagen. Bei Kindern und in Tierversuchen hat ein starker Mangel an Fluor für ein erheblich eingeschränktes Wachstum gesorgt.

Die oben aufgeführten Zufuhrempfehlungen sollten nicht weit überschritten werden, weil Fluor aufgrund der den Halogenen eigenen hohen Elektronegativität entionisierend (besonders auf Calcium, Magnesium und Mangan wirkt). Überdosierungen können deshalb zu einer verringerten Aktivität von Enzymen und besonders zu gestörtem Knochenwachstum führen.

■ Selen

Selen ist zusammen mit anderen Substanzen für den Schutz zellulärer Strukturen vor oxidativer Zerstörung verantwortlich. Als essentieller Bestandteil des Enzyms Glutathionperoxidase ist Selen bekannt geworden, als in Fällen parenteraler Ernährung durch erheblichen Selenmangel die häufig tödlich endende Keshan-Krankheit oder die Kaschin-Beck-Krankheit auftraten, die eine Degeneration von Knorpel- und Knochenstrukturen mit sich bringt.

Die optimale Selenzufuhr konnte bisher noch nicht bestimmt werden, weil Interaktionen mit den Vitaminen A und E, Fettsäuren und Proteinen bekannt, aber noch nicht eindeutig geklärt sind.

Der Selengehalt von Nahrungsmitteln unterliegt erheblichen regionalen Schwankungen. Entscheidend hierfür ist die Frage, ob die angebaute pflanzliche Nahrung auf selenarmen oder -reichen Böden gewachsen ist bzw. ob Nutztiere selenarm oder -reich ernährt worden sind. Da in Mitteleuropa die Nahrung sehr vielseitig ist und i.d.R. aus sehr verschiedenen Ursprungsländern und Regionen stammt, ist mit Selenmangelerscheinungen aufgrund lokaler Selenarmut landwirtschaftlicher Flächen nicht zu rechnen.

Wie gesagt, ist über Selen noch nicht allzuviel bekannt. Der Selenbedarf wird mit etwa 20–200 mcg/Tag angegeben und sollte durch eine vielseitige Ernährung leicht zu decken sein.

Es ist unbedingt eine ohne ärztliche Kontrolle erfolgende Supplementierung zu unterlassen, weil schon bei Dosierungen von 0,8 mg/Tag toxische Wirkungen beobachtet wurden. Diese sind jedoch ausgesprochen unspezifisch und schwer mit Selen in Zusammenhang zu bringen.

■ Jod

Ohne Jod ist die Schilddrüse nicht in der Lage, ihre angestammten Funktionen auszuüben. Diese bestehen im wesentlichen in der Produktion zweier Hormone, nämlich Trijodthyronin (T3) und Tetrajodthyronin (kurz: Thyroxin, T4). Durch sie nimmt die Schilddrüse erheblich Einfluß auf vielfältige Stoffwechselfaktoren. Offensichtlich haben Sportler einen erhöhten Bedarf an Jod, weil eine Leistungssteigerung eng mit einem Aktivitätszuwachs der Schilddrüse korreliert. Diese These wird durch die Tatsache untermauert, daß Spitzensportler zu einer vermehrten Kropfbildung neigen, der ja Ausdruck eines (relativen oder absoluten) Jodmangels ist.

Der erhöhte Jodmangel von Sportlern sollte dadurch noch mehr von Bedeutung sein, daß zumindest die regional beobachtbaren Jodmangelsymptome relativ häufig und für die suboptimale Funktion der Schilddrüse verantwortlich sind.

Die im Körper vorkommende Jodmenge beträgt ca. 10 mg. Davon entfallen mindestens 80% auf in der Schilddrüse gespeicherte Jodverbindungen.

Die von der DGE empfohlene tägliche Jodzufuhr beträgt etwa 0,2 mg. Wegen der häufig anzutreffenden Unterversorgung mit Jod wird gewöhnlich empfohlen, die Jodzufuhr durch die Verwendung von Jodsalz abzusichern. Dies kann allerdings für einen Sportler kaum die sinnvollste Lösung sein, auch dann nicht, wenn bedacht wird, daß erheblicher Kochsalzkonsum sicherlich besser von Sportlern als von Nichtsportlern toleriert wird. Falls jedoch Speisen gesalzen werden, dann sollte unbedingt jodiertes Speisesalz Verwendung finden.

Durch den Verzehr von lediglich 100 g Schellfisch ist es möglich, den gesamten Jodbedarf eines Tages abzudecken. (Beachte: Geräucherter oder Konservenfisch ist hinsichtlich seines Jodgehaltes schwer einzuordnen, weil verschiedene Untersuchungen sehr widersprüchliche Resultate erbracht haben. Die beim Kochen auftretenden Jodverluste halten sich in Grenzen. Fast keine Verluste treten beim Braten von paniertem Fisch auf.)

Es ist zu beachten, daß nicht alle Fischsorten pauschal als sehr jodhaltig bezeichnet werden dürfen. Sehr viel weniger Jod als in Fisch, aber dennoch etwas mehr als in sonstigen Lebensmitteln, ist in Innereien, Milch- und Milchprodukten, Eiern und einigen Gemüsesorten enthalten.

Gelegentlich hört man von der Vermutung, daß schon eine geringfügige Erhöhung der täglichen Jodzufuhr zur Überfunktion der Schilddrüse und zu allergischen Reaktionen führen solle. Diese Mutmaßung scheint jedoch nicht stichhaltig zu sein, weil Erfahrungen mit Heilwässern u.ä. diesbezüglich eine hohe Toleranz gegenüber stark erhöhten Jodgaben gezeigt haben. Außerdem ist es beinahe unmöglich, durch die Nahrung regelmäßig mehr als ca. 0,5–1 mg Jod pro Tag aufzunehmen. Selbst bei hohem Fischverzehr dürfte sich ein Schnitt von kaum mehr als der Doppelten von der DGE empfohlenen Menge ergeben. Allerdings ist natürlich im Einzelfall auf schon bei geringen Dosierungen auftretende Unverträglichkeiten gesondert Rücksicht zu nehmen.

Gefährlich dagegen kann die Zufuhr von „verstecktem" Jod etwa durch einige leicht erhältliche Grippemittel sein. Durch die Einnahme dieser kann es leicht zu Tagesdosierungen in der Größenordnung von einigen 10 mg kommen. Wenn auch eine unkontrolliert hohe Zufuhr immer abzulehnen ist, so muß im Falle des Jods wohl wie für kein anderes Spurenelement insbesondere für Sportler ein Erreichen und sogar ein Überschreiten der Nichtsportlern empfohlenen Tagesdosis unbedingt gefordert werden.

■ Mangan

Bisher konnte noch nicht wirklich einleuchtend dargestellt werden, daß Mangan für den Menschen essentiell ist, allerdings muß aufgrund der durch Tierstudien vorliegenden Ergebnisse stark davon ausgegangen werden. In diesem Zusammenhang wurde die Bedeutung einer hinreichenden Manganzufuhr für Wachstum und Fortpflanzung bereits 1931 belegt. Da Mangan Bestandteil oder Cofaktor sehr vieler Enzyme ist, kann man zurecht behaupten, daß nur wenige im Körper vorkommende Enzyme so viele verschiedene Funktionen dort (zumindest mittelbar) zu erfüllen haben.

Die Resorptionsrate Mangans schwankt meist zwischen 5–20%, jedoch ist sie stark von der Zufuhr und vom allgemeinen Versorgungszustand des Körpers mit Mangan abhängig. Das National Research Council der USA empfiehlt eine tägliche Zufuhr von 2,5–5,0 mg/Tag. Diese Menge wird bei Aufnahme einer gemischten Kost leicht erreicht. Mangan kommt in großen Mengen nur in pflanzlicher Nahrung, wie z.B. in Gemüse, Getreide und Nüssen, vor.

Vergiftungserscheinungen sind aufgrund der Auswertung von Tierversuchen kaum zu erwarten.

■ Kobalt

Kobalt ist ein essentieller Bestandteil des Vitamins B12 und scheint darüberhinaus keine weiteren Aufgaben im Körper zu erfüllen. Kobalt kommt beinahe in allen Nahrungsmitteln vor und ein Mangel an Kobalt ist beim Menschen bei hinreichender Zufuhr von Vitamin B12 nicht beobachtet worden. Im Zusammenhang mit der Betrachtung Kobalts als Nahrungsbestandteil sollte das vordergründige Interesse eher Vitamin B12 als Kobalt selbst gelten.

Die tägliche Zufuhr variiert meist zwischen 150 und 600 mcg. Bei einer permanenten Zufuhr von über 1 mg/Tag sind aufgrund einer Kumulation im Körper toxische Erscheinungen möglich.

Aufgrund des vorliegenden Wissensstandes ist auf eine Substitution von Kobalt auf jeden Fall zu verzichten.

■ Molybdän

Molybdän ist Bestandteil einiger Enzyme und besonders im Zusammenhang mit dem Abbau von Purinen zu Harnsäure von Bedeutung.

Ein Mangel an Molybdän ist beim Menschen nicht bekannt, da Molybdän selbst bei einer nicht sehr abwechslungsreichen Kost leicht in offensichtlich ausreichenden Mengen konsumiert werden kann.

Die täglich durch die Nahrung zugeführte Dosis liegt etwa zwischen 0,1 und 0,4 mg. Molybdän ist eher im Zusammenhang mit toxischen Wirkungen einer übermäßigen Zufuhr von Bedeutung.

Zu beachten ist auch ein Antagonismus zwischen Kupfer und Molybdän. Bei Tieren, hauptsächlich in der Viehzucht, sind ausbleibendes Wachstum und Gewichtsverluste, verursacht durch einen sehr hohen Molybdängehalt landwirtschaftlicher Flächen, beobachtet worden.

Schleimhautreizungen im Magen- und Darmbereich bzw. Durchfälle sind beim Menschen zu erwarten, wenn Nahrungsmittel mit einem Molybdängehalt von etwa 10 mg/kg in großen Mengen aufgenommen werden. Diese Erscheinungen können durch Kupferkonsum verstärkt werden.

■ Nickel

Nickel ist eines der Spurenelemente, bei denen man bislang nur vage Kenntnisse über seine Wirkungsweise im Körper hat sammeln können. Das grundsätzliche Problem besteht meist darin, daß man bei einem Element, bei dem nur in extremen Situationen ein eventueller Mangel provozierbar ist, kaum direkt zeigen kann, daß es möglicherweise lebenswichtig ist. Desweiteren sind ohne derartige Mangelerscheinungen natürlich die meisten Kenntnisse über ein solches Element eher auf zufälliger Basis gewonnen worden.

Man kann sagen, daß Nickel wahrscheinlich die Wirkungsweise einiger Enzyme beeinträchtigt und daß sich ein Nickelmangel sehr wahrscheinlich wohl als wachstumshemmend bemerkbar machen wird.

Beim Nickel gilt, daß die tägliche Zufuhr auf jeden Fall den täglichen Bedarf übersteigt. Obschon diesbezüglich nur Tierversuche relativen Aufschluß geben, kann beinahe sicher gesagt werden, daß im Zusammenhang mit Nickel das vornehmliche Problem in einer Überversorgung besteht.

In einer Normalperson sind etwa 15 mg Nickel nachweisbar und gewöhnlich werden täglich Mengen in der Größenordnung von bis zu etwa einem Milligramm aufgenommen. Die Resorptionsrate beträgt etwa 1 bis 10%. Ein Großteil des durch die Nahrung aufgenommenen Nickels wird über den Kot ausgeschieden.

■ Vanadium

Auch Vanadium gehört zu den Spurenelementen, die (zumindest in Versuchen mit höherentwickelten Tieren) eine essentielle Bedeutung für den (tierischen) Organismus zweifelsfrei demonstriert haben. Da die angesprochenen Untersuchungen erst Anfang 1970 durchgeführt wurden, verwundert es nicht, daß ein Mangel an Vanadium nur durch Extremsituationen, z.B. bei langfristiger Aufnahme einseitigster oder künstlicher Kost, auftreten kann. Der geschätzte tägliche Bedarf an Vanadium liegt etwa bei 0,1–0,3 mg pro Tag. Die durchschnittliche Kost liefert grundsätzlich Mengen, die diesen um leicht das 10fache übersteigen. Dennoch liegen die dem Menschen täglich zugeführten Mengen noch weit unter der Toxizitätsschwelle. Die praktische Bedeutung Vanadiums für eine bodybuildingspezifische Kost ist sicherlich gering.

■ Silizium

Silizium ist das häufigste auf der Erdoberfläche anzutreffende Element überhaupt. So verwundert es auch nicht, daß durch sein allgegenwärtiges Vorkommen Mangelerscheinungen beim Menschen nicht bekannt sind. In Tierversuchen hat sich gezeigt, daß Silizium für normales Wachstum von Bedeutung ist.

Es kommt in Knochen genau in den Bereichen in größter Konzentration vor, die im Wachstum stark an Substanz zunehmen. Es scheint somit an Mineralisierungsvorgängen im Knochen beteiligt zu sein.

Die tägliche Aufnahme wird auf etwa 1 mg/Tag geschätzt. Aufgrund noch ausstehender Untersuchungen am Menschen kann der Bedarf an Silizium nicht angegeben werden.

Vergiftungen sind durch Kontakt mit industriellen Produkten möglich, durch die Aufnahme von Nahrung aber kaum zu erwarten.

■ Zinn

Auch über Zinn hat man noch keine weitgehenden Kenntnisse gewinnen können. Bekannt ist z.B., daß sich bei Ratten eine beinahe zinklose Nahrung als wachstumshemmend herausstellte. Bei diesen Nagern ließ gleichzeitig auch der Appetit nach. Dies und die Tatsache, daß Zinn Bestandteil des Gewebshormons Gastrin ist (Dieses Hormon löst die Absonderung von Magensäure aus und regt den Magen zu muskulärer Aktivität an), lassen die Schlußfolgerung zu, daß Zinn für den Menschen essentiell ist.

Wie bei vielen anderen Spurenelementen auch, ist im Falle von Zinn eher eine Überdosierung (in diesem Falle drohen Magenprobleme und Erbrechen) als ein Mangel von praxisbezogenem Interesse. Anhand der Tierversuche wurde der Bedarf des Menschen auf etwa ein Milligramm pro Tag oder darunter geschätzt. Die tägliche Zufuhr variiert bei normaler Kost etwa zwischen 1,5 und 5 mg. Allerdings sind diese Zahlenwerte stark davon abhängig, in welchem Maße Kost aus Weißblechdosen verzehrt wird.

Neben den genannten Spurenelementen kommen weiterhin beispielsweise Lithium, Bor, Aluminium, Strontium, Blei, Brom und Quecksilber in sehr geringen Mengen im Körper vor. Diese Spurenelemente werden akzidentiell genannt, weil sie entweder keine physiologischen Aufgaben zu erfüllen haben oder diese bisher noch nicht bekannt sind. Viele dieser Spurenelemente haben keinen sehr guten Ruf wegen ihres häufigen Erscheinens in Zusammenhängen, die die Verschmutzung der Umwelt betreffen.

Es sind von der Ernährungswissenschaft diesbezüglich noch einige Beiträge zu leisten, jedoch spricht vieles dafür, daß die offengebliebenen Fragen schon in jüngerer Zukunft geklärt werden können.

Abschließend werden noch einige übergeordnet bedeutsame Informationen über Mineralstoffe aufgelistet und einige Empfehlungen für ihre Zufuhr gegeben.

Allgemeines zu Mineralstoffen:

Da Bodybuilder gewöhnlich nur ein relativ geringes Trainingsvolumen pflegen, sollte es nur zu geringen Resorptionsdefiziten aufgrund einer Minderdurchblutung des Magen-Darm-Traktes kommen.

Mineralienverluste durch starke Schweißproduktion legen sehr nachhaltig nahe, daß ein erhöhter Bedarf an Mineralstoffen besteht. Bei intensivem Training sollte die Einnahme eines Multi-Mineral-Präparates die Regel sein. Man könnte sich an einer täglichen Dosis in der Größenordnung des von der DGE empfohlenen Tagesbedarfes für das jeweilige Element orientieren. Auf jeden Fall sollten Magnesium, Zink, Jod, Kupfer und mit Abstrichen auch Eisen in eine engere Auswahl der zuzuführenden Mineralien gelangen.

Der „wilde" Einsatz von Mineralkonzentraten kann mehr schaden als nutzen. Einer gezielten Anwendung sollte unbedingt eine eingehende Untersuchung vorausgehen. Es kommen Haar-Mineralanalysen, spektrometrische Blutanalysen und Urinuntersuchungen in Frage. Man sollte sich von einem Arzt seines Vertrauens beraten lassen.

Die zuvor gemachten Angaben über Normalpersonen beziehen sich gewöhnlich auf etwa 70 kg schwere, männliche Personen. Für sehr viel schwerere Bodybuilder ist der Bedarf bezüglich der entsprechenden Mineralien näherungsweise proportional hochzurechnen.

Mineralien sind immer in ihrer Gesamtheit von Bedeutung. Deshalb ist darauf zu achten, daß bei der Zufuhr von Mineralien einige Relationen bedacht werden. Magnesium und Calcium sollten im Verhältnis von etwa 3:4, Calcium und Phosphor im Verhältnis von 1:1 und Natrium und Kalium ebenfalls im Verhältnis von 1:1 dem Körper zugeführt werden.

Jod und Magnesium werden von Sportlern sehr oft nicht in ausreichenden Mengen aufgenommen. Fisch sollte deshalb zumindest zwei- bis dreimal pro Woche verzehrt werden. Vollkornflocken und Hülsenfrüchte sollten täglicher Nahrungsbestandteil sein. Vor allem in Dätphasen besteht die absolute Notwendigkeit, auf weiterverarbeitete und in irgendeiner Weise unnötig entwertete Nahrungsmittel gänzlich zu verzichten, wenn nicht beinahe automatisch ein Mineralienmangel hingenommen werden soll. Falls an höhere Dosierungen gedacht wird, sollte man niemals auf die Mitarbeit eines kompetenten und verständnisvollen Mediziners verzichten. Es ist wichtig, die zugeführten Mengen langsam und damit über einen längeren Zeitraum zu steigern. Muskelkrämpfe sind fast immer das Zeichen eines unausgewogenen Elektrolythaushaltes. Vor allem ein Mangel an Kalium und/oder Magnesium sollte hierbei in Betracht gezogen werden.

Abschnitt 2.3: Supplements

Als Supplements bezeichnet man Nährstoffpräparate, die, bestimmten Bedürfnissen entsprechend, eine konzentrierte Ergänzung zur täglichen Nahrungszufuhr darstellen.

Im Bereich des Bodybuildingsportes sind derartige Nahrungsergänzungen ausgesprochen populär, weil durch sie das bei der Nahrungsaufnahme limitierend wirkende Verdauungssystem entlastet werden kann. Gute Nahrungskonzentrate zeichnen sich neben ihrer guten Verdaulichkeit auch dadurch aus, daß über sie eine Bedarfsdeckung an Nährstoffen erfolgen kann, ohne möglicherweise unerwünschte Beleitsubstanzen der verschiedenen natürlichen Nahrungsmittel miteinnehmen zu müssen. Als treffendes Beispiel sind hier Proteinkonzentrate zu nennen, die heutzutage fast grundsätzlich purin- und harnstofffrei sind und dadurch die ehemals hohe Gichtanfälligkeit bei Kraftsportlern nahezu auf ein Normalmaß reduziert haben.

Entscheidend für den Gebrauch von Supplements sind auch deren sehr gute Verfügbarkeit und der Komfort bei der Darreichung.

Nachfolgend wird angesprochen, welchen Qualitätsanforderungen Nahrungskonzentrate gerecht werden sollten und wann sie überhaupt eine Berechtigung in der Sporternährung besitzen.

2.3.1 Proteinkonzentrate

Die qualitative Hochwertigkeit von Proteinkonzentraten erkennt man im wesentlichen an einer hohen biologischen Wertigkeit.

Hervorragende Ausgangssubstanzen eines Präparates sind Lactalbumin, eine Fraktion des Milchproteins, und Eiprotein (auf Freiheit von Cholesterin achten!). Wichtig ist es, darauf zu achten, daß dem Proteinkonzentrat höchstens sehr geringe Mengen kollagenen Eiweißes zugesetzt sind, weil dieses für den Aufbau von Körpersubstanz wertlos ist und für eine erhebliche Qualitätsminderung des Proteinkonzentrates sorgen kann. Da kollagenes Eiweiß sehr preiswert ist (Fleisch- und Fischabfälle!), wird es gerne von wenig seriösen Herstellern benutzt, um ihre Gewinnspannen zu vergrößern. Häufig wird damit geworben, daß ein positiver Effekt auf Gelenkknorpel, Sehnen und Bänder zu erwarten sei. Dieser ist jedoch alles andere als anerkannt und wenn überhaupt, dann nur über einen sehr lange anhaltenden und regelmäßigen Konsum dieser Präparate zu erreichen, was natürlich im Interesse des Herstellers liegt.

Die Resultate, die durch ein zielgerichtetes Training im Verbund mit einer „normalen" Nahrung zu erreichen sind, sind weit höher zu bewerten als die, die mit wenig gesundheitsorientiertem Verstand im Training und noch soviel kollagenem Eiweiß möglich wären. Man erkennt einen hohen Anteil an kollagenem Eiweiß am Gesamt-Protein ganz einfach anhand des prozentualen Anteils der Aminosäure Hydroxyprolin am Gesamtprotein. Werte bis 2% sind tolerierbar. Liegt dieser bei 5% und mehr so kann mit großer Sicherheit davon ausgegangen werden, daß das verwendete Rohmaterial nicht allzu hochwertig ist.

Es ist sehr wichtig, daß bei der Bewertung eines Proteinkonzentrates nicht zu sehr einzelne Aminosäuren Beachtung finden. Zwar ist richtig, daß das Gesamtprotein sich aus allen Aminosäuren zusammensetzt und deshalb jede dieser Aminosäuren ihren Qualitätsbeitrag liefert. Häufig wird jedoch nicht nur das Zusammenwirken der Komponenten des Proteins gesehen, was eigentlich korrekt wäre; vielmehr werden leider die spezifischen Wirkungen einzelner Aminosäuren überbewertet und diese dann durch sachlich falsche Ausführungen in einem unzutreffenden Licht dargestellt.

Beispielsweise sei es möglich, etwa durch die Einnahme von Arginin, eine vermehrte Wachstumshormonausschüttung zu erreichen. Achtet man deshalb darauf, daß der Argininanteil in einem Proteinkonzentrat sehr hoch ist, damit die gewünschte Stimulation der HGH-Ausschüttung erreicht wird, so begeht man einen wesentlichen Fehler: Strebt man diese besondere Wirkung von Arginin an, so muß man dem Körper zwar Arginin zuführen, allerdings in isolierter Form. Das liegt daran, daß für das Erreichen der spezifischen Wirkung einzelner Aminosäuren bestimmte Trägersysteme genutzt werden müssen, die in ihrer Leistungsfähigkeit begrenzt sind. Bei Vorhandensein verschiedener Aminosäuren, die dasselbe Trägersystem benötigen, entstehen somit Konkurrenzerscheinungen, die die angestrebten Wirkungen einzelner Aminosäuren stark beeinträchtigen. Deshalb noch einmal:

Will man durch bestimmte Aminosäuren oder Gruppen von Aminosäuren spezifische Resultate erzielen, so müssen diese vollkommen getrennt von anderem

DIE ERNÄHRUNG

Protein und in der Regel auch getrennt von anderer Nahrung aufgenommen werden. (Normalerweise wird empfohlen, einen Abstand von 3 Stunden zur vorhergehenden Mahlzeit zu wählen.) Aufgrunddessen kann es nicht nur zu Schwierigkeiten bei der Einhaltung einer bestimmten Anzahl proteinreicher Mahlzeiten (daraus kann ein Mangel an Gesamtprotein entstehen), sondern auch zu Imbalancen im Eiweißhaushalt durch im Übermaß zugeführte einzelne Aminosäuren kommen. (Gerade im Falle des Arginins ist dies wahrscheinlich, weil zur Stimulierung der Wachstumshormonausschüttung durch orale Arginingaben Mengen von bis zu 30 g(!!) pro Einnahme nötig sind, was sich nicht gerade mit den Angaben einiger Supplementhersteller deckt.)

Bei der Bewertung eines Proteinkonzentrates, das primär konsumiert werden sollte, um den Bedarf an (Gesamt-)Protein zu decken, kommt es also auf das Zusammenwirken aller Aminosäuren an. Deshalb ist für die Qualität des jeweiligen Supplements die biologische Wertigkeit maßgeblich.

An zweiter Stelle steht, daß dem Protein alle Vitamine und Mineralien beigefügt sind, die für die Verdauung und die Verwertung des Produktes vonnöten sind. Insbesondere sind hier Vitamin B6 und Magnesium zu nennen. Aber auch hier gilt: Vitamine und Mineralien wirken zusammen und einzelne Substanzen gesondert hervorheben zu wollen, würde am Wesen der Zusammenhänge vorbeigehen.

Da ja nicht zuletzt deswegen Supplements verwandt werden, weil sie leicht und vielseitig verfügbar sind, sollten bei der Bewertung eines Proteinkonzentrats die Löslichkeit und der Geschmack nicht vergessen werden.

Bevor jedoch überhaupt ein Konzentrat genutzt wird, muß man sich folgendes vor Augen führen:

Wer minderwertige Nahrung aus seinem Speiseplan grundsätzlich zu streichen versucht, wird kaum auf Probleme im Hinblick auf Mangelerscheinungen, auch nicht bei der Proteinversorgung, stoßen. Wer dagegen hauptsächlich auf minderwertige Nahrung zählt, wird auch durch Nahrungskonzentrate diese bestehenden Defizite nicht gänzlich kompensieren können. Insbesondere für Proteinkonzentrate gilt deswegen, daß sie über den Tag aufgestaute Proteindefizite nicht wettmachen können, weil einfach die Proteinaufnahmekapazität pro Mahlzeit stark begrenzt ist. Aus diesem Grunde sollte man auch nicht Unmengen von Proteinpulver in Form einzelner Drinks konsumieren. Im Regelfall kann es angebracht sein, eine oder mehrere Mahlzeiten, falls überhaupt nötig, durch eine maximal ein bis zwei Eßlöffel zählende Menge eines hochkonzentrierten Präparates zu ergänzen, aber auch nur dann, wenn der ursprüngliche Eiweißgehalt der zu verzehrenden Nahrung entweder sehr gering, oder das betreffende Protein nicht sehr hochwertig ist.

Was die Verfübarkeit anbelangt, so sind z.T. nur noch aus einzelnen Aminosäuren und kurzkettigen Peptiden bestehende Präparate sehr wertvoll. In der Regel sind diese in Tabletten- oder in Kapselform erhältlich. Aufgrund der Kurzkettigkeit des vorliegenden Proteins, können einzelne Aminosäuren schon nach etwa 15 Minuten im Blut nachgewiesen werden, was z.B. direkt vor dem Schlafengehen, nach dem Aufwachen, vor oder nach dem Training sehr nützlich sein kann. Für den Muskelaufbau so wichtige, endokrine Prozesse laufen ganz massiv während des Schlafs und beim Training ab, so daß gerade dann eine Zufuhr bzw. ein Vorhandensein von Protein/bestimmten Aminosäuren angebracht sein kann. An erster Stelle bei der Bewertung derartiger Supplements steht die zeitliche Verfügbarkeit der Inhaltsstoffe, wobei die Wirksamkeit der jeweiligen Inhaltsstoffe selbstredend angemessen gut sein sollte.

Aminotabletten und flüssige Aminosäuren haben gegenüber Pulver geradezu die Aufgabe, die entsprechenden Inhaltsstoffe möglichst unmittelbar zur Verfügung zu stellen.

In diesem Sinne sind flüssige Aminosäuren allem anderen klar überlegen. Problematisch ist bei diesen jedoch, daß aus Gründen der Konservierung und des Geschmackes gelegentlich unerwünschte Stoffe dem Produkt zugesetzt werden (müssen). Nach heutigem Stand der Technik sind Hartgelatinekapseln die sinnvollste Darreichungsform für Aminosäuren, weil sich ihr Gelatinemangel binnen weniger Minuten auflöst, eine gute Dosierbarkeit gegeben ist und der Preis in rationalen Grenzen bleibt. Bei der Auswahl des entsprechenden Produktes ist unbedingt darauf zu achten, daß die Masse des wertlosen Gelatinemantels der Wirkstoffmenge nicht einmal annähernd nahekommt.

Schlechter als Hartgelatinekapseln sind Präparate in Tablettenform, weil deren Verfügbarkeit nur mit hohem zeitlichem Aufschub gegeben ist, und man deshalb kaum noch sagen kann, warum nicht einfach ein weitaus preiswerteres Pulverkonzentrat Verwendung finden sollte.

Manche Hersteller werben mit einem extrem hohen Anteil an freien Aminosäuren. Dieser ist jedoch nur bedingt wünschenswert, weil kurzkettige Peptide in der Regel trotz ihrer größeren Molekülketten schneller resorbiert werden als freie Aminosäuren. (Das liegt u.a. an den ausbleibenden Konkurrenzerscheinungen bei der Resorption von Peptiden.) Abschließend ist zu sagen, daß alle Proteinkonzentrate ausschließlich aus L-Aminosäuren bestehen sollten, weil (die chemisch zwar im wesentlichen strukturgleichen) D-Aminosäuren vom Körper weit schlechter resorbiert werden können.

2.3.2 Kohlenhydratkonzentrate

Kohlenhydratkonzentrate können sehr große Mengen an Energie spenden und haben dabei den Vorteil, sehr leicht verdaulich zu sein. Letzteres macht sie ungeheuer wertvoll für das Auffüllen von während des Trainings verbrauchten Vorräten. Ein sofort oder etwa 30 Minuten nach dem Training konsumierter Kohlenhydratdrink stellt eine der wichtigsten Maßnahmen dabei dar, eine schnelle und vollständige Wiederherstellung nach intensiven Trainingseinheiten zu erreichen. In diesem Zusammenhang ist auch der größte Nutzen von Kohlenhydratdrinks zu sehen.

Kohlenhydratkonzentrate bestehen gewöhnlich aus verschiedenen Saccharidfraktionen, deren Schwergewicht auf Oligosacchariden liegt. Je nach Art ermöglichen sie es deshalb, relativ lange einen hohen Blutzuckerspiegel aufrechtzuerhalten. Es ist in diesem Zusammenhang aber unbedingt wichtig, zu bedenken, daß derartige Konzentrate aufgrund des Fehlens von Ballaststoffen zwar sehr leicht verfügbar sind, allerdings schneller ins Blut gelangen als dieselben Kohlenhydratkombinationen, die mit natürlicher Nahrung aufgenommen werden. Der glykämische Index dieser Konzentrate ist folglich relativ hoch, was insbesondere im Hinblick auf eine vermehrte Speicherung der Kohlenhydrate als Depotfett wichtig ist. Dieses und der nicht sehr ausgeprägte Sättigungsgrad von Kohlenhydratkonzentraten lassen eine Verwendung in Fettreduktionsphasen nicht als sehr sinnvoll erscheinen.

Wie bei Proteinkonzentraten ist darauf zu achten, daß zumindest die für die Verdauung notwendigen Vitamine (insbesondere B-Vitamine) und vor allem der Mineralstoff Kalium dem Produkt beigefügt ist, damit nicht wie im Falle des Verzehrs von Weißmehlprodukten der Körper durch die bloße Zufuhr des Supplements Nährstoffverluste erleidet. Da bei Bodybuildingsportlern leider eher die Neigung dazu besteht, ein ungerechtfertigt hohes Überangebot an Vitalstoffen dem Körper zuzuführen, wurde diese Denkweise von vielen Supplementherstellern übernommen. En praxis wird es deshalb eher darum gehen, ein nicht mit unsinnig hoch dosierten Mengen von Vitalstoffen ausgestattetes Präparat zu wählen.

Kohlenhydratkonzentrate können auch sehr sinnvoll als Ergänzung zu Mahlzeiten eingesetzt werden. Dies gilt insbesondere dann, wenn beispielsweise aus zeitlichen Gründen die Einnahme einer regulären Mahlzeit nicht möglich ist. In diesen Zusammenhang sind insbesondere Kohlenhydrat-/Proteinkonzentrate, sog. Weight-Gain-Produkte, zu nennen. Hier wird häufig der Fehler begangen, nicht in Betracht zu ziehen, daß die zu konsumierende Menge des Produktes fast immer durch den prozentualen Proteinanteil begrenzt wird.

Benutzt man sinnvollerweise als Mischflüssigkeit Milch, so kann es leicht passieren, daß ein Drink 70 oder 80 Gramm Protein enthält, was natürlich eine gänzlich übertriebene Menge darstellt. Deshalb sollte bei der Wahl eines Präparates auf einen in Relation zu den meisten handelsüblichen Produkten eher niedrigen Proteingehalt (ca. 20%) geachtet werden. Noch zielgerichteter kann auf die mit den jeweiligen Trainingsphasen einhergehenden Charakteristika eingegangen werden, wenn Protein- und Kohlenhydratkonzentrationen individuellen Ansprüchen entsprechend gemischt werden.

Wenn man von der Kohlenhydratzufuhr direkt nach dem Training absieht, so muß Kohlenhydratkonzentraten eine im Vergleich zu Proteinsupplements eher geringe Bedeutung zugesprochen werden, weil Kohlenhydrate i.d.R. problemlos nicht nur durch natürliche Nahrung gedeckt werden können, sondern auch sollten. Mit entsprechenden (pflanzlichen) Nahrungsmitteln geht nämlich viel weniger als im Fall des Proteins eine hohe Fettzufuhr oder eine Belastung durch unerwünschte Zusatzstoffe (Harnsäure, Purine, Schwermetalle) einher.

2.3.3 Vitamin- und Mineralstoffpräparate

Vitamin- und Mineralstoffpräparate sind sowohl in Vorwettkampf- als auch in Muskelaufbauphasen unentbehrlich. Das Bestreben, an Körpersubstanz zuzunehmen, beinhaltet nicht nur eine energetische Überversorgung des Organismus; vielmehr ist es nötig, auch die für die Verdauung und die Verwertung der Makronährstoffe nötigen Vitalstoffe dem Körper vermehrt zuzuführen. Da in Masseaufbauphasen der z.T. extrem hohe Energiebedarf nur durch einen relativ hohen Anteil an denaturierter Nahrung zu decken ist, ergibt sich die Notwendigkeit, zusätzliche Vitalstoffe in konzentrierter Form einzunehmen, von selbst.

In Diätphasen ist es nötig, zumindest sicherheitshalber ein Vitamin-/Mineralstoffpräparat zu benutzen, weil diesbezügliche Defizite wegen der insgesamt verringerten Nährstoffzufuhr naheliegen.

Beim Gebrauch eines Supplements ist zu beachten, daß keine Megadosen Verwendung finden. Man kann sich relativ sicher sein, daß der Körper auch bei sehr hartem Training keine gravierenden Mangelzustände erleidet, wenn man die von der Deutschen Gesellschaft für Ernährung empfohlenen Tagesdosen für die entsprechenden Vitamine und Mineralstoffe verdoppelt bis verdreifacht und diese in Supplement-Form zumindest an Trainingstagen dem Körper zusätzlich zuführt.

Zieht man in Betracht, daß i.a. von Bodybuildern sowieso sehr hochwertige Nahrungsmittel konsumiert werden, so sollten die entsprechenden Dosierungen tatsächlich für ausreichende Sicherheit sorgen können.

2.3.4 Mineralgetränke

Mineraldrinks sind in der heutigen Sport(-studio)praxis sehr beliebt und bilden eine z.T. recht gute Möglichkeit, im Training erlittene Flüssigkeits- und Elektrolytverluste auszugleichen.

Gewöhnlich werden Mineraldrinks an erster Stelle aufgrund ihrer osmotischen Qualität bewertet. Viele Hersteller werben deshalb auch etwa damit, daß die angebotenen Getränke „isoton" seien. Das bedeutet, daß durch die Zusammensetzung des Getränks bezüglich des osmotischen Druckes der zu ersetzenden Körperflüssigkeit ein hoher Affinitätsgrad zu dieser erreicht wird, so daß eine schnelle Resorption des Getränks erreicht werden kann.

Man darf jedoch nicht vergessen, daß außerdem noch weitere Faktoren über die Güte eines Sportgetränks entscheiden. Zu diesen gehören beispielsweise der Geschmack, die Temperatur und der Kohlenhydratanteil des Getränks. Es ist anzuraten, Sportgetränke während der Belastung nur gut gekühlt zu sich zu nehmen. Erstens sorgt die Zufuhr von relativ kalter Flüssigkeit für eine Verringerung der Körperkerntemperatur (die Flüssigkeit stellt dann eine Unterstützung des thermoregulativen Systems dar), was sich ganz erheblich leistungssteigernd äußern kann, und zweitens werden gekühlte Drinks i.d.R. von Sportlern bevorzugt konsumiert.

Letzteres ist wichtig, weil eine auch nur geringe Aversion gegen die zu trinkende Flüssigkeit einen ausreichenden Flüssigkeitsersatz kaum zuläßt. Aus diesem Grund ist auch auf einen angenehmen Geschmack des Getränks zu achten. Auch wenn individuell zubereitete Drinks hinsichtlich ihrer Zusammensetzung industriellen Produkten normalerweise unterlegen sind, so kann im Einzelfall aufgrund geschmacklicher Besonderheiten der selbst hergestellte Drink die erste Wahl darstellen.

Zum Kohlenhydratgehalt ist bereits im Abschnitt über Kohlenhydrate einiges gesagt worden. Bei der Belastung zugeführte Kohlenhydrate haben einen protein- aber auch fettsparenden Effekt. Will man diesen neben einem Ersatz von Körperflüssigkeit ausnutzen, so empfiehlt sich ein prozentualer Kohlenhydratanteil von etwa 5-7%. Ein höherer Wert sorgt für eine starke Beeinträchtigung bei der Resorption wegen einer höheren Magenverweildauer, ein niedriger Wert bringt nur geringe Auswirkungen auf die Energiebereitstellung mit sich.

Mineraldrinks haben sicherlich zunächst einmal die Aufgabe, die während der körperlichen Aktivität erlittenen Flüssigkeitsverluste auszugleichen bzw. einzudämmen. Da diese primär aus dem extrazellulären Raum stammt, muß bei den zugesetzten Elektrolyten hauptsächlich auf Natrium, Chlorid, Kalium, Magnesium und Calcium geachtet werden. Weiterhin sollte auf einen gewissen Anteil an wasserlöslichen Vitaminen, insbesondere Vitamin C geachtet werden.

Wer auf eine allzu synthetische Kost nicht gut zu sprechen ist, der sollte auf die gegenüber industriellen Produkten nicht unterlegenen Fruchtsaftschorlen zurückgreifen und das Mischungsverhältnis mit dem angestrebten Geschmack bzw. der anliegenden Trainingsphase abstimmen. Es ist zu beachten, daß in Fettabbauphasen wegen ihrer fettschonenden Wirkung i.d.R. keine Kohlenhydrate während des Trainings zugeführt werden dürfen.

Bei der Frage danach, wann und in welchen Mengen die entsprechende Flüssigkeit zugeführt werden sollte, ist zu bedenken, daß schon ein relativ geringer Wasserverlust von weniger als einem Liter leistungsmindernd wirkt. Da auftretender Durst signalisiert, daß bereits ein Wassermangel besteht, muß sinnvollerweise schon vor dem Entstehen eines Durstgefühls getrunken werden. Man sollte deshalb schon ca. 20 min vor dem Training damit beginnen, einem Verlust vorzubeugen. Wenn auch der menschliche Körper nicht Wasser in größeren Mengen speichern kann, so kann man dennoch einem Zustand der Dehydratisierung auf diese Weise effektiv vorbeugen.

Wieviel getrunken wird, sollte maßgeblich von der Außentemperatur, der relativen Luftfeuchtigkeit und der Intensität des Trainings abhängen. Etwa alle 15 bis 20 min ca. 0,2 l Flüssigkeit zu trinken wird in den meisten Fällen optimal sein.

2.3.5 „Fatburner": Das Beispiel Carnitin

Carnitin ist eine in jüngster Zeit sehr populär gewordene Substanz, der nachhaltige Effekte auf den Fettstoffwechsel zugeschrieben werden.

Das im Körper vorkommende Carnitin ist zu etwa 98% in der Skelett- und Herzmuskulatur, zu ca. 0,5% im extrazellulären Raum und zu etwa 1,5% in Leber und Nieren zu finden.

Carnitin ist wasserlöslich und kann als eine vitaminähnliche Substanz betrachtet werden.

Die Vermutung, daß Carnitin eine leistungssteigernde Substanz sei, wird im wesentlichen dadurch gerechtfertigt, daß Carnitin beim Transport von langkettigen Triglyzeriden in die Mitochondrien (Orte der Energiegewinnung in den Zellen) eine fundamentale Aufgabe zu erfüllen hat. Aufgrund der Bedeutung für die aerobe Energiebereitstellung fanden deshalb zusätzliche Carnitingaben zunächst Anwendung bei Ausdauersportlern. Mittlerweile haben auch Bodybuilder ein großes Interesse an dieser Substanz entwickelt, weil sie durch eine verbesserte Fettsäureoxidation einen glukose- und proteinsparenden Effekt haben soll. Insbesondere in Wettkampfperioden wird Carnitin deshalb sehr oft supplementiert.

Eine Betrachtung der bisher zu diesem Thema vorliegenden Studien kann jedoch die vermutete ergogene Wirkung Canitins nicht bestätigen. Das liegt im wesentlichen an folgenden zwei Punkten:

- Eine überschießende orale Zufuhr von Carnitin ist weder dazu in der Lage, die Carnitinkonzentration in der Muskulatur noch überhaupt wesentlich zu steigern.
- Die Carnitinkonzentration in der Muskulatur verringert sich zwar durch den Einfluß körperlicher Belastung, diese Reduktion ist jedoch durch einen Verdünnungseffekt erklärbar, der durch Wassereinlagerung in die Muskulatur als Folge der Belastung zustande kommt. Da es aufgrund körperlicher Belastung offensichtlich nicht zu maßgeblichem Carnitinverbrauch kommt, ist nicht zu sehen, warum Sportler eine zusätzliche Carnitinzufuhr benötigen sollten.

Eine leistungssteigernde Wirkung ist Carnitin aufgrund der vorliegenden wissenschaftlichen Erkenntnisse in eindeutiger Weise nicht zuzuschreiben. Da es in der Praxis aber sehr schwer ist, Athleten die Substanz, an die sie glauben abspenstig zu machen, sollte bei einer Einnahme von Carnitin folgendes beachtet werden:

- Wenn man von leistungssteigernden Wirkungen des Carnitins spricht, so ist immer L-Carnitin gemeint. D-Carnitin hat beinahe gegensätzliche Wirkungen von L-Carnitin. Bei Carnitinkonzentraten sollte deshalb unbedingt auf eine sehr hohe Reinheit des L-Carnitins geachtet werden. Liegt keine Reinheitsangabe dem zu verwendenden Präparat bei, so ist von einer Einnahme auf jeden Fall abzusehen.
- In den bisher erfolgten Studien sind meist Tagesdosen von ca. 2–5 g pro Tag eingenommen worden. Diese Mengen sollten nicht überschritten werden, weil Überdosierungserscheinungen noch nicht hinreichend untersucht worden sind. Auch wenn beobachtet wurde, daß relativ hohe Dosen sich ähnlich wie etwa im Falle der wasserlöslichen Vitamine einfach im Urin wiederfanden, kann eine toxische Wirkung großer Mengen L-Carnitins heute nicht verneint werden.

Die Dauer der zusätzlichen Zufuhr sollte einige Tage bis Wochen nicht überschreiten. Wie bei fast allen Zusatzpräparaten sollte man also gewisse „Kuren" einhalten und sich am besten auf Wettkampfperioden beschränken.

Carnitin findet sich in natürlichen Nahrungsmitteln hauptsächlich in Molkereiprodukten und in rotem Fleisch. Durch diese Quellen deckt selbst ein Leistungsbodybuilder seinen Bedarf an Carnitin ab. Falls in Diätphasen ein Mangel an Carnitin entstehen sollte, könnte eine Supplementierung in der Tat jedoch helfen. Die Ursache des Mangelzustandes, nämlich die einseitige Ernährung, kann dadurch jedoch nicht ausgelöscht werden. Und so wird die Carnitingabe zwar wahrscheinlich den Carnitinmangel beheben können; allerdings wird ein Carnitinmangel nur die Spitze eines umfassenden Mangelsyndroms sein, das nicht aus der in einer Diätphase klarerweise eingeschränkten Nahrungszufuhr in natürlicher Weise resultiert.

Es muß nochmals betont werden: Supplements können eine mangelhaft gestaltete Ernährung nur bedingt aufwerten! In diesem Sinne sollten viele weitere von der Supplementindustrie hochstilisierte, aus körperlichen Stoffwechselzusammenhängen förmlich herausgerissene Einzelstoffe wie Carnitin bewertet werden und nicht in konzentrierter Form eingenommen werden. Die konzentrierte Zufuhr von Aminosäuren in ihrer Gesamtheit als Vertreter von „Baustoffen" ist eine aus der Natur des Bodybildingsportes folgende, konsequente Maßnahme. Dagegen stellt die Gabe etwa zusätzlichen Lecithins zur „Ankurbelung" des Fettstoffwechsels auch in Diätphasen baren Unsinn dar.

2.3.6 Stimulatoren einer erhöhten Wachtstumshormonausschüttung

Wachstumshormone haben die altbekannten Steroide auf höchstem sportlichen Niveau wahrscheinlich bereits vom Platz eins der Drogenliste verdrängt, und so ist es nicht verwunderlich, daß auch nach erlaubten Substanzen gesucht wird, die einen natürlichen Ersatz für das sehr teure Wachstumshormon darstellen.

Bevor man sich für die Anwendung irgendeines HGH-Stimulators entscheidet sollte man sich aber zunächst einmal fragen, was der Einsatz einer solchen Substanz überhaupt bezwecken soll.

Die bekannten und immer auch sehr tragischen Fälle von Menschen, die an einer Funktionsstörung der Hirnanhangdrüse leiden (litten!) und infolgedessen ein gestörtes Körperwachstum zeigen, sind der eigentliche Ansatzpunkt für HGH-Fürsprecher. Die Betroffenen sind oftmals weit über zwei Meter groß, haben anormal große Hände und Füße, entartete Gesichtszüge und Knochenvorsprünge, übergroße Ohren und Nasen und ... sie sind i.d.R. sehr muskulös und stark.

Am Ende der Liste steht also auch etwas, das Wachstumshormone interessant macht. Tatsächlich kommt bei diesen Menschen oftmals eine extrem entwickelte Muskulatur ins Spiel, die in Verbindung mit dem fettreduzierenden Effekt von Wachstumshormonen wohl zuerst einmal jeden Bodybuilder hellhörig werden läßt.

Zur Wirkungsweise von Wachstumshormonen muß noch angemerkt werden, daß sie in injizierbarer Form nur in Verbindung mit einem niedrigen Blutzuckerspiegel anabol wirsam sind. Der genaue Mechanismus dessen ist nicht bekannt. Unter Sportlern gilt, daß man HGH nur in Verbindung mit Insulin anwenden sollte, was ja mittelbar den Blutzuckerspiegel verringert.

Es ist übrigens interessant, die beinnahe universelle Fähigkeit des Körpers, sich anzupassen auf diesen Zusammenhang mit Insulin zu beziehen. Hohe Mengen von Wachstumshormonen im Körper gehen nämlich mit dem erhöhten Risiko, an Diabetes zu erkranken, einher. Theoretisch gesehen kann man die erhöhten HGH-Mengen als den Körper belastende Störgröße betrachten, deren Wirksamkeit es einzudämmen gilt, weil ja die erhöhten Mengen selbst zumeist aufgrund eines Defektes im endokrinen System nicht zur Disposition stehen. Als Anpassungsreaktion (Schutzreaktion!) wird die die Störgröße begünstigende Wirkung Insulins beschnitten. Wer weiß, wie gefährlich das Fehlen von Insulin für Diabetiker ist, wird ahnen können, daß der Körper das unnatürliche Vorhandensein von Wachstumshormonen als massive Bedrohung ansieht. Wer in Betracht zieht, daß Menschen mit der angesprochenen Überfunktion der Hirnanhangdrüse oftmals mit 30 oder 40 Lebensjahren sterben, auf jeden Fall aber eine erheblich verringerte Lebenserwartung gegenüber Normalmenschen haben, der mag auch ahnen, daß man mit Wachstumshormonen nur in Horror-Filmen, nicht aber in der Sportpraxis arbeiten sollte.

Deshalb und weil Wachstumshormone die Mobilisierung von Fettsäuren ankurbeln, sind Wachstumshormone vor allem in Diätphasen populär.

Die mit Abstand potenteste Substanz zur Anregung der körpereigenen HGH-Ausschüttung ist das A-P-L (Argininpyroglutamat und Lysin). Diese hat die klassische Aminosäureanwendung unter Einbeziehung vor allem von Arginin und Ornithin beinahe vollständig vom Markt verdrängt. Die Einnahme von A-P-L kann über einen kurzen Zeitraum, z.B. in der letzten Phase der Wettkampfvorbereitung als begleitende Maßnahme, erfolgen. Es gilt wie immer, daß die Einnahme auf nüchternen Magen zu erfolgen hat, damit die für die Substanz benötigten Trägersysteme nicht durch andere (Eiweiß-)Nahrung blockiert werden.

Was man auch immer letztlich durch die Steigerung der körpereigenen Produktion irgendeines Hormones erreichen möchte, man vergesse nicht, daß in diesem Falle die Hormone nur eine Mittlerfunktion zwischen Reizen und Reizumsetzung übernehmen.

Es mag zwar möglich sein, daß die Reizumsetzung bei relativ erhöhter Ausschüttung irgendeines Hormones effizienter abliefe, was dann einer Nettoerhöhung des Reizes entspräche; es fragt sich jedoch, ob durch das Aus-der-Reihe-Treten dieses einen Hormons die Reizanpassung nicht letztlich sabotiert wird. Man könnte es auch so formulieren: Der menschliche Körper ist es seit Urzeiten gewohnt, sich an äußere Reize anzupassen, und es ist davon auszugehen, daß die Techniken, derer er sich dabei bedient, weit ausgereift sind. Eine Manipulation, die vom bescheidenen Geist eines ehrgeizigen Menschen gesteuert wird, wird diese Techniken kaum aufzuwerten wissen.

Nimmt man diese letztgenannte Aussage als Grundlage weiterer Überlegungen, dann kann man jemandem, der z.B. A-P-L benutzt, einen groben strategischen Schnitzer nachsagen, denn auf einem hohen Entwicklungsniveau dreht es sich nicht weiterhin um eine mit hohem Aufwand geführte Weiterentwicklung auf ein noch höheres Niveau, sondern darum, andere Größen an dieses Niveau anzugleichen bzw. Störgrößen zu beseitigen. Hat diese Person wohl parallel zur durch A-P-L zeitweise erreichten 700prozentigen Steigerung der HGH-Werte ihren stressigen und substanzzehrenden Beruf an den Nagel gehängt?

2.3.7 Alkoholkonsum

Im ersten Kapitel dieses Buches wurde sehr ausführlich darauf eingegangen, daß die sportliche Leistungsfähigkeit nicht nur durch das Nutzen produktiver Maßnahmen, sondern besonders auch durch das Ausgrenzen leistungsmindernder Größen bestimmt wird. Als eine solche muß unbedingt der Genuß von Alkohol gesehen werden. Alkoholkonsum ist in der heutigen Zeit so verbreitet, daß Alkohol an der Gesamtenergieaufnahme im Mittel bereits zu 10% beteiligt ist.

Die weit verbreitete Unsitte, regelmäßig große Mengen dieser Droge zu konsumieren, ist natürlich nicht einfach auf erfolgreiche Sportler zu übertragen, weil mit Recht davon ausgegangen werden kann, daß diese nur unter weitgehendem Verzicht auf Alkohol ihr hohes Leistungsniveau erreicht haben können. Es erscheint dennoch sinnvoll, die Wirkung von Alkohol etwas genauer unter die Lupe zu nehmen.

Alkohol wirkt schon in sehr geringen Mengen toxisch, und besonders dann, wenn es in anstrengenden Trainingsphasen um eine Optimierung des Nährstoffhaushaltes geht, vermag Alkohol jegliche Trainingsanstrengungen sehr effektiv zu sabotieren: Alkohol behindert die Wirksamkeit bzw. die Resorption von wenigstens allen B-Vitaminen, den fettlöslichen Vitaminen A und D, von Vitamin C und von den Mineralstoffen Calcium, Magnesium, Selen, Zink und Eisen.

Alkohol wirkt durch die Hemmung der Produktion von antidiuretischem Hormon (ADH) entwässernd. Der Konsum von 10 g Alkohol bedeutet einen Flüssigkeitsverlust von ca. einem viertel Liter. (Aus diesem Grund ist es sehr wichtig, falls überhaupt, Alkohol mit gehörigem Abstand zum Training zu konsumieren!)

Alkohol sorgt dafür, daß Testosteron im Körper wenigstens zwei- bis fünfmal so schnell abgebaut wird wie unter normalen Umständen. Weiterhin scheint die Produktion von Testosteron direkt in den Hoden blockiert zu werden. Außerdem wird durch Alkoholgenuß der Cortisolspiegel angehoben. (Cortisol ist in mehrerlei Hinsicht ein direkter Gegenspieler von Testosteron.)

- Alkohol schwächt die Wirksamkeit von Wachstumshormon.
- Alkohol hemmt die Proteinsynthese.
- Alkohol verringert das Koordinationsvermögen.

Als ganz wichtig muß angesehen werden, daß Alkohol die Bereitstellung von Fett zur Energieproduktion hemmt (das ist insbesondere in Diätphasen wichtig). Da auch die Gluconeogenese gehemmt wird, ist Alkohol bei geringer Kohlenhydratzufuhr für einen sehr niedrigen Blutzuckerspiegel verantwortlich.

Das bisher Gesagte hat zwar weder Anspruch auf Vollständigkeit, noch kann man irgendwelche quantitativen Zusammenhänge erkennen. Jedoch zeigt diese kurze Auflistung sehr markant auf, wie groß der Preis für ein wenig Genuß und Heiterkeit sein kann.

Gelegentlich wird angeführt, daß der Konsum von beispielsweise einem täglichen Glas Bier oder Wein vor Herz- und Kreislauferkrankungen schützen soll. Die Resultate der entsprechenden Studien werden erstens nicht unkritisch betrachtet und zweitens sind sie immer mit „Normalpersonen", also keineswegs mit Leistungssportlern durchgeführt worden. Bei diesen scheint eine genannte Erhöhung des HDL-Cholesterins im Blut nämlich kaum möglich, weil sie ohnehin diesbezüglich schon sehr gute Werte aufweisen und der Einfluß des Alkohols einfach zu gering ist.

Ein genereller Verzicht auf Alkohol muß natürlich auch beim ambitionierten Sportler nicht unbedingt Pflicht sein, aber zumindest ist es nicht mit der sportlichen Aktivität zu vereinen, Alkohol als handfeste Rauschdroge einzusetzen. In diesem Zusammenhang ist besonders bei sozialen Anlässen ein hohes Maß an Disziplin gefragt.

Die negativen Auswirkungen des Alkoholgenusses lassen sich in Grenzen halten, wenn der Alkohol immer mit den Mahlzeiten konsumiert wird. Weiterhin sollte ein gehöriger Abstand zum Training eingehalten werden. Am besten wäre es sicherlich, wenn Alkohol nur an trainingsfreien Tagen getrunken würde. Allerdings ist auch hier wieder zu sehen, daß erst größere Mengen größeren Schaden anrichten.

Wer wochentags trainiert, um dann am Wochende eine „Alkoholpause" einzulegen, verschenkt die Möglichkeit, sich in einer verdienten Pause überschießend zu erholen. In diesem Sinne ist ein nicht sinnvoll genutztes Wochenende eine verschenkte Woche!

DIE ERNÄHRUNG

▶ Abschnitt 2.4: Nahrungszufuhr in den jeweiligen Trainingsphasen

2.4.1 Masseaufbauphasen

Die Inhalte der Nahrungszufuhr in Masseaufbauphasen sollte primär an die natürliche Forderung nach einer **energetischen Überversorgung** des Körpers angelehnt sein.

Aufgrund der spezifischen Wirkung der Makronährstoffe muß auch herausgestellt werden, daß für den Aufbau von Muskelsubstanz **Protein** als Baustoff nötig ist. Es hat sich in der Praxis bewährt, dem Körper an Trainingstagen eine Menge von etwa 2–3 g pro Kilogramm Körpergewicht zuzuführen. Aus der Tatsache, daß der Körper pro Mahlzeit nur eine begrenzte Proteinmenge aufnehmen kann, resultiert die Forderung nach einem **häufigen Verzehr relativ kleiner Mahlzeiten**. Man sollte dabei darauf achten, in Masseaufbauphasen **niemals ein echtes Hungergefühl** zwischen zwei Mahlzeiten entstehen zu lassen. (Muskelaufbau ohne Fettaufbau ist eine schwächere Form der unrealistischen Forderung nach Fettabbau und Muskelaufbau!)

Mit der hohen Proteinzufuhr sollte immer auch eine **hohe Wasserzufuhr** zwecks Entlastung bzw. Schutzes der Nieren einhergehen.

Da in Masseaufbauphasen natürlich das Interesse besteht, Muskelsubstanz und eben nicht Fett aufzubauen, sollte nur **wenig Fett** in der Nahrung enthalten sein. Es ist schwierig, diesbezügliche Empfehlungen zu geben, weil die tolerierbaren Fettmengen stark vom vorliegenden Körpertyp (neigen Sie zu Fettansatz?) und dem insgesamt vorliegenden Bewegungsumfang (vor allem Berufstätigkeit, sonstige Aktivitäten) abhängen. Für die meisten Männer sollte eine Zufuhr von 100 g Fett pro Tag eine Marke darstellen, die besser nicht überschritten werden sollte. Frauen sollten sich mit vielleicht 50–75 g pro Tag zufriedengeben.

Es ist in Masseaufbauphasen sehr wichtig, immer für eine hohe bis **sehr hohe Kohlenhydratzufuhr** zu sorgen. Wenn die Muskelglykogenspeicher gefüllt sind, ist die Basis für intensive und Muskelaufbau stimulierende Trainingseinheiten gegeben. Durch eine hohe Kohlenhydratzufuhr besteht die Möglichkeit, die Glykogenspeicher besser zu nutzen als dies bei normaler Nahrungszufuhr der Fall wäre. (Im Normalzustand beträgt der Glykogengehalt der Muskulatur ca. 15 g pro Kilogramm Muskulatur. Bei hoher Kohlenhydratzufuhr kann dieser Wert leicht auf 20 g ansteigen. Die Differenz dieser beiden Werte kann den Unterschied zwischen Stagnation und Fortschritt ausmachen.)

Aus demselben Grund, aus dem die Fettzufuhr relativ gering sein sollte, sollte auch die Zufuhr von weißem Zucker begrenzt werden. Es spricht allerdings nichts dagegen, gezuckerte Produkte ergänzend zu essen, wenn nur gleichzeitig **viel hochwertige Nahrung** konsumiert wird.

Wie immer ist es wichtig, hauptsächlich **unverarbeitete Nahrungsmittel** zu konsumieren, damit auch die Mikronährstoffe in ausreichenden Mengen dem Körper zugeführt werden. Aus demselben Grund ist es nötig, sich **vielseitig** zu ernähren. (Gemüse, Obst und Obstsäfte sollten genauso zum täglichen Speiseplan gehören wie Fisch, Fleisch, Eier, Milch und Milchprodukte und natürlich Vollkornprodukte.)

Wann immer möglich sollte man versuchen, **Flüssignahrung** zu konsumieren, weil in Masseaufbauphasen die erzielbaren Fortschritte oftmals von der begrenzten Kapazität des Verdauungssystems begrenzt werden. Aus demselben Grund sollte die Zufuhr von Ballaststoffen in Grenzen gehalten werden. (Es sollen eben nicht nur Vollkornprodukte gegessen werden. Auch die Zufuhr von Gemüse und Obst darf nicht ausufern.)

Was Nahrungskonzentrate angeht, so sollten Multi-Vitamin- und Mineral-Präparate sowie Proteinpulver die erste Wahl darstellen.

Um die gegebenen Empfehlungen etwas zu veranschaulichen, wird nun anhand eines Beispiels die Nahrungszufuhr an einem typischen Trainingstag dargestellt. Die gemachten Mengenangaben sind zwar eigentlich unsinnig, weil sie sich an keinem vorab vereinbarten Fall orientieren, aber sie dienen der Veranschaulichung. Dagegen können die angegebenen Relationen sicherlich im wesentlichen beibehalten werden.

7.00 Uhr: Erste Mahlzeit, direkt nach dem Aufstehen
100 g Vollkorn-Getreideflocken (oder Müsli)
150 g Magerquark
300 ml fettarme oder entrahmte Milch
1 Eßl. Kakao oder Honig
0,3 l ungezuckerter Orangensaft
Vitamin-Mineral-Präparate

oder 100 g Vollkorn-Getreideflocken
1–2 Eßl. Proteinpulver oder Weight-Gain
0,5 l Magermilch
1 Banane oder 1 Apfel
Vitamin-Mineral-Präparate

oder 150–200 g Vollkornbrot
50–100 g Fleischaufschnitt (max. 10% Fett)
50–100 g magerer Käse (max. 20% Fett i. Tr.)
1 Tomate
0,3 l Orangensaft
1 Banane oder Apfel
Kaffee

oder Omelett aus 10 Eiweiß, 2 Eigelb, Zwiebeln, Dosengemüse, Champignons
100 g Vollkornbrot
0,3 l Milch
ungezuckerter Fruchtsaft oder Kaffee

10.00 Uhr: Zweite Mahlzeit, Zwischenmahlzeit
150 g Thunfisch aus Dose (immer in Wasser!)
1 Tomate
1 Paprikaschote
2–4 handelsübliche Müsliriegel à ca. 25 g
Mineralwasser

oder mehrere Scheiben Vollkornbrot, belegt
0,5 l handelsübliches Kakaogetränk
1 Banane oder 1 Apfel

oder 200 g Puten- oder Hühnerbrust
50–100 g Reis mit Zwiebeln und Dosengemüse
Gemüsesaft

oder 100 g Magerquark
2–3 Eßl. Weight Gain
0,3 l Milch
1 Banane oder 1 Apfel

oder 250 g Magerquark
100 g Reis
250 g Ananas aus Dose
Mineralwasser

13.00 Uhr: Dritte Mahlzeit, Mittagessen
Kantinenmahlzeit
0,5 l handelsübliches Kakaogetränk oder Fruchtmilch

oder 200 g Geflügelbrust
500 g Kartoffeln oder 100 g Reis
250 g Gemüse
Wasser

oder 400 g Pommes Frites (Backofen!), fettreduziert
200 g fettreduzierte Würstchen
250 g Broccoli
Mineralwasser

oder selbstgemachte Pizza mit
 – max. 50 g Käse
 – Thunfisch
 – Paprika, Pilzen, Zwiebeln, Erbsen, etc.
Mineralwasser o. ungezuckerter Fruchtsaft

oder 150 g Spaghetti
200 g Tatar
Tomatensoße
Wasser oder ungezuckerter Fruchtsaft

oder 200 g Geflügel- oder Rindergulasch
Nudeln, Reis oder Kartoffeln
Erbsen, Bohnen oder Blumenkohl
Mineralwasser

oder 3–4 Fast-Food-Hamburger, ohne Dressing
0,5 l ungezuckerter Fruchtsaft

15.45 Uhr: Snack vor dem Training
Proteinshake

16.00 Uhr Training
0,5–1,5 l Mineralwasser

18.00 Uhr: 50–100 g Kohlenhydrate, evtl. geringe Proteinmengen aus z.B.
 – handelsübliche Fruchtmilch, Stück Obst
 – in gezuckertem Fruchtsaft gelöste Cornflakes
 – Kohlenhydrat- oder Weight-Gain-Getränk
  außerdem: 0,5 l elektrolytreiche Flüssigkeit

19.00 Uhr: Vierte Mahlzeit, Abendessen
2 Eier
200 g Vollkornbrot
magerer Geflügelaufschnitt
Käse 20% Fett i.Tr.
Tomate, Gurke
ggfs. Mineral-Vitamin-Präparat

oder 250 g Fleisch, Geflügelbrust oder Tatar
200 g Brot o. 400 g Kartoffeln o. 100 g Reis
250 g Gemüse
Mineralwasser
ggfs. Mineral-Vitamin-Präparat

oder 100 g Quark
100 g Reis
1–2 Eßl. Proteinpulver
Ananas aus Dose
0,3 l Milch
Mineralwasser
ggfs. Mineral-Vitamin-Präparat

22.00 Uhr: Snack vor dem Schlafengehen
hochprozentiger Proteinshake oder Quark-Obst-Getränk

Diese exemplarische Auflistung stellt natürlich noch längst keine vollständige Ernährungsgrundlage dar, dennoch zeigt sie, daß keineswegs immer nur Fisch und Reis verzehrt werden müssen.

Sehr wichtig sind der Kohlenhydratsnack direkt nach dem Training und die sich daran anschließende, sehr proteinreiche Mahlzeit danach.

Es ist immer zu bedenken, daß es kein Nahrungsmittel gibt, daß alle wachstumsrelevanten Nahrungsbestandteile in optimaler Kombination enthält. Es ist deshalb wichtig, nochmals auf die Bedeutung einer abwechslungsreichen Kost hinzuweisen.

Die Mineral-Vitamin-Präparate dürfen nicht zusammen mit Kaffee oder Tee eingenommen werden, weil dann die Aufnahme z.B. von Eisen behindert werden könnte.

Menschen, die sehr schwer an Masse zunehmen, sog. „Hardgainer", die gewöhnlich auch einen sehr niedrigen Körperfettanteil haben, sollten nicht davor zurückschrecken, pro Tag ca. 150 g Schokolade, Käse, Kuchen o.ä. zusätzlich zu verzehren. Gezuckerte Milchgetränke mit Magermilch sind ebenfalls zu empfehlen. Es ist jedoch wichtig, diese Nahrungsmittel immer mit den Mahlzeiten aufzunehmen.

Wer große zeitliche Probleme bei der Nahrungsaufnahme zu bewältigen hat, der wird nicht umhinkommen „aus der Dose" zu leben. Es ist dann übrigens sehr empfehlenswert, hochprozentige Proteinkonzentrate mit Babynahrung zu kombinieren! In dieser Kombination liegt die Möglichkeit, sich hochwertig zu ernähren und somit mögliche Nährstoffdefizite durch den Verzehr von zuviel Fast-Food relativ sicher auszuschließen. Man bedenke jedoch, daß Babynahrung recht teuer – obwohl preiswerter als Sportkonzentrate – und oftmals auch recht fetthaltig ist.

2.4.2 Fettreduktionsphasen

Die Nahrungsaufnahme in Fettreduktionsphasen zeichnet sich dadurch aus, daß dem Körper weniger Energie zugeführt werden soll als er verbraucht. Dieser zu Masseaufbauphasen gegensätzliche Anspruch bedeutet jedoch nicht, daß in Definitionsphasen ein auf alle Aspekte der Ernährung zu beziehender Weg eingeschlagen werden müßte, der keine Gemeinsamkeiten mehr mit Massephasen zuließe. Im Gegenteil! Beispielsweise muß auch in Definitionsphasen die Proteinzufuhr sehr hoch sein, damit die Muskelsubstanz zwar nicht weiter aufgebaut, wohl aber erhalten werden kann.

Obwohl jetzt noch weitere, konkrete Inhalte einer Fettabbaudiät genannt werden könnten, muß gesagt werden, daß die Betrachtung der Nahrungszufuhr in Fettreduktionsphasen nur oberflächlich wäre, wenn nicht auch gleichzeitig das Training betreffende Zusammenhänge eingehender als in Masseaufbauphasen betrachtet würden. Aus diesem Grunde muß an dieser Stelle auf die spätere Betrachtung der Wettkampfvorbereitung verwiesen werden.

Im Rahmen der Wettkampfvorbereitung wird eingehend diskutiert werden, wie sich die nur schwer miteinander zu vereinbarenden Zielsetzungen des Fettabbaus und des gleichzeitigen Muskelerhaltes zusammenführen lassen. Im Zusammenhang mit der Wettkampfvorbereitung werden auch nicht an Wettkämpfen Interessierte bezüglich des Fettabbaus die nötigen Informationen erhalten.

2.4.3 Stabilisierungsphasen

Später wird in Verbindung mit der Besprechung des Trainings nicht nur zwischen Fettab- und Muskelaufbauphasen unterschieden werden. Desweiteren wird explizit auch noch mit „Stabilisierungsphasen" (oder auch „Stagnationsphasen") gearbeitet werden, in denen ein schlichter Leistungserhalt angestrebt wird. Man könnte diese Trainingsphasen auch als relative Erholungsperioden bezeichnen, in denen es relativ leicht fällt, ein körperliches Gleichgewicht dynamischer Art aufrechtzuerhalten.

Da diese Perioden leicht durch eine Kombination der Inhalte des Muskelauf- und des Fettabbaus zumindest ernährungsbezogen erfaßbar sind, wird auf eine geschlossene Diskussion dieser weniger anspruchsvollen Phasen verzichtet.

Abschnitt 2.5: Tips für die Zubereitung und den Umgang mit Nahrungsmitteln

Die Nahrungsaufnahme eines Bodybuildingsportlers ist oftmals durch Streß und einen hohen Zeitaufwand gekennzeichnet. Das liegt an der zu verzehrenden Menge, die die Nahrungsmenge eines Nichtsportlers nicht nur wegen eines erhöhten Energiebedarfes, sondern auch wegen der Bevorzugung fettarmer, also energetisch gesehen niedrig dichter Nahrungsmittel, übersteigt. Darüberhinaus ist von großer Bedeutung, daß Bodybuilder gewöhnlich einen relativ festen Zeitplan einhalten und in dessen Rahmen meist im Turnus von maximal drei Stunden essen müssen.

Die zeitlichen Vorgaben bei der Nahrungsaufnahme machen es nötig, mit planerischer Umsicht die einzelnen Mahlzeiten eines Tages zu betrachten. Es ist wichtig, daß beispielsweise bei der Arbeit nicht plötzlich gehungert werden muß, weil etwas Eßbares derzeit nicht verfügbar ist; auch müssen die Mahlzeiten auf den wahrscheinlich relativ feststehenden Trainingstermin ausgerichtet werden.

Es hat sich bewährt, entweder früh morgens oder am Abend des zurückliegenden die einzelnen Mahlzeiten des vorliegenden Tages zu planen und die jeweiligen Portionen zuzubereiten. Hierbei sind vor allem das Kochen von Reis und Fleisch, aber auch das Portionieren von Dosennahrung, Müsli, Quark etc. gemeint. Da hierbei ein erheblicher Aufwand betrieben werden kann, sollte man sich genau überlegen, was wirklich nötig ist. Wenn in einem leicht erreichbaren Geschäft Getränke zu vertretbaren Preisen erhältlich sind, dann macht es keinen Sinn, sich mit etlichen Flaschen Mineralwassers o.ä. zu „bewaffnen".

Auch ist es oftmals möglich, seinen Proteinbedarf weitestgehend durch den Verzehr beinahe überall preiswert erhältlicher Milchprodukte zu decken, wobei diese gut mit selbstgebackenen oder gekauften (und zumeist weit fetteren!) Müsliriegeln oder Backwaren ergänzt werden können. Auch Obst kann beinahe überall gekauft werden.

Problematisch ist bei Berufstätigen oftmals die eigentlich einzuhaltende Pausengestaltung. In einer 15minütigen Arbeitsunterbrechung kann man natürlich nicht erst weite Wege zurücklegen, bevor man etwas zu essen erhält. In einem solchen Fall ist es fast unumgänglich, von zu Hause mitgebrachte Nahrung zu verzehren.

Falls die regulären Pausen mit zu großem Abstand zueinander gehalten werden müssen, ist es wichtig, während der eigentlichen Arbeitszeit sehr schnell einen kleinen Snack zu sich nehmen zu können. Hier bietet sich Flüssignahrung an, die, falls nötig, leicht binnen einer Minute verzehrt werden kann. Ein klassisches Getränk dieser Art besteht aus einer Banane (oder Dosenananas), Haferflocken, Milch, Quark und eventuell weiterhin aus Honig oder Kakao, wobei all dieses im Mixer vermengt wird. Natürlich können ähnliche Mixturen auf der Basis von Fruchtsäften kreiert werden. Zu guter Letzt bleibt immer noch die Möglichkeit, Protein- und Weight-Gain-Drinks zu sich zu nehmen.

In Diätphasen hat man zwar das Glück, weniger als in Masseaufbauphasen essen zu müssen, jedoch wird dieser Vorteil gleich dadurch wettgemacht, daß Reis zumeist ein unverzichtbarer Nahrungsbestandteil einer Diät ist. Reis enthält zwar wenig Fett, aber erstens muß er im Gegensatz z.B. zu Haferflocken gekocht werden und zweitens dauert es recht lange, Reis zu essen.

Damit man nicht den ganzen Tag in der Küche zu stehen braucht (falls dazu überhaupt die nötige Zeit vorhanden ist), sollte man Reise alle 24 oder 48 Stunden in recht großen Mengen kochen und in einem Kühlschrank in einem angemessenen Behältnis aufbewaren. Ebenso sollte man es mit Eiern, die zweckmäßigerweise sehr hart gekocht werden sollten (leider werden sie dadurch schwerer verdaulich als weichgekochte, jedoch steigt dafür die Dauer der Haltbarkeit), machen.

Fleisch und Fisch sollten ebenso wie Gemüse täglich gekocht werden. In den meisten Fällen wird es am besten sein, den Verzehr von Gemüse auf die erste und letzte Mahlzeit des Tages zu beschränken, so daß ein Verzehr direkt nach der Vorbereitung möglich ist.

Neben Fragen der zeitlichen Verfügbarkeit von Nahrungsmitteln sind natürlich auch solche, die die Nahrungsqualität betreffen, ein bodybuildingspezifischer Problemkreis. Es sollte darauf geachtet werden, daß eigentlich vermeidbare Qualitätsverluste nicht wie selbstverständlich hingenommen werden. Z.B. sollte man besonders saure Dosennahrung sofort nach dem Öffnen der Dose in ein verschlossenes Glasgefäß umfüllen, so daß sich aus dem Doseninnern keinesfalls irgendwelche Schwermetalle zu lösen drohen. Auch ist es wichtig, größere Nahrungsportionen nicht andauernd aufzuwärmen, obwohl nur ein Teil des Aufgewärmten benötigt wird.

DIE ERNÄHRUNG

Die Hochwertigkeit eines Nahrungsmittels entscheidet sich zumeist schon bei der Lagerung vor dem Verzehr oder der Zubereitung. Das beste Gemüse kann zu einem großen Teil entwertet werden, wenn es zu lange Licht und zirkulierender Luft ausgesetzt wird. Gewöhnlich ist der Kühlschrank (oder das Gefrierfach) der beste Lagerort überhaupt, und es ist allemal lohnend, sich ein Gerät von angemessener Größe zuzulegen, falls derzeit noch keines verfügbar ist. Oftmals wird sogar der Arbeitgeber nichts gegen eine solche Anschaffung einzuwenden haben.

Beim Kochen ist es wichtig, die nötigen Garzeiten nicht weit zu überschreiten, weil viele Nährstoffe, insbesondere Vitamine, oftmals hitzeempfindlich sind. Beim Dünsten ist es wichtig, vor allem Gemüse nicht übermäßig zu „wässern", und auch um des Jodgehaltes willen sollte man Fisch nur in wenig Wasser zubereiten.

Man sollte sich generell einprägen, Wasser (als Lösungsmittel für Nährstoffe, benötigt auch für Weiterentwicklung von Mikroorganismen), Luft (oxidative Wirkung), Licht (energiereiche elektromagnetische Strahlung) und Wärme (beschleunigt chemische Reaktionen) so weit wie möglich von Nahrung fernzuhalten!

Damit man nicht den größten Teil seiner Freizeit neben dem Aufenthalt in der Küche mit Einkäufen verbringt, sollte man auch die „Nahrungsbeschaffung" gut planen. Haferflocken, Reis, Konserven und Tiefkühlprodukte (eine große Tiefkühltruhe ist für einen von Zeitnot geplagten Sportler von großem Nutzen!) kann man lange lagern, weshalb nichts gegen den gelegentlichen Kauf sehr großer Mengen spricht. Aufschnitt, Brot (kann man auch einfrieren!), Käse, Quark, Milch und Eier lassen sich mit Abstrichen lagern. Derartige Produkte kann man z.B. einmal pro Woche kaufen. Dagegen sollte man Obst, Gemüse und Frischfleisch eher zwei- bis dreimal pro Woche einkaufen.

Übrigens, mageres Hackfleisch kann man gut in großen Mengen von sogar einigen Kilogramm kaufen, dann entsprechend portionieren und sofort im Anschluß daran einfrieren. Ebenso ist es mit Obst und Gemüse, das nur saisonal erhältlich ist.

Abschnitt 2.6: Zusammenfassung

Wenn dieser Abschnitt über die Ernährung des Bodybuildingsportlers einen Kerninhalt besitzt, dann handelt es sich gewiß um die Aussage, daß erst das kombinierte Zusammenwirken alller Nährstoffe eine optimale Wirkung einzelner Nahrungsbestandteile ermöglicht. Dieser Gedanke widerspricht der überholten, aber auch heute leider noch oft anzutreffenden Meinung, ein Bodybuilder habe einen sehr hohen Proteinbedarf und sonst sei da gar nichts mehr.

Protein ist nichts weiter als einer von drei Makronährstoffen, der im wesentlichen als Bausubstanz fungiert. Diese Bausubstanz kann jedoch erst dann vom Körper wie gewünscht verwendet werden, wenn ein entsprechender Reiz eingewirkt hat.

Für einen solchen, mit wachsendem Leistungsniveau immer schwerer bereitzustellenden Reiz müssen die energetischen Möglichkeiten des Körpers bis an die Grenzen gefordert werden. In einem kausalen Sinne sollte man deshalb zumindest bei Leistungssportlern der Energieversorgung an sich höchste Priorität zukommen lassen.

Man muß immer bedenken, daß die Qualität der Nahrung letztlich nicht durch Stärken, sondern durch Schwächen festgelegt wird! Damit ist gemeint, daß das Zusammenspiel einzelner Nahrungsbestandteile nicht dadurch verbessert wird, daß ein bestimmter Bestandteil im Übermaß vorhanden ist; sehrwohl macht sich aber der Mangel eines einzelnen Bestandteils als limitierend für das Zusammenwirken aller anderen bemerkbar.

Betrachtet man die gegenüber dem Nichtsportler erhöhten energetischen Bedürfnisse des Bodybuildingsportlers, und zieht man in Betracht, daß kein einziges Nahrungsmittel alle wesentlichen Bestandteile der Nahrung in optimalen Relationen bzw. überhaupt enthält, so kann man die bodybuildingspezifischen Ernährungsbelange in einer abstrakten Form leicht auf die beiden Schlüsselbegriffe **„Nahrungsvielfalt"** und **„Menge der Gesamtnahrung"** reduzieren.

KAPITEL 3

Das Training

DAS TRAINING

▶ Abschnitt 3.1: Trainingsprinzipien und Leitlinien

3.1.1 Allgemeine Gesichtspunkte

Das Training hat die Aufgabe, einen Reizimpuls dahingehend bereitzustellen, daß eine körperliche Veränderung im Sinne eines angestrebten Ziels erreicht werden kann.

Um dem Titel dieses Buches zu entsprechen, sind hier nur solche Veränderungen von Bedeutung, die – zumindest langfristig – eine Erhöhung der bodybuildingspezifischen Leistungsfähigkeit mit sich bringen.

Bestimmend für die Leistungsfähigkeit im Bodybuilding ist das Nebeneinander von Skelettmuskulatur und Körperfettanteil. Aus diesem Grunde muß das leistungssportlich orientierte Training eines Bodybuilders hauptsächlich darauf ausgerichtet sein, diese beiden körperlichen Parameter zu tangieren.

Häufig ist zu lesen, daß das Training hinsichtlich seiner Bedeutung für den Bodybuildingsport in Relation zur Ernährung, dem Schlafaufkommen, etc. gesetzt wird. Beispielsweise wird gelegentlich die Meinung vertreten, das Training sei z.B. zu etwa 50–60% für Erfolg oder Mißerfolg verantwortlich.

Eine derartige Quantifizierung ist jedoch nicht als sinnvoll zu bezeichnen, weil eine notwendige Normierung entsprechender Begrifflichkeiten nicht erreichbar ist. Folglich ist es auch nicht möglich, irgendwelchen Aspekten des Bodybuildingsportes – und auch nicht dem Training – in sinnvoller Weise Zahlenwerte zuzuordnen.

Richtig wäre es, zu sagen, daß ein der momentanen Leistungsfähigkeit und der gesteckten Zielsetzung Rechnung tragendes Training ebenso (!) für die Weiterentwicklung der sportlichen Leistung ein notwendiges Muß ist wie beispielsweise eine ebensolche Ernährung.

Das ist eine außerordentlich wichtige Unterscheidung! Die Angabe irgendwelcher prozentualen Zusammenhänge verwischt nämlich die inhaltliche Natur des Bodybuildingsportes. Falls jemand der Meinung ist, die Ernährung mache 30% dieser Sportart aus, so kann leicht der Eindruck erweckt werden, man könne die noch verbleibenden 70% erreichen, wenn man die Ernährung unter den Tisch fallen ließe. Das ist allerdings grundlegend falsch. Es ist wie in der Technik: Fehlt etwa bei einem Auto der Tank, so ist das Auto wertlos, d.h. in diesem Zustand als Auto nicht zu gebrauchen!

Wie bereits in früheren Abschnitten erläutert worden ist, beruht der Erfolg im Bodybuilding nicht auf der Durchführung isolierter Maßnahmen, sondern auf dem **gleichzeitigen** Zusammenwirken vieler unterschiedlicher Maßnahmengebiete, von denen jedes einzelne, also auch das Training, ebenso wichtig wie limitierend ist.

Kapitel 1 hat gezeigt, daß es für Leistungssportler unbedingt nötig ist, verfügbare Kapazitäten effizient einzusetzen. Und der dadurch entstehende Ökonomieanspruch auch an das Training ist nur dann erfüllbar, wenn im Training zielorientiert vorgegangen wird. Das Gegenteil dessen, also planloses Agieren, würde dazu führen, daß zu viele Maßnahmen mit geringer Effektivität einbezogen würden, was das Endresultat nur schmälern könnte.

Zielorientiert vorzugehen ist aber nur dann möglich, wenn man imstande ist, körperliche Reaktionen auf das Training vorwegzunehmen. Hierin zeigt sich, daß es im Training keineswegs nur darauf ankommen kann, einfach Gewichte zu bewegen. Man muß mit den Gewichten am besten in genau der Weise arbeiten, die unter Einbeziehung wichtiger körperlicher Merkmale nötig ist, wenn die gesteckten Ziele möglichst schnell erreicht werden sollen.

Vor der Betrachtung inhaltlich-technischer Aspekte des Trainings muß es folglich erst einmal darum gehen, körperliche Eigenschaften, an denen man im Rahmen der zu erzielenden Resultate einfach nicht vorbeisehen darf, darzustellen. Erst die Kenntnis dieser Qualitäten ermöglicht es schließlich, mit aller Konsequenz ein leistungsorientiertes Training durchzuführen.

Natürlich kann dabei keine physiologische Gesamtdarstellung des Menschen im Vordergrund stehen. Jedoch auch dann, wenn es zwischen einzelnen Menschen durch Alter, Geschlecht, Körpertyp, etc. vielfältige Unterscheidungsmöglichkeiten gibt, kann man einige körperliche Grundeigenschaften nennen, die bei allen Menschen zu finden sind. Diese Grundeigenschaften sind im Hinblick auf die Anpassung an körperliche Reize von der Sportwissenschaft eingehend untersucht worden, und man kann sie förmlich mit den daraus abgeleiteten Trainingsprinzipien identifizieren.

Die besagten Prinzipien werden gewöhnlich die „Prinzipien der allgemeinen Trainingslehre" genannt, und sie sollten unbedingt das Fundament einer jeden sportlichen Betätigung darstellen.

Im nächsten Unterabschnitt werden diese Prinzipien erläutert und z.T. auch erweitert. Nachdem man durch diese Prinzipien sozusagen das Gerüst der trainingstechnischen Aktivitäten abgesteckt hat – und wirklich erst dann – ist es an der Zeit, sich mit den Inhalten des Gewichtstrainings, d.h. mit den einzelnen Übungen, etc. zu beschäftigen.

3.1.2 Die Prinzipien der allgemeinen Trainingslehre

Viele Wege führen nach Rom! Dieser Ausspruch ist in vielen Fällen anwendbar, und auch im Bodybuilding hat er seine Berechtigung, weil man mit z.T. sehr unterschiedlichen Trainingsinhalten und -techniken erfolgreich auf dieselben Zielsetzungen zusteuern kann und diese dann auch zu erreichen vermag.

Bei einer äußeren Analyse des Trainingsgeschehens wird jedoch deutlich, daß das Training immer bestimmten Ansprüchen genügen muß, wenn es erfolgversprechend sein soll. Umgekehrt hat das Training diesen Ansprüchen genügt, wenn es Erfolge gebracht hat.

Ein Ausdruck dieser Ansprüche ist das für Leistungssportler ausgesprochen bedeutsame „Prinzip der Trainingsperiodisierung". Es besagt, daß sich Art und Ausmaß der Trainingsinhalte im Laufe einer längerfristigen Planung zyklisch ändern und Leistungsspitzen mit der Wettkampfperiode zusammenfallen sollten.

Die Periodisierung des Trainings wurde aus der Beobachtung entwickelt, daß es für den Körper nicht möglich ist, permanent ein maximales Leistungsniveau aufrechtzuerhalten. Der Versuch, dieses doch zu erreichen, führt unweigerlich zu einer sich aufstockenden Verarmung der physischen Reserven; als Resultat ergibt sich früher oder später ein Leistungseinbruch!

Das genannte Trainingsprinzip zielt auf die Vermeidung einer langfristigen Form körperlicher Überbeanspruchung ab. Diese Art des Übertrainings ist ausgesprochen unangenehm, weil es meist sehr schwerfällt, seine Ursachen zu ergründen bzw. es überhaupt wahrzunehmen. Das liegt daran, daß es sich hierbei um eine schleichende Entwicklung handelt, wobei bestimmte körperliche Merkmale in weniger ausgeprägter Form als bei einer über einen kurzen Zeitraum sich entwickelnden Überlastungserscheinung zutagetreten.

Es gibt bekanntlich viele verschiedene Ursachen für das Zustandekommen von Übertraining. Wenn die Ursache für das Übertrainingssyndrom vom Training ausgeht, d.h. also nicht in einem Mangel auf anderen Gebieten seine Ursache hat, dann kann man auf jeden Fall die Behauptung aufstellen, daß Übertraining das Resultat eines nicht sinnvoll gewählten, zeitlichen Aufeinanderfolgens der betreffenden Trainingsinhalte ist.

Einfach gesagt sind in diesem Fall die auf den Körper einwirkenden Reize zu stark als daß er sie verarbeiten könnte. Man kann das auch umformulieren, indem man sagt, daß die zwar in gewissem Umfang nötigen, sehr starken Trainingsreize nicht zumindest teilweise durch schwächere ersetzt worden sind. Das aber bedeutet, daß eine spezielle Form von Monotonie, nämlich – auf den betreffenden Zeitraum bezogen – insgesamt zu starke Trainingsreize das Übertraining verursacht haben.

Überträgt man dieses Verständnis von Monotonie auch auf insgesamt zu schwache Trainingsreize, die sicherlich auch nicht gerade sehr produktiv sind, dann kann man in einer Monotonie der Reizstärke des Trainings ganz allgemein einen ernstzunehmenden Feind der Bemühung um Leistungsverbesserungen sehen.

Das ist eigentlich nicht überraschend, denn der menschliche Körper sieht logischerweise nur dann die Notwendigkeit sich anzupassen, d.h. im speziellen sich hinsichtlich seiner Leistungsfähigkeit zu steigern, wenn er, gemäß der angestrebten, fortwährenden Leistungssteigerung, stetig in gewissen Relationen wachsenden und nicht gleichbleibenden, also monotonen oder sogar sinkenden Anforderungen ausgesetzt ist.

Im ersten Kapitel wurde dargelegt, daß sich produktive Trainingsreize immer am zum Zeitpunkt der Reizgebung vorhandenen Leistungsniveau messen. Erst dann, wenn zwischen Leistungsniveau und Leistungsanforderung ein angemessenes Verhältnis besteht, sind Leistungssteigerungen möglich. Will man sich permanent verbessern, dann ist eine permanente Verstärkung der einwirkenden Reize vonnöten (Das ist der Inhalt eines weiteren, sehr wichtigen Trainingsprinzips, nämlich des Prinzips der „ansteigenden Belastung").

Die absolute Stärke der Reize muß also kontinuierlich erhöht werden, und auch diesbezüglich kann aufrechterhalten werden, daß Trainingsreize nicht „monoton" sein dürfen.

Die Forderung nach somit in spezieller Weise „variablen" Trainingsreizen ist jedoch noch weitgehender. Aufgrund praxisnaher Erwägungen kann man getrost ausschließen, daß man permanent mit einem optimalen Reizvolumen oder einer optimalen Reizstärke arbeiten kann, weil ein Optimalwert nichts anderes als eine theoretische Idealisierung darstellt (Kapitel 1). Man wird also von Training zu Training immer wieder zu starke mit zu schwachen Reizen miteinander kombinieren müssen, weil ja ausschließlich zu starke Trainingsreize auf Dauer zu Übertraining führen und ständig zu schwache Trainingsreize sowieso keine Leistungssteigerungen zulassen. Da somit optimale Reizstärken nicht dauerhaft erbringbar sind, kann man tatsächlich die generelle Notwendigkeit variabler Reizstärken beim Training festhalten.

DAS TRAINING

An dieser Stelle ist es von Bedeutung, das im ersten Kapitel über die Effizienz des Trainings Gesagte zu bedenken.

Unter Verwendung der dort benutzten Terminologie könnte man sagen, daß man sehr viele verschiedene produktive Maßnahmen in das Trainingsgeschehen einbinden sollte. Offensichtlich kann man durch die Nutzung vieler verschiedener Übungen, durch Variation der Übungsgeschwindigkeit, der Satzzahlen und Gewichte, etc. und durch eine allgemeine Änderung diverser Trainingsparameter sehr viele dieser Maßnahmen konstruieren, und offenbar kann man auch nicht in jedem Training mit all jenen Maßnahmen gleichzeitig arbeiten, weil es z.B. mehr Übungen gibt als man in ein einzelnes Training einbauen könnte. Rein äußerlich „variiert" man also in einem sehr hohen Maße die expliziten Trainingsinhalte, und offensichtlich ist diese Art der „Variation" eine Konsequenz aus der Natur der leistungssportlichen Aktivität an sich, wobei dazukommt, daß die Leistungsfähigkeit des Körpers beschränkt ist.

Es erscheint beinahe zu banal, als daß man dieses noch gesondert erwähnen sollte, jedoch läßt sich wirklich erst unter Zugrundelegung einer begrenzten Leistungsfähigkeit das bisher über Trainingsökonomie Gesagte entwickeln, und die abgeleitete Forderung nach einer Variation der Trainingsinhalte ist nichts anderes als eine Äußerungsform ökonomischen Vorgehens.

Das Prinzip der Trainingsperiodisierung ist schließlich nichts anderes als eine ebensolche Äußerungsform, wobei es sich im Speziellen darum handelt, den Körper langfristig nicht zu überfordern. Den diesem Prinzip übergeordneten Grundgedanken stellt jedoch das allgemeinere Prinzip der Variation dar.

■ **Aus der begrenzten Leistungsfähigkeit des Menschen folgt unter Beachtung leistungssportlicher Aspekte das Ökonomieprinzip der „Trainingsvariation": Die weitgehende Variation (im Rahmen produktiven Handelns) aller erdenklichen Trainingsinhalte stellt den Grundgedanken des Leistungstrainings dar.**

Wie leistungsfähig dieses Variationsprinzip ist, kann man daran ermessen, daß z.B. die von Dr. Fred Hatfield angegebene Theorie des „Ganzheitlichen Trainings" (für alle Muskelfasertypen) auch als Spezialisierung des übergeordnet bedeutsamen Variationsprinzips identifizierbar ist. Hatfield vertritt die Meinung, daß eine vollständige Entwicklung der Muskulatur nur dadurch zu erreichen ist, daß man alle Muskelfasertypen mit spezifischen Trainingsanforderungen konfrontiert. In der hier verwandten Ausdrucksweise heißt das einfach nur, daß man die einzelnen (voneinander unabhängigen) Maßnahmen miteinander kombinieren muß. Man muß sich also um eine „Variation" dieser Maßnahmen bemühen und sich dabei im Rahmen des Produktiven bewegen.

Es erscheint bedeutsam, festzuhalten, daß das skizzierte Prinzip beinhaltet, auch mit für die Leistungssteigerung kurzfristig gesehen eher „wertlosen", nicht sehr starken Trainingsreizen zu arbeiten, damit die „wertvollen", d.h. für eine Leistungssteigerung ausreichenden Trainingsreize umso bessere Resultate erbringen können. Nochmals: Da man nicht immer optimal trainieren kann, muß man auf sehr starke Trainingsreize in gewissem zeitlichen Abstand relativ schwache Trainingsreize folgen lassen!

Bis jetzt ist dieses Variationsprinzip für die Praxis natürlich noch nicht allzuviel wert, denn aus ihm folgt noch keineswegs, welche spezielle Maßnahme man im Training mit welcher Häufigkeit und mit welcher Intensität anzuwenden hat. Aber das stellt kein im Grundsatz unlösbares Problem dar. Das Variationsprinzip stellt eine Kurzdarstellung der Inhalte des leistungsorientierten Trainings dar, und man sollte es als eine das Phänomen des sportlichen Vorankommens betreffende Grundidee bezeichnen. Es ist jeder selbst gefordert, für sich effektive Maßnahmen zu finden, nicht effektives weitestgehend aus dem Training zu eliminieren und beständig nach weiteren, produktiven Trainingsinhalten zu suchen!

Bisher ist also zwar nicht gesagt worden, was wann genau zu tun ist, um im Bodybuilding Erfolg haben zu können, aber zumindest ist nun bekannt, wie man das findet, was man tun muß: Man muß einfach Bekanntes auf jede erdenkliche Art ändern und dabei seinen Körper beobachten! Damit man nicht den Überblick verliert, sollte man am besten so vorgehen, daß man nicht alle Trainingsparameter gleichzeitig variiert, sondern unter Beibehaltung vieler nur einige wenige oder am besten sogar nur einen einzigen abändert.

Als sinnvolle Ansatzpunkte für Variationen sind beispielsweise zu nennen:
■ Häufigkeit des Trainings
■ Dauer des Trainings
■ Arten der Kraftentfaltung (Bewegungen oder Halteübungen)
■ Anzahl und Art der Übungen
■ Anzahl der Sätze des Trainings
■ Anzahl der Wiederholungen pro Satz
■ Bewegungstempo
■ Pausen zwischen den Sätzen

Das hier dargestellte Prinzip der Trainingsvariation stellt eine Verallgemeinerung einiger der in der Sportwissenschaft bekannten Prinzipien der allgemeinen Trainingslehre dar. Diese Prinzipien werden nachfolgend aufgelistet und kurz erläutert. Sie sollten sich die Inhalte dieser Prinzipien verinnerlichen und vollständig nachvollziehen können, weil sie für den sportlichen Erfolg von unschätzbarer Bedeutung sind.

■ Prinzip der Bewußtheit

Hierdurch wird neben der körperlichen auch die geistige Anteilnahme an der sportlichen Aktivität sichergestellt. Neben einer Erweiterung des Intellekts kann so mit höchstem mentalen Einsatz eine Fixierung des Ziels mit einer sich daran anschließenden Kanalisierung der verfügbaren Kapazitäten erfolgen.

■ Prinzip der ansteigenden Belastung

Dieses Prinzip kann wohl mit Recht als eine der fundamentalsten Forderungen an ein leistungsbezogenes Training gesehen werden. Es wird nämlich die Kreisrelation zwischen Belastungsparametern und Leistungsstand in Betracht gezogen. Gemeint ist, daß ein höheres Leistungsniveau zum einen eine Steigerung der Belastungsgrößen für weitere Fortschritte benötigt und zum anderen die Belastung selbst erst durch das momentane Leistungsniveau festgelegt wird.

Für kontinuierliches Voranschreiten ist eine kontinuierliche Belastungssteigerung vonnöten!

■ Prinzip der Durchführbarkeit

Dieses Prinzip meint, daß die potentielle Leistungsfähigkeit des Trainierenden und die aus der Zielsetzung sich ergebende Leistungsanforderung durch das Training nicht erheblich niveaufremd sein dürfen.

■ Prinzip der Dauerhaftigkeit

Dieses Prinzip besagt, daß von der sportlichen Aktivität am besten profitiert werden kann, wenn eine fortdauernde, langfristig angelegte Durchführung erfolgt. Trainingspausen können durchaus Teil einer weitblickenden Planung sein. Sie sollten jedoch einen sportartspezifischen Bezug haben und müssen wohldosiert sein.

■ Prinzip der ganzjährigen Belastung

Dies ist eine schwächere Formulierung des vorhergehenden Prinzips. Die Bedeutung einer kontinuierlich angelegten Durchführung der Aktivität wird anhand des speziellen Zeitraumes eines Jahres veranschaulicht. Es ist sinnvoll, diesen Grundsatz gesondert zu erwähnen, weil der Mensch genauso wie die Natur einer Jahresperiodik gehorcht.

■ Prinzip der Trainingsperiodisierung

Damit sich eine positive Leistungsentwicklung im Wettkampfsport ergeben kann, ist eine zyklische Aneinanderreihung von Phasen aus dem Spektrum höchster bis sehr geringer Belastung vonnöten.

■ Prinzip der Systematik

Das Beachten sportartspezifischer Planungselemente ist für den Erfolg essentiell. Der Weg, der zum angestrebten Ziel führt, kann nur durch vorheriges Fixieren des Ziels selbst genau festgelegt werden, und eine systematische Anpeilung des Ziels ermöglicht dessen umwegfreies Erreichen.

■ Prinzip der Vielseitigkeit

Dieses Prinzip ist sehr inhaltsreich und schon hinreichend im ersten Kapitel diskutiert worden. Vielleicht sollte dennoch herausgestellt werden, daß bei fehlender Vielseitigkeit (auch auf ausgleichende Aktivitäten in anderen Sportarten bezogen) nicht nur die Leistung zu stagnieren droht; von Bedeutung sind auch sich möglicherweise entwickelnde Defizite im Bereich der Motivation (Langeweile!), die dann mittelbar zu verringerten Fortschritten führen, aber auch einfach den Spaß an der Aktivität rauben können.

■ Prinzip der Gesundheitsförderung

Geht man mit sarkastischem Humor an die Auflistung der Prinzipien der allgemeinen Trainingslehre heran, so könnte man entweder nur dieses eine Prinzip nennen und alle anderen weglassen oder umgekehrt. In wohl kaum einer anderen Sportart wird der Grundsatz der Gesundheitsförderung so wenig beachtet wie im Bodybuilding. Sport bedeutet in erster Linie gesundheitliche Ertüchtigung und wie auch immer gearteten Spaß an der Sache. Sicherlich müssen im Leistungssport insbesondere im Hinblick auf die körperliche Gesundheit Abstriche gemacht werden, und von „Förderung der Gesundheit" kann gewiß nur in seltenen Fällen gesprochen werden; allerdings besteht immer noch ein großer Unterschied zwischen ausbleibender Gesundheitsförderung und massiver Beeinträchtigung des körperlichen Wohlbefindens. Im Bodybuilding resultiert diese Beeinträchtigung keineswegs nur aus ausuferndem Drogenkonsum mit nachfolgenden Schäden an inneren Organen und einer in Mitleidenschaft gezogenen Psyche; die Sportler, die ihrer körperlichen Konstitution zuwiderhandelnd ein für sie zu hohes Leistungsniveau angestrebt haben und schwere Schäden des passiven Bewegungsapparates (vor allem sind hier irreversible Gelenkerkrankungen gemeint) erleiden mußten, ist unnötigerweise sehr hoch. Das Prinzip der Gesundheitsförderung zielt darauf ab, daß Leistungen, die dem Sportler absehbaren und erheblichen Schaden zufügen, dem Sportler nicht abverlangt werden dürfen. Für die Praxis bedeutet das, daß die Planung einer sportlichen Laufbahn immer auf einer genauen Inaugenscheinnahme der Voraussetzungen des Athleten basieren muß und daß der Gesundheit eines Sportlers immer Vorrang gegenüber dem Erreichen einer womöglich nur regional bedeutsamen Leistung gegeben werden muß.

Gerade im Bodybuilding bedeutet Leistungssport hauptsächlich das Ausreizen des persönlichen Potentials und weniger den direkten Vergleich mit Gleichgesinnten, obwohl natürlich ggfs. Wettkampfteilnahmen möglich sind.

Aufgrunddessen schließt der hier angesprochene Trainingsgrundsatz ein leistungsorientiertes Training nicht aus. Jedoch muß als Maßstab bzw. als Einschränkung immer die körperliche, aber auch die geistige Beschaffenheit des Einzelnen zugrunde gelegt werden.

Die genannten Prinzipien sind als Ausdruck körperlicher Eigenschaften zu verstehen. Ebenso verhält es sich mit dem prinzipiellen Mechanismus der Leistungssteigerung, der ebenfalls gründlich erforscht wurde.

Aus der Beobachtung, daß schon kurz nach einer maximalen Leistung die körperlichen Reserven so angegriffen sind, daß diese Leistung nicht in demselben Ausmaß wiederholt werden kann, folgt sofort der den meisten Lesern sicherlich bereits bekannte Mechanismus der Leistungssteigerung, nämlich das Prinzip der Superkompensation.

Das Prinzip der Superkompensation

Das Prinzip der Superkompensation (oder zumindest den dahinterstehenden Mechanismus) kann man als kurzzeitige Basis des Prinzips der Periodisierung verstehen. Wie ist das gemeint?

Jeder weiß, daß sich spezielle Muskelgruppen wie etwa die Bauchmuskulatur verhältnismäßig schnell vom Training erholen und regelmäßig spätestens nach geschätzten 48–72 Stunden wiederholt intensiv trainiert werden können. Jedoch benötigen die Oberschenkelmuskulatur und insbesondere die Rückenstrecker eine bis zu einwöchige Pause um sich von intensivem Training mit Kniebeugen zu erholen. Folgt vor dieser vollständigen Regeneration ein weiteres, intensives Training, so kommt es zu „aufstockender Ermüdung".

Aufstockende Ermüdung

Diese wurde von Leistungssportlern gelegentlich genutzt, um den Körper stärker zu beanspruchen, als es durch eine separate Trainingseinheit möglich wäre. Die nachfolgende Regenerationsphase dauert entsprechend länger und beispielsweise im Falle von Kniebeugen kann es sinnvoll sein, etwa 10–12 Tage lang von mehr als sehr leichtem Beintraining oder Training des unteren Rückens Abstand zu nehmen.

Bei Marathonläufern wurde festgestellt, daß diese sich bis zu 14 Tage nach einem Wettkampf immer noch im Stadium einer durch die hohe Belastung verringerten Leistungsfähigkeit befinden können. Vollständige Regeneration von derart erheblichen Anstrengungen kann also offensichtlich z.T. mehrere Wochen in Anspruch nehmen.

Das trifft besonders auf Strukturen zu, die nicht so gut mit Nährstoffen versorgt werden wie die Muskulatur. Sehnenentzündungen und sich mit der Zeit anhäufende, kleinste Verletzungen des Gelenk-/Bandapparates machen es nötig, Regenerationsphasen von ggf. mehreren Monaten einzuplanen und wenn auch nur als prophylaktische Maßnahme. Es ist klar, daß somit das Prinzip der (zeitlichen) Trainingsperiodisierung eine nötige Folgerung aus dem Prinzip der Superkompensation ist. Denn offensichtlich zielt das Prinzip der Trainingsperiodisierung darauf ab, dem Körper (langfristig) die Möglichkeit zu geben, sich von den fortdauernden Strapazen eines leistungsorientierten Trainings zu erholen.

Man könnte also sagen, daß eine sinnvolle Trainingsperiodik das Resultat viele Male aufeinanderfolgender Superkompensation darstellt.

Dabei müssen Superkompensationsperioden von kurzer Dauer unbedingt den Erfordernissen solcher über längere Zeiträume angeglichen werden.

Beispielsweise mögen die Kniegelenke nach einigen Wochen harten Trainings einen sehr niedrigen Punkt der „Leistungsfähigkeit" erreicht haben, die betreffenden Strukturen sind also relativ stark in Mitleidenschaft gezogen. Man könnte dabei davon sprechen, daß der letztlich wirksame Gesamtreiz aus der Summe vieler einzelner Trainingseinheiten resultierte.

Ab einem gewissen Punkt ist es dann nötig, den Kniegelenken eine relative Pause zu verordnen. Während dieser Pause werden dann keine sehr hohe Belastungen auf die Kniegelenke einwirken, und die das Kniegelenk umgebenden Muskeln werden vermutlich einen geringen Teil ihrer Leistungsfähigkeit verlieren, weil sie während dieser Zeit mit – gemessen an ihrem Leistungsstand – zu schwachen Trainingsreizen konfrontiert werden.

Nachdem sich die Kniegelenke von den einwirkenden Belastungen überschießend erholt haben, können die Muskeln über einen noch längeren Zeitraum intensiv und sowieso intensiver belastet werden, was deren Leistungsfähigkeit noch weiter erhöhen kann. Danach beginnt der Prozeß der Wiederherstellung für die Kniegelenke von neuem.

Natürlich kommt es nicht nur auf das Zusammenspiel von Muskeln und Gelenken an. Der Körper an sich ist ein System von vielen einzelnen Bestandskomponenten, die in funktioneller Beziehung zueinander stehen. Und wie so oft wird die Gesamtleistungsfähigkeit des ganzen Systems durch die Leistungsfähigkeit der schwächsten Komponente begrenzt. Bezogen auf das Beispiel der Superkompensation heißt das, daß man die Leistungsentwicklung anhand der für einige Teile des Körpers notwendigerweise langfristigen Wiederherstellungsperioden planen sollte. Im betrachteten Fall heißt das einfach, daß es nichts nützt, die Oberschenkelmuskulatur weiterhin stark zu fordern, wenn gleichzeitig die Kniegelenke den hohen Belastungen nicht standhalten.

Da das schwächste Glied der Kette die Stärke der Kette festlegt, ist es nötig, alle anderen Glieder auf eben das schwächste Glied auszurichten. Das heißt einfach, daß die Körperteile, die sich über einen längeren Zeitraum wiederherstellen (und somit andersherum eine längere Widerstandsfähigkeit gegenüber einwirkenden Belastungen haben), das zeitliche Gerüst für die Belastung der anderen Körperteile vorgeben müssen.

■ **Das Prinzip der Superkompensation gibt den Mechanismus der körperlichen Leistungssteigerung wieder. Auf eine Belastung folgt eine vorübergehende Leistungsverringerung, an die sich die körperliche Anpassung in Form einer überschießenden Wiederherstellung anschließt. Eine Leistungssteigerung wird möglich, wenn neuerliche Belastungen regelmäßig während der Phase erhöhter Leistungsfähigkeit erfolgen.**
Dagegen ist eine Leistungssteigerung nicht möglich, wenn die nachfolgenden Belastungen zu früh oder zu spät erfolgen, weil aufgrund einer Überlastung bzw. einer Unterforderung eine „Leistungsermüdung" entsteht.

In Anlehnung an Kapitel 1 muß bemerkt werden, daß eine neuerliche Belastung aus Gründen der Trainingsökonomie lieber zu spät als zu früh erfolgen sollte. Das könnte in der Praxis bedeuten, daß nach einem sehr harten Training gewartet wird, bis der Muskelkater oder der vorhandene Muskelschmerz völlig vergangen ist. Dann pausiert man einen oder sogar noch zwei weitere Tage, damit eine überschießende Wiederherstellung erfolgen kann. Die Praxis zeigt, daß von ausgesprochen vielen Sportlern der Fehler gemacht wird, zu oft zu trainieren.

Versuchen Sie auf ihren Körper zu hören und schieben Sie das nächste Training zumindest solange hinaus, bis Sie das Gefühl haben, sich komplett vom vorherigen Training erholt zu haben!

Die zeitliche Komponente bei der Trainingsgestaltung ist für uns also ein bestimmtes Moment. Durch ihre Änderung kann aus Übertraining genauso wie aus zu langen Pausen zwischen aufeinanderfolgenden Trainingseinheiten das gewünschte Wachstum werden.

Es ist dabei von Bedeutung, festzuhalten, daß man nur mit gewissen Einschränkungen von zu starken Trainingsreizen sprechen kann. Diese sind nämlich erst durch zu kurze Pausenintervalle den Körper zu überlasten imstande. Jedoch kann bei zu schwachem Trainingseinsatz auf keinen Fall ein Vorankommen ermöglicht werden. „Hartes" Training ist also ein unbedingtes Muß für jeden Leistungssportler.

Offensichtlich müssen alle noch so unterschiedlichen Arten von Trainingsreizen mit gewissem zeitlichen Abstand aufeinanderfolgen, weil der Körper sonst mit der Verarbeitung dieser Reize über- oder unterfordert wäre. Es ist deshalb ausgesprochen wichtig, die Bedeutung der Zeit bei der Trainingsgestaltung nicht aus den Augen zu verlieren, auch wenn Zeit für uns alle so alltäglich zu sein scheint, daß man leicht über sie hinwegzusehen droht. Darauf wird bei der Gestaltung von Trainingsplänen nochmals eingegangen.

Aufgrund der gemachten Ausführungen stellt sich Ihnen sicherlich eine Vielzahl von meist wohl nicht präzise formulierten Fragen, und sicherlich hat sich auch eine erhebliche Neugier auf konkretere Trainingsinhalte entwickelt. Damit Sie glauben, daß die Problematik des strategischen Herangehens an das Training unter Nutzung des bereits Erwähnten beinahe erschöpfend behandelt werden kann, soll an dieser Stelle ein erläuternder Exkurs erfolgen, der das Prinzip der ansteigenden Belastung etwas genauer unter die Lupe nimmt.

Im Anschluß daran erfolgt eine ausführliche Zuwendung zu den Fragen des Gewichtstrainings.

3.1.3 Exkurs: Belastungsanstieg in der Praxis

Das Prinzip der ansteigenden Belastungen ist eine natürliche Konsequenz aus dem Bestreben, die sportliche Leistungsfähigkeit weiterzuentwickeln. Der Inhalt des Prinzips ist qualitativer Natur und zeigt die grobe Marschrichtung im Training auf.

Wer z.B. während einer Masseaufbauphase darum bemüht ist, die Brustmuskulatur weiterzuentwickeln und sagen wir beispielsweise dieses hauptsächlich mit Bankdrücken zu erreichen gedenkt, der wird im Rahmen der angestrebten Phase z.B. versuchen, durch die Steigerung der Trainingsgewichte Fortschritte zu erzielen. Man könnte sich folgende, konkrete Problemstellung denken:

Es sei ein Athlet gegeben, der bewußt mit Hilfe des Bankdrückens eher die unteren Bereiche der Brustmuskulatur entwickeln möchte. Der Athlet hat für seine Aufbauphase einen Zeitraum von 8 Wochen anberaumt, weil gerade dieser Zeitraum aufgrund seiner beruflichen und sonstigen Belastungen günstige Voraussetzungen bietet, er sich nach einer Phase gemäßigten Trainingseinsatzes ausgeruht fühlt und der Meinung ist, diesen doch relativ langen Zeitraum ansetzen zu können, weil er sich auf das Brusttraining spezialisieren möchte und somit die Gesamtbelastung des Körpers überschaubar bleibt.

Der Grundgedanke des Vorhabens besteht darin, sich auf den Wiederholungsbereich von ca. 10 Wiederholungen zu konzentrieren, weil dieser erfahrungsgemäß bisher relativ gute Resultate erbracht hat. (Die kon-

DAS TRAINING

krete Zahl „10" soll natürlich nur veranschaulichende Funktionen erfüllen, aber unabhängig davon ist kein Widerspruch zur früher gemachten Aussage, daß die Arbeit mit einem Wiederholungsspektrum von z.B. 5–15 WH pro Satz sicherlich bessere Resultate erbringt als Training ausschließlich mit 10 WH, gegeben. Ein solcher läge erst dann vor, wenn der betreffende Athlet immer und ausschließlich mit 10 WH arbeiten würde. Der Zeitraum von 10 Wochen ist überschaubar kurz).

Der Athlet plant daher folgendes Vorgehen im Training: In 8 Tagen wird die Brustmuskulatur 2mal trainiert. Dabei ist der erste Trainingstag ein sehr harter Tag, an dem im Sinne der Zielsetzung nur mit Bankdrücken gearbeitet wird. Nach gründlichem Aufwärmen steht im Zentrum des Trainings ein mit maximaler Konzentration erfolgender Satz Bankdrückens über volle Bewegungsamplituden (Man könnte in diesem Beispiel auch von 3 oder 5 Sätzen ausgehen. Die konkrete Zahl „1" vereinfacht den Sachverhalt.). Das Bewegungstempo soll dabei von Training zu Training nicht wechseln.

Der zweite Trainingstag erfolgt am fünften Tag des 8-Tage-Zyklus. Dieser hat die Funktion, die oberen Bereiche der Brust primär anzusprechen. Dadurch wird gleichzeitig die untere Brust mit schwächeren Reizen als im ersten Training bearbeitet. Dieser Trainingstag soll nicht so intensiv sein, daß durch ihn maßgebliche Resultate erzielt werden könnten. Auch sei das sonstige Training so geartet, daß es im Hinblick auf das Brusttraining die zwei hauptsächlichen Belastungstage nicht wesentlich beeinflusse.

Es ist also gewährleistet, daß der entscheidende Wachstumsimpuls für die Brustmuskulatur tatsächlich aus dem einen Satz des Bankdrückens im 8-Tage-Zyklus resultiert. Im Planungszeitraum wird es folglich 7 dieser Zyklen geben. Der Athlet weiß, daß es aufgrund der vorliegenden Zielsetzung sinnvoll ist, anzustreben (gemäß dem Prinzip der ansteigenden Belastung) während des Zeitraums von 8 Wochen das Gewicht beim Bankdrücken zu erhöhen. Aufgrund von Erfahrungen aus der Vergangenheit rechnet er fest damit, sein Gewichtsmaximum für 10 Wiederholungen von derzeit 100 auf 110 kg steigern zu können. Gemäß dieser Zielsetzung fragt er sich nun, wie hoch die im Training verwendeten Gewichte in den jeweiligen Zyklen wohl gewählt werden sollten.

Das Beispiel ist hoffentlich anschaulich genug, damit die vorliegende Situation möglichst klar vor Augen geführt werden kann. Anders ausgedrückt liegt eigentlich folgender Fall vor:

Durch einen Satz Bankdrückens im Zeitraum von 8 Tagen ist der maßgebliche Wachstumsimpuls relativ genau abgesteckt. Reizdauer und Reizstärke sind also im wesentlichen standardisiert, wenn nur die Gewichtsbelastungen bekannt sind. Die weiteren Ausführungen des Beispiels hatten einfach nur die Funktion, anzudeuten, daß mögliche Trainingsfortschritte tatsächlich streng reizgebunden sind. Davon soll nachfolgend auch ausgegangen werden.

Nun nochmals die Frage: Wie sollten unter Beachtung ebengemachter Voraussetzung, am besten die Gewichte gesteigert werden, wenn die absolute Steigerung während der 7 Zyklen mit 10 kg geschätzt wird?

Für die Beantwortung der Frage sollten mehrere Feststellungen bzw. Zusatzbedingungen getroffen werden:

■ Es handelt sich äußerlich betrachtet um ein eindimensionales Problem. Wie gesagt hängt die Brustentwicklung hier nur von dem auf der momentanen Leistungsfähigkeit beruhenden, maximal zu bewältigenden Gewicht in einem Satz Bankdrückens ab. Nichtsdestotrotz spielen noch andere Faktoren eine Rolle, die eine Mittlerfunktion zwischen Reizgebung und Reizumsetzung innehaben. Allerdings werden diese hier vernachlässigt bzw. als nicht limitierend betrachtet.

■ Mit der Zielsetzung, eine Steigerung um 10 kg zu erzielen ist eine Randbedingung gestellt worden. Diese Bedingung sollte realisierbar sein, obwohl es möglich ist, daß auchaus auch 10,5 oder gar 11,5 Kilogramm erreicht werden könnten. Wesentlich ist, daß der angestrebte Wert nahe beim Optimum für den vorliegenden Zeitraum liegt, wovon in dieser idealisierten Betrachtung von nun an ausgegangen wird. Diese Festlegung hat das Ziel, überhaupt eine zwingende Aussage erhalten zu können. Man stelle sich vor, daß prinzipiell eine Steigerung von 50 kg möglich wäre. Dann könnte man schließen, daß bei maximalem Einsatz für eine Steigerung von 10 kg eigentlich gar nicht 8 Wochen nötig wären. Nimmt man z.B. an, daß zwei oder auch drei „harte" Trainingseinheiten für das Erreichen dieses Ziels vonnöten wären, dann könnte man etliche Möglichkeiten finden, zu diesem Ziel zu gelangen. Das ist eigentlich auch das, was bei Beginnern und weniger weit Fortgeschrittenen immer vorliegt. Sie müssen nicht nach wenigen sinnvollen, am besten sogar optimalen Wegen suchen, sondern haben eine reichhaltige Auswahl an möglichen Routen vor sich. Natürlich ist niemand so weit fortgeschritten, daß wirklich nur ein einziger Weg übrigbliebe. Mit steigendem Leistungsniveau aber wird man umso bessere Resultate erzielen, je mehr man davon ausgeht, daß eben dies der Fall ist.

Weil dieser Fall eine herausragende Bedeutung besitzt, wird er in diesem Beispiel betrachtet.

■ Die einzelnen Zyklen seien als gleichartig anzusehen. Jedes Wachstum, das in einem Zyklus erreicht wird, ist prinzipiell auch in jedem anderen zu erzielen. Dies ist gleichbedeutend damit, daß der Leistungsstand im vorliegenden Falle nicht so hoch ist, daß ein absolutes Limit bald erreicht würde. Desweiteren sei der Gesamtzeitraum von 8 Wochen nicht so lang, daß eine Gewöhnung eintreten könnte. Diese Feststellung ist zwar ein wenig praxisfremd, stellt aber kein prinzipielles Problem dar, weil einfach ein bezüglich der Feststellung passender Zeitraum gewählt werden könnte. Einfach aus Gründen der Anschaulichkeit wird hier von einem Zeitraum von 8 Wochen ausgegangen.

■ Natürlich kann stillschweigend vorausgesetzt werden, daß die den Fortschritt bestimmenden Trainingsreize begrenzt sind. Da darüberhinaus die machbaren Fortschritte durch die Kapazität des Körpers, Trainingsreize zu verarbeiten, auch begrenzt sind, wird die Problemstellung überhaupt erst interessant. Man halte sich aufgrunddessen vor Augen wie Fortschritte laut Kapitel 1 geartet sind. In diesem Beispiel wird angenommen, daß die vorzunehmende Steigerung der Gewichte dem Möglichen recht nahe kommt. Es handelt sich also letztlich darum, im Training ein sehr hohes Maß an Effizienz zu erzielen!

■ Es ist bekannt, daß in Abhängigkeit vom jeweiligen Leistungsstand für weitere Verbesserungen dann umso näher am Maximum liegende Trainingsreize nötig sind, je höher das vorliegende Leistungsniveau bereits ist.

Im hier vorliegenden Beispiel ist es von großer Bedeutung, festzulegen, daß nur dann Resultate erzielt werden, wenn im Training die maximal mögliche Trainingsbelastung fast oder sogar ganz erzielt wird.

Das dient der Überschaubarkeit der Problemstellung. Angenommen das Leistungsniveau der Versuchsperson sei noch so stark entwickelbar, daß auch geringere Intensitäten im Training Fortschritte ermöglichten. Dann wäre es im Prinzip möglich, 6mal einen Satz mit 100 kg bei 10 Wiederholungen auszuführen, um dann im letzten Training des betrachteten Zeitraumes tatsächlich für 10 Wh 110 kg aufzulegen. Das ist natürlich ein entarteter Fall, der hier nicht betrachtet werden soll, weil er mehr in die Behandlung eines Anfängertrainings paßt.

Man vergesse nicht, daß es sich hierbei um eine Idealisierung handelt. Unter 3. wurde das Leistungsniveau der Versuchsperson quasi nach oben begrenzt, und gerade wurde gesagt, daß das Leistungsniveau bereits relativ hoch sei („maximale Trainingsreize"). Das stellt natürlich keinen Widerspruch dar. Vielmehr möge man sich anhanddessen veranschaulichen, daß es höchst schwierig ist, „Berechnungen" durchzuführen.

Man hat immer nur die Möglichkeit, durch Vereinfachungen, die in einem sinnvollen Rahmen gehalten werden müssen, den vorliegenden Sachverhalt überschaubar zu machen.

Unter Beachtung der gemachten Feststellungen, die auf ein maximales Resultat deuten, wobei die Fortschritte gleichmäßig über den gesamten Planungszeitraum erzielt werden sollen, bleibt nur eine sinnvolle Möglichkeit für die Gewichtssteigerungen übrig:

Es muß eine gleichmäßige Steigerung erfolgen, wobei von Training zu Training das Gewicht jeweils um etwa 10:7=1,5 Kilogramm erhöht werden muß. Würde man von einem anderen Ergebnis ausgehen, wären die einzelnen Trainingszyklen von jeweils 8 Tagen – entgegen der gemachten Voraussetzung – nicht mehr gleichberechtigt. (Man bedenke: Eigentlich müßte hier von prozentualen und nicht – wie durchgeführt – von absoluten Steigerungen ausgegangen werden. Da sich im vorliegenden Beispiel jedoch keine gravierenden Unterschiede ergeben, wurde zur Vereinfachung auf relative Zusammenhänge verzichtet.)

In der Praxis sind die einzelnen Zyklen natürlich nicht mehr gleichberechtigt. Gegen Ende des Planungszeitraumes verringern sich die Fortschritte und sie streben allmählich gegen Null. Deswegen müßten eigentlich zu Beginn des Zyklus größere und später dann kleinere Fortschritte angenommen werden. Das ändert aber nichts daran, daß man in einer Näherung auch den praxisnahen Fall so unterteilen könnte, daß man mehrere Pakete gleicher Zyklen erhielte. Das Wesentliche daran ist nun aber, daß während dieser Zyklen jeweils gleichmäßige Gewichtssteigerungen vorgenommen werden müssen, wenn maximale Resultate erzielt werden sollen.

Bezieht man diesen leistungssportlichen Hintergrund ein, so wird aus dem Prinzip der ansteigenden Belastung bei Betrachtung ausreichend kleiner Zeitintervalle das Prinzip der „gleichmäßig ansteigenden Belastung". Es ist allerdings wichtig, dieses immer im Hinblick auf eine bestehende Zielsetzung zu sehen, weil sonst das Maß der Steigerung keine planerische Grundlage mehr besitzt.

Man kann mit anderen Methoden das abgeleitete Resultat bestätigen. Dabei zieht man in Betracht, daß höhere Gewichtssteigerungen von Zyklus zu Zyklus zwar eventuell möglich wären. Man bedenke jedoch ein wichtiges Charakteristikum von Trainingsfortschritten, das aus Erwägungen bezüglich der Trainingsökonomie abgeleitet werden kann.

Die insgesamt möglichen Verbesserungen sind abhängig von der Stärke des Trainingsreizes, und so lange man einen Optimalwert nicht überschreitet, bedeutet ein stärkere Belastung größere Resultate. Da jedoch Verbesserungen begrenzt sind, werden die Verbesserungen

DAS TRAINING

in Abhängigkeit vom Trainingseinsatz bei steigendem Trainingseinsatz fortwährend geringer ausfallen. Die Effizienz sinkt also. Da hier von maximalen Resultaten mit den zur Verfügung stehenden Mitteln (die erreichbare Steigerung von 10 kg soll genau in 8 Wochen vollzogen sein) die Rede war, ist natürlich von maximaler Effizienz auszugehen. Aus diesem Grunde stellen die von Zyklus zu Zyklus vorzunehmenden Gewichtssteigerungen einen Wert dar, der weder unter- noch überschritten werden darf.

Hierzu ein Beispiel aus dem Alltag.

Ein Auto verbraucht Treibstoff sobald man den Motor anläßt. Dieser Verbrauch stellt eine Art Grundumsatz dar, der zeit- und nicht wegabhängig ist. Desweiteren kommt eine Verbrauchskomponente hinzu, die geschwindigkeitsabhängig ist. Je höher die Geschwindigkeit steigt, desto höher wird der Verbrauch pro zurückgelegter Strecke durch diesen Verbrauchsanteil. Das liegt am mit dem Quadrat der Geschwindigkeit steigenden Reibungsverlust des Autos bei der Fahrt. Wenn es sich darum dreht, von einem Punkt A zu einem anderen Punkt B in einer vorgegebenen Zeit zu gelangen, so könnte man prinzipiell erst eine Zeitlang 40, dann 70, nochmals 40 und kurz vor Erreichen des Ziels auch einmal 200 km/h fahren. Natürlich hat man etliche Möglichkeiten die Geschwindigkeit in Abhängigkeit von der Zeit zu ändern. Wenn man anfangs nicht gerade allzu langsam fährt, wird man immer unter Ausnutzung der Höchstgeschwindigkeit noch rechtzeitig das Ziel erreichen können. Das gilt aber nur, wenn man genügend Treibstoff im Tank hat. Wenn der Vorrat jedoch begrenzt ist, hat man nicht mehr so viel Freiraum bei der Geschwindigkeitswahl. Wenn der Treibstoff rationiert ist, kann man wahrscheinlich trotzdem auch eine gewisse Zeit lang sehr schnell fahren, aber dafür muß später die Geschwindigkeit stark verringert werden, damit der Verbrauch nicht das Limit übersteigt.

Man darf aber nicht vergessen, daß nicht nur ein Treibstofflimit vorgegeben ist. Auch eine zeitliche Einschränkung wurde dadurch gemacht, daß das Ziel in einer bestimmten Zeit erreicht werden muß. Je weniger Zeit dafür vorhanden ist, desto höher wird die Durchschnittsgeschwindigkeit sein müssen. Je weniger Treibstoff vorhanden ist, desto geringer wird die Durchschnittsgeschwindigkeit sein müssen.

Wenn nun aufgrund der gemachten Vorgaben in einer bestimmten Zeit bei minimalem Treibstoffverbrauch das Ziel erreicht werden soll, so geht das nur dadurch, daß mit konstanter Geschwindigkeit gefahren wird. Die Geschwindigkeit muß genau so hoch sein, daß in der vorgegebenen Zeit das Ziel erreicht wird, und das erstaunliche daran ist, daß dann bei konstanter Geschwindigkeit der Treibstoffverbrauch atuomatisch minimal wird.

Warum das? Der Treibstoffverbrauch aufgrund des Grundumsatzes, also der Leerlaufdrehzahl des Autos, ist nicht miteinzubeziehen, weil ja unabhängig von der Geschwindigkeitsverteilung auf dem Weg von A nach B die Zeit der Fahrt konstant sein soll, folglich resultiert auch immer derselbe Grundumsatz. Was also in entscheidender Weise übrigbleibt, ist der mit dem Quadrat der Geschwindigkeit ansteigende Reibungsverlust bei der Fahrt. Hier hilft nun eine häufig zu bedenkende Kleinigkeit weiter: Das Quadrat eines Mittelwertes ist immer kleiner als der Mittelwert von Quadraten (4 zum Quadrat ist gleich 16 und der Mittelwert aus 3 zum Quadrat, 4 zum Quadrat und 5 zum Quadrat ist gleich 16,7).

Man muß aber nicht unter Zuhilfenahme von Zahlen das Problem veranschaulichen, sondern man kann auch anders argumentieren: Alle Teile des Weges sind prinzipiell gleichberechtigt, weil auf jedem in Abhängigkeit von der Geschwindigkeit dieselbe Energie verbraucht wird.

Aufgrund dieser Gleichberechtigung kann auch nur eine gleichberechtigte Lösung zum Ziel führen. Dabei müssen alle Streckenelemente mit derselben Geschwindigkeit passiert werden.

Man kann das auch in die Terminologie des ersten Kapitels fassen: Mit einer bestimmten Geschwindigkeit ein Teilstück des Weges zurückzulegen bedeutet, mit bestimmtem Aufwand (charakterisiert durch die Geschwindigkeit) eine Maßnahme arbeiten zu lassen und dadurch einen Teilbeitrag zum Erreichen des gesteckten Ziels beizusteuern.

Da der Gesamtaufwand durch den limitierten Treibstoffvorrat begrenzt ist, kann die Maßnahme nur mit relativ geringem Aufwand „gefahren" werden. Da alle Maßnahmen gleichberechtigt sind, müssen alle Wegstücke gleichberechtigt sein. Folglich muß jedes Wegstück mit derselben Geschwindigkeit passiert werden. Es handelt sich um die bestimmte Geschwindigkeit, die das Erreichen des Ziels in der vorgegebenen Zeit ermöglicht.

Es mag vielleicht übertrieben scheinen, dieses Beispiel mit einem derartigen Umfang anzugehen. Allerdings ist es das doch wert, wenn dadurch Verständnisschwierigkeiten aus dem Wege geräumt werden können. Veranschaulichen Sie sich nochmals die Resultate dieser Ableitung und bedenken Sie dabei, daß von maximalen Resultaten ausgegangen wurde. Diese sind nur durch maximale Effizienz zu erzielen!

Abschnitt 3.2: Gewichtstraining

3.2.1 Sportmotorische Betrachtung und Grundregeln

Zu trainieren bedeutet im Jargon des Bodybuilding hauptsächlich, mit Gewichten zu arbeiten. Durch etliche Dutzend verschiedener Übungen mit freien Gewichten und Trainingsmaschinen kann beinahe jeder Skelettmuskel trainiert werden. Neben dem Gewichtstraining spielen im modernen Bodybuildingsport jedoch auch noch andere Trainingsaktivitäten eine Rolle.

Die Sportwissenschaft unterscheidet fünf grundlegende sportmotorische Fähigkeiten, die da sind Kraft, Ausdauer, Koordination, Beweglichkeit und Schnelligkeit. Sie alle beeinflussen mittel- oder unmittelbar die Leistungsfähigkeit im Bodybuilding. Dennoch sind die Komponenten Kraft, Ausdauer und Beweglichkeit hervorzuheben. Schnelligkeit spielt im Bodybuilding nur dann eine Rolle, wenn im Rahmen explosiver Übungsdurchführungen maximale Gewichte bewegt werden sollen, was i.d.R. nur relativ selten der Fall ist. Koordination spielt zwar bei der Übungsdurchführung eine erhebliche Rolle, aber die Anfordernisse in dieser Hinsicht sind, verglichen mit denen anderer Sportarten, als geringfügig einzuschätzen. Das liegt vor allem daran, daß die Übungen des Bodybuildings gewöhnlich nur das Zusammenspiel maximal zweier größerer Gelenkgruppen erforderlich machen. Das ist z.B. bei der Durchführung von Kniebeugen oder Bankdrücken der Fall. Verglichen mit dem zeitlichen und räumlichen Zusammenwirken körperlicher Aktionen in anderen Sportarten ist das wirklich eher harmlos (Zum Vergleich kann man sich beispielsweise einen Flugkopfstoß beim Fußball vorstellen.).

Die koordinative Begabung reicht bei fast allen Menschen aus, um im Bodybuildingsport erfolgreich sein zu können. Die Grundfähigkeiten Kraft, Ausdauer und Beweglichkeit und deren Einbeziehung in das Trainingsgeschehen legen im wesentlichen den Rahmen fest, der über die potentielle Leistungsfähigkeit im Bodybuilding entscheidet und so ist es nicht verwunderlich, daß diesen drei Aspekten das Hauptaugenmerk gelten muß.

Bis in die Mitte der achtziger Jahre war Stretching, die Trainingsform zur Entwicklung der Beweglichkeit, im Bodybuilding beinahe unbekannt. Heute dagegen sind auch auf höchstem Niveau Atheleten bekannt, die etwa einen Spagat ausführen können und auch ansonsten viel vom beinahe klassischen Image des unbeweglichen und beinahe steifen Muskelmannes verloren haben.

Beweglichkeit spielt bei der Bühnenpräsentation eine ebenso große Rolle wie die Koordinationsfähigkeit, denn selbst eine perfekte Körperkontrolle wirkt höchstens lächerlich, wenn die Bewegungsmöglichkeiten des Körpers etwa bei einer Kürvorstellung nur in geringem Umfang ausgenutzt werden können.

Würden die Athleten gerade auf geringerem Wettkampfniveau und auf jeden Fall in den schwereren Gewichtsklassen mehr für ihre Beweglichkeit tun, so könnte ein großer Schritt zur vollständigen Anerkennung des Bodybuildingsportes von der Öffentlichkeit getan werden. Beweglichkeit ist aber keineswegs nur für Wettkampfbodybuilder von Bedeutung. Aufgrund der Tatsache, daß Verkürzungen der Muskulatur mit steigender Muskelmasse tendenziell häufiger und unangenehmer auftreten als bei geringerer Muskelmasse, ist Beweglichkeitstraining auf jeden Fall für jeden Bodybuilder zur Erhaltung des Wohlbefindens von Interesse.

Krafttraining sollte untrennbar mit Stretching verknüpft sein!

Dafür sprechen folgende weitere Argumente:

- Erst, wenn volle Bewegungsamplituden möglich sind, ist eine maximale Entwicklung der Muskulatur erreichbar.
- Es gibt einen für das Training optimalen Längengrundzustand der Muskulatur. Dieser kann im Rahmen des Aufwärmens in Verbindung mit Stretching hergestellt werden.
- Stretching hilft, die Regenerationszeiten nach einem Training zu verkürzen. Nach dem Training befindet sich die trainierte Muskulatur in einem erhöhten Spannungszustand, wodurch die Blutzirkulation eingeschränkt wird (man denke sich einen Gartenschlauch, den man zusammendrückt). Gerade nach dem Training, wenn die Muskulatur besonders große Nährstoffmengen benötigt, droht durch den erhöhten Muskeltonus eine optimale Nährstoffbereitstellung zu scheitern. Dieses Problem kann durch Stretching im Rahmen des Abwärmens leicht und auf entspannende Weise aus der Welt geschaffen werden.
- Ohne Stretching durchgeführtes Bodybuilding droht die Beweglichkeit so stark einzuschränken,

daß schon bei geringfügigen Aktionen des täglichen Lebens die Verletzungsanfälligkeit stark ansteigt (Haben Sie von Trainingskollegen gehört, die sich beim Schnüren der Schuhe, wenn sie es überhaupt konnten, einen Hexenschuß zugezogen haben?).

Die genannten Argumente sollten Grund dazu geben, Stretching als regelmäßigen Bestandteil in das Trainingsgeschehen zu integrieren. Wie Stretching durchgeführt wird, soll an anderer Stelle erläutert werden.

Das Ausdauertraining hat neben dem Krafttraining eine zentrale Bedeutung für den Bodybuilder erlangt, seit man erkannt hat, daß es in Diätphasen ein sehr nützliches Hilfsmittel zum Abbau von Körperfett darstellt. Zugegebenermaßen ist das Ausmaß des aeroben Trainings, über das man in den Trainingsberichten von Profisportlern in Fachzeitschriften liest, kaum ohne Dopingmittel zu erreichen; es ist aber ganz sicher auch falsch, die althergebrachte Meinung, Ausdauertraining raube Muskelmasse, weiterhin aufrechtzuerhalten.

In etlichen Spielsportarten und vor allem in der Leichtathletik hat man erkannt, daß Elemente des Bodybuildingtrainings einen förderlichen Einfluß auf die Aktiven ausüben, und ebenso sollte sich ein kluger Bodybuilder ein leistungsfähiges Herz-/Kreislaufsystem antrainieren, nicht nur um eine konditionelle Trainingsreserve zu besitzen, sondern auch um die körperliche Gesunderhaltung zu fördern.

Natürlich möchte und kann ein Langstreckenläufer keine Kraftrekorde aufstellen, und ebenso sollten Bodybuilder das Ausdauertraining gemäßigt betreiben (insbesondere in Masseaufbauphasen!). Manche Sportler haben einen hervorragenden Stoffwechsel und können selbst in Vorwettkampfphasen auf das fast schon obligate Training auf dem Fahrradergometer verzichten, der ehrgeizige Normalathlet wird aber auf jeden Fall von mehr als dem täglichen Gang zum Auto profitieren.

Während Beweglichkeitstraining das ganze Jahr über betrieben werden kann und soll, ist beim Ausdauertraining streng zwischen den verschiedenen Trainingsphasen zu unterscheiden. Auch darauf wird an anderer Stelle noch ausführlich eingegangen werden.

Das Herz des Bodybuildingsports jedoch ist und bleibt das Training mit den Gewichten.

Wer jemals das Gefühl eines durch Gewichtstraining total erschöpften Körpers gespürt hat, wird es am liebsten nie wieder missen wollen!

Es ist daher verständlich, daß Athleten ihr Heil zumeist in Neuerungen bezüglich der Durchführung einer einzelnen Trainingseinheit suchen und häufig wichtige Zusammenhänge, wie etwa eine langfristige Trainingsstrategie, einfach unter den Teppich kehren.

Das soll jedoch nicht heißen, daß der Versuch, durch Optimierung der Trainingstechnik und das Auffinden neuer Übungen dem Körper weitere Leistungssteigerungen abzutrotzen, nicht doch die reizvollste und wohl auch die wichtigste Aufgabe des leistungsorientierten, innovativen und kreativen Bodybuildingsportlers sei.

Und durch das Lösen dieser Aufgabe kann sich eine sehr enge Verbindung zum Körper ergeben, weil das Wissen um jede weitere Reaktion auf eine noch nicht dagewesene Stimulation des Körpes das Verständnis körperlicher Zusammenhänge weiter ausbildet.

Bevor die reine Technik des Gewichtstrainings angesprochen wird, soll noch herausgestellt werden, daß dieses Buch keinesfalls streng wissenschaftlichen Kriterien gerecht werden soll.

Die Sportwissenschaft hat sich lange Jahre den Inhalten des Bodybuildingsportes z.T. sogar deswegen verschlossen, weil dem Bodybuildingsport die Berechtigung, sich eine Sportart zu nennen, nicht zuerkannt wurde. Aufgrunddessen ist die Sportpraxis bei weitem fortgeschrittener als die im Rahmen eines wissenschaftlichen Denkansatzes mit zeitlichem Verzug entwickelten theoretischen Betrachtungen.

Das heißt jedoch nicht, daß nicht auch theoretische und andere außerhalb der reinen Sportpraxis bedeutsame Aspekte die rein praktische Sichtweise aufwerten könnten. Beispielsweise haben sich die jüngst durchgeführten Untersuchungen mit Hilfe der Kernspintomographie als sehr wertvoll für die Analyse der muskulären Belastung einzelner Übungen erwiesen. Aber auch an der bisherigen. doch recht theoretischen Herangehensweise an Fragen des Trainings hat man bereits erkennen können, daß die Betrachtung des Bodybuildingsportes allein aus Sicht der Praxis noch viele Möglichkeiten der Weiterentwicklung in sich birgt, und genau darin besteht das Ziel der nachfolgenden Darstellung des Gewichtstrainings. Diese Darstellung ist für den Sportler gemacht, und es wird dabei nicht auf die Erfüllung wissenschaftlicher Standards wertgelegt, obwohl natürlich auch hier z.B. auf eine gute Nachvollziehbarkeit geachtet werden muß.

Was jedoch nicht erbracht werden kann, ist eine zu jeder Aussage paratliegende Begründung in Form einer Synthese aus Theorie und Praxis. Wie gesagt, die Theorie hinkt derzeit der Praxis in vielerlei Hinsicht noch hinterher, und es wäre unsinnig, in der Praxis sich seit langem Bewährendes wegen eines mangelnden theoretischen Unterbaus einfach wegzulassen.

Theoretiker werden diese Sichtweise sofort als unseriös abklassifizieren, man bedenke jedoch, daß dieses Buch nicht für Theoretiker, sondern für Sportler geschrieben wurde. Und für Sportler zählt gewiß nur eines, nämlich die Bewährung in der Praxis!

In diesem Sinne betrachte man die nachfolgende Darstellung des Gewichtstrainings nicht als wissenschaftliche Abhandlung, sondern als praktische Anleitung.

Mit genau demselben praktischen Bezug ist die folgende Auflistung einiger wichtiger und gesicherter Kenntnisse über den Körper und einiger Belange, die seine Entwicklung betreffen, zu sehen.

Natürlich kann man nicht behaupten, daß es sich dabei um eine umfassende Auflistung aller wichtigen Aspekte handele, aber die genannten Punkte sind immer wieder auch für alltägliche Fragen des Trainings von Bedeutung und sollten jedem Sportler und Trainer bekannt sein.

- Skelettmuskeln besitzen die Fähigkeit, Widerstände zu überwinden. Dieses geschieht durch muskuläre Kontraktion, wodurch beim Fehlen anderer, äußerer Kräfte der Abstand zwischen Muskelansatz und -ursprung verringert wird. Bei der Kontraktion wird Energie verbraucht, die dem Körper letztlich durch die Nahrung bereitgestellt wird.
- Der äußerlich sichtbare Skelettmuskel besteht aus kleineren Teilstrukturen. Muskelfasern sind nicht die kleinsten dieser Untereinheiten. Jedoch bietet die Unterscheidung der verschiedenen Arten von Muskelfasern eine Möglichkeit, Rückschlüsse auf eine sinnvolle inhaltliche Gestaltung des Trainings zu ziehen. Weiße Muskelfasern beziehen ihre Energie aus sehr begrenzten, lokalen Speichern, die sich zwar binnen weniger Sekunden bzw. Minuten weitestgehend regenerieren können, jedoch sind die Kapazitäten dieser Energiespeicher im Vergleich zu denen der roten Muskelfasern als verschwindend gering anzusehen. Dafür sind weiße Muskelfasern für den Bodybuilder deshalb interessanter, weil sie ein größeres Wachstumspotential besitzen als die roten.

  Es gibt einen weiteren Fasertyp, der eine Mischung aus weißen und roten Fasern darstellt. Je nach Belastung können diese Fasern mit der Zeit mehr dem einen oder dem anderen Fasertyp ähneln.

  Das zahlenmäßige Nebeneinander weißer und roter Muskelfasern ist von Muskel zu Muskel und von Mensch zu Mensch verschieden und im wesentlichen genetisch festgelegt. Aus dieser genetischen Veranlagung ergibt sich maßgeblich das quantitative Potential, Muskelsubstanz aufzubauen. Anabolika haben darauf keinen Einfluß!

  Die Anteile weißer und roter Muskelfasern in der Muskulatur lassen sich nur durch Muskelbiopsien bestimmen, es gibt jedoch statistische Untersuchungen, die einige tendenzielle Gesetzmäßigkeiten bezüglich der verschiedenen Muskelfasertypen beim Menschen erfaßt haben:
  - Die Muskulatur der Beine besteht eher aus roten Muskelfasern (Daher werden die meisten Sportler tendenziell höhere Wiederholungs- und Satzzahlen benötigen, um sehr gute Resultate erzielen zu können.).
- Die Stützmuskulatur der Körpermitte besteht zu einem sehr großen Teil aus roten Muskelfasern.
- Die sonstigen Muskeln des Oberkörpers bestehen tendenziell eher aus weißen Muskelfasern.
  Übrigens deuten sportwissenschaftliche Untersuchungen an, daß Bodybuilder in einem sehr hohen Maß auch die roten Muskelfasern entwickeln.
- Die im Training verwendeten Gewichte mit den dadurch möglichen Wiederholungszahlen pro Satz sollten sich hauptsächlich in einem Spektrum von etwa 8–15, eventuell von 5–20 bewegen. Geringere Wiederholungszahlen mit entsprechend höheren Gewichten stimulieren die Muskeln nicht ausreichend lange als daß sie Muskelwachstum auslösen könnten; vielmehr erhöhen sie das Kraftpotential durch direkten Einfluß auf das nervale System. Weiterhin stellen sie eine erhebliche mechanische Belastung der Muskelstrukturen dar, wodurch diese sehr viel Zeit benötigen, um sich von derart hohen Belastungen erholen zu können.

  Wenn Bodybuilder und Kraftsportler in bestimmten Trainingsphasen mit Wiederholungszahlen von etwa 1–5 arbeiten, nimmt die Muskulatur gewöhnlich an Substanz ab.

  Höhere und viel höhere Wiederholungszahlen als 15–20 sprechen beinahe ausschließlich rote Muskelfasern an. Ein Training in diesem Bereich besitzt nur wenig Potential zu Erhöhung der Muskelsubstanz. Allerdings profitieren Strukturen, wie Gelenke, Sehnen und Bänder, sehr von derart hohen Wiederholungszahlen, weshalb sie zumindest fester Bestandteil eines Jahresplanes sein sollten.

  Eine sehr schnelle Übungsausführung, auch mit niedrigen Gewichten, spricht in einem hohen Maße weiße Muskelfasern an. Langsames Bewegungstempo vermag bei geringen und mittelschweren Gewichtsbelastungen die weißen Muskelfasern nicht oder kaum zu stimulieren.

  Je nach Muskel können bereits Belastungen von 50% vom Maximum für eine Wiederholung beinahe alle Muskelfasern ansprechen. Manche Muskeln ermöglichen erst bei einer Belastung von 90% vom Maximum eine Einbeziehung aller Muskelfasern.
- Man konnte hormonelle Reaktionen des Körpers mit dem Zuwachs an Muskelmasse in Verbindung bringen. Es ergab sich, daß kürzere und damit potentiell intensivere Trainingseinheiten von einer Dauer unterhalb von 75–90 min eher dazu neigen, den Aufbau von Muskelsubstanz zu stimulieren als längere.

DAS TRAINING

Aus dieser Erkenntnis resultiert auch die auf sehr hohem sportlichen Niveau oft erfolgende Arbeit mit Mehrfachsplit-Systemen. Im Rahmen dieser wird der Gesamtumfang eines Trainingstages auf mehr als eine Trainingseinheit pro Tag aufgeteilt.

■ Muskeln besitzen zwei verschiedene Typen von Belastungssensoren, die vor Überlastung der Muskeln schützen. In der Muskelsehne wird der Spannungszustand erfaßt und sobald dieser zu hoch zu werden droht, so daß Sehne oder Muskel einer potentiellen Beschädigung ausgesetzt würden, wird über eine nervale Rückkopplung eine Spannungsverringerung im Muskel ausgelöst.

Im Muskel, jedoch außerhalb der Sehnen, befinden sich die Muskelspindeln, die den Längenzustand der Muskulatur überwachen. Wird der Muskel zu stark gedehnt, so daß eine Überdehnung droht, so wird der Muskel dazu veranlaßt, seinen Spannungszustand zu erhöhen, um der Dehnung des Muskels durch Kontraktion entgegenzuwirken.

Letzterer Mechanismus liefert den Schlüssel zu einer maximalen Muskelkontraktion und man kann behaupten, daß dessen Unkenntnis einer der trainingstechnischen Hauptgründe für das Ausbleiben befriedigender Erfolge ist.

Prägen Sie sich unbedingt ein: Es gibt für jeden Muskel einen optimalen Vordehnungszustand (eine Überschreitung der Ruhelänge um etwa 40%), der für eine maximale Kontraktion (etwa Halbierung der Ruhelänge) unerläßlich ist! Diesen optimalen Vordehnungszustand wird man im Regelfall nur dann erreichen können, wenn man sich nahe an der Ausnutzung der maximalen Gelenkamplitude befindet.

Diese Tatsache ist ein entscheidender Grund dafür, daß Spitzenathleten eine saubere Technik mit vollständigen Bewegungsamplituden gegenüber einer Arbeit mit begrenzten Teilwiederholungen bevorzugen. Es ist aber Vorsicht geboten! Die verwandte Terminologie ist kein Zufall. Es ist wirklich von maximalen Kontraktionen durch eine optimale Vordehnung der Muskulatur die Rede und nicht von maximaler Kraft! Man könnte meinen, daß beides miteinander einhergehe, jedoch ist dem nicht so. Die Frage nach der Kontraktion des Muskels ist ein muskelinternes Problem. Kraft wird demgegenüber von außen, etwa mit einer Federwaage, bestimmt.

Das Maß der Kraftentfaltung ist weiterhin ein mechanisches Problem und es ist möglich, daß eine starke Muskelkontraktion bei schlechten Hebelverhältnissen eine geringere Kraft ergibt als eine schwächere Kontraktion bei viel besserer Mechanik. Dem Bodybuilder dreht es sich um eine Stimulation der Muskulatur und nicht um das Bewegen von Gewichten um ihrer selbst willen! Letzteres ist Aufgabe von Kraftsportlern, die nicht unbedingt permanent ihre Muskulatur weiterentwickeln möchten, sondern vielmehr mit ihrem jeweiligen Körper die höchsten Gewichte bewältigen möchten.

Das soll nicht heißen, daß Bodybuilder nicht auch mit abgefälschten Teilwiederholungen arbeiten, um ihre Muskulatur auf ungewohnte Weise belasten zu können. Allerdings besteht im genannten Sachverhalt tatsächlich der entscheidende trainingstechnische Unterschied zwischen Kraftsportlern und Bodybuildern.

Vollständige Wiederholungen stellen darüberhinaus sicher, daß Gelenkstrukturen nicht nur über einen Teilbereich belastet und ausgeprägt, sondern, wie die Muskulatur, vollständig entwickelt werden, was wiederum ein wichtiger Grund dafür ist, daß Bodybuilder weit länger leistungssportlich aktiv sein können als Athleten wohl fast aller anderen ähnlich körperbetonten Sportarten.

■ **Das regelmäßige, wenn auch nicht ausschließliche Training unter Ausnutzung vollständiger Bewegungsamplituden ist unerläßlich und sollte die Regel darstellen!**

■ Je höher das Leistungsniveau eines Sportlers ist, desto mehr Zeit und Energie wird er für das gründliche Auf- und Abwärmen vor und nach dem eigentlichen Training aufwenden.

■ Der Vermeidung von Verletzungen kommt eine herausragende Rolle im Bodybuilding zu.

Der zentrale Schwachpunkt der menschlichen Anatomie ist die Wirbelsäule. Im Hinblick auf die Gesunderhaltung und somit auf die Möglichkeit, fortdauernd im Bodybuilding aktiv sein zu können, sollte das Training unbedingt wirbelsäulenschonend gestaltet werden.

Zwar lassen sich sehr hohe Belastungen, die z.B. durch Kniebeugen, Kreuzheben oder Drücken über dem Kopf entstehen, nur schwer vermeiden, es ist deshalb aber umso wichtiger die Wirbelsäule ausgedehnt auf die entsprechenden Aktivitäten vorzubereiten und darüberhinaus viel für die Wiederherstellung nach dem Sport zu tun. Zu diesem Zwecke sollte vor der Ausführung die Wirbelsäule stark belastender Übungen unbedingt erst danach gefragt werden, ob die Muskulatur der Körpermitte hinreichend ausgeprägt ist. In diesem Zusammenhang ist insbesondere eine Schwäche des unteren Rückens oder der Bauchmuskulatur in Betracht zu ziehen, die es oft unmöglich macht, die Wirbelsäule in ihrer anatomisch korrekten Position während der Übungsausführung zu belassen.

Da die Wirbelsäule sehr von der sie umgebenden Muskulatur abhängig ist, muß dieser Muskulatur ein hohes Augenmerk gelten. Man sollte daran denken, daß das Training begleitende Maßnahmen, etwa regelmäßige Massagen, für den Leistungssportler nicht erst bei bereits vorhandenen Problemen angesagt sind; vielmehr sollten diese zur Prävention möglicher Schwierigkeiten in das regelmäßige Trainingsgeschehen integriert werden.

Auch sollte auf die regelmäßige Ausführung wirbelsäulengymnastischer Übungen, z.B. im Rahmen des Beweglichkeitstrainings, nicht verzichtet werden.

Es gibt natürlich bei jeder Übung spezifische Besonderheiten, die zu beachten sind und sich auch nur bedingt verallgemeinern lassen. Dennoch sollte man einige Grundregeln beherzigen:

- Wenn die Wirbelsäule bei einer Übungsausführung stark belastet wird, sollten unphysiologische Krümmungen dieser vermieden werden. Man sagt in diesem Zusammenhang häufig, man müsse den Rücken „gerade" halten.
- Unter Belastung ablaufende Verdrehungen der Wirbelsäule sind extrem gefährlich! Diese in Übungen einzubauen sollte strikt unterbleiben. Falls Torsionen der Wirbelsäule unter Belastung durchgeführt werden, ist unbedingt auf absolute Bewegungskontrolle zu achten.
- Viele Übungen setzen die Wirbelsäule einer erheblichen Kompression aus, die auf Dauer keineswegs einen positiven Einfluß auf die Bandscheiben hat. Man kann die Belastung der Bandscheiben minimieren, indem man sich nach derartigen Kompressionen z.B. an eine Klimmzugstange bei gestreckten Armen einige Sekunden „aushängt". Das ist auch nach einer entsprechenden Trainingseinheit auf jeden Fall ein sinnvoller Bestandteil des Abwärmens. Übungen, die die Wirbelsäule stark stauchen, sind z.B. Kniebeugen, Kreuzheben, Drücken über Kopf, schwere Curls und Schulterheben.

Die Kniegelenke stellen einen weiteren Schwachpunkt in der menschlichen Anatomie dar. Im Gewichtstraining ist vor allem das Folgende zu beachten:

- Die Kniegelenke sind bei Bewegungen wie Beinpressen, Beinstrecken und Kniebeugen nur bei relativ geringer Belastung über einen Winkel von 90 Grad zu beugen, weil der Anpreßdruck auf die Kniescheibe unphysiologische Werte erreichen kann, was langfristig zu irreparabler Knorpeldegeneration führen kann.
- Die Längsachsen von Ober- und Unterschenkeln und der Füße müssen sich bei der Übungsausführung i.d.R. in einer Ebene befinden, damit die Menisken und der Bandapparat der Kniegelenke sowie die Bänder der Fußgelenke nicht überlastet werden.

Man halte sich vor allem auch vor Augen, daß das Kniegelenk zwar von einem komplizierten Bandapparat gestützt wird, daß eine optimale Stabilität des Kniegelenks jedoch erst durch ein optimales Zusammenwirken der es umgebenden Muskulatur ermöglicht wird. Hierbei sind weder die hinteren Oberschenkel noch die Wadenmuskulatur außer acht zu lassen. Bezüglich dieses Zusammenwirkens muß nochmals auf die funktinelle Bedeutung einer ausgewogenen Gesamtentwicklung hingewiesen werden!

Es ist unumgänglich, in regelmäßigen Abständen medizinisch geschulte Fachleute zu konsultieren. Wie auf den meisten Gebieten der Medizin gilt auch hier: Eine möglichst frühzeitige Erkennung etwaiger Überlastungserscheinungen oder Anomalien ist für deren Behebung unerläßlich.

- Je höher das Leistungsniveau eines Sportlers ist, desto mehr ist dieser Sportler darauf angewiesen, streng zielgerichtet im Training vorzugehen, wenn weitere Fortschritte erzielt werden sollen. Bei ansteigendem Leistungsniveau müssen die Elimination von Störgrößen und die Perfektionierung von produktiven Größen unbedingt parallel zueinander erfolgen und Hand in Hand gehen.
- Die Atmung ist ein mitunter sehr kontrovers diskutiertes Thema. Es hat sich eingebürgert, als Grundregel zu formulieren, daß in der positiven Bewegungsphase aus- und in der negativen eingeatmet werden sollte. Diese Regel ist jedoch nur bedingt gültig.

Die Atmung ist nämlich nicht nur deshalb nötig, weil der Körper mit Sauerstoff versorgt werden muß; genauso, wie durch Kontraktion der Muskulatur des Bauches und des unteren Rückens der intraabdominale Druck ansteigt und so zur Stabilität des Körpers beigetragen wird, kann durch tiefes Einatmen oder sogar durch „Pressatmung" der intrathorakale (also den Brustkorb betreffende) Druck gesteigert werden, was ebenfalls für eine sichere und stabile Übungsausführung – besonders bei hohen Gewichten – unbedingt vonnöten ist.

Beispielsweise wird man beim einarmigen Frontheben mit voller Bewegungsamplitude (d.h. bis die Kurzhantel sich über dem Kopf befindet) keineswegs beim Anheben des Armes ausatmen, weil dadurch – und womöglich abrupt – die Stabilität der Körpermitte erheblich reduziert würde, was ein signifikantes Verletzungspotential in sich bergen würde.

Insbesondere bei der Verwendung sehr hoher Gewichte wird im allgemeinen mit der Ausatmung solange gezögert, bis der schwierigste Punkt der Bewegung überschritten worden ist.

Man muß beachten, daß Pressatmung zwar prinzipiell bedenklich ist und deshalb natürlich nicht die Regel darstellen sollte, insbesondere dann nicht, wenn der sie anwendende Sportler über Herz- oder Kreislaufprobleme klagt; allerdings kann sie als Instrument der Lei-

DAS TRAINING

stungssteigerung, besonders bei sehr hohen Gewichten, sinnvoll angewandt werden.

■ **Es sollte vermieden werden, unnötig lange dem Atem anzuhalten. In Abhängigkeit von der verfolgten Zielsetzung und der individuellen Eignung des Sportlers kann Preßatmung sinnvoll sein.**

Obschon beispielsweise in asiatischen Kampfsportarten die Atmung nach genauen Regeln gelehrt wird, scheint jeder Mensch einen individuellen Atemrhythmus zu besitzen. Das sollte bedacht werden, bevor man sich an dogmatisch verallgemeinerte Vorgaben hält.

Es kann nicht präzise angegeben werden, welches das optimale Tempo bei der Übungsausführung ist. Verschiedene Geschwindigkeiten bieten unterschiedliche Entwicklungsmöglichkeiten, jedoch bringen sie u.U. auch gewisse Komplikationen mit sich.

Es spricht wenig dagegen, mit hohen Trainingsgeschwindigkeiten zu arbeiten, wenn nur auf jeden Fall das Gewicht bei der Übungsausführung zu jedem Zeitpunkt kontrolliert wird. Es gibt jedoch Übungen, bei denen sich ein hohes Bewegungstempo und eine derartige Kontrolle praktisch ausschließen. Problematisch sind gewöhnlich die einzunehmenden Endpositionen oder bestimmte Bereiche im mittleren Teil der Bewegung, in denen die mechanische Last des Übungsgewichtes am höchsten ist.

Beim Bankdrücken wird man z.B. bei hohem Tempo dazu neigen, die Langhantel vom Brustkorb abfedern zu lassen und in der obersten Position die Ellenbogen zu überstrecken. Ähnliche Probleme liegen besonders bei tiefen Kniebeugen vor.

Beim einarmigen Frontheben im Stehen mit voller Bewegungsamplitude kann eine sehr schnelle Bewegung die Stützmuskulatur der Körpermitte überlasten, und zwar besonders im mittleren Teil der Bewegung.

Trotz allen Nutzens von Übungsvariationen darf man nicht vergessen, daß nur bei weitestgehendem Erhalt der Gesundheit die besten Resultate erzielbar sind. Aus diesem Grunde sollte man kein bestimmtes Bewegungstempo, sondern ein hohes Maß an Bewegungskontrolle bei der Übungsausführung anstreben!

■ **Alle Übungen müssen kontrolliert ausgeführt werden. Explosive Bewegungen sind, wenn überhaupt, nur im mittleren Teil einer Bewegung außerhalb der Umkehrpositionen anzuraten.**

3.2.2 Das Training der einzelnen Muskelpartien

Nachfolgend werden die Übungen des Gewichtstrainings angesprochen. Dabei kann natürlich nicht auf jede mögliche Variante im einzelnen eingegangen werden, jedoch wird versucht, sinnvolle Variationen der gängigen Übungen zu erläutern.

Aus dem Vorangegangenen ist klar geworden, daß nur mit einem angemessenen Variantenreichtum langfristig ein effektives Training möglich ist. Aus diesem Grunde wird bei der Besprechung der einzelnen Körperteile neben einer ausführlichen Beschreibung auch auf eine Nennung vieler verschiedener Übungen Wert gelegt. Das soll jedoch keineswegs bedeuten, daß dadurch dieses Thema abschließend geklärt sei. Jeder Sportler sollte ständig darum bemüht sein, weitere Übungsmöglichkeiten und für ihn effektive Varianten ausfindig zu machen.

Wer weitere Anregungen in Bild und Schrift benötigt, dem sei die deutsche Übersetzung „Wege zum idealen Körper" von Bill Pearls berühmter Abhandlung über den Bodybuildingsport empfohlen. Dieses beinahe klassisch zu nennende Werk ist zwar an einigen Stellen nicht mehr dem heutigen Wissensstand angepaßt, dennoch stellt es vor allem wegen seines Ideenreichtums eine sehr wertvolle Lektüre dar.

Darüberhinaus bieten viele weitere Bücher, auch von weniger namhaften Sportlern, interessante Anregungen.

A) Das Training der Rückenmuskulatur

Die Rückenmuskulatur ist als optische Einheit der Oberkörperrückseite leider weitaus leichter zu beschreiben als in funktioneller Hinsicht.

Um einen Überblick über die betreffenden Muskeln zu erlangen, sollte man zuerst eine Aufsplittung der zu betrachtenden Muskelgruppen vornehmen. Deshalb werden hier zuerst die stabilisierende Funktionen innehabenden Rückenstrecker und dann die sonstigen Muskeln behandelt.

■ Rückenstrecker

Es handelt sich bei den Rückenstreckern (M. erector spinae) um die entscheidende Stützmuskulatur der Wirbelsäule, die diese praktisch über ihre ganze Länge von der Hüfte bis zum Kopf seitlich umgibt.

Da sich die Wirbelsäule, wenn auch eingeschränkt, in jede Richtung beugen läßt und darüber hinaus noch Torsionen um ihre Längsachse möglich sind, verwundert es nicht, daß die gesamte Gruppe der Rückenstützmuskulatur aus einer Vielzahl kleinerer Muskeln besteht:

- Die langen Muskeln erstrecken sich über mehr als 6 Wirbel und lassen die Wirbelsäule bei guter Entwicklung in einem regelrechten „Muskeltal" verschwinden.
- Mittellange Muskeln erstrecken sich über 2–6 Wirbel und sind etwas tiefer gelegen als die langen Rückenstrecker.
- Die kurzen Rückenstrecker verbinden benachbarte Wirbel.

Die Rückenstrecker sind sehr häufig Ursache stechender Schmerzzustände, weil sie offensichtlich mit der ihnen aufgebürdeten Arbeit überlastet sind. Es ist in diesem Zusammenhang interessant zu wissen, daß die meisten Rückenprobleme nicht direkt den knöchernen Teil der Wirbelsäule betreffen; vielmehr kommt es in den stark tonischen Rückenstreckern oft zu Verspannungen und zu überlastungsbedingten Verkrampfungen.

Es ist unbedingt nötig, im Bodybuilding über starke Rückenstrecker zu verfügen, weil sonst Übungen, wie etwa Kniebeugen, Drücken über Kopf u.ä., unmöglich sicher ausgeführt werden können.

Beim Training der Rückenstrecker wirkt jedoch erschwerend, daß man sie im Rahmen eines Ganzkörpertrainings unmöglich isolieren kann, weil sie bei einer Vielzahl von Bewegungen die Stabilität der Wirbelsäule gewährleisten müssen. In der Praxis hat sich gezeigt, daß die Rückenstrecker wie keine andere Muskelgruppe ausgedehnt lange Pausen zwischen harten Trainingseinheiten zur vollständigen Regeneration benötigen. Insbesondere nach schweren Kniebeugen oder Kreuzheben sollte eine vier- bis fünftägige, zumindest relative Belastungspause die Regel sein. Darüber hinaus ist eine trainingsbegleitende Maßnahme, nämlich die Massage, im Zusammenhang mit den Rückenstreckern wohl so wichtig bzw. sinnvoll wie für sonst keine andere Muskelgruppe.

Gewöhnlich werden die Rückenstrecker nicht mit allzuviel Aufwand im Training bedacht und dennoch ist oft eine außergewöhnliche Entwicklung dieser mittelbar durch das Training anderer Muskelpartien gegeben.

Aber wenn man die spinalen Erektoren auch nur mit wenig Aufwand explizit bearbeitet, sollte man das Training auf ihre typische Eigenart, schnell in Form einer Überlastungsreaktion zu reagieren, ausrichten. Demzufolge sollte insbesondere von an aufeinanderfolgenden Tagen den Rückenstreckern harte Arbeit abverlangenden Trainingseinheiten Abstand genommen werden. Es wäre beispielsweise nicht sinnvoll, am ersten Tag schwere Kniebeugen zu machen, am zweiten Tag ausgedehntes Training mit Varianten des Ruderns durchzuführen und womöglich am dritten Tag mit Good-Mornings und Hyperextensions die Rückenstrecker direkt trainieren zu wollen.

Im Hinblick auf die generelle Vermeidung von Übertraining sollte eine sinnvoll gewählte Belastung der Rückenstrecker als ein wichtiger Eckpfeiler der intelligenten Trainingsplanung betrachtet werden.

Übungen für die Rückenstrecker:
- Hyperextensions bzw. Rückenheben

Bei Hyperextensions und Rückenheben werden die Beine bzw. die Beine und das Becken in der Waagerechten fixiert, während der frei bewegliche Oberkörper angehoben und wieder abgesenkt wird. Da eine entsprechende Hyperextensionsbank zur Grundausstattung eines jeden Sportstudios zählt, werden andere Gerätschaften zur Durchführung dieser Übung nicht erwähnt.

Rückenheben hat für das Training der Rückenstrecker eine ebenso herausragende Bedeutung wie Crunches für die geraden Bauchmuskeln. Und genauso wie andere Übungen als Varianten von Crunches nicht primär die Bauchmuskeln entwickeln, werden andere Übungen als Rückenheben, bei denen man nicht die Wirbelsäule extendiert, die Rückenstrecker nicht angemessen entwickeln können.

Bei der Einnahme der Ausgangsposition für Rückenheben sind drei Dinge von entscheidender Bedeutung:

Erstens muß das Becken, d.h. also insbesondere auch das Schambein, vollständig auf der Beckenstütze aufliegen, damit bei dieser Bewegung die Aktivierung der Rückenstrecker nicht gegenüber der Arbeit der Hüftstrecker vernachlässigbar wird.

Zweitens sollte die Fixierung des Unterkörpers durch auf Höhe der Achillesferse positionierte, gepolsterte Stützen erfolgen, damit optimale Hebel- und Dämpfungsverhältnisse kein störendes Druckgefühl im Beinbereich entstehen lassen.

Drittens muß das Gerät so eingestellt werden, daß die Kniescheiben sich frei in der Luft befinden, weil sonst auch im Bereich der Knie empfindliche Druckpunkte entstehen können.

Bei der Einnahme der Ausgangsposition für Rückenheben sind drei Dinge von entscheidender Bedeutung:

Erstens muß das Becken, d.h. also insbesondere auch das Schambein, vollständig auf der Beckenstütze aufliegen, damit bei dieser Bewegung die Aktivierung der Rückenstrecker nicht gegenüber der Arbeit der Hüftstrecker vernachlässigbar wird.

Zweitens sollte die Fixierung des Unterkörpers durch auf Höhe der Achillesferse positionierte, gepolsterte Stützen erfolgen, damit optimale Hebel- und Dämpfungsverhältnisse kein störendes Druckgefühl im Beinbereich entstehen lassen.

Drittens muß das Gerät so eingestellt werden, daß die Kniescheiben sich frei in der Luft befinden, weil

DAS TRAINING

sonst auch im Bereich der Knie empfindliche Druckpunkte entstehen können.

Die Bewegung wird durchgeführt, indem bei gestrecktem Hüftgelenk vom Hals ausgehend die Wirbelsäule bis zum Lendenbereich Wirbel für Wirbel langsam gebeugt, also gewissermaßen „eingerollt" wird. Man könnte sagen, es wird mit der Schwerkraft eine Crunchbewegung durchgeführt.

Bei der nachfolgenden Streckung der Wirbelsäule kann durchaus auch eine geringfügige Überstreckung angestrebt werden. Dabei wird in der Endposition eine mehr oder minder starke Hohlkreuzbildung eingenommen. Falls diese Überstreckung nämlich durch Muskelkraft und gegen die Schwerkraft erfolgt, ist sie nicht bedenklich. Dagegen ist bei einer Neigung zur Hohlkreuzbildung davon auf jeden Fall abzusehen.

Diese eben beschriebene Variante des Rückenhebens wird häufig in Verbindung mit einer Abänderung der obengenannten Ausgangsposition vernachlässigt.

Gemeint ist, daß das Becken nicht vollständig auf der dafür vorgesehenen Stütze aufgelegt wird und die Oberkörperbewegung durch Bewegung im Hüftgelenk bei gerade positioniertem Rücken erfolgt. Genau darin besteht der Unterschied zwischen Rückenheben und Hyperextensions. Die spinalen Erektoren werden bei Hyperextensions nur statisch trainiert!

Hyperextensions als entartete Variante des Rückenhebens haben durchaus eine Berechtigung im Training von Gesäß und hinteren Oberschenkeln. Die Trainingswirkung auf die Rückenstrecker ist jedoch der oben beschriebenen Ausführung des Rückenhebens weit unterlegen.

Allerdings kann die gestreckte Wirbelsäulenposition genutzt werden, um durch asymmetrische und statische Belastungen nicht nur die Streck- sondern auch die Drehmuskeln der Wirbelsäule zu entwickeln. Um dies zu erreichen, könnten bei gestrecktem Hüftgelenk die Arme abwechselnd nach links und rechts vor dem Körper und zwar in der Frontalebene bewegt werden. Dieses ist auch in Verbindung mit Varianten des Rückenhebens möglich.

Man hüte sich hierbei jedoch schärfstens vor konzentrischen Kontraktionen der Seitneiger, weil die Hyperextensionsposition sich als sehr verhängnisvoll bei einer „falschen" Bewegung erweisen kann.

Sehr häufig findet man in Sportstudios auch 45-Grad-Bänke zur Ausführung von Hyperextensions bzw. Rückenheben. Diese ändern die Bewegung im Sinne einer Belastungsreduktion in der Endposition ab. Die maximale Belastung erfahren die Rückenstrecker unter Einwirkung der vertikal wirksamen Schwerkraft immer dann, wenn sich der Oberkörper in der Waagerechten befindet. Man könnte deshalb auch sagen, daß eine 45-Grad-Bank eher für eine Belastung in einer „mittleren"

Bewegungsposition sorgt. Zu Variationszwecken kann die Ausführung mit solchen Bänken gut ins Training eingebaut werden.

Übrigens ist die Verwendung von Zusatzgewichten kaum nötig. Ggfs. kann jedoch eine leichtere Hantelscheibe o.ä. in den Händen gehalten werden, um die Belastung leicht zu erhöhen.

■ Beinheben nach hinten

Wenn Rückenheben mit einer inversen Form von Crunches vergleichbar ist, dann drängt sich ein Vergleich von Reverse Crunches mit einer Variante des Beinhebens nach hinten förmlich auf. Um die Analogie auch wirklich zu wahren und korrekt zu bleiben, sollte in diesem Zusammenhang statt von Beinheben nach hinten besser von Rückenstrecken im Bereich der Lendenwirbelsäule in Bauchlage die Rede sein. Gemeint ist nämlich wiederum nicht das primäre Training der Hüftstrecker wie bei Hyperextensions, sondern das der lendennahen spinalen Erektoren. Es ist deshalb darauf zu achten, die Beugung und Streckung der Wirbelsäule in den Vordergrund zu stellen, während hierbei Bewegungen in den Hüftgelenken möglichst wenig betont werden sollten.

Man führt diese Übung im günstigsten Fall auf einer dafür vorgesehenen Trainingsbank aus, jedoch lassen sich viele Hyperextensionsgeräte ohne Inkaufnahme großer Abstriche beim Komfort der Übungsausführung auch für Beinheben nach hinten benutzen.

Beim Beinheben nach hinten sollte beinahe der gesamte Oberkörper fixiert werden, jedoch darf das Becken nicht komplett auf einer Stütze aufliegen, weil sonst zu geringe Bewegungsamplituden erreichbar wären. Wie gesagt dreht es sich bei dieser Übung um das Beugen mit nachfolgendem Strecken der Lendenwirbelsäule. Wie auch bei Hyperextensions spricht nichts gegen die Einnahme einer geringfügigen Hohlkreuzposition, wenn die Lendenwirbelsäule nicht problembehaftet ist.

■ Andere Übungen für die Rückenstrecker

Die Rückenstrecker werden bei vielen Übungen zur Stabilisierung der Wirbelsäule benötigt. Diesen Übungen isoliert betrachtet eine ausreichende Trainingswirkung auf die Rückenstrecker nachzusagen wäre zwar falsch, dennoch müssen sie in ihrer Gesamtheit als potentielle Ursache für Übertraining gebührend beachtet werden. Hervorzuheben sind vor allem Übungen des Bein- und Rückentrainings, wie Kniebeugen, Kreuzheben, Good-Mornings, Ruderbewegungen und Übungen in Vorbeuge.

Die Rückenstrecker werden bei einigen Übungen des Bauchtrainings (z.B. Twistbewegungen) auch geringfügig mitbelastet.

■ Andere Rückenmuskeln

Neben den Rückenstreckern bedeckt den Rücken eine Vielzahl kleinerer und größerer Muskeln, deren Entwicklung eher die detaillierte Ausarbeitung von Qualitätsmerkmalen oder die äußere Konturierung bzw. die schiere Rückenmasse betrifft. Allerdings stellt diese Sichtweise eine sehr grobe, wenn nicht sogar unzulässige Vereinfachung dar, weil naturgemäß nicht primär optische, sondern funktionelle Aufgaben von der Muskulatur zu erfüllen sind. Erst wenn das Zusammenwirken der Muskulatur optimiert wurde, kann eine Ausarbeitung der Muskulatur im Hinblick auf bodybuildingspezifische Entwicklungsmerkmale erfolgen.

Wenn umgekehrt eine sehr gut entwickelte Muskulatur bereits vorliegt, kann sicher davon ausgegangen werden, daß die Entwicklung beeinträchtigende, unfunktionelle Belastungen keinen Großteil des Trainings ausmachen konnten.

Bei dem Gesagten handelt es sich zwar beinahe um eine Binsenweisheit, jedoch sollte in Anbetracht der Tatsache, daß Rückentraining für viele Leute immer noch einfach Latissimustraining bedeutet, auf die Rückenmuskulatur als eine kooperative Einheit auch eingegangen werden. Genauer gesagt sollten in eine derartige Betrachtung ebenfalls die Brust- und Schultermuskeln einbezogen werden, weil sie wie viele Rückenmuskeln am Oberarm ansetzen und Bewegungen im Schultergelenk ausführen. Hiervon wird jedoch zu diesem Zeitpunkt abgesehen, weil das Verständnis eines aus einzelnen Elementen bestehenden Systems erst mit dem allmählich sich ansammelnden Wissen um all die einzelnen Elemente wachsen kann.

Im Zusammenhang mit gängigen Verletzungen und muskulären Dysbalancen im Bodybuilding wird dieses Thema erneut aufgegriffen werden.

unter der Haut sichtbare Rückenmuskeln	tiefer liegende Rückenmuskeln
alle Teile des Trapezmuskels (M. trapezius)	Schulterblattheber (M. levator scapulae)
der breite Rückenmuskel (M. latissimus dorsi)	Rautenmuskel (M. rhomboideus major et minor)
der kleine und große Rundmuskel (M. teres minor, M. teres major)	tiefe Schichten der M. erector spinae
Untergrätenmuskel (M. infraspinatus)	
äußere Schichten der Rückenstrecker (M. erector trunci)	
hinterer Schultermuskelkopf (M. deltoideus spinalis)	

Bemerkung: Diese Auflistung zieht kleinere Muskeln, die nur bedingt gezielt angesprochen werden können, nicht in Betracht.

Die beiden optisch wirksamsten Muskeln des Rückens sind der Trapezmuskel und der Latissimus. Der Trapezmuskel (M. trapezius) besteht aus einem oberen, einem unteren und einem mittleren Teil. Kurz gesagt hebt der obere Teil die Schultern, senkt der untere Teil die Schultern und führt der mittlere Teil Schulterblattadduktion (Bewegung des Schulterblattes zur Wirbelsäule hin) durch. Wenn man von statischem Training absieht, wird der Trapezmuskel immer bei gegen Belastung erfolgenden Bewegungen der Schultern belastet. Beispiele für Übungen mit hoher Belastung des oberen, mittleren und unteren Trapezmuskels sind Schulterheben stehend mit Kurz- oder Langhanteln, Rudern vorgebeugt mit breitem Obergriff zur Brust und Dips mit gestreckten Armen.

Eine isolierte Belastung des Trapezius ist wohl nicht möglich.

Wenn man von Übungen für die Nackenmuskulatur spricht, meint man i.d.R. solche Übungen, bei denen gewöhnlich diese in Relation zu den anderen an der Bewegung beteiligten Muskeln relativ stark belastet werden.

Auch diese recht schwache Formulierung wurde noch mit Einschränkungen versehen, wie das Wort „gewöhnlich" zeigt. Die Unmöglichkeit einer definitiven und inhaltsreichen Aussage diesbezüglich rührt aus dem Zusammenwirken vieler verschiedener Muskeln beim Rückentraining und natürlich aus der Tatsache, daß das Zusammenwirken dieser Muskeln von Mensch zu Mensch allein durch unterschiedliche Stärken und Schwächen in der Muskelentwicklung verschieden ist. Wer schwache Rückenstrecker besitzt, wird eine der klassischen Trapezübungen, das Schulterheben mit einer Langhantel mit engem Griff, eher als eine starke Belastung eben der Rückenstrecker empfinden. Wer schwache Trapezmuskeln besitzt, wird dagegen das typische Seitheben für die seitlichen Schultern eher als Übung für den Nacken sehen.

Man muß sich durch diese Schwierigkeiten aber nicht abschrecken lassen. Sie bestehen prinzipiell beim Training des ganzen Körpers und sind einfach beim Rückentraining etwas offensichtlicher, weil der Rücken sehr komplex aufgebaut ist. In den später aufgeführten Übungsbeschreibungen ist ausreichend genau erklärt, welche der größeren Muskelpartien wann primär belastet werden, insbesondere dann, wenn der diese Übungen anwendende Sportler über einen harmonisch entwickelten Rücken bereits verfügt. Wer hiermit noch nicht glänzen kann, muß unbedingt davon absehen, hauptsächlich mit „Lieblingsübungen" zu trainieren. Nur wer mit vielen verschiedenen Übungen regelmäßig arbeitet, wird eine hohe Detailentwicklung und damit die Basis für eine sehr gute Muskelqualität entwickeln können.

Zusammen mit dem Trapezius bedeckt der Latissimus beinahe den gesamten Rücken. Der Latissimus entspringt dem Darm- und Kreuzbein, den Brust- und Len-

DAS TRAINING

denwirbeln und setzt wie der große Brustmuskel so am Oberarm an, daß er auch an der Innenrotation des Oberarmes beteiligt ist.

Durch den Latissimus wird der Arm adduziert (aus der angehobenen Position seitlich vom Körper nach unten geführt) und nach hinten gezogen.

Dem Latissiumus wird gewöhnlich ein hohes Maß an Aufmerksamkeit geschenkt, weil dessen oberer Anteil die Breite des Rückens bestimmt. Allerdings ist der untere Latissimus einer der am häufigsten unterentwickelten Teile des Rückens schlechthin und für den Wettkampfbodybuilder eines der wichtigsten Qualitätsmerkmale einer hervorragend ausgearbeiteten Rückenpartie.

Es ist ganz wichtig, folgendes zu beachten: Der untere Latissimus kann nur dann stark belastet werden, wenn bei Zug- und Ruderbewegungen die Ellenbogen sich mehr vor als seitlich vom Körper befinden, die Schultern nach unten gedrückt werden, und wenn weiterhin der untere Rücken sich zumindest in seiner leicht einwärts gewölbten Position oder sogar in Hohlkreuzhaltung befindet! Letzteres liegt daran, daß der untere Latissimus die Rückenstrecker bei der Extension der Wirbelsäule unterstützt.

Ein weiteres wichtiges Detail besteht darin, daß der untere Latissimus mit Teilen der seitlichen Bauchmuskulatur in Verbindung steht und mit diesen zusammenarbeitet, weshalb man ihn noch besser belasten kann, wenn diese gleichzeitig angespannt werden. Eine der wenigen Übungen, die all dieses in Betracht zieht, ist das einarmige Rudern sitzend am Kabelzug mit herausgedrückter Brust, eng am Körper vorbeigeführtem Ellenbogen und in der positiven Bewegungsphase erfolgender Torsion des Rückens in der Bewegungsrichtung des belasteten Armes (Bei der Ausführung mit dem rechten Arm muß der Oberkörper im Uhrzeigersinn gedreht werden.). Dabei wird auch der Tatsache Rechnung getragen, daß bei einseitiger Belastung des Latissimus dieser auch an der Seitneigung der Wirbelsäule beteiligt ist.

Der Latissimus arbeitet sehr eng mit dem großen und kleinen Rundmuskel (M. teres major, M. teres minor) zusammen. Diese entspringen dem Schulterblatt und setzen ebenfalls am Oberarm an. Eine typische Übung für sie ist das aufrechte Crossover-Kabelziehen am hohen Kabelzug mit aufrechtem Stand, das in dieser Form die unteren Bereiche der Brustmuskulatur nur sehr wenig belastet. Man beachte, daß der kleine Rundmuskel neben der Unterstützung des Latissimus auch an der Außenrotation des Oberarmes beteiligt ist.

Der Schulterblattheber (M. levator scapulae) und der Rautenmuskel arbeiten mit dem oberen Teil des Trapezmuskels bei dem Anheben des Schulterblattes zusammen. Desweiteren sorgen sie auch noch für Rotationen des Schulterblattes. Vor allem der Rautenmuskel ist deshalb für viele Varianten des Latziehens und Ruderns von Bedeutung.

Sie entspringen der Hals- und Brustwirbelsäule und setzen am rumpfnahen Rand des Schulterblattes an. Diese Muskeln liegen unter dem Trapezius und haben somit nur eine geringe optische Bedeutung für das Bodybuilding, sind jedoch in funktionstechnischer Hinsicht ausgesprochen wichtig.

Das gilt ebenso für den Obergrätenmuskel (M. supraspinatus) der vom hinteren Teil des Deltamuskels bedeckt wird und vom oberen Teil des Schulterblattes zum Oberarm verläuft. Er abduziert (für den abgesenkten Arm seitlich vom Körper nach oben) und außenrotiert den Oberarm und ist somit ganz entscheidend für die Stabilität des Schultergelenks verantwortlich (Außenrotation erfolgt, wenn der rechte Arm nach vorne gehalten wird, der Ellenbogen anfangs zur Seite zeigt und dann nach unten gedreht wird.).

Der M. subscapularis bedeckt beinahe die gesamte Schulterblattinnenseite und zieht den Arm nach innen und rotiert ihn einwärts.

Ein für die Feinstentwickung des Bodybuilders sehr wichtiger Muskel ist der Untergrätenmuskel (M. infraspinatus). Er bedeckt große Teile des Schulterblattes und setzt am Oberarm an. Er bildet zusammen mit Supraspinatus und kleinem Rundmuskel die Gruppe der Außenrotatoren.

Obwohl es eigentlich nicht üblich ist, an dieser Stelle den hinteren Schultermuskel (M. deltoideus) anzuführen, soll dieser doch im Zusammenhang mit dem Rükkentraining diskutiert werden, weil sein Training immer auch Rückenmuskeln einbezieht und er bei vielen Rükkenübungen mittrainiert wird.

Der hintere Schultermuskel erstreckt sich von der Schulterblattgräte zum äußeren Oberarm, wo er ansetzt. Seine Hauptfunktion besteht darin, den Oberarm nach hinten zu bewegen, jedoch arbeitet er auch an der Außenrotation des Oberarmes mit. Letzteres ist ein wichtiges Detail beim Training der hinteren Schultern.

Übungen:

Das Training der Rückenmuskulatur (ohne die Rükkenstrecker) besteht zum allergrößten Teil aus Latziehen und Rudern in den unterschiedlichsten Übungsausführungen.

Diese beiden Übungen werden sehr ausführlich dargestellt, weil die dabei in den Schultergelenken stattfindenden Aktionen Schultergelenksextension und -adduktion und die damit einhergehenden Bewegungen der Schulterblätter von fundamentaler Bedeutung sind.

Bewegungsmöglichkeiten der Schulterblätter

Aktion	hauptsächlich beteiligte Muskeln
Adduktion: Heranführen der Schulterblätter an die Wirbelsäule	Rautenmuskeln, mittlerer Trapezmuskel
Abduktion: Entfernung der Schulterblätter von der Wirbelsäule	M. serratus anterior (siehe Brustmuskulatur)
Rotationen:	
– rechtes Schulterblatt im Uhrzeigersinn	großer Rautenmuskel und mittlerer Trapezmuskel (M. rhomboideus major, M. trapezius transversa)
– rechtes Schulterblatt gegen den Uhrzeigersinn	Schulterblattheber (M. levator scapulae), oberer Trapezmuskelbereich (M. trapezius descendens)
Anheben	Schulterblattheber, oberer Trapezmuskel
Absenken	kleiner Brustmuskel (M. pectoralis minor), unterer Trapezmuskelbereich (M. trapezius ascendens)

■ Latziehen

Beim Latziehen sind zwei grundsätzlich verschiedene Übungsvarianten zu unterscheiden:

Erstens können die Oberarme vor dem Körper und zweitens seitlich ausgestellt aus der angehobenen Position nach unten geführt werden.

Im ersten Fall findet Extension und im zweiten Fall Adduktion im Schultergelenk statt. Beides ist mit einer Drehbewegung der Schulterblätter verbunden. Hierbei dreht sich von hinten betrachtet das rechte Schulterblatt im Uhrzeigersinn und das linke entsprechend gegen den Uhrzeigersinn.

Bei der Adduktion im Schultergelenk kommt es darüberhinaus zu einer Adduktion der Schulterblätter.

Natürlich ist es auch möglich, beide Schultergelenksaktionen durch die Wahl eines entsprechenden Griffs miteinander zu kombinieren. Hierbei zeigen die Arme z.B. im Winkel von 45 Grad nach vorne.

Bei der Extension im Schultergelenk werden vor allem die unteren Bereiche der Latissimus belastet. Diese Aktion wird im Zusammenhang mit den Varianten des Ruderns sehr ausführlich behandelt.

Wird die Extension der Schultergelenke im Rahmen des Latziehens durchgeführt, so ergibt sich gegenüber Ruderbewegungen der Vorteil eines sehr viel weitergehenden Bewegungsumfangs, was eine weitergehende Entwicklung der trainierten Muskulatur bedeuten kann.

Adduktion im Schultergelenk ist die klassische Aktion zur Entwicklung der oberen Bereiche der Latissimus, die maßgeblich zur „V-Form" des Oberkörpers beitragen. Darüberhinaus werden auch Teres Major und Minor stark belastet.

Diese Muskeln primär anzusprechen, ist praktisch nur mit einem Obergriff möglich. Dabei werden die Bizeps nur geringfügig in die stattfindende Armbeugung einbezogen.

Nicht so sehr bekannt ist, daß bei Latziehen mit ausgestellten Armen (es findet also Adduktion der Oberarme statt) auch recht stark die unteren Bereiche der großen Brustmuskeln einbezogen werden. Die großen Brustmuskeln arbeiten relativ am stärksten an der Bewegung mit, wenn beim Latziehen die Stange hinter den Körper bewegt („Nackenziehen") und gleichzeitig der Oberkörper leicht nach vorne gelegt wird (Diese Tatsache kann man sich verdeutlichen, wenn man eine ähnliche Bewegung, das Kabelziehen über Kreuz, heranzieht: Je weiter man sich vorbeugt, desto stärker bestimmen auch hierbei die Brustmuskeln die Bewegung.).

Zieht man dagegen die benutzten Handgriffe zur Brust, so werden die Brustmuskeln weniger gefordert.

Wie gesagt findet im Zusammenhang mit der Bewegung im Schultergelenk auch eine Rotation der Schulterblätter statt. Diese kommt durch die mittleren Teile der Trapezmuskeln sowie durch die Rautenmuskeln zustande. Man erinnere sich jedoch daran, daß diese Drehung der Schulterblätter nicht die einzige Funktion dieser beiden Muskeln ist. Man kann das Nach-innen-Führen (Adduzieren) der Schulterblätter beim Latziehen mit ausgestellten Armen jedoch durchaus mit ein wenig Bewegungsgefühl durchführen und dadurch die inneren Rückenmuskeln gut entwickeln.

Das ist allerdings nur möglich, wenn ein mehr als schulterweiter Griff gewählt wird. Sowieso ist dieser vonnöten, um die angesprochene Adduktion im Schultergelenk möglich zu machen.

Man bedenke, daß ein sehr weiter Griff den Bewegungsumfang stark einschränkt. Es wird zwar immer behauptet, daß dieser wichtig sei, wenn die oberen Latissimus entwickelt werden sollen, jedoch kann ein Griff, der nur ein quasi-statisches Training ermöglicht, kaum zum Ziel führen.

Man sollte in die Bewegung übrigens auch eine Bewegung der Schulterblätter entlang der Körperlängsachse einbeziehen. Das erreicht man dadurch, daß in der gedehnten Position die Schultern so weit wie möglich nach oben geführt werden. Das Absenken der Schulterblätter erfolgt dann durch die kleinen Brustmuskeln und durch die unteren Bereiche der Trapezmuskulatur. Hierdurch werden auch die Latissimus optimal in die Bewegung einbezogen, weil ein größerer Bewegungsumfang als ohne diese Schulterblattbewegung erreicht wird.

Will man mit dieser Variante arbeiten, so ist es besonders bei relativ geringen Gewichten und bei weitem

DAS TRAINING

Griff sinnvoll, eine gebogene Zugstange zu verwenden, damit diese nicht vor Ende der möglichen Abwärtsbewegung die Brust oder den Nacken berührt.

Häufig herrscht Unsicherheit über die Positionierung des Oberkörpers beim Latziehen zur Brust (Frontziehen). Grundsätzlich gilt: Je weiter der Oberkörper beim Latziehen zurückgelegt wird, desto mehr ähnelt die Bewegung dem Rudern am Kabelzug mit den dabei belasteten Muskeln (Latziehen mit breitem Griff trainiert dann stärker die hinteren Schultern und den inneren oberen Rücken. Bei vor dem Körper befindlichen Ellenbogen ändern sich durch die Verlagerung des Oberkörpers der Bewegungsumfang und der Winkel maximaler Belastung und somit der „tote Punkt" der Bewegung: Je weiter man den Oberkörper zurücklegt, desto eher ist bei hohen Gewichten ein weites Absenken der Arme erreichbar und desto weniger groß ist der Bewegungsradius).

Interessant ist der Gedanke, während der Bewegung der Arme den Oberkörper abzusenken, also in der Hüfte zu strecken. (Das sollte immer bei geradem Rücken erfolgen, weil sonst die Rückenstrecker überfordert werden könnten). Durch diese Oberkörperbewegung erhöht sich nach dem eben über Oberkörperpositionen Gesagten im Falle seitlich ausgestellter Ellenbogen die Anzahl der belasteten Muskelbereiche, während bei einem engen Griff im wesentlichen durch Schwung höhere Gewichte verwandt werden können. Ersteres ist vielleicht bei Zeitmangel und zweiteres in Masseaufbauphasen von Interesse. Man sollte sich jedoch möglicher Verletzungen wegen vor unkontrollierten oder hastigen Oberkörperbewegungen hüten.

Ein hohes Verletzungsrisiko entsteht beim Latziehen auch durch die Einnahme einer zu starken Hohlkreuzposition. Diese ist beim Training des unteren Latissimus zwar unabdingbar, sie sollte jedoch beim Latziehen mit seitlich ausgestellten Armen vermieden werden. Vielmehr sollte hier der Rücken i.d.R. in seiner anatomisch normalen Position gehalten werden.

Eine weitere interessante Variante des Latziehens ist die mit gestreckten Armen. Man führt sie am besten vor einem hohen Kabelzug (auf einer weichen Unterlage) kniend aus. Der Oberkörper wird dabei leicht nach vorne gelegt, und der Rücken befindet sich während der Übungsausführung permanent in leichter Hohlkreuzposition. Die Oberkörperlängsachse zeigt ständig auf die Umlenkrolle des Kabelzuges und in der Ausgangsposition deuten auch die beinahe gestreckten Arme dorthin. Unter Beibehaltung der Armstreckung werden nun die Arme nach unten geführt, bis sich die Ellenbogen hinter dem Körper befinden. Am komfortabelsten läßt sich diese Form des Latziehens mit einem Seilgriff ausführen.

Diese Übung hat große Ähnlichkeit mit Überzügen, jedoch besteht der erhebliche Unterschied, daß beim Latziehen mit gestreckten Armen der Bewegungsradius beinahe 180 Grad beträgt. Latziehen mit gestreckten Armen ist eine exzellente Übung für die unteren Bereiche der Latissimus!

■ Klimmzüge

Klimmzüge unterscheiden sich prinzipiell nicht vom Latziehen, weshalb auf die ablaufenden Gelenksaktionen und die belasteten Muskelgruppen nicht wiederholt eingegangen werden soll. Stattdessen sollen einige technische Details bei der Übungsdurchführung und auch häufig anzutreffende Fehler angesprochen werden.

Das grundsätzliche Problem bei der Durchführung von Klimmzügen besteht in der Tatsache, daß viele Athleten über nicht genügend Muskelkraft verfügen, als daß sie Klimmzüge korrekt ausführen könnten. Für den Fall, daß keine Klimmzugmaschine mit der Möglichkeit, Gegengewichte anzubringen, vorhanden ist, kann ein Partner die Bewegung unterstützen. Zu diesem Zwecke wird der Trainierende die Knie etwa im Winkel von 90 Grad beugen und die Unterschenkel überkreuzen. Der Trainingspartner kann dann durch Ergreifen der Unterschenkel die Bewegung erleichtern.

Es ist bei allen Varianten von Klimmzügen unbedingt vonnöten, den Rücken im Verlaufe der Bewegung gerade bzw. leicht nach innen gewölbt zu lassen, damit die Latissimus nicht an Spannung verlieren. Damit geht einher, daß die Hüften nicht und vor allem nicht ruckartig gebeugt werden dürfen, um die Bewegung abzufälschen. Die Hüften sollten bei der Übungsausführung die ganze Zeit praktisch ganz gestreckt sein.

Es herrscht oft Unklarheit darüber, wie weit der Oberkörper angehoben bzw. abgesenkt werden soll. Tatsache ist, daß durch eine betonte Dehnung, d.h. durch ein komplettes Herablassen des Oberkörpers die Übung stark intensiviert werden kann. Es ist aber auch richtig, daß in diesem Falle die Arme stärker in die Bewegung einbezogen werden als bei nicht vollständiger Armstreckung.

Die Belastung der Latissimus ist am größten, wenn die Oberarme sich im rechten Winkel zur Körperlängsachse befinden. Wenn sich die Hände etwa auf dem Höhenniveau des Kinns befinden, sollte die Bewegung umgekehrt werden. Das gilt zumindest für Varianten mit seitlich ausgestellten Ellenbogen. Findet Extension in den Schultergelenken statt (Die Arme werden dann nicht zur Seite, sondern nach vorne ausgestellt), so ist gewöhnlich eine gewisse Mitentwicklung der Armbeuger erwünscht. In diesem Fall sollte die Bewegung erst bei vollständiger Armbeugung umgekehrt werden.

Man muß Klimmzüge nicht unbedingt mit herabhängenden Füßen durchführen. Wenn man unter Mithilfe eines Partners die Füße auf eine Erhöhung, z.B.

eine Schrägbank vor oder unter den Oberkörper bringt, so kann man eine dem Rudern ähnliche Bewegung ausführen und Abwechslung in das Training bringen.

■ Rudern

Rudern gehört zu den wichtigsten Bewegungen des Rückentrainings. Es kann angelehnt an ein Brustpolster, im Sitzen, im Stehen, mit Lang- oder Kurzhanteln und mit Hilfe von Kabelzügen durchgeführt werden. Es ist jedoch nicht nötig, für das Verständnis der beteiligten Muskeln all diese Möglichkeiten im einzelnen anzusprechen; vielmehr soll wie zuvor beim Latziehen auf die grundsätzlichen Aktionen im Schultergelenk und im Schultergürtel genauer eingegangen werden.

Beim Rudern werden die Arme unter allmählicher Beugung aus der anfangs gestreckten Position heraus aus der Vorhalte entweder mit eng am Körper befindlichen oder mit seitlich ausgestellten Ellenbogen hinter den Körper geführt. Dabei wird, je nachdem, wie weit die Oberarme hinter den Körper gebracht werden, eine mehr oder weniger starke Adduktion der Schulterblätter durchgeführt. Hierbei werden die Schulterblätter durch Einsatz der Rauten- und des mittleren Anteils der Trapezmuskeln zur Wirbelsäule hingeführt.

Da die Gräten der Schulterblätter einen Teil der Schultergelenke ausmachen, ist es verständlich, daß bei Ruderbewegungen auch eine gewisse Einwärtsdrehung der Schulterblätter stattfindet. Diese erfolgt ebenfalls durch die beiden vorgenannten Muskeln.

Rudern mit eng am Körper befindlichen Ellenbogen gehört zu den wichtigsten Übungen zur Entwicklung der unteren Teile der Latissimus.

Man beachte jedoch, daß für eine maximale Belastung der Latissimus unbedingt die Schultern nach unten gedrückt werden müssen. Geschieht dies nicht, so werden vor allem die oberen Teile der Trapezmuskeln stärker in die Bewegung einbezogen.

Für die Beanspruchung der Rautenmuskeln und der mittleren Trapezmuskeln ist von entscheidender Bedeutung, daß die Ellenbogen weit hinter den Körper bewegt werden. Man beachte in diesem Zusammenhang die aufgrund eines gegenüber Langhanteln vergrößerten Bewegungsradius interessanten Kurzhanteln.

Werden die Ellenbogen während des Ruderns seitlich ausgestellt, dann werden die Latissimus nur noch unmerklich belastet. Den Hauptteil der Arbeit übernehmen dann die hinteren Bereiche der Schultermuskulatur, Teres Minor und Major und die Infraspinatus. Die Rauten- und Trapezmuskeln werden bei dieser Übungsdurchführung ebenfalls stark gefordert.

Die Beantwortung der Frage, welche Art des Ruderns für den jeweiligen Athleten die beste ist, läßt sich leicht beantworten. Zunächst einmal ist davon abzuraten, bei nur mäßig entwickelten Rückenstreckern stehendes Langhantelrudern in Vorbeuge durchzuführen. Hierbei müssen die Rückenstrecker nämlich nicht nur das Gewicht der Langhantel, sondern auch noch das des Oberkörpers tragen. Als Alternative dazu bietet sich sitzendes Rudern am Kabelzug an, weil dann durch das Gewicht des Oberkörpers die Rückenstrecker weniger belastet werden.

Bei handfesten Rückenproblemen bietet es sich an, Rudern mit Anlehnung an ein Brustpolster durchzuführen. Dieses minimiert die Belastung der Rückenstrecker.

Die Rückenstrecker können auch dadurch beim stehenden Rudern weniger stark belastet werden, daß der Oberkörper nicht so stark nach vorne gebeugt wird. Dabei ist jedoch zu bedenken, daß die Muskeln, die die Schulterblätter anheben, dabei in die Bewegung einbezogen und daß die obengenannten Muskeln weniger gefordert werden. Das kann durchaus erwünscht sein, jedoch ist von einer Aufrichtung des Oberkörpers mit dem Ziel, die Rückenstrecker zu entlasten, abzusehen.

Natürlich ist Rudern auch eine hervorragende Übung für die Rückenstrecker. Falls diese jedoch unterentwickelt sind, sollte der Arbeit mit Ruderbewegungen zunächst ein längerfristiges Training mit vorbereitenden Übungen, wie z.B. Kreuzheben und Rückenheben, vorausgehen.

Falls die Rückenstrecker die Ruderbewegung nicht limitieren, ist definitiv das stehende Rudern in Vorbeuge zu empfehlen.

Im Zusammenhang mit den Varianten des Ruderns, die die Rückenstrecker stark fordern, ist unbedingt zu beachten, daß die Muskulatur der hinteren Oberschenkel durch eine Beugung im Kniegelenk entlastet werden sollte. Das sorgt auch für eine Entlastung der Rückenstrecker, weil die Zugwirkung der Muskulatur der Oberschenkelrückseite auf das Becken eine Beugung der Lendenwirbelsäule begünstigt.

Eine verkürzte Muskulatur der Oberschenkelrückseite kann es jedoch unmöglich machen, das Becken in eine rückenfreundliche Position zu bringen. Das wäre vor allem für die Lendenwirbelsäule gefährlich. Es ist nötig, den Rücken im Verlaufe der Ruderbewegungen permanent in seiner anatomisch normalen Position zu belassen.

Die Frage nach muskulärer Symmetrie zwischen rechter und linker Körperhälfte entscheidet u.a. über die Verwendung von Kurz- oder Langhanteln. Kurzhanteln sollten immer dann bevorzugt werden, wenn durch das Training eine spezielle Zielsetzung außerhalb der generellen Entwicklung des Rückens verfolgt wird.

Es wurde bereits angeführt, daß die unteren Latissimus optimal nur in Verbindung mit Torsion und Seitbeugung der Wirbelsäule trainiert werden können. Beides ist nur mit Kurzhanteln möglich.

Es macht keinen Sinn, Flexion (Beugung) und Extension (Streckung) der Wirbelsäule in die Übungen einzubeziehen, um womöglich den „Bewegungsumfang zu steigern". Dieses geschieht auf Kosten sehr stark belasteter Rückenstrecker, jedoch ist ein Nutzen für die anderen Rückenmuskeln nicht ersichtlich.

Anders verhält es sich mit Streckung und Beugung der Hüfte. Den Oberkörper bei geradem Rücken nach vorne zu legen ist tatsächlich eine Möglichkeit, die Dehnung der Latissimus und einiger Muskeln, die von den Schulterblättern zu den Armen verlaufen, zu intensivieren. Man muß jedoch diese zusätzliche Hüftbewegung mit großer Sorgfalt ausführen, weil dabei die Rückenstrecker sehr anfällig sind. Sollten die Rückenstrecker auch nur möglicherweise dieser Bewegung nicht standhalten können, so ist um der Sicherheit willen die Hüfte permanent im Beugungswinkel von 90 Grad oder weniger zu belassen.

Erwähnenswert ist noch die Frage nach der Wahl des Handgriffes. Es dreht sich dabei aber weniger um die Belastung der Rückenmuskeln als um die Einbeziehung der Armbeuger, obwohl die bei Ruderbewegungen stattfindende Beugung im Ellenbogengelenk eher passiver Natur als Folge der Oberarmbewegung ist. Die unteren Bereiche der Latissimus lassen sich besonders gut trainieren, wenn ein supinierter Griff gewählt wird. Dabei ist die Belastung für die Bizeps sehr hoch. Bei proniertem Griff dagegen ist es schwieriger, die Ellenbogen eng am Körper zu halten. Die Bizeps werden bei dieser Ausführung nur geringfügig einbezogen, wohingegen besonders die hinteren Deltamuskeln bei gleichzeitig ausgestellten Ellenbogen entwickelt werden können.

■ Seitheben in Vorbeuge

Beim Seitheben in Vorbeuge findet horizontale Extension der Schultergelenke statt. Insofern wurden die bei der Bewegung belasteten Muskeln bereits im Zusammenhang mit den Varianten des Ruderns besprochen. Man kann sogar sagen, daß Seitheben in Vorbeuge dem vorgebeugten Rudern mit Kurzhanteln entspreche, wobei allerdings die Arme bei der Bewegung quasi gestreckt bleiben und somit nicht die Armbeuger, sondern die Armstrecker (statisch) mitbelastet werden.

Bei der korrekten Ausführung befindet sich der Oberkörper in der Waagerechten und die Beine sind bei etwa schulterweiter Fußstellung leicht gebeugt. Die Handinnenflächen bzw. die Kurzhanteln werden unter der Brust zusammengebracht. Danach werden bei nur leicht gebeugten Armen die Ellenbogen seitlich vom Körper wegbewegt und auf über Schulterniveau angehoben.

Vor dem Anheben der Kurzhanteln wird tief eingeatmet, während der Aufwärtsbewegung der Atem angehalten, und beim Herablassen der Hanteln wird ausgeatmet. In der untersten Position der Bewegung kann zwischengeatmet werden.

Entscheidend für die Trainingswirkung ist, daß die Arme möglichst über Schulterniveau angehoben werden, um eine starke Kontraktion der zu trainierenden Muskulatur zu erzielen. In diesem Sinne ist die Verwendung sehr schwerer Gewichte nicht angebracht. Dagegen spricht auch die Tatsache, daß die Arme bei der Übungsausführung weitestgehend gestreckt bleiben sollten. Bei gestreckten Armen reichen nämlich aufgrund der vorliegenden Hebelverhältnisse geringe Gewichte aus, um eine starke muskuläre Belastung erreichen zu können.

Seitheben in Vorbeuge ist stellvertretend für verschiedene Bewegungen zu sehen, bei denen horizontale Extension der Schultergelenke durchgeführt wird. Diese kann nicht nur im Stehen, sondern vor allem auch auf einer Trainingsbank liegend durchgeführt werden. Es ist dabei wichtig, eine Hochbank zu verwenden, damit die Arme über einen möglichst hohen Winkelbereich bewegt werden können. Diese Variante entspricht dann in etwa dem Rudern mit Fixierung des Oberkörpers durch ein Brustpolster.

Gelegentlich wird Seitheben vorgebeugt auch auf einer Trainingsbank sitzend durchgeführt. Dabei besteht jedoch das Problem, daß der Oberkörper kaum in die Horizontale gebracht werden kann. Durch die relativ aufrechte Körperhaltung werden dann weniger die hinteren Deltamuskeln als vielmehr die seitlichen Schultermuskelköpfe einbezogen. Auch kommen dann die oberen Trapezmuskelbereiche ins Spiel.

Seitheben vorgebeugt wird gewöhnlich mit ein wenig Schwung ausgeführt, damit die Arme leichter auf das gewünschte Höhenniveau angehoben werden können. Davon sollte man jedoch nicht zu sehr Gebrauch machen. Man halte sich vor Augen, daß diese Übung aufgrund ihrer Bewegungsmechanik eine maximale Belastung in der voll kontrahierten Position ermöglicht. Diese sollte folglich ohne zu „mogeln" eingenommen werden. Aus diesem Grund und weil dadurch eine hohe Verletzungsgefahr für die Körpermitte besteht, darf beim Anheben der Arme auch nicht der Oberkörper abgesenkt werden.

Häufig wird beim Seitheben vorgebeugt nicht ausschließlich horizontale Extension der Schultergelenke durchgeführt. Gemeint ist diesbezüglich nicht, daß die Arme sich in einer Bewegungskomponente in Richtung der Körperlängsachse bewegen (Schultergelenksextension, siehe Rudern und seine Varianten), sondern daß die Arme um ihre Längsachse rotiert werden. Im Gegensatz zu vielen ähnlichen Beispielen ist dagegen im Prinzip nichts einzuwenden, weil die dabei beanspruchten Außenrotatoren eine häufig „untertrainierte", aber dennoch überforderte Muskelgruppe darstellen. Darüberhinaus arbeiten die Außenrotatoren mit den hinteren Deltamuskeln bei der Stabilisierung des Schultergelenks zusammen.

Das Außenrotieren der Oberarme ist natürlich nur dann mit einer spürbaren Belastung verbunden, wenn die Arme nicht ganz gestreckt sind.

Es ist sinnvoll, die Außenrotation der Arme so in die Bewegung miteinzubringen, daß, bei der gleichen Ausgangsposition wie zuvor, versucht wird, die Handgelenke auf dieselbe Höhe wie die Ellenbogen anzuheben. Das Anheben der Arme wird somit der Außenrotation der Oberarme überlagert.

■ Reverse Fliegende am Kabelzug über Kreuz

Der Name dieser Übung mutet ein wenig exotisch an. Nichtsdestotrotz dürfte das die beste Übung zur Entwicklung der hinteren Schultern, der mittleren Trapezmuskeln und der Rautenmuskeln sein, weil ein extrem hoher Bewegungsradius im Zusammenhang mit hoher Bewegungskontrolle bei dieser Übung möglich ist. Desweiteren ist diese Übung besonders wichtig in Zeiten, in denen der untere Rücken entlastet werden muß und aus diesem Grunde auf Seitheben in Vorbeuge nicht zurückgegriffen werden kann.

Wie der Name schon sagt, benötigt man eine Kabelzugstation über Kreuz mit etwa in 1,5 bis 2 Metern Höhe befindlichen Zugrollen. Zwischen diese stellt man eine Flachbank und legt sich so rücklings darauf, daß sich die Zugrollen und die Schultergelenke in einer vertikalen Ebene befinden. Die Füße sollten auf die Bank aufgestellt werden, um eine Entlastung der Lendenwirbelsäule zu erreichen. Es ist allerdings zu bedenken, daß das Aufstellen der Füße mit einem Verlust an seitlicher Stabilität einhergeht.

Am besten läßt man sich nun von einem Trainingspartner die Handgriffe des Zugturms so reichen, daß die linke Hand den rechten Griff und die rechte Hand den linken Griff umfaßt.

In der Ausgangsposition werden die Handinnenflächen zu den Füßen gerichtet und die Arme über der Brust in Richtung der Zugrollen überkreuzt. Die Ellenbogen befinden sich in leicht gebeugter Gelenkstellung.

Ohne die Beugung in den Ellenbogengelenken zu ändern, werden nun die Arme synchron seitlich vom Körper abgespreizt und dabei die Unterarme supiniert (d.h. die Handinnenflächen zeigen in der untersten Position nach oben).

Die Gewichte sollten so leicht gewählt sein, daß die Ellenbogen bis weit unter den Körper abgesenkt werden können.

Sowohl die Anfangs- als auch die Endposition der Bewegung sollte zur Intensivierung der Belastung ein bis zwei Sekunden gehalten werden.

■ Schulterheben

Schulterheben ist wohl die beste Übung zur Ausprägung der oberen und mittleren Anteile der Trapezmuskeln. Beim Anheben des Schultergürtels werden sehr stark auch die Schulterblattheber gefordert.

Da beim Schulterheben nur eine Aufwärtsbewegung und keine Rotation der Schulterblätter stattfindet, müssen die durch die Aktivität der Schulterblattheber und oberen Trapezmuskeln ausgeübten Drehmomente durch statische Kontraktion der Rautenmuskeln und des mittleren Trapezmuskelbereichs ausgeglichen werden. Durch die Einbeziehung dieser Muskeln ergibt sich beim Schulterheben nicht nur im oberen, sondern auch im mittleren Nackenbereich im Verlaufe der Übungsausführung ein starkes Brennen.

Da bei der Verwendung von Langhanteln das Adduzieren der Schulterblätter nicht möglich ist und darüberhinaus die Schultern nach vorne verlagert werden müssen, ist eher die Verwendung von Kurzhanteln zu empfehlen.

Im folgenden wird die wohl effektivste Variante beschrieben:

In der Ausgangsposition wählt man eine schulterweite Fußstellung bei aufrechter Körperhaltung und faßt in einem neutralen oder auch leicht pronierten Griff mit jeder Hand eine Kurzhantel. Diese ruhen bei weitestgehend gestreckten Armen auf den seitlichen Bereichen der Oberschenkel. Die Schultern sind leicht nach vorne in Richtung der Brust abgekippt.

Nun atmet man tief ein und hebt die Hanteln, ohne die Arme zu beugen, soweit wie möglich an. In dieser Position bringt man die Schultern maximal nach hinten, und man bewegt sie im Anschluß daran zurück in die Ausgangsstellung.

Während des Absenkens der Kurzhantel sollte langsam ausgeatmet werden.

Bei der hier erklärten Übungsdurchführung wird nicht lediglich der Schultergürtel angehoben, wodurch die Rautenmuskeln, wie erwähnt, nur statisch belastet würden; vielmehr erfolgt auch eine konzentrische Bewegung der Schulterblätter zur Wirbelsäule hin bzw. von ihr weg. Letzteres wird im wesentlichen von den Sägemuskeln durchgeführt. Ersteres bezieht dagegen die mittleren Anteile der Trapezmuskeln und die Rautenmuskeln ein. Zwar erfolgt diese Bewegung senkrecht zur wirkenden Schwerkraft, wodurch die effektive Belastung durch die Kurzhanteln relativ gering ist; allerdings vermag man durch ein hohes Maß an Konzentration auf die betreffenden Muskeln diese stark zu fordern. Zumindest aber ist die Inanspruchnahme des oberen und mittleren Nackenbereichs durch Einbeziehung dieser Rotation der Schultern weitaus größer als bei isoliertem „Schulterheben", wie es z.B. mit einer Langhantel möglich wäre.

DAS TRAINING

■ Überzüge

Es ist möglich, Protest dafür zu ernten, daß Überzüge im Zusammenhang mit dem Rückentraining besprochen werden. Das wäre z.T. auch gerechtfertigt, weil die unteren Bereiche der großen und die kleinen Brustmuskeln durch diese Übung auch stark belastet werden. Wenn jedoch bedacht wird, daß in der Praxis Überzüge beinahe ausschließlich als „Brustübung" betrachtet werden, scheint es doch wichtig zu sein, die Einbeziehung vor allem der Latissimus und der großen Rundmuskeln hervorzuheben.

Vielleicht sollte man Überzüge aber auch als Teil des Schultertrainings im Sinne einer Verbesserung der V-Form des Oberkörpers sehen. ==Das erscheint auf den ersten Blick eventuell weit hergeholt, allerdings kann man durch Überzüge tatsächlich den Brustkorb erweitern. Im== Hinblick darauf wird auch zumeist mit Überzügen gearbeitet. Desweiteren eignen sich Überzüge sehr gut als Übergangsübung zwischen Rücken- und Brusttraining.

Für die Ausführung von Überzügen sind vor allem volle Bewegungsamplituden und eine besondere Atemtechnik charakteristisch.

Zur Übungsausführung:

Man legt sich mit dem Rücken längs auf eine Flachbank und stellt die Füße zwecks Entlastung des unteren Rückens auf diese Bank auf. Mit beiden Händen hält man eine Kurzhantel so fest, daß sich bei beinahe gestreckten Ellenbogen die Kurzhantel über dem Brustkorb befindet.

In dieser Ausgangsposition wird tief eingeatmet und dann werden die Arme ohne Änderung der Ellenbogenbeugung hinter den Kopf abgesenkt, bis sich nach Möglichkeit die Oberarme unter der Waagerechten befinden, aber zumindest bis eine sehr starke Dehnung in den trainierten Muskeln spürbar wird.

Nach etwa den ersten 30 Grad der Aufwärtsbewegung wird mit der Ausatmung begonnen. Wieder angekommen in der Anfangsposition sollte ein- bis zweimal sehr tief zwischengeatmet werden.

Es ist wichtig, daß in der Ausgangshaltung die Oberarme nicht oder nur sehr wenig zur Seite ausgestellt werden. Diese Forderung ist fast gleichbedeutend mit der Forderung, relativ geringe Gewichte zu verwenden, weil die Hebelwirkung bei gestreckten Armen auch leichte Gewichte schon sehr schwer bewegbar macht.

Werden die Arme seitlich ausgestellt, dann kommt zur eigentlich anzustrebenden Extension der Schultergelenke auch noch eine gegen Gewicht erfolgende Rotation der Oberarme um ihre Längsachsen hinzu.

Prinzipiell ist daran nichts auszusetzen, weil gerade die großen Brustmuskeln, die großen Rundmuskeln und die Latissimus daran beteiligt sind und diese Muskeln somit in mehreren Funktionen gleichzeitig trainiert werden. Jedoch halte man sich vor Augen, daß diese Innenrotation erfolgt, weil sehr schwere Gewichte verwandt werden und durch das Ausstellen der Arme das Drehmoment der Kurzhantel bezüglich der Schultergelenksextension verringert werden soll. Da bei der Innenrotation generell immer nur relativ geringe Gewichte verwandt werden können, ist es leicht verständlich, daß mit aufgrund hoher Gewichte seitlich ausgestellten Armen eine erhebliche Verletzungsgefahr verbunden ist.

Das Schlimmste, was man diesbezüglich machen kann, ist, sehr hohe Gewichte zu benutzen und im Verlaufe der Übung die Arme immer weiter zu den Seiten zu bringen, um die Bewegung der Arme nach hinten zu erleichtern.

Es ist natürlich auch möglich, die Oberarme zu beugen, also die Schultergelenksextension zu erleichtern, ohne die Arme seitlich auszustellen. In diesem Falle müßten die Trizeps einen mehr oder minder großen Teil der Belastung tragen.

Obschon es gewisse Varianten von Frenchpresses (siehe Trizepstraining) gibt, die dieser Bewegung ähnlich sind, widerspricht auch diese „Mogelpackung" zur Erhöhung der Gewichte dem eigentlichen Sinn dieser Übung.

Hier wurde die Ausführung von Überzügen mit einer Kurzhantel beinahe als selbstverständlich angenommen, jedoch kann es sein, daß die Verwendung einer Langhantel durchaus angebracht ist.

Eine Kurzhantel mit beiden Händen zu erfassen und dann auch noch die linke und die rechte Körperhälfte gleichmäßig zu belasten ist nicht einfach!

Normalerweise ergreift man die Kurzhantel nicht an ihrem Griff, weil dieser zu kurz ist, oder das Ergreifen des Handgriffes mit gefalteten Händen unangenehm ist. Stattdessen läßt man eine Innenfläche der Gewichtsscheiben auf den Handinnenflächen ruhen und versucht mit den Fingern beider Hände sowohl die Kurzhantelstange als auch die Gewichtsscheiben möglichst sicher zu umklammern. Auch diese Möglichkeit, die Hantelstange zu ergreifen, mutet nicht unbedingt sicher an.

Eine Langhantelstange kann man sehr sicher greifen, und die Verwendung einer SZ-Hantel ermöglicht sogar eine weitgehende Entlastung der Handgelenke.

Jedoch ist auch hierbei nicht zu vergessen, daß die Arme praktisch vollständig gestreckt sein sollten. Der dadurch nötige, sehr enge Griff sorgt nun dafür, daß die Langhantel – es sei denn sie wäre sehr kurz – sich in einer recht labilen Position befindet. Dieses kann bei schweren Gewichtsbelastungen in der gedehnten Armhaltung sehr gefährlich sein.

Ob man sich für Kurz- oder Langhanteln entscheidet, sollte eine Frage des persönlichen Dafürhaltens sein.

Das gilt genauso für die Frage des Aufstellens der Beine auf die Trainingsbank. Je nach verwandter Gerätschaft kann dieses einen übermäßigen Verlust an seitlicher Stabilität bedeuten, was eine mögliche Entlastung des unteren Rückens kaum zu rechtfertigen vermag. Jedoch sollte es nicht möglich sein, wegen einer „falschen" Beinpositionierung nach hinten zu fallen, wenn sich die Arme im untersten Punkt der Bewegung befinden.

Die angesprochene Vermeidung einer Hyperextension der Wirbelsäule widerspricht aufs Schärfste der gängigen Praxis, Überzüge so seitlich auf einer Bank liegend auszuführen, daß nur der Brustkorb mit der Trainingsbank in Kontakt steht (Man liegt dabei auf der Bank, steht aber zusätzlich auf den etwa schulterweit ausgestellten und gebeugten Beinen. Der Kopf kann dabei nicht aufgelegt werden.). Wie schon zuvor im Zusammenhang mit Kurz- und Langhanteln ist das persönliche Ermessen gefragt.

Ihr Autor empfiehlt, die Füße auf der Bank zu positionieren.

B) Das Training der Schultermuskulatur

Als Schultermuskeln bezeichnet man den vorderen, mittleren und den hinteren Kopf des Deltamuskels (M. deltoideus). Sie sind für das Bodybuilding von herausragender Bedeutung, weil deren Ausprägung die Basis für eine große Schulterweite und somit für eine mögliche V-Form ist.

Der Schultermuskel ermöglicht es, den Oberarm in alle Richtungen anzuheben, weil sich die verschiedenen Muskelursprünge (Schulterblattgräte, Schulterhöhe und Schlüsselbein) im oberen Bereich rund um das ganze Schultergelenk befinden.

Der hintere Teil des Schultermuskels wird gewöhnlich im Rahmen des Rückentrainings mittrainiert, während der vordere Muskelkopf sehr stark in das Brusttraining miteinbezogen wird. Aufgrunddessen und wegen der bei vielen Athleten beobachtbaren Vernarrtheit in die Brustmuskulatur, ist es häufig anzutreffen, daß der vordere Deltamuskel mit bei weitem zuviel Umfang trainiert wird.

Das Miteinbeziehen der Deltamuskeln in fast jede Übung, bei der das Schultergelenk bewegt wird, sollte unbedingt beim Training der Schultermuskeln Beachtung finden.

Neben beinahe klassischen Übungen, die die Schultermuskeln stark belasten, wie etwa das Bankdrücken oder Rudern vorgebeugt, können viele unscheinbare Bewegungen in ihrer Summe ein Übertraining der Schultermuskeln auslösen.

Dazu sind im Zusammenhang mit den vorderen Schultern auch die meisten Varianten von mit Hanteln ausgeführten Bizepscurls zu zählen. Leider wird oft trainiert, um möglichst viel Gewicht zu bewältigen und nicht um die Muskulatur zu belasten. Besonders bei Bizepscurls werden dann die vorderen Schultern eingesetzt um das Gewicht möglichst nahe zur Brust zu bringen (In diesem Fall werden praktisch zwei Bewegungen ausgeführt, nämlich Armbeugen und Frontheben mit supiniertem Griff).

Beim Schultertraining ist es ausgesprochen sinnvoll, während der meisten Zeit des Jahres eher moderate Gewichte zu verwenden, besonders dann, wenn Varianten des Bankdrückens und Dips regelmäßig ausgeführt werden.

Auch ist es wohl völlig ausreichend, sich pro Trainingseinheit mit höchstens einer Art des Drückens über Kopf zu begnügen und sich stattdessen aller möglicher Varianten des Front- und Seithebens zu bedienen.

Einige Übungen des Schultertrainings, die Drehbewegungen enthalten, scheinen beinahe in Vergessenheit geraten zu sein, obwohl diese aufgrund der Struktur und der daraus resultierenden und sehr vielseitigen Bewegungsmöglichkeiten des Schultergelenks absolut angebracht sind. Wahrscheinlich rührt die Vorliebe vieler Athleten für Langhantelübungen aus der Tatsache, daß diese meist mit höheren Gewichten als Kurzhantelübungen durchgeführt werden können. Jedoch sind wohl gerade Kurzhanteln das angesagte Trainingsgerät im Schultertraining, und zwar insbesondere dann, wenn an der Feinentwicklung der Muskulatur gearbeitet werden soll.

In diesem Zusammenhang sei besonders darauf hingewiesen, daß es fast regelmäßig vernachlässigt wird, die Schultermuskulatur in ihrer gedehnten Position zu belasten, weil die meisten Übungen nur im Sitzen oder im Stehen ausgeführt werden, was die höchste Belastung immer bei vom Körper abgespreizten Armen mit sich bringt. Auf dem Rücken liegendes Frontheben belastet die vorderen Schultern auf völlig atypische Weise nämlich am stärksten, wenn die Arme sich parallel zum Oberkörper befinden.

In den folgenden Übungsbeschreibungen werden natürlich die altbekannten Drückübungen ausführlich behandelt, jedoch sei nochmals darauf verwiesen, daß einige Übungen mit Kurzhanteln und Seilzügen Entwicklungspotentiale beinhalten, derer sich viele Athleten aus falschem (Gewichts-)Ehrgeiz fast gar nicht bedienen.

■ **Frontdrücken**

Frontdrücken gehört zu den beliebtesten Übungen des Schultertrainings. Dies ist wohl nicht nur deshalb der Fall, weil Frontdrücken eine bekannte Disziplin des Kraftsports war und im Training auch immer noch ist; darüberhinaus ist es für viele Sportler eine wichtige Alternative zum Nackendrücken, das häufig mehr für Verletzungen als für Trainingsfortschritte verantwortlich gemacht wird.

Beim Frontdrücken wird eine Langhantelstange in einem etwas mehr als schulterweiten Griff erfaßt. Die Langhantel ruht in der Ausgangsposition auf den oberen Bereichen der Brustmuskulatur, und die Ellenbogen sind nach vorne bzw. leicht zur Seite gerichtet. Damit die Hantelstange nicht abgleitet, werden die Handgelenke sehr stark gestreckt und es ist darauf zu achten, daß der Rücken sich in seiner anatomisch normalen Position befindet.

Die verwandten Gewichte sollten nicht so schwer sein, daß der Oberkörper zwecks Einbeziehung der Brustmuskulatur stark zurückgelegt werden muß.

Aus dieser Ausgangsstellung heraus werden die Arme durchgestreckt, und somit wird die Hantel über den Kopf gebracht.

Obschon an anderer Stelle die individuellen Besonderheiten der Atmung angeführt wurden, sollten Gründe der Sicherheit bei der Übungsausführung nur eine einzige Atemtechnik zulassen. Und zwar sollte man vor dem Hochdrücken der Hantel einatmen, dann den Atem bis zur Überwindung des schwierigsten Punktes der Bewegung anhalten und in der gestreckten Armposition ausatmen. In dieser verharrt man kurz, atmet wiederum ein und senkt danach die Hantel bis auf die Brust ab.

Diese Atemtechnik ist natürlich vor allem bei schweren Gewichten ein absolutes Muß, jedoch kann bei leichteren Gewichten auch beim Hochdrücken des Gewichts aus- und beim Herablassen eingeatmet werden. Auf jeden Fall aber darf nicht ausgeatmet werden, bevor der tote Punkt der Bewegung erreicht worden ist. Das könnte abrupt die Stabilität der Körpermitte reduzieren und eine Verletzung verursachen.

Bei dieser Übung werden vor allem die vorderen und seitlichen Schultermuskelköpfe, die oberen Anteile der Trapezmuskeln, die oberen Bereiche der großen Brustmuskeln und zur Stabilisierung des Schulterblattes die Coracobrachialmuskeln, die Sägemuskeln und die kleinen Brustmuskeln herangezogen.

Je enger der Griff ist, desto stärker werden die Strecker der Ellenbogengelenke in Anspruch genommen.

Man beachte die Bewegung der Schulterblätter beim Hochdrücken der Hantelstange: Sie bewegen sich nach oben und das linke Schulterblatt wird vom Rücken aus betrachtet nach rechts gedreht. An dieser Drehbewegung sind vor allem die kleinen Brustmuskeln beteiligt.

Die Aufwärtsbewegung erfolgt im wesentlichen durch die oberen Bereiche der Trapezmuskeln und die Schulterblattheber.

Frontdrücken kann sowohl im Stehen als auch im Sitzen ausgeführt werden. Im Stehen sollte ein schulterweiter Stand eingenommen werden, und wahrscheinlich wird man schon bei mittelschweren Gewichten nicht mehr um das Tragen eines stabilisierenden Gewichthebergürtels umhinkommen. Die Ausführung in stehender Position belastet die Körpermitte sehr stark.

Bei der Variante in sitzender Position müssen die Füße unbedingt vollständig Kontakt zum Fußboden haben. Desweiteren müssen die Beine symmetrisch zur Seite ausgestellt werden, damit die Wirbelsäule symmetrisch belastet wird.

Oft wird nicht realisiert, daß Drückübungen über Kopf die Wirbelsäule zwar einer beachtlichen Belastung aussetzen können, die Wirbelsäule diese in gesundem Zustand aber durchaus zu tolerieren vermag. In sitzender Position ohne Rückenlehne kann eine natürliche Krümmung der Wirbelsäule erfolgen. Diese anatomisch normale Krümmung ist nötig, wenn man die Bandscheiben vor Überlastungen schützen möchte.

Als grundsätzliche Regel für die Griffweite sollte man sich wie beim Bankdrücken merken, daß in waagerechter Oberarmposition die Ellenbogengelenke zu 90 Grad gebeugt sein sollten.

Es ist zu bedenken, daß ein sehr weiter Griff die Entwicklungsmöglichkeiten von oberer Brust und Schultergürtel verringert, während ein sehr enger Griff wohl die Armstrecker zum schwächsten Glied der Bewegung werden läßt und die Verwendung von nur geringen Gewichten ermöglicht.

■ Nackendrücken

Front- und Nackendrücken sind einander sehr ähnlich. So sind die Aktionen im Schultergürtel beinahe identisch, jedoch werden beim Nackendrücken die Arme nicht vor, sondern seitlich vom Körper angehoben. Es findet beim Nackendrücken somit Abduktion im Schultergelenk statt. Dadurch werden die oberen Brustbereiche und die Coracobrachialmuskeln weitestgehend aus der Bewegung eliminiert. Dafür nehmen in hohem Maße die Untergrätenmuskeln an der Bewegung teil, und die Belastung der Schultermuskeln verlagert sich mehr auf die mittleren und hinteren Anteile.

Beim Nackendrücken wird vor allem auch die obere und mittlere Nackenmuskulatur sehr stark gefordert.

Wie bereits zuvor erwähnt, bereitet Nackendrücken vielen Sportlern Schwierigkeiten im Schultergelenk. Diese rühren zumeist von einer unzureichenden Flexibilität, die es nicht ermöglicht, beschwerdefrei eine Langhantelstange hinter den Kopf abzusenken.

Gewöhnlich ist dafür eine verkürzte Brustmuskulatur verantwortlich, durch die der Schultergürtel leicht nach vorne gezogen wird. Nackendrücken eignet sich hervorragend dazu, dieses Ungleichgewicht durch ein Auftrainieren des oberen Rückens zu beheben.

Um die Übungsausführung zunächst einmal zu ermöglichen, sollte vor dem Training ein intensives Stretching mit Blick auf die Brustmuskulatur durchgeführt werden. Auf keinen Fall aber ist Nackendrücken nach dem Brusttraining durchzuführen, weil sich diese dann in einem stark erhöhten Grundspannungszustand befindet.

Man kann die möglichen Probleme beim Nackendrücken aber auch als Vorteil gegenüber dem Frontdrücken betrachten. Man darf nämlich nicht vergessen, daß eine übermäßig entwickelte Brustmuskulatur eine muskuläre Dysbalance erzeugt, die es aus der Welt zu schaffen gilt. Es dreht sich nicht darum, auf diesem Ungleichgewicht aufzubauen!

Nackendrücken hat gegenüber Frontdrücken den Vorteil, daß man den Oberkörper nicht nach hinten legen kann und daß somit der Rücken immer aufrecht bleiben muß. Man kann sogar sagen, daß insbesondere bei der sitzenden Ausführung der Rücken sich in einer ausgesprochen sicheren Stellung befindet, so daß es eigentlich nicht nötig ist, eine Rückenlehne zur Erleichterung der Übungsausführung zu benutzen.

Was Griffweite, Bewegungsumfang und Atmung betrifft, so möge man sich an dem schon im Zusammenhang mit Frontdrücken Gesagten orientieren.

■ Kurzhanteldrücken

Kurzhanteldrücken hat gegenüber Drücken mit einer Langhantel den Vorteil, erstens beide Körperhälften unabhängig voneinander zu belasten, und zweitens kann man mit Kurzhanteldrücken einige Arten von Rotationen in die Drückbewegung einbauen.

Prinzipiell ist es wiederum möglich, die Drückbewegung mit nach außen oder nach vorne ausgestellten Armen auszuführen. Beide Aktionen wurden bereits im Zusammenhang mit Front- und Nackendrücken abgehandelt.

Die bei der Verwendung von Kurzhanteln möglichen Drehbewegungen machen Kurzhanteln besonders für spezielle Zielsetzungen im Schultertraining interessant.

Es ist möglich, die Kurzhanteln so zu fassen, daß die Handinnenflächen sowohl nach vorne, nach hinten als auch nach Innen zeigen. Es ist dabei zu bedenken, daß ein Griff mit supinierten Unterarmen (die Handinnenflächen zeigen dann nach hinten bzw. zum Körper hin) die langen Bizepsköpfe in die Bewegung einbezieht und daß deren Ursprungssehnen aufgrund mechanischen Kontaktes mit den Oberarmknochen bei einigen Varianten gefährdet sind. In diesem Sinne bieten sich statt eines Untergriffes eher ein neutraler oder ein pronierter Griff an.

Der pronierte Griff (Handinnenflächen nach vorne) tendiert dazu, für eine stärkere Belastung der seitlichen und hinteren Schultern zu sorgen, während man mit einem neutralen Griff eher die vorderen Schultern anspricht.

Eine gängige Variante besteht darin, die Bewegung mit vor der Brust befindlichen und im Untergriff gefaßten Kurzhanteln zu beginnen und dann während der Aufwärtsbewegung die Unterarme zu pronieren und die Ellenbogen zu den Seiten zu führen.

Bei der Abwärtsbewegung wird der Weg umgekehrt.

Diese Ausführung ermöglicht zwar nicht die Verwendung sehr hoher Gewichte, jedoch werden mehr oder minder stark zumindest all die Muskeln belastet, die bei Front- und Nackendrücken zusammen angesprochen werden.

Interessant ist auch die Ausführung von „Dreieck-Drücken". Hierbei werden die Hanteln bei seitlich ausgestellten Ellenbogen in proniertem Griff gefaßt und wie beim Nackendrücken mit Kurzhanteln nach oben gedrückt. In der höchsten Position werden dann die Arme nach vorne gebracht und während der Abwärtsbewegung die Unterarme allmählich supiniert. Nach dem Erreichen des tiefsten Punktes werden dann die Ellenbogen wieder zu den Seiten geführt. Diese Form des Drückens schafft ein starkes Gefühl in den hinteren und seitlichen Bereichen der Schultern und ist ein echter Geheimtip für deren Entwicklung.

Aber egal, ob man Kurzhanteldrücken mit diversen Rotationen verbindet oder nicht, immer sollte man den Hauptvorteil von Kurzhanteln, nämlich daß diese einen sehr hohen Bewegungsradius zulassen, ausnutzen. Es wäre verfehlt, übermäßig schwere Gewichte zu benutzen, und zwar auch dann, wenn die Kurzhanteln nur deshalb Verwendung finden, weil die Arbeit mit Langhanteln aus irgendwelchen Gründen Schmerzen oder Unannehmlichkeiten bereitet.

■ Seitheben

Seitheben ist die Basisübung zur Entwicklung der seitlichen Schultermuskeln. Desweiteren werden auch die Untergrätenmuskeln stark gefordert, was gelegentlich in Überlastungen resultieren kann.

Wie der Name schon sagt, werden beim Seitheben die Arme seitlich vom Körper angehoben, und zwar gewöhnlich bis auf Schulterniveau. Vergrößert man den Bewegungsradius, so kommen vor allem die oberen Anteile der Trapezmuskeln ins Spiel.

Hat man vor, sehr hohe Gewichte zu verwenden und die Übung ggfs. stark abzufälschen, so bietet es sich an, in der Ausgangsposition die Hanteln nicht auf den seitlichen Bereichen der Oberschenkel ruhen zu lassen, sondern stattdessen die Kurzhanteln direkt vor dem Körper zusammenzubringen. Dies kann man mit bei geradem Rücken erfolgendem Vorlegen des Oberkörpers verbinden. Bei der Aufwärtsbewegung wird dann der Oberkörper wieder in die aufrechte Stellung gebracht.

Da es sich beim Seitheben jedoch um eine eingelenkige Bewegung handelt, ist es wohl angebracht, die Übung mit größtmöglicher Konzentration und unter Betonung aller Winkelbereiche der Bewegung, mithin relativ langsam, in sitzender Position auszuführen.

Ob beim Seitheben auch wirklich die seitlichen Anteile der Schultern entwickelt werden, hängt entscheidend von der Positionierung der Ellenbogen ab. Zeigen sie nach unten, dann sind die vorderen Deltamuskelköpfe stark an der Bewegung beteiligt. Zeigen sie leicht nach oben, so befinden sich die Untergrätenmuskeln in erhöhtem Spannungszustand und können besonders gut entwickelt werden. In dieser Ellenbogenposition kommen übrigens auch die hinteren Deltamuskelköpfe geringfügig ins Spiel.

Für die seitlichen Deltamuskeln ist es wohl am besten, die Ellenbogen nach hinten zeigen zu lassen. Bei gestreckten Armen befinden sich dabei die Daumen und die kleinen Finger permanent auf etwa demselben Höhenniveau.

Eine mögliche Beugung in den Ellenbogengelenken darf während der Bewegung nicht geändert werden.

Obschon eine komplette Streckung der Ellenbogen immer mit Vorsicht zu genießen ist, sollten die Ellenbogen nicht zu stark gebeugt werden, auch wenn dadurch sehr schwere Gewichte kaum Verwendung finden können.

Seitheben muß nicht derart ausgeführt werden, daß bei auf Schulterniveau angehobenen Armen die Belastung am größten ist, obwohl es logisch erscheint, weil hier die seitlichen Schultern zu einer maximalen Kontraktion fähig sind. In diesem Sinne ist Seitheben im Stehen eine Übung mit maximaler Belastung in der kontrahierten Position.

Legt man sich während der Übungsausführung etwa seitlich auf eine Schrägbank, so kann man den mittleren Teil der Bewegung (z.B. bei um einen Winkel von 45 Grad angehobenen Armen) betonen und so die Belastung ein wenig ändern. Es ist jedoch kaum richtig, daß dies mehr die oberarmnahen, unteren Bereiche der seitlichen Deltamuskeln entwickeln könnte.

Legt man sich seitlich auf eine Flachbank oder auf den Fußboden, so kann man die seitlichen Schultern maximal in einer leicht gedehnten Position belasten. Diese Bewegung ermöglicht eine ausgesprochen untypische Belastung der Schultermuskulatur.

Die Atmung ist beim Seitheben wie bei den anderen Schulterübungen sehr wichtig. Entweder wird man während des Anhebens der Arme einatmen und beim Absenken der Arme ausatmen oder in der untersten Position tief einatmen, dann während der Aufwärtsbewegung den Atem anhalten und beim Herunterlassen der Arme schließlich ausatmen.

Bei letztgenannter Variante sollte man von der Option, in der untersten Position zwischenzuatmen, Gebrauch machen. Bei nicht sehr hohen Gewichten ist eher die erste der beiden Atemtechniken zu empfehlen.

Auf keinen Fall aber darf bei der Aufwärtsbewegung ausgeatmet werden, weil sonst im Moment höchster Belastung die Stabilität der Körpermitte stark reduziert wird.

■ Frontheben

Frontheben ist eine hervorragende Übung zur Entwicklung der Sägemuskeln, der oberen Bereiche der großen Brustmuskeln, der kleinen Brustmuskeln, der oberen Trapezmuskeln und natürlich der vorderen Schultermuskelköpfe. Daneben werden die Hakenarmmuskeln (Mm. coracobrachialis) stark gefordert, weil das Anheben der Arme nach vorne deren einzige Funktion ist.

Beim Frontheben ist von entscheidender Bedeutung, daß im Verlaufe der Bewegung die Oberarme strikt nach vorne zeigen, weil nur dadurch eine Flexion des Schultergelenks durchgeführt wird. Auch wenn in der Praxis um der Verwendung schwerer Gewichte willen die Ellenbogen meist eher seitlich ausgestellt und dabei gebeugt werden, wird hier nur Frontheben mit beinahe gestreckten Armen besprochen. Dieses ist im Hinblick auf die muskuläre Belastung sinnvoll, weil eine Beugung im Ellenbogengelenk lediglich die Hebelwirkung der Arme verändert bzw. das seitliche Ausstellen der Ellenbogen Elemente des Seithebens einbezieht, die an anderer Stelle behandelt werden.

Grundsätzlich ist für die Einbeziehung der Muskulatur des Schultergürtels und der oberen Brustmuskulatur die Bewegungshöhe der Arme wichtig. Die genannten Muskeln werden nur dann stark belastet, wenn die Arme über Schulterhöhe oder sogar besser bis über den Kopf angehoben werden. In diesem Falle sorgt Frontheben auch für eine Erhöhung der Beweglichkeit im Schultergelenk.

Bei der Übungsausführung ist immer darauf zu achten, daß der Oberkörper in einer aufrechten Position belassen wird. Vor allem dann, wenn die Arme bis über den Kopf angehoben werden, besteht die Gefahr, den Oberkörper unter Hohlkreuzhaltung zurückzulegen. Dieses stellt eine hohe Gefahr für die Wirbelsäule dar und sollte auf jeden Fall vermieden werden.

Am einfachsten geschieht dies durch ein leichtes Vorlegen des Oberkörpers um beispielsweise 5 bis 10 Grad. Das läßt sich gut kontrollieren, wenn man sich anfangs unter Verwendung leichter Gewichte nicht frontal, sondern seitlich vor einen Spiegel stellt.

Frontheben wird bevorzugt mit Kurzhanteln ausgeführt, weil Kurzhanteln eine stärkere Isolation der beteiligten Muskeln ermöglichen. Außerdem ist bei der Verwendung einer Langhantel nur ein Obergriff von Interesse, weil bei der Verwendung eines Untergriffes die Bizepssehnen in Mitleidenschaft gezogen werden könnten. Bei Kurzhanteln ist zur Abwechslung auch ein neutraler Griff möglich, wodurch der lange Bizepskopf ein wenig an der Bewegung teilnimmt.

Die wohl beliebteste Ausführung ist die mit zwei Kurzhanteln, wobei sich die Bewegungsphasen der beiden Arme um eine halbe Wiederholung unterscheiden. Das heißt, daß der eine Arm angehoben wird, während der andere nach unten bewegt wird.

Hierdurch ist eine relativ gleichmäßige Belastung der Stützmuskulatur der Körpermitte gegeben, was bei unilateraler Ausführung nicht der Fall ist. Es ist jedoch zu bedenken, daß die Gewichtswahl häufig durch eine schwache Körpermitte eingeschränkt wird. Um Muskelaufbau zu erreichen, sollte in diesem Fall die einarmige Ausführung bevorzugt werden. Zur Entlastung der Körpermitte kann man sich mit der gerade nicht belasteten Hand seitlich stabilisieren.

Frontheben kann unter Verwendung von Kurzhanteln auch alternierend, d.h. mit beiden Armen abwechselnd, und gleichzeitig durchgeführt werden.

Für welche Variante man sich auch entscheiden mag, immer ist beim Anheben der Arme einzuatmen bzw. der Atem bis zur Abwärtsbewegung anzuhalten. Bei der beidarmigen Kurzhantelvariante sollte auf eine gleichmäßige, nicht stockende Atmung geachtet werden. Dies macht die Benutzung relativ leichter Gewichte selbstredend nötig.

■ Langhantelrudern aufrecht

Rudern aufrecht ist neben Seitheben eine der wenigen Übungen, mit denen man sehr gezielt die seitlichen Schultern entwickeln kann. Neben den Schultern werden die oberen und mittleren Trapezmuskeln, die Untergrätenmuskeln, die langen Köpfe der Bizeps und die Sägemuskeln in die Bewegung einbezogen.

Die Belastung der Sägemuskeln und der Trapezmuskeln wird umso stärker, je höher die Arme über die Schultern hinaus angehoben werden. Die Armbeuger werden bei engem stärker gefordert als bei weitem Griff.

Ausführung: Man nimmt einen aufrechten Stand bei etwa schulterweit gespreizten Beinen ein. In den Händen hält man eine Langhantel in proniertem Griff. Der Abstand der Daumen kann zwischen einigen Zentimetern und etwa Schulterweite variieren. In der untersten Position der Bewegung sind die Arme etwa gestreckt, und die Hantel ruht auf den oberen Bereichen der vorderen Oberschenkel. Nun wird tief eingeatmet, der Atem angehalten und die Langhantel eng am Körper vorbei bis auf Schulterniveau angehoben. Die Ellenbogen befinden sich dabei permanent über der Hantelstange. Nach dem Erreichen der höchsten Position wird langsam ausgeatmet und die Hantel wieder nach unten geführt.

Wenn beim Rudern aufrecht nicht die sowieso bei sehr vielen Übungen einbezogenen vorderen Schultermuskeln mitbelastet werden sollen, muß darauf geachtet werden, daß die Arme bei der Bewegung seitlich ausgestellt bleiben. Das ist nur dann möglich, wenn die verwandte Langhantelstange eng am Körper vorbeibewegt wird.

Auch bei dieser Übung ist darauf zu achten, daß der Oberkörper nicht zurückgelegt wird. Der Schwerpunkt des Oberkörpers sollte sich immer vor der Wirbelsäule befinden. Das kann man leicht dadurch erreichen, daß die Hüften ganz leicht gebeugt werden. Hierdurch werden die mittleren Bereiche der Trapezmuskeln sowie die hinteren Schultern eine Spur stärker gefordert, aber auf jeden Fall vermeidet man so die Einbeziehung der vordern Schultern.

Rudern aufrecht ist eine gute Übung zur Entwicklung eines gut konturierten Schulter- und Nackenbereichs. Man kann die Nackenmuskeln besonders ansprechen, wenn man bei weit angehobener Hantelstange vor der Abwärtsbewegung einen kurzen Moment innehält und die entsprechenden Muskeln betont anspannt.

Die Griffweite hängt nicht nur von den zu belastenden Muskelpartien, sondern auch von der Stärke der Handgelenke ab. Ein sehr enger Griff kann die Handgelenke einer übermäßigen Belastung aussetzen.

■ Übungen an Kabelzügen

Viele der mit Hanteln durchgeführten Übungen lassen sich auch mit Hilfe von Kabelzügen angehen. Man sollte in diesem Zusammenhang vor allem an Seitheben, Frontheben und Rudern aufrecht denken. Es bietet sich nicht so sehr an, Drückbewegungen an Kabelzügen durchzuführen, weil diese eine sehr instabile Führung der Arme mit sich bringen. Die zuvor genannten Übungen jedoch stellen eine willkommene Auflockerung des Trainings dar, weil Kabelzüge ein im Vergleich zu freien Gewichten recht ungewöhnliches Belastungsprofil hergeben. Man kann mit diversen Varianten in liegender oder kniender Körperhaltung experimentieren und sich von vielfältigen Ideen leiten lassen. Man sollte die grundlegenden Gedanken, die mit den Übungen unter Verwendung freier Gewichte verbunden sind, im Hinterkopf behalten und vor allem immer auf eine gesicherte Wirbelsäulenposition achten.

■ Übungen an Drückmaschinen

Es gibt diverse Drückmaschinen, durch die Front- und Nackendrücken in vielfältiger Form durchgeführt werden können. All diese Maschinen haben gemeinsam, daß die Arme auf einer geführten Linie nach oben gedrückt werden. Das wirkt sich vor allem auf die Körpermitte aus, weil diese durch das Fehlen einiger Freiheitsgrade bei der Drückbewegung leichter stabilisiert werden kann.

Drückmaschinen haben neben Vorteilen aber auch den Nachteil, daß man oft sehr in der Wahl der Griffposition eingeschränkt ist. Bei freien Gewichten kann man neben dem angenehmsten Griff auch die für sich persönlich optimale Bewegungslinie beim Anheben der Arme herausfinden und für sich nutzen.

Man kann Drückmaschinen nicht pauschal bewerten. Vielmehr ist ausgehend von der individuellen Körperstruktur des Einzelnen zu entscheiden, ob ein Training an diesen Maschinen sinnvoll ist oder nicht.

Grundsätzlich sollte das Trainung nur dann nicht mit freien Gewichten stattfinden, wenn Hinderungsgründe bestehen. Hierbei sind z.B. Probleme mit der Körpermitte oder auch einfach aufkommende Langeweile zu nennen.

Zur Auflockerung des Trainingsgeschehens sind vor allem in Phasen geringerer Trainingsintensität Drückmaschinen allemal geeignet.

■ Umsetzen mit Drücken (stehend)

Umsetzen mit Drücken ist eine technisch sehr anspruchsvolle Übung und gehört zu den wichtigsten Grundübungen im Schulter- bzw. Schultergürteltraining. Desweiteren werden hierbei auch die Armbeuger, und zwar vor allem die Brachialis und Brachioradialis gefordert.

Grundsätzlich sind zwei Varianten zu unterscheiden:

■ Man nimmt einen schulterweiten Stand bei aufrechter Körperhaltung ein und faßt eine Langhantel in einem schulterweiten Obergriff. Man hebt die Hantel aus der vollständig gestreckten Armhaltung durch Einsatz der Armbeuger bis auf Schulterniveau an. Dabei werden im Gegensatz zur Ausführung von Reverse Langhantelcurls die Ellenbogen nach vorne gebracht, so daß sich in der obersten Hantelposition die Unterarme etwa in der Vertikalen befinden. Die Handgelenke werden dabei stark gestreckt und die Hantel kann bei sehr hohen Gewichten sogar auf den oberen Bereichen der Brustmuskulatur aufliegen. Nun wird wie beim Frontdrücken die Hantel bis zur Hochstrecke gebracht.

■ Die andere Ausführung stellt eher eine Kombination aus Rudern aufrecht und Frontdrücken als aus Curls und Frontdrücken dar und ermöglicht die Verwendung sehr schwerer Gewichte.

Es wird dieselbe Ausgangsposition wie zuvor eingenommen. Nun wird unter starkem Einsatz der das Schulterblatt anhebenden Muskulatur relativ schnell, aber nicht ruckartig die Langhantel so weit wie möglich angehoben. Die Ellenbogen befinden sich dabei sehr weit über der Langhantel. Im höchsten Punkt dieser Bewegung werden die Ellenbogen in einer schnellen Bewegung unter die Langhantel gebracht. Dabei werden die Außenrotatoren (kleiner Rundmuskel, Unter- und Obergrätenmuskel) stark angespannt, um die Hantel nicht zu weit absinken zu lassen.

Danach wird die Hantel durch Anheben der Ellenbogen nach vorne auf oder vor der oberen Brust stabilisiert. Im Anschluß daran werden die Arme über den Kopf bis zur Streckung gebracht.

Bei beiden Ausführungen werden im Schultergelenk hauptsächlich die vorderen Schultern und die oberen Bereiche der Brustmuskulatur gefordert. Desweiteren werden die Sägemuskeln und die kleinen Brustmuskeln und die Trapezmuskeln stark belastet.

Umsetzen mit Drücken besitzt eine sehr hohe Bewegungsamplitude. Deshalb sollte die Anzahl der pro Satz aneinandergereihten Wiederholungen relativ gering sein. Bevor jedoch sehr hohe Gewichte Verwendungen finden, muß die Technik gut entwickelt sein. Da die Außenrotatoren sehr stark in Mitleidenschaft gezogen werden können, kann man sich z.B. das Ziel setzen, vor wirklich ernsthaftem Training mit dieser Übung etwa 1000 hochkorrekte Wiederholungen durchzuführen. Zumindest aber sollte man sich zunächst an der weniger anspruchsvollen, ersten der o.g. Varianten versuchen. Diese Übung ist, wie gesagt, ausgesprochen wertvoll für den Aufbau von Muskelmasse, und es lohnt sich deshalb allemal, die Technik dieser Übung mit Geduld zu entwickeln.

Man hat die Möglichkeit, Variante 1 auch mit Kurzhanteln auszuführen. Die Armbeugung sollte dann in neutraler (Hammercurl-)Position erfolgen. Nachdem die Hanteln sich vor der Brust befinden, können die Arme während der Drückbewegung nach außen geführt und dabei die Unterarme proniert werden. Das sorgt für die Einbeziehung der gesamten Schultermuskulatur und macht diese Übung noch anspruchsvoller.

Mit Kurzhanteln kann diese Übung übrigens auch in sitzender Position durchgeführt werden.

C) Das Training der Nacken- und Halsmuskulatur

Über die Nackenmuskulatur wurde im Zusammenhang mit der Rückenmuskulatur bereits gesprochen.

Die Halsmuskulatur ist bei Sportlern gewöhnlich recht stark unterentwickelt, und sie vermag normalerweise kein Gegengewicht zur oftmals zu Verkürzungen neigenden Nackenmuskulatur darzustellen. Aus diesem Grunde wäre zu erwarten, daß gerade Bodybuilder sich dieser vernachlässigten Muskelpartie annähmen und sie im Streben nach Ausgewogenheit zu entwickeln versuchten.

Die Praxis sieht jedoch ganz anders aus. Gewöhnlich beschränkt sich das Training der Halsmuskulatur auf recht anspruchslose Halte-"Übungen", wie z.B. bei in Rückenlage durchgeführten Bauchübungen.

Das liegt wahrscheinlich daran, daß aufgrund mechanischer Verhältnisse nur schwer eine angemessene Belastung der angesprochenen Muskulatur erreicht werden kann. Allerdings spielt wohl auch eine Rolle, daß eine extreme Halsentwicklung von breiten Teilen der Bevölkerung als ausgesprochen unästhetisch empfunden wird.

Nicht zuletzt sollte man auch erwähnen, daß ein sehr mulmiges Gefühl bei dem Gedanken an unter Gewichtsbelastung durchgeführten (Dreh-)Bewegungen des Halses entsteht. In der Tat kann man im Falle der Halsmuskulatur sagen, daß nicht jede Bewegungsmöglichkeit auch wirklich funktionell ist. Man hat herausgefunden, daß gerade Drehbewegungen im Bereich der Halswirbelsäule mit äußerster Vorsicht zu genießen sind und die Wirbelsäule massiv schädigen können.

Somit bleibt dann eigentlich nur noch die Möglichkeit, die Halsmuskulatur durch Absenken des Kopfes nach vorne und zu den Seiten zu belasten.

Damit Sie ein Gefühl für die angesprochenen Bewegungen bekommen, versuchen Sie doch einmal, mit einer Hand gegen Ihre Stirn zu drücken und dann gegen Belastung ihren Kopf aus einer aufrechten Position nach vorne abzusenken, so daß letztlich ihr Kinn die oberen Brustbereiche berührt. Wenn Sie diese Bewegung mehrmals durchführen, werden Sie leicht nachempfinden können, welche Muskelbereiche hier gemeint sind. Wahrscheinlich werden Sie auch spüren, daß die Nackenmuskulatur der Bewegung einen erheblichen Widerstand entgegenbringt, was ein unverkennbares Zeichen für eine starke Verkürzung darstellt.

Ebenso können Sie gegen Belastung den Kopf zur Seite beugen, und vermutlich wird sich auch hierbei eine verkürzte Nackenmuskulatur bemerkbar machen.

Das Training der Halsmuskulatur sollte nicht auf die Erlangung von unglaublicher Muskelmasse, sondern vielmehr auf die Entwicklung eines Gegenspielers zur starken Nackenmuskulatur ausgelegt sein. In diesem Sinne sollte man mit kräftigenden Übungen ebenso wie mit Beweglichkeitsübungen arbeiten.

Ich empfehle Ihnen, einmal pro Woche in der oben beschriebenen Form durch Gegendruck mit den Händen auf die Stirn einen oder zwei relativ leichte Sätze von etwa 10–15 Wiederholungen je Satz auszuführen. Arbeiten Sie auch mit bei noch geringeren Belastungen ausgeführten Seitbeugebewegungen des Kopfes. Auf jeden Fall aber sollten Sie im Anschluß an die jeweilige Trainingseinheit ein ausgiebiges und vor allem (besonders wichtig!) langsam beginnendes Dehnungstraining für die Hals- und besonders auch für die Nackenmuskulatur durchführen. Dabei ist es unbedingt anzuraten, eine den Hals bedeckende Trainingsjacke o.ä. zu tragen.

D) Das Training der Armbeugemuskulatur

Die Gruppe der Armbeuger besteht aus drei verschiedenen Muskeln: Dem Armbeuger (M. brachialis), dem zweiköpfigen Armbeuger (M. biceps brachii) und dem Oberarmspeichenmuskel (M. brachioradialis). Desweiteren assistieren bei der Armbeugung einige Muskeln des Unterarmes. Diese können in Armbeugebewegungen einbezogen werden, wenn bei der Armbeugung die Handgelenke etwa in neutraler Position belassen werden bzw. im Verlaufe der Bewegung die Handgelenke maximal gebeugt werden.

Der bekannteste der drei genannten Armbeuger ist sicherlich der zweiköpfige Armbeuger, d.h. der Bizeps. Der Bizeps besteht aus zwei verschiedenen Muskelköpfen, die in einer gemeinsamen Ansatzsehne münden.

Der innere Muskelkopf beugt nicht nur den Arm, er ist vielmehr auch daran beteiligt, den Oberarm nach vorne bis in die Waagerechte anzuheben. Diese Funktion wird besonders deutlich, wenn man ein Gewicht mit gestreckten Armen und nach oben zeigenden Handinnenflächen vor dem Körper nach oben führt (Das ist eine Variante des Fronthebens).

Der äußere Muskelkopf beugt und supiniert den Unterarm.

Die Frage nach dem Zusammenwirken dieser beiden Muskelköpfe läßt sich beantworten durch die Angabe der Position, in der sich der Oberarm relativ zum Rumpf befindet: Beide Köpfe werden stark in Armbeugebewegungen einbezogen, wenn man mit vollständig supinierten Unterarmen und schulterweitem Griff die Oberarme parallel zur Körperlängsachse hält (Beispiel: Langhantelcurl).

Befinden sich die Oberarme allerdings weit vor dem Körper, dann kann der innere Bizepsmuskelkopf nicht optimal arbeiten, weil er trotz möglichen Streckens der Arme nicht in eine ausreichend vorgedehnte Position gebracht werden kann. Daher ist etwa bei Konzentrationscurls der äußere Kopf relativ stärker in die Armbeugebewegung eingebunden als der lange. Führt man die Oberarme dagegen hinter den Körper, so steigt der Dehnungszustand des inneren Kopfes, wodurch man diesen optimal in die Armbeugung einzubeziehen vermag.

Das isolierte Zusammenwirken der beiden Muskelköpfe ist also dadurch gekennzeichnet, daß bei supinierter Unterarmstellung der äußere Muskelkopf immer, der innere Kopf dagegen in Abhängigkeit von der Oberarmposition relativ zum Rumpf in Armbeugebewegungen einbezogen wird. Entsprechend spricht man machmal

DAS TRAINING

etwas salopp vom Training für den äußeren oder für den inneren Oberarm. Diese Formulierung ist deshalb nicht ganz korrekt, weil der äußere Bizepskopf immer relativ gleichbleibend an der Bewegung teilnimmt.

Das Zusammenwirken der beiden Köpfe wird transparenter, wenn man darstellt, wann (in Abhängigkeit von der Position des Oberarmes) am meisten Kraft mobilisiert werden kann. Gewöhnlich ist dies bei seitlich am Körper herabhängenden bzw. leicht nach vorne vor den Körper geführten Armen der Fall.

Das Ausmaß der muskulären Vordehnung ist nicht nur durch die Frage bestimmt, ob sich die Oberarme vor oder hinter dem Körper befinden. Führt man die Arme beispielsweise weit nach außen (z.B. bei Langhantelcurls mit weitem Griff), dann wird das Ausmaß der Vordehnung im inneren Bizepskopf erhöht, wodurch dieser in stärkerem Maße an der Bewegung beteiligt ist. Dagegen kontrahiert er bei nach innen geführten Armen (enger Griff) weniger stark.

Logischerweise kann der innere Bizepskopf stark belastet werden, wenn beide seiner Funktionen in eine Übung eingebaut werden, d.h. wenn der Arm in supinierter Unterarmposition nicht nur gebeugt, sondern auch aus einer Position hinter dem Körper vor den Körper angehoben wird.

Der Brachialis ist ein sehr kleiner, aber dafür ausgesprochen kräftiger Muskel, der an jeder Armbeugung beteiligt ist. Er ist seitlich am Oberarm, unterhalb des äußeren Bizepskopfes zu finden und ist ganz entscheidend für die Qualität des Oberarmes bei der Doppelbizepspose von hinten verantwortlich.

Eine typische Übung für diesen Muskel ist der Hammercurl, bei dem der durch die nicht ausreichende Supination des Unterarmes behinderte Bizeps, seine Sehne „wickelt" sich dann quasi um die Speiche, weitestgehend aus der Bewegung herausgelassen wird.

Der Brachioradialis tritt sowohl als Armbeuger als auch als Pronator (dabei dreht er die Handinnenfläche bei gebeugtem Arm nach unten) und Supinator (dreht die Handinnenfläche nach oben) in Aktion. Und zwar proniert er den supinierten bzw. supiniert er den pronierten Unterarm (jeweils bis die neutrale Position erreicht ist). Durch letztere Funktion macht er die Schwäche des ja auch als Supinator wirksamen Bizeps in stark pronierter Unterarmstellung wett. In gewissem Sinne bildet er darüberhinaus in der pronierten und in der neutralen Unterarmposition auch bei der Armbeugung eine Kompensation für den an der Bewegung dann nur sehr wenig beteiligten Bizeps. Allerdings ist die Armbeugung bei proniertem weitaus weniger kraftvoll als bei supiniertem Unterarm.

Der Brachioradialis kann am meisten Kraft entwickeln, wenn sich die Handgelenke etwa in neutraler (Hammercurl-)Position befinden.

Zusammenfassung: Das Zusammenwirken der verschiedenen Armbeuger wird entscheidend von der Position der Handinnenflächen beeinflußt. Sind die Unterarme supiniert, arbeitet der Brachioradialis anteilsmäßig und absolut nur sehr geringfügig an der Armbeugung mit. Dagegen hat der Bizeps kaum Anteil an der Bewegung, wenn die Unterarme proniert sind.

Die Aktivität des inneren Bizepskopfes ist davon abhängig, ob er in seinen beiden Funktionen gleichzeitig belastet wird und in welcher Position sich der Oberarm relativ zur Körperlängsachse befindet.

■ Langhantelcurl

Der Langhantelcurl ist wohl die bekannteste Bizepsübung überhaupt. Im Stehen ergreift man eine Langhantel mit einem etwa schulterweitem Untergriff und läßt die Oberarme seitlich parallel zur Körperlängsachse am Körper herabhängen. Aus der vollständig gestreckten Armposition werden die Arme so weit wie möglich gebeugt, wobei die Oberarme nicht mitbewegt werden.

Der Langhantelcurl ermöglicht die Verwendung sehr hoher Gewichte, wodurch vor allem die Muskulatur des unteren Rückens bei der Stabilisierung des Oberkörpers hart in Anspruch genommen wird. Besonders bei den letzten Wiederholungen eines Satzes ist deshalb darauf zu achten, daß die Bewegung nicht zu sehr durch den Einsatz des Rückens abgefälscht wird, weil dadurch mögliche Hohlkreuzpositionen ein erhebliches Gefahrenpotential in sich bergen.

Durch Variation der Griffweite läßt sich der innere Bizepskopf mehr oder weniger stark belasten. Da ein engerer Griff die Vorspannung im inneren Kopf verringert, kann dieser vor allem bei einem mehr als schulterweiten Griff stark angesprochen werden.

Es ist in der Praxis häufig anzutreffen, daß die Oberarme während der Aufwärtsbewegung der Langhantel nach vorne gebracht werden, weil der innere Bizepskopf zusammen mit der vorderen Schulter und anderen Muskeln an dieser Bewegung beteiligt ist. Dies kann nur dann sinnvoll sein, wenn der Bizeps bereits so viel Muskelmasse besitzt, daß er eine weitgehende Beugung im Ellenbogengelenk verhindert. In diesem Falle nämlich würden durch das Anheben der Arme nach vorne die Unterarme z.B. in die Vertikale gebracht werden können, was dann der Endposition der Unterarme bei einem höheren Beugungsgrad im Ellenbogengelenk entsprechen würde. Durch diese Technik vermag der Bewegungsradius des inneren Bizepskopfes vergrößert zu werden, was in einem höheren Entwicklungspotential resultiert.

Man darf dabei jedoch nicht vergessen, daß das für die Armbeuger relevante Drehmoment im Ellenbogengelenk bei in der Vertikalen befindlichen Unterarmen verschwindet; das heißt de facto, daß die Belastung der Bizeps in dieser Armstellung gleich Null ist! Dies bedeutet eine Entlastung der Bizeps, die nur dadurch vermieden werden kann, daß die Bizeps in der angesprochenen Endposition isometrisch kontrahiert werden.

Man sollte beide Möglichkeiten der Ausführung wahrnehmen, jedoch die das bessere Gefühl mit sich bringende i.d.R. bevorzugen.

Für den Fall, daß man mit abgefälschten Bewegungen einige weitere Wiederholungen erzwingen möchte, ist es natürlich sicherer, dies durch den Einsatz der Schultern als durch die primäre Einbeziehung der Rücken- und Hüftstrecker bzw. durch ein Zurücklegen des Oberkörpers zu erreichen.

Eine weitere Möglichkeit, die Bewegung abzufälschen, besteht darin, die Oberarme in der untersten Position leicht zu beugen und hinter den Körper zu bringen.

Ersteres wird sogar recht häufig praktiziert, um den Beginn der Bewegung zu erleichtern. Das ist hier durchaus angebracht, weil das Einnehmen einer vollständig gestreckten Ellenbogenposition doch sehr schwierig ist und die verwendbaren Gewichte stark reduziert. Das Nach-hinten-Führen der Oberarme sollte jedoch unterlassen werden.

Die Erleichterung der Bewegung durch diese Maßnahme beruht energetisch gesehen auf dem Schwung, der in der unteren Bewegungsphase entwickelt und nur zu einem sehr geringen Teil vom Bizeps erbracht wird.

■ Langhantel SZ-Curl

Der Langhantel SZ-Curl ist weniger deshalb interessant, weil durch diese Übung andere Muskelpartien als durch die zuvor genannten Langhantelcurls belastet würden; vielmehr bieten SZ-Curls die Möglichkeit, die Handgelenke vor allem bei Varianten mit sehr hoher oder sehr geringer Griffweite zu entlasten.

■ Kurzhantelcurl

Die Verwendung von Kurzhanteln beim Bizepstraining trägt der Tatsache Rechnung, daß der Bizeps auch die Funktion hat, die Unterarme zu supinieren. Da Langhanteln diese Bewegung nicht zulassen, messen viele Sportler der Verwendung von Kurzhanteln höchste Priorität bei. Das hört sich noch schlüssiger an, wenn man bedenkt, daß Kurzhanteln beide Arme unabhängig voneinander zu belasten vermögen.

Am bequemsten ist die Ausführung von Kurzhantelcurls wohl in sitzender Position. Damit die Wirbelsäule keinen gefährlichen Belastungen ausgesetzt wird, sollte man immer eine Bank mit Rückenlehne verwenden, wenn die Bewegung mit schweren Gewichten ausgeführt wird. Es ist auch wichtig, die Fußsohlen immer komplett auf den Boden aufzustellen, damit ein hinreichendes Maß an Stabilität gegeben ist.

Man kann sowohl beide Arme gleichzeitig als auch abwechselnd bewegen. Man wird vor allem dann die alternierende Variante wählen, wenn schwere Gewichte Verwendung finden. Hierbei befindet sich der eine Arm in relativ gestreckter Position, während mit dem anderen eine volle Auf- und Abbewegung ausgeführt wird.

Bei der Ausführung mit beiden Armen gleichzeitig hat man wiederum zwei Möglichkeiten:

Erstens kann man beide Arme gleichzeitig anheben und dann wieder absenken und zweitens kann man einen Arm absenken, während man den anderen anhebt. Im letztgenannten Fall liegt also eine Phasenverschiebung um eine halbe Wiederholung vor.

Von einer einarmigen Ausführung ist abzuraten, weil vor allem bei höheren Gewichten die Stabilität des Oberkörpers nur schwer zu gewährleisten ist.

Für welche Variante man sich letztlich entscheidet, sollte vom persönlichen Geschmack entschieden werden. Wichtig ist jedoch, daß man die Unterarme in der gestreckten Ellenbogenstellung, also in der Ausgangsposition, in eine neutrale oder sogar leicht pronierte Position bringt. Spätestens in der maximal gebeugten Armstellung sollten die Unterarme dann jedoch vollständig supiniert sein. Es erscheint logisch, die Supination der Unterarme der Armbeugebewegung in kontinuierlicher Form zu überlagern.

Auch bei der Ausführung von Kurzhantelcurls sollte man darauf achten, daß die Oberarme bei der Bewegung im wesentlichen fixiert werden. Nur bei einer sehr guten Bizepsentwicklung, d.h. bei einem recht stark eingeschränkten Bewegungsradius, kann man im Verlaufe der Armbeugung die Oberarme so weit nach vorne führen, daß die Unterarme sich in der Position mit maximal gebeugten Ellenbogen genau in der Vertikalen befinden. In diesem Fall ist darauf zu achten, daß in der obersten Bewegungsposition die Bizeps sehr stark angespannt werden, damit ihnen keine Ruhepause gegönnt wird.

Tip: Bei alternierender Ausführung kann man als Variante den „pausierenden" Arm in der maximal gebeugten Position belassen. Die dabei entstehende, statische Belastung ist fast immer sehr ungewohnt und deswegen produktiv, obwohl nur relativ geringe Trainingsgewichte benutzt werden können.

■ KH: Schrägbankcurl

Schrägbankcurls sind die klassische Übung zur Entwicklung der inneren Bizepsköpfe. In der Position mit hinter den Körper geführten Oberarmen können die inneren Bizepsköpfe nämlich in einen optimalen Vorspannungszustand versetzt werden.

Da man sich bei dieser Übung mit dem Rücken auf eine Schrägbank legt, ist die Belastung für den Rücken sehr viel geringer als z.B. bei Curls in aufrechter Stellung. Deshalb eignet sich diese Übung auch sehr gut für

DAS TRAINING

Zeiten, in denen man um eine Verletzung im Bereich des Rückens „herumtrainieren" muß.

Bei der Übungsausführung sollte man bedenken, daß eine zu flach eingestellte Bank den inneren Bizepskopf in einen zu starken Vorspannungszustand versetzt. Man sollte es mit einer gegenüber der Waagerechten um etwa 50–60 Grad geneigten Bank versuchen.

Es ist nicht empfehlenswert diese Übung alternierend auszuführen. Wie gesagt befindet sich der innere Bizepskopf permanent in einem Zustand relativ hoher Spannung. Besonders bei relativ langsamer Übungsausführung ist es möglich, daß die Sehnenspindeln (siehe auch Abschnitt über Stretching) einen zu hohen Spannungszustand registrieren, wodurch die Bewegung in einem unproduktiven Frühstadium abgebrochen werden müßte.

Da für die Supination der Unterarme maßgeblich die äußeren Bizepsköpfe verantwortlich sind, können Schrägbankcurls auch ohne Drehbewegung der Unterarme durchgeführt werden. Die Unterarme sollten bei dieser Übungsausführung relativ stark supiniert sein, denn es macht keinen Sinn, einen neutralen oder sogar pronierten Griff zu verwenden, weil dann die Bizeps wenig Anteil an der Bewegung haben und die anderen Armbeuger unabhängig von der Stellung der Oberarme relativ zur Körperlängsachse einbezogen werden. Jedoch mag eine Ausführung mit z.B. neutralem Griff wiederum im Falle des Vorliegens von Rückenproblemen angängig sein.

Wegen der starken Dehnung des inneren Bizepskopfes sollte man bei dieser Übung immer an ein gründliches Aufwärmen denken.

Der Kurzhantel-Schrägbankcurl ist die einzige Übung, bei der der innere Bizepsmuskelkopf unabhängig vom äußeren Bizepskopf trainiert werden kann. Und zwar muß man zu diesem Zweck die Supination der Unterarme einschränken und die Bewegung fast wie Hammercurls ausführen. Bei Hammercurls ändert sich die Position der Speiche des Unterarmes derart, daß sich die Ansatzsehne des Bizeps um die Speiche herumwickelt. Das Resultat ist eine Spannungsverringerung im gesamten Bizeps, also in beiden Köpfen des Bizeps. Durch die Position auf der Schrägbank kann die Spannung im inneren Bizepskopf jedoch stark erhöht werden, was eine sehr gute Trainierbarkeit des inneren Kopfes trotz der für das Bizepstraining untypischen Hammercurlposition mit sich bringt.

■ Konzentrationscurls

Konzentrationscurls sind eine typische Armbeugebewegung für den äußeren Bizepskopf. Das liegt daran, daß sich bei diesen Curls die Oberarme vor dem Körper befinden. Desweiteren ist bei der Ausführung mit einer Langhantel nur ein relativ enger Handgriff möglich, was tendenziell ebenfalls den inneren Kopf relativ schwach belastet (Wird eine Kurzhantel benutzt, so zeigt der Ellenbogen des belasteten Armes nicht nach hinten, sondern zur Seite. Auch dadurch ist eine primäre Belastung des äußeren Bizepskopfes gegeben.).

■ Ausführung mit einer Kurzhantel

Zunächst nimmt man eine sitzende Position (z.B. auf einer Trainingsbank) ein. Die Füße werden etwas weiter als schulterweit auf dem Boden plaziert. Es wird eine relativ leichte Kurzhantel ergriffen, der Oberkörper bei in anatomisch normaler Position befindlichem Rücken in der Hüfte vorgebeugt und der Ellenbogen des zu belastenden Armes an der Oberschenkelinnenseite des auf der gleichen Seite befindlichen Beines plaziert. Mit dem nicht zu belastenden Arm kann man den Körper durch Aufstützen auf das andere Bein stabilisieren. Der Oberarm befindet sich in der Vertikalen, und in der untersten Bewegungsposition ist der Arm ganz gestreckt. In dieser wird die Hantel in neutraler (Hammercurl-)Position gehalten.

Ohne den Oberarm zu bewegen, wird nun der Arm gebeugt und gleichzeitig der Unterarm supiniert. In der obersten Position ist der Bizeps bewußt so hart wie möglich zu kontrahieren. Danach wird die Bewegung umgekehrt.

■ Ausführung mit einer Langhantel

Der nötigerweise sehr enge Griff läßt eigentlich nur die Verwendung einer SZ-Hantelstange zu.

Die Ellenbogen werden an die inneren Oberschenkelbereiche angelegt, und die Oberarme befinden sich in der Vertikalen. Die im Untergriff gefaßte Hantel wird aus der Position mit gestreckten Armen so weit angehoben wie es ohne Mitbewegung der Oberarme möglich ist. In der obersten Bewegungsposition werden die Bizeps beider Arme so hart wie möglich kontrahiert. Danach wird die Bewegung umgekehrt.

Dem Übungsnamen entsprechend, sollten Konzentrationscurls in relativ geringem Bewegungstempo und bei gedanklicher Fixierung auf die zu trainierende Muskulatur ausgeführt werden.

Die Verwendung sehr hoher Gewichte mit entsprechend geringen Wiederholungszahlen ist fehl am Platze, weil ein mögliches Abfälschen den Rücken wegen der vorgeneigten Oberkörperstellung einem hohen Verletzungsrisiko aussetzen würde.

■ Reverse Langhantelcurls

Reverse Langhantelcurls unterscheiden sich von Langhantelcurls nur dadurch, daß die Hantelstange in einem Obergriff erfaßt wird.

Der reverse Langhantelcurl bietet gute Entwicklungsmöglichkeiten für Brachialis und Brachioradialis, dagegen wird der Bizeps nur geringfügig in Anspruch genommen. Man erinnere sich daran, daß der Brachioradialis in pronierter Unterarmstellung ein Supinator ist. Deshalb ist es für dessen Entwicklung sinnvoll, einen zumindest schulterweiten Griff zu verwenden. Bei einem engeren Griff muß zur Fixierung der Hände eine statische Pronation durchgeführt werden, wodurch die Belastung des Brachioradialis nicht sehr intensiv ist. Ein engerer Griff wird also vor allem den Brachialis ansprechen.

Man kann die Streckmuskulatur der Unterarme gut in die Bewegung einbeziehen, wenn man die Hantel auch durch Streckung der Handgelenke so weit wie möglich anzuheben versucht. Im Hinblick darauf ist es sinnvoll, in der Stellung mit gestreckten Armen die Handgelenke zwecks Vordehnung der Unterarmmuskulatur zu beugen.

■ Hammercurl

Der Hammercurl ist eine typische Übung für Brachialis und Brachioradialis. Der Name rührt daher, daß man die verwendete Kurzhantel so erfaßt wie man einen Hammer bei seitlich am Oberkörper herabhängendem Arm ergreifen würde. Es handelt sich also weder um eine supinierte noch um eine pronierte Unterarmposition.

Im Grunde tritt bei der Bewegungsausführung das im Zusammenhang mit dem Kurzhantelcurl Gesagte in Kraft. Auch der Hammercurl läßt sich am besten sitzend ausführen. Wie beim Kurzhantelcurl sind verschiedene Möglichkeiten bei der Ausführung gegeben (beidarmig gleichzeitig oder phasenverschoben, alternierend). Immer jedoch sollte man sich um eine vollständige Streckung der Arme in der untersten Bewegungsposition bemühen. Darauf sollte eine vollständige Beugung mit maximal kontrahierten Muskeln folgen.

■ Kurzhantelcurl mit Pronation

Auch der KH Pronationscurl belastet sehr stark Brachialis und Brachioradialis. Da die Pronationsfunktion des letztgenannten Muskels einbezogen wird, ist diese Curl-Variante sehr gut für die Entwicklung des Brachioradialis geeignet. Der Bizeps wird stärker als bei Hammercurls, aber dennoch vergleichsweise schwach einbezogen.

Ausführung: Man ergreift mit jeder Hand eine Kurzhantel und nimmt eine stabile Sitzposition ein. In der untersten Position der Bewegung sind die Unterarme maximal supiniert. Während nun die Arme vollständig gebeugt werden, werden die Unterarme allmählich proniert, bis in der Endposition eine neutrale (Hammercurl-)Position eingenommen wird.

Diese Übung ist ein wichtiger Bestandteil des Oberarmtrainings, weil bekanntlich die Supinatoren der Unterarme im Training gewöhnlich viel mehr Aufmerksamkeit bekommen als die Pronatoren.

■ Scott-Curl

Der ehemalige Mr. Olympia, Larry Scott, hat dieser Übung seinen Namen gegeben.

Scott-Curls zeichnen sich dadurch aus, daß man die Oberarme während der Armbeugebewegung auf einer speziellen Unterlage fixiert. Durch die bekannten Trainingsgestelle werden die Oberarme in eine Position vor den Körper gebracht, was tendenziell eine schwächere Einbeziehung des inneren Bizepskopfes zur Folge hat. Das ist aber nicht die einzige wesentliche Bemerkung, die man zu Scott-Curls machen sollte. Desweiteren darf man auch nicht vergessen, daß die Armbeuger unter Benutzung freier Gewichte nur so lange belastet werden, wie während des Trainings die Unterarme vom Körper wegzeigen und sich nicht in der Vertikalen befinden. Relativ flache Scott-Bänke erlauben es deshalb lediglich, die Armbeuger über einen Bewegungswinkel von etwa 100 Grad zu belasten. Die maximal kontrahierte Armbeugerposition kann man nur einnehmen, wenn man die Bewegung trotz ausbleibender Gewichtsbelastung weiterführt. Trotz dieses Nachteils bieten Scott-Curls gute Entwicklungsmöglichkeiten, weil die Armbeuger, vor allem Brachialis und der äußere Bizepskopf, in der gestreckten Position sehr stark beansprucht werden, was kaum eine andere Übung zu erbringen vermag.

Diese Tatsache macht Scott-Curls jedoch auch zu einer sehr gefährlichen Übung. Bei unsachgemäßer Ausführung kann es nämlich zu einer Überstreckung der Ellenbogengelenke kommen, was mitunter sehr schmerzhaft ist. Da es aber gerade auf die gestreckte Position bei dieser Übung ankommt, kann man sich ausmalen, daß man nur dann schwere Gewichte verwenden sollte, wenn der Bewegungsablauf sicher beherrscht wird.

Es ist bei dieser Übung immer empfehlenswert, dafür zu sorgen, daß die Ellenbogen keinen Kontakt zur Auflage haben, weil besonders im Falle einer harten Polsterung der Oberarmauflage die Gelenkbewegung beeinträchtigt werden kann und außerdem Druckpunkte entstehen können. Ein Ausweg besteht darin, direkt oberhalb des Ellenbogengelenks ein Handtuch o.ä. unterzulegen, so daß das Gelenk auf einer gepolsterten Unterlage auf- oder sogar freiliegt.

Man kann Scott-Curls gut sowohl mit Lang- als auch mit Kurzhanteln ausführen. Man beachte, daß die Bizepsentwicklung bei dieser Übung im Vordergrund steht. Deshalb würde es nur der Belastung in der Stretchposition und möglicherweise mit Abstrichen auch der kontrollierten Oberarmstellung wegen einen Sinn ergeben, Curls in pronierter oder neutraler Unterarmstellung auszuführen. In der Regel wird man deshalb die Bewegung mit supiniertem Unterarm ausführen oder der Armbeugung das Supinieren des Unterarmes überlagern.

Das angesprochene Problem einer nur über einen geringen Winkelbereich auf die Armbeuger wirkenden Gewichtsbelastung lösen viele Trainingsmaschinen sehr gut, so daß auch in der kontrahierten Position die Armbeuger noch sehr stark belastet werden. Eine Maschine mit separater Belastungsführung für beide Arme kann die beste Möglichkeit sein, Scott-Curls auszuführen, wenn die Maschine zusätzlich ergonomischen Ansprüchen gerecht wird (sinnvolle Exzentertechnik, Art der Polsterung, Höhenverstellung des Sitzes und am besten auch Variationsmöglichkeit der Neigung der Oberarmauflage).

■ Curls an Kabelzügen

Kabelzüge könnte man scherzhaft als nur dann nutzbringend für das Armbeugertraining bezeichnen, wenn die Entwicklung der Armbeuger schon sehr weit fortgeschritten ist.

Kabelzüge haben nämlich den Nachteil, daß sie vollständige Bewegungsabläufe eben der Kabel wegen nicht zulassen. Gewöhnlich lassen sich mit ihnen deshalb Belastungen immer nur über einen geringen Winkelbereich erzielen.

Auch ist gerade für das Bizepstraining von Nachteil, daß mit gängigen Handgriffen Supinationsbewegungen praktisch nicht gegen Belastung durchgeführt werden können.

Dennoch können Kabelcurls einen wertvollen Beitrag zum Training der Armbeuger leisten.

Prinzipiell kann man unter Inkaufnahme einiger Abstriche eigentlich jede Armbeugebewegung mit Hilfe von Kabeln durchführen. Aber für zwei Varianten eignen sich Kabelzüge besonders gut:

■ Einarmige Stretch-Curls

Dabei stellt man sich so vor einen tiefen Kabelzug, daß dieser dem Rücken zugekehrt ist. Man führt bei aufrechter Körperhaltung in der Position mit gestreckten Armen die Ellenbogen weit hinter den Körper, was vor allem den inneren Bizepskopf zu belasten tendiert. Wenn man sich in relativ große Entfernung zum Kabelzug stellt, wird bereits in der beinahe gestreckten Armposition eine erhebliche Belastung vorliegen.

Die Tatsache, daß der Bewegungsradius hierbei kaum mehr als 90 Grad beträgt, ändert nichts daran, daß man mit dieser Übung wie mit keiner anderen den inneren Bizepsbereich belasten kann.

Die Unterarme sollten bei der Bewegung supiniert sein.

■ Beidarmige Curls am hohen Kabelzug

Diese Übung führt man zweckmäßigerweise an einem Crossover-Kabelzug aus. Man ergreift die beiden oberen Handgriffe und stellt sich mittig und aufrecht so zwischen die Kabelzüge, daß die Oberarme permanent auf die oberen Umlenkrollen der Kabelzüge weisen. Ohne die Oberarme zu bewegen, beugt man nun die Arme vollständig und spannt die Armbeuger in der Endposition der Bewegung einige Sekunden lang so hart wie möglich an. Im Anschluß daran führt man die Arme unter leichtem Trizepseinsatz gegen Ende der Bewegung wieder in eine vollständige Streckung zurück.

Bei dieser Übung kann man den inneren Bizepskopf beinahe aus der Bewegung ausklammern, wenn man sich so hinstellt, daß sich die Arme seitlich vor dem Körper befinden, und man kann ihn sehr stark miteinbeziehen, wenn man einige Schritte nach vorne tritt, so daß sich die Arme leicht hinter dem Körper befinden. Auf jeden Fall aber vermag diese Übung eine so extreme Belastung für die Bizeps zu erbringen, daß diese zum Verkrampfen neigen.

E) Das Training der Armstreckmuskulatur

Der M. triceps brachii (kurz: Trizeps) ist der einzige Armstrecker, der für das Bodybuilding von Bedeutung ist. Wie der Bizeps besitzt er einen langen Muskelkopf, der nicht nur an der Streckung im Ellenbogengelenk, sondern darüberhinaus am Absenken des nach vorne angehobenen Arms mitwirkt. Den langen Muskelkopf bezeichnet man auch häufig als den inneren Teil des Trizeps. Man kann ihn gut beobachten, wenn man frontal vor einem Spiegel stehend den Arm seitlich anhebt und dann durchstreckt. Der äußere Kopf ist besonders für die hufeisenähnliche Kontur des Trizeps verantwortlich.

Der Trizeps ist im Hinblick auf die Erlangung von Oberarmmasse der wichtigste Muskel. Seine Masse ist etwa doppelt so groß wie die des Bizeps. Es liegt deshalb jedoch nicht der geringste Grund dafür vor, wie oft geraten wird, den Trizeps mit mehr Übungsumfang als den Bizeps zu trainieren. Im Gegenteil! Dadurch, daß der Bizeps neben den Funktionen, die mit denen des Trizeps vergleichbar sind, noch die Einwärtsdrehung des Unterarms durchführt, sollte der Bizeps ein differenzierteres Training erfahren als der Trizeps, was sich wohl auch im Trainingsumfang niederschlagen muß.

Dieser Ausspruch ist jedoch mit Vorsicht zu genießen! Die Armstrecker und Armbeuger werden durch das Training von Rücken, Schultern und Brustmuskulatur z.T. erheblich in Anspruch genommen, so daß die Gesamtbelastung nicht nur durch das reine Bizeps- und Trizepstraining zustandekommt. Je nachdem, welchen Umfang Ruder- und Drückbewegungen haben, kann es durchaus sein, daß der Trizeps mit höherem Umfang trainiert werden sollte als der Bizeps.

Je weiter der Arm nach vorne – bis zuletzt sogar über den Kopf – angehoben wird, desto stärker wird der lange Trizepskopf gedehnt. Wie beim inneren Bizepsmuskelkopf arbeitet er am stärksten in dem Bereich, in dem der Arm etwa leicht vor dem Körper gehalten wird. Ist er weniger stark an der Bewegung beteiligt, müssen die anderen beiden Muskelköpfe zwingendermaßen den Großteil der Arbeit übernehmen.

Die Vielfalt der möglichen Trizepsübungen ist durch die angenehme Möglichkeit, Kabelzüge benutzen zu können, derart hoch, daß hier nur ein geringer Auszug des Durchführbaren genannt werden kann.

■ Frenchpress

Der Frenchpress gehört zu den effektivsten Trizepsübungen überhaupt und sollte ein regelmäßiger Bestandteil des Trizepstrainings sein.

Frenchpresses lassen sich am angenehmsten mit einer SZ-Hantel ausführen, weil diese gegenüber einer geraden Hantelstange eine nicht unerhebliche Entlastung der Handgelenke ermöglicht.

Das Grundprinzip dieser Übung besteht darin, in auf dem Rücken liegender Oberkörperposition die Arme etwa in die Vertikale zu bringen und dann die Hantelstange bis kurz oberhalb der Stirn abzusenken. Hiernach werden die Ellenbogen wieder gestreckt. Man kann die Hantel aber auch hinter den Kopf absenken, um eine stärkere Dehnung des langen Trizepskopfes zu erreichen.

Eine sehr beliebte Variante besteht darin, die Oberarme nicht senkrecht nach oben, sondern im Winkel von 45 Grad hinter den Kopf zeigen zu lassen. Auf diese Weise stellt sich ein sehr starkes Brennen ein, weil der lange Trizepskopf permanent statisch bei der Fixierung des Oberarmes belastet wird.

Eine andere, besonders den langen Trizepskopf ansprechende Variante ist die Kombination von Überzügen und Frenchpresses.

Die Ausgangsposition dieser Übung ist dieselbe wie bei regulären Frenchpresses, d.h. die Oberarme befinden sich in vertikaler Stellung, während man in Rückenlage z.B. auf einer Trainingsbank liegt. Nun werden aber nicht nur die Ellenbogen gebeugt, sondern darüberhinaus auch noch die Oberarme so weit wie möglich hinter den Kopf geführt. Bei dieser Variante kann sehr viel Gewicht bewältigt werden. Zwar sind auch die unteren Brustbereiche sowie Teile der Rückenmuskulatur an dieser Bewegung beteiligt, aber vor allem als abschließende Übung des Trizepstrainings, so daß eben die Trizeps das schwächste Glied bei der Übungsausführung bilden, ist diese Übung interessant.

Man sollte sich besonders in Masseaufbauphasen bei Frenchpresses von der Ausführung leiten lassen, die die Verwendung der höchsten Gewichte ermöglicht. Allerdings hat das Einhalten der korrekten Technik oberste Priorität. Es ist ganz wichtig, die Ellenbogen nicht seitlich auszustellen, auch wenn dadurch die verwendbaren Gewichte steigen.

Man kann mit dem physikalischen Prinzip der Kräfteaddition sehr leicht zeigen, daß trotz eventuell sehr hoher Gewichte die von den Trizeps geleistete Arbeit bei seitlich ausgestellten Ellenbogen keineswes größer ist als bei der korrekten Übungsausführung. Jedoch besteht eine wichtige Kleinigkeit darin, daß um der höheren Trainingsgewichte willen die Beanspruchung der Ellenbogengelenke sehr stark zunimmt.

■ Armstrecken über Kopf

Das Armstrecken über Kopf wurde sehr lange für eine hervorragende Übung für den langen Trizepskopf gehalten, weil dieser dabei während der gesamten Übung unter hoher Spannung steht.

Man hat jedoch nachweisen können, daß der lange Trizepskopf nur geringfügig an dieser Bewegung beteiligt ist. Offenbar ist es gerade der Zustand sehr und sogar zu hoher Dehnung, der dafür verantwortlich ist.

Die Armstellung, bei der die Oberarme sich über dem Kopf befinden, ist besonders für sehr muskulöse Athleten nicht immer leicht einzunehmen, weil z.B. einige Rückenmuskeln in ihrer Beweglichkeit erheblich eingeschränkt sind. Nicht zuletzt deshalb sollte man Kurzhanteln gegenüber Langhanteln den Vorzug geben.

Man sollte anstreben, den Oberarm der zu belastenden Seite strikt in der Vertikalen zu belassen und mit vollständigen Bewegungsamplituden zu arbeiten.

Der Oberkörper sollte durch eine starke Kontraktion der Körpermitte gut stabilisiert werden. Um einer sicheren Übungsausführung willen ist es anzuraten, die Übung lieber im Sitzen als im Stehen auszuführen.

■ Enges Bankdrücken (siehe auch die Beschreibung des Bankdrückens im Zusammenhang mit dem Training der Brustmuskulatur):

Das enge Bankdrücken ist nicht nur für die Trizeps eine hervorragende Masseübung; wie bei allen Varianten des Bankdrückens werden auch die vordere Schulter- und die Brustmuskulatur belastet. Man kann die Belastung der Trizeps optimieren, wenn man darauf achtet, die Ellenbogen immer eng am Körper vorbei nach unten zu bewegen. Desweiteren sollte die Hantelstange immer in relativ geringer Nähe zum Hals die Brust berühren.

Der Griff sollte nicht allzu eng gewählt werden, weil sich sonst sehr schnell Probleme im Bereich der Handgelenke einstellen können. Wenn die Daumen ca. 20 bis 30 cm voneinander entfernt sind, kann die Übung i.d.R. ohne Bedenken ausgeführt werden.

Es ist übrigens interessant, die Aktivität der Trizeps bei dieser Übung etwas eingehender zu untersuchen:

Die oberste Position der Bewegung, wenn die Oberarme praktisch ganz gestreckt sind, ist dieselbe wie bei Frenchpresses.

Beim Absenken der Hantelstange werden die sich nur über den Oberarm erstreckenden Trizepsköpfe gedehnt. Der lange Trizepskopf wird zwar auch gedehnt, da sich beim seitlichen Herabführen der Arme am Körper Ellenbogen und Schulterblatt einander nähern, ist das Maß der Dehnung beim langen viel geringer als beim mittleren und seitlichen Trizepskopf.

Der lange Trizepskopf wird also in gewisser Weise „statisch" trainiert. Führt man die Ellenbogen sehr eng am Körper vorbei, dann kommen u.a. auch die vorderen Schultermuskeln ins Spiel. Deren Funktion ist der Teilfunktion des langen Trizepskopfes, nämlich den nach vorne angehobenen Arm nach unten abzusenken, entgegengesetzt, was ein weiteres Indiz dafür ist, daß enges Bankdrücken keine klassische Übung für eine umfassende Trizepsentwicklung sein kann. Enges Bankdrücken trainiert vornehmlich die mittleren und äußeren Trizepsköpfe.

Enges Bankdrücken läßt sich übrigens sehr gut an einer Multipresse mit starr geführter Hantelstange durchführen.

Die Verwendung von Kurzhanteln ist beim Bankdrücken mit engem Griff nicht anzuraten, weil es schwerfällt, deren Handgriffe in der Waagerechten zu belassen. Kurzhanteln verringern (!) deshalb bei dieser Übung den Bewegungsradius.

■ (Trizeps-)Dips (siehe auch Beschreibung beim Brusttraining).

Dips gehören zu den beliebtesten Trizepsübungen überhaupt. Da die meisten Varianten von Dips jedoch nicht nur die Trizeps belasten, soll hier eine spezielle Übungsausführung genannt werden, die sich für die Trizeps besonders bewährt.

Bekanntlich kann bei Dips die Belastung für die Brustmuskulatur reduziert werden, wenn der Oberkörper strikt aufrechtgehalten wird. Das läßt sich gut dadurch erreichen, daß man Dips nicht an den dafür vorgesehenen Holmen, sondern stattdessen zwischen zwei Bänken ausführt. Auf die erste Bank stützt man sich auf, wobei sich die Hände direkt neben und ganz leicht hinter dem Gesäß befinden. Auf die andere Bank legt man je nach gewünschter Belastung entweder die Füße oder die Unterschenkel auf.

Durch die Fixierung der Beine kann die Bewegung sehr kontrolliert erfolgen.

Es ist wichtig, sich nicht allzuweit zwischen den Bänken herabzulassen, weil die Belastung für die Schultergelenke bei dieser Ausführung ungleich höher ist als bei der mit nach vorne geneigtem Oberkörper. Die Bewegungsamplitude sollte erst mit wachsender Gewöhnung an die Übung und nur langsam vergrößert werden. Auch ist auf jeden Fall eine ruckartige Bewegungsausführung, insbesondere in der unteren Umkehrposition der Bewegung, zu unterlassen.

Für den Fall, daß das Körpergewicht unzureichend ist, können, am besten durch einen Trainingspartner, Gewichte auf die Oberschenkel aufgelegt werden.

■ Kickbacks

Bei Kickbacks wird in nach vorn gebeugter Oberkörperposition der zu belastende Oberarm – eng am Körper anliegend – in die Waagerechte gebracht, und dann wird einarmiges Armstrecken durchgeführt.

Gewöhnlich wird man den Oberkörper mit der nicht belasteten Hand auf einer Trainingsbank o.ä. abstützen oder darüberhinaus sich wie beim einarmigen Rudern mit einem Bein auf die verwandte Bank knien.

Eine derartige Übungsausführung ermöglicht es, den unteren Rücken und die Hüftstrecker zu entlasten und sorgt für die Möglichkeit, sich besser auf die Trizeps konzentrieren zu können.

Kickbacks sind eine hervorragende Übung für den gesamten Trizeps und ermöglichen es, maximale Spannung im hinteren Oberarm zu entwickeln. Ein derartiges Training in der kontrahierten Position ermöglicht zwar wegen der relativ schlechten mechanischen Verhältnisse nicht die Verwendung sehr schwerer Gewichte, jedoch ist es eine willkommene Abwechslung zu den vielen anderen Trizepsübungen, die die hinteren Oberarme beinahe immer in einer relativ stark gebeugten Ellenbogenposition am stärksten fordern.

Bei der Ausführung von Kickbacks sollte man immer im Hinterkopf behalten, daß es sich hierbei um die Position mit ganz gestreckten Armen dreht. Aus diesem Grunde müssen die verwandten Gewichte relativ leicht sein.

Es wäre sicherlich verfehlt, Kickbacks als eine wesentliche Übung für den Muskelaufbau zu sehen, weil dann wegen der notwendigerweise hohen Trainingsgewichte das Erreichen einer vollständig gestreckten Armposition kaum möglich wäre. Auch ist zu bedenken, daß bei dieser Übung der Bewegungsradius im Ellenbogengelenk nur ca. 90 Grad beträgt und daß dieser durch ein unvollständiges Armstrecken nicht noch weiter verkürzt werden sollte.

In der Standardvariante wird man den Oberarm während der Übungsausführung starr am Körper halten und nur den Unterarm bewegen. Man bedenke jedoch, daß diese Übung eine maximale Trizepskontraktion als oberstes Ziel besitzt. Wenn man neben der vollständigen Armstreckung auch noch anstrebt, während dieser Streckung den Oberarm leicht anzuheben, also den Oberarm hinter den Rücken zu führen, so wird der lange Trizepskopf in einem stärkeren Maße in die Bewegung einbezogen. Das liegt daran, daß sich der lange Trizepskopf über das Schulterblatt erstreckt und neben der Streckung im Ellenbogengelenk auch am Nach hinten führen des Oberarmes beteiligt ist.

Man kann diese Doppelfunktion noch stärker in die Bewegung einbeziehen, wenn man sie mit einer Abart des vorgebeugten einarmigen Ruderns kombiniert: In der Ausgangsposition streckt man den Arm und läßt ihn am Körper gerade nach unten hängen – eben wie in der Ausgangsstellung beim einarmigen vorgebeugten Rudern. Dann führt man die Ruderbewegung durch und bringt den Ellenbogen zur Taille, wobei der Unterarm immer vertikal nach unten zeigt. Erst wenn diese höchste Position erreicht ist, läßt man die eigentliche Armstreckung erfolgen. Diese Variante gehört zu den effektivsten für den langen Muskelkopf des Trizeps, und sie veranschaulicht sehr deutlich, daß eine umfassende Muskelentwicklung nur durch die Einbeziehung aller Teilfunktionen eines Muskels erzielt werden kann.

Man kann übrigens dem Ziel dieser Übung, eine maximale Kontraktion der Trizeps zu erreichen, durch die Wahl einer angemessenen Unterarmposition entsprechen. Gemeint ist, daß die Hantel während der Aufwärtsbewegung so gedreht wird, daß in der höchsten Position die Unterarme maximal proniert sind. Man kann sich anhanddessen auch gut das Zusammenspiel der Armmuskulatur verdeutlichen:

Bei der Pronation wird der Bizeps verlängert. Da dieser neben der Supination der Unterarme auch die Armbeugung als eine Teilfunktion besitzt, wird die angesprochene Dehnung ohne Gegenkräfte eine leichte Beugung im Ellenbogengelenk bewirken. Diese Tendenz ist natürlich umso stärker, je näher die Arme der vollständigen Streckung sind. Soll der Arm in gestreckter Position proniert werden, dann müssen zwangsweise die Trizeps kontrahieren, um eine Beugung im Ellenbogengelenk zu verhindern. Wenn während der Armstreckung die Unterarme proniert werden, ist die Belastung für die Trizeps folglich stärker als ohne diese Drehung der Unterarme. Aus diesem Grund kann bei Kickbacks die Kurzhantel auch während der Aufwärtsbewegung in neutralem Griff belassen und dann in der höchsten Position durch Pronation der Unterarme gedreht werden.

Während der Abwärtsbewegung werden die Unterarme dann wieder teilweise oder vollständig supiniert. Man beachte jedoch, daß eine zu starke und ruckartige Dehnung der Bizeps in einer kontraktiven Hemmung der Trizeps resultieren kann.

Für Kickbacks ist keineswegs charakteristisch, daß man die Arme in vorgebeugter Oberkörperposition zur Streckung bringt.

Kickbacks zeichnen sich dadurch aus, daß sich die Oberarme im wesentlichen parallel zum Oberkörper befinden und daß die höchste Belastung bei gestreckten Armen herrscht. Eine derartige Belastung läßt sich sehr gut auch mit einem Kabelzug erreichen, wobei man z.B. auf einer Schrägbank sitzend einen hohen Kabelzug benutzt.

■ Pushdowns am Kabelzug

Pushdowns am Kabelzug sind ähnlich wie Frenchpresses eine hervorragende Übung zum Aufbau von Muskelmasse.

In der Basisvariante mit beidarmiger Ausführung stellt man sich direkt so vor einen hohen Kabelzug, daß sich das Zugseil bei eng am Körper anliegenden Oberarmen im Lot zum Erdboden befindet. Bei dieser Ausführung ist es wichtig, die Ellenbogen an der Bewegung nicht teilhaben zu lassen, sondern sie am Körper zu fixieren.

Die Ellenbogen können bei dieser Übung vollständig gebeugt und gestreckt werden, weshalb Pushdowns logischerweise zumindest für die sich nur über das Ellenbogengelenk erstreckenden Trizepsköpfe sehr gute Entwicklungsmöglichkeiten bieten.

Darüberhinaus werden die langen Trizepsköpfe auch sehr stark bei Pushdowns gefordert, allerdings ist nicht zu vergessen, daß sie nur in einer ihrer beiden Funktionen bei dieser Übung belastet werden.

Pushdowns am Kabelzug belasten die Trizeps mit dem in Abhängigkeit vom jeweils benutzten Trainingsgewicht höchsten Drehmoment, wenn die Ellenbogen sich etwa in einer um 90 Grad gebeugten Position befinden. Da in dieser Armstellung das entwickelbare Drehmoment der Trizeps am stärksten ist, wird klar, warum man bei dieser Übung so hohe Gewichte verwenden kann. Kickbacks liefern das höchste Drehmoment, wenn die Ellenbogen praktisch gestreckt sind, die Trizeps also das kleinste Drehmoment entwickeln können. Kickbacks sind deshalb eine sehr spezielle Bewegung, weil sie die Trizeps eben nur in der gestreckten Position wirklich fordern. Pushdowns dagegen belasten die Trizeps über einen sehr weiten Bereich von Winkelstellungen im Ellenbogengelenk, und sie belasten die Trizeps auch in fast völlig gestreckter oder gebeugter Ellenbogenstellung immer noch angemessen. Das liegt daran, daß bei korrekter Übungsausführung der Kraftvektor des Kabelzuges genau in Richtung des Oberarmes zeigt. Pushdowns bieten deshalb (genauso wie Frenchpresses) ein Belastungsprofil, das eng an die mechanischen Möglichkeiten der Trizeps angelehnt ist.

Auf jeden Fall auch deswegen sollte man Pushdowns (wie Frenchpresses) zu den Grundübungen des Trizepstrainings zählen.

Pushdowns können natürlich auch einarmig ausgeführt werden. Gewöhnlich wird man dann unter Verwendung eines pronierten Griffes mehr Gewicht bewegen können als unter Verwendung eines supinierten

DAS TRAINING

Griffes. Bei letzterem muß nämlich der zum Trizeps antagonistisch wirksame Bizeps stark angespannt werden, damit die supinierte Unterarmposition beibehalten werden kann. Durch diese Funktion und Tätigkeit des Bizeps entsteht eine das zu bewegende Gewicht ergänzende Zusatzkraft. Merken Sie sich, daß die Aktivität eines Muskels immer durch die Aktivität des Antagonisten eingeschränkt werden kann. Dieses Grundprinzip ist die Ursache dafür, daß viele Sportler darauf schwören, z.B. vor dem Training der Quadrizeps die oft wenig beweglichen hinteren Oberschenkelmuskeln zu dehnen. Diese könnten nämlich die Einnahme einer vollständig gestreckten Knieposition z.B. beim Beinstrecken erheblich erschweren und somit tatsächlich vor allem die inneren Bereiche der Quadrizeps in ihrer Entwicklung hemmen!

F) Das Training der Unterarmmuskulatur

Die Unterarmmuskulatur besteht aus etwa 20 recht kleinen Muskeln, die die Handgelenke und die Finger bewegen und darüberhinaus die Unterarme einwärts oder auswärts drehen können. Letztere Aktionen wurden schon im Zusammenhang mit den Armbeugern kurz angesprochen. Man bedenke dabei, daß die Bizeps die stärksten Supinatoren und daß die Brachioradialis die stärksten Pronatoren der Unterarme sind.

Da das Handgelenk ein Eigelenk ist, sind zweidimensionale Bewegungen möglich. Die Handgelenke können gestreckt, gebeugt sowie zu den Seiten in Richtung der Ellen und Speichen geneigt werden.

Es soll jedoch nicht auf all diese Bewegungsmöglichkeiten im einzelnen eingegangen werden.

Es ist weitverbreitet, die Unterarme regelmäßig nur mittelbar durch das Training der anderen Muskelpartien zu belasten. Man denke diesbezüglich besonders an das Training der Arme und des Rückens.

Nicht zu vergessen sind auch einzelne Übungen, wie etwa Kreuzheben, die den Unterarmmuskeln eine große statische Belastung abverlangen.

In der Regel entwickeln sich auf diese Weise die Unterarme parallel mit den Oberarmen weiter. Falls dies nicht der Fall sein sollte, kann aus Gründen der Trainingsökonomie zuerst einmal probiert werden, die Unterarme beim Training des sonstigen Körpers gesondert einzubeziehen. Gemeint ist, daß bei Langhantelcurls z.B. die Handgelenke besonders stark zu beugen versucht werden, oder daß im Trizepstraining betont Extensionen der Handgelenke stattfinden. Wichtig für die Entwicklung der Unterarmmuskeln ist auch, daß die Verwendung von Griffhilfen weitestgehend vermieden wird.

Wenn man sich für ein explizites Training der Unterarmmuskulatur entscheidet, muß man bedenken, daß diese nur einen verschwindend geringen Anteil der Körpersubstanz ausmacht und daß somit der für sie betriebene Trainingsaufwand relativ gering sein sollte. Im Hinblick darauf erscheint es höchst zweifelhaft, regelmäßig mehr als zwei bis fünf Trainingssätze für die Unterarme in das Training einzubauen.

Man beachte auch, daß die Unterarme hinsichtlich ihrer Muskelentwicklung den Unterschenkeln sehr ähnlich sind. Auch diese werden im Alltag außerhalb des Trainingsgeschehens z.T. so stark belastet, daß ggfs. ein „Nichtsportler" viel stärker ausgeprägte Waden besitzen kann als ein begeisterter Bodybuilder. Auf diese Tatsache wird bei der Besprechung der Wadenmuskulatur näher eingegangen. An dieser Stelle sei lediglich darauf verwiesen, daß man wohl eher dadurch gut ausgeprägte Unterarmmuskeln bekommt, daß man ein engagierter Heimwerker wird, als daß man mit aller Freude dieser Welt Unterarmcurls ausführt.

Da die Unterarmmuskulatur aus einer sehr hohen Anzahl verschiedener Muskeln besteht, die Anzahl der Sätze pro Training allerdings relativ gering sein sollte, ist die Ausführung von relativ grundlegenden Übungen anzuraten. Gemeint ist, daß man z.B. mit einigen Trainingsutensilien mögliche Fingerflexionen oder ähnliche Details lieber als Teil seiner außersportlichen Freizeit betrachten sollte. Da die Supination des Unterarmes eine wesentliche Bewegung des Bizepstrainings ist, kann auf diese Gelenksaktion im Rahmen des Unterarmtrainings ebenfalls verzichtet werden. Das kann man für die Pronation der Unterarme mit gewissen Abstrichen auch behaupten.

Man sollte sich vor Augen führen, daß die Pronatoren in Relation zu den Supinatoren sehr oft unterentwickelt sind, was genauso für die Handgelenksstrecker in Relation zu den Beugern gilt.

Wer sich durch diese Ausführungen dazu animiert sieht, vielleicht erstmals ein direktes Training der Unterarme durchzuführen, dem sei geraten, sehr vorsichtig sowohl Trainingsumfang als auch Intensität zu steigern, weil ansonsten die Gefahr besteht, durch Entzündungen der Sehnenscheiden stark im gesamten Trainingsgeschehen beeinträchtigt zu werden.

Es ist übrigens sehr sinnvoll, das Training der Unterarme an das der Oberarme anzuschließen, weil dadurch die Unterarmmuskulatur bereits gut aufgewärmt ist. Auf jeden Fall aber ist es bedenklich, die Bearbeitung der Unterarmmuskulatur an den Beginn des Trainings zu stellen, weil dadurch das Training der anderen Körperteile beeinträchtigt werden könnte.

■ Handgelenksflexionen (Unterarmcurls)

Mit Handgelenksflexionen entwickelt man die den Ellenbogen abgewandte Seite der Unterarme.

Am zweckmäßigsten ist die Ausführung mit einer Langhantel, wobei man die Unterarme auf eine gepolsterte Fläche, z.B. einer Trainingsbank, aufliegen läßt:

Mit supiniertem Griff ergreift man eine Langhantel und positioniert die Handgelenke so auf der Auflagefläche der Unterarme, daß die Handgelenke gerade eben frei beweglich sind. Die Hände sollten dabei in etwa schulterweiten Abstand voneinander haben.

Nun läßt man das Gewicht so weit wie möglich herab, wobei auch die Finger so weit gestreckt werden, daß die Hantel gerade eben noch sicher festgehalten werden kann. Aus dieser gedehnten Position heraus werden die Finger und dann auch die Handgelenke gebeugt.

Man beachte, daß es nicht gleichzeitig möglich ist, sowohl die Handgelenke als auch die Finger maximal zu beugen, weil die Kontraktionsfähigkeit der betreffenden Muskulatur hierfür nicht ausreicht. Man bezeichnet diesen Umstand als aktive Insuffizienz.

Um die Belastung zu ändern, kann auch eine SZ-Hantelstange benutzt werden. Desweiteren sind unilaterale Bewegungen vor allem an Kabelzügen möglich. Letztere bieten sowieso weitgehende Entwicklungsmöglichkeiten, weil auch Drehbewegungen der Unterarme einbezogen werden können.

Unterarmcurls lassen sich auch aufrecht stehend gut ausführen. Man benutzt dabei am besten eine SZ-Hantel, die man hinter (!) den Körper führt.

■ Handgelenksextensionen
(Reverse Unterarmcurls):

Die Ausführung dieser Übung erfolgt im Falle der Verwendung einer Langhantel wie bei Unterarmcurls, wobei natürlich die Langhantel in proniertem Griff erfaßt wird.

Eine gute Alternative zur Ausführung mit einer Langhantel bietet die Verwendung einer „Unterarmrolle". Bei diesem Gerät handelt es sich prinzipiell um eine Stange, in deren Mitte ein Band befestigt ist, dessen Ende mit einem Gewicht versehen ist. Bei der Übungsausführung dreht es sich darum, durch Drehen der im Obergriff erfaßten Stange dieses Band aufzuwickeln. Je nach erwünschter Übungsdauer wird die Länge des Bandes variiert und ggfs. wird man sich auf eine Trainingsbank o.ä. stellen müssen, damit das Band frei bewegt werden kann und das Gewicht nicht Kontakt mit dem Fußboden hat. Diese Übung ist zum Aufbau von Muskelsubstanz übrigens sehr wertvoll, weil bei Bedarf die negative Bewegungsphase komplett weggelassen werden kann.

Radial- und Ulnarabduktion (Seitbeugung der Handgelenke): Diese Bewegungen könnten Teil des Unterarmtrainings sein, damit eine komplette Entwicklung der zu trainierenden Muskulatur erreichbar wird.

Man benötigt hierfür entweder eine einseitig belastete Hantelstange oder man führt diese Übungen mit einem einige Kilogramm schweren Stab aus, wobei dieser nicht zu lang sein sollte, damit nicht zuviel Energie auf die Rotation des Stabes fällt. Bei der Ausführung mit einem Stab muß dieser außerhalb seines Schwerpunktes gefaßt werden, damit bezüglich der angestrebten Gelenksaktion ein Drehmoment entwickelt werden kann.

Man führt die Bewegungen entweder in sitzender oder in stehender Position durch. Die Arme sind während der Übungsausführung gestreckt.

Diese Aktion kann übrigens auch gut bei der Ausführung von Hammercurls im Rahmen des Armbeugertrainings einbezogen werden.

G) Das Training der Brustmuskulatur

Die Brustmuskulatur ist für Bodybuilder immer von besonderer Bedeutung. Jeder Anfänger strebt nach einer möglichst ausgeprägten Brustmuskulatur und nimmt dabei sogar in Kauf, andere Muskelpartien zu vernachlässigen.

Aber wie bei anderen Muskelgruppen auch ist im Hinblick auf die Brustmuskulatur zu sagen, daß deren Entwicklung unbedingt im Einklang mit benachbarten Muskelpartien stehen muß. Besonders die Wirkung der Schultermuskulatur kann zerstört werden, wenn die Brust überdimensional entwickelt ist.

In der Praxis tritt bei der Ausarbeitung der Brustmuskulatur weniger das Problem einer zu geringfügigen als einer nicht ausgewogenen Entwicklung auf. Gemeint ist vor allem, daß die oberen Brustpartien beinahe bei jedem Sportler weitaus schlechter als die unteren entwickelt sind.

Dies ist wohl darauf zurückzuführen, daß das Bankdrücken nicht nur bei Kraftsportlern, sondern auch bei Bodybuildern einen sehr hohen Stellenwert besitzt.

Durch die grundlegenden Varianten des Bankdrückens trainiert man überwiegend die unteren und äußeren Bereiche der Brust, jedoch steht diese Tatsache bei den meisten Sportlern außen vor; wichtiger ist da schon, daß man bei keiner anderen Oberkörperübung derart viel Körperkraft entwickeln kann wie beim Bankdrücken.

Gerade dem ernsthaften Bodybuilder muß in diesem Zusammenhang gesagt werden, daß es mit wachsendem Leistungsniveau mehr und mehr darauf ankommt, mit größtmöglicher Entschlossenheit die gesteckten Zielsetzungen zu verfolgen und sich keineswegs durch artfremde Einflüsse vom Weg abbringen zu lassen. In diesem Sinne sollte man sich immer den Unterschied zwischen Kraftsport und Bodybuilding vor

Augen führen. Wer als Bodybuilder der Kraftentfaltung beim Bankdrücken zu hohe Bedeutung beimißt, riskiert eine Fehlentwicklung der Brustmuskulatur und letztlich damit eine Verschlechterung der Oberkörpersymmetrie.

Eine geringfügig stärker ausgeprägte untere als obere Brust ist normal, bei einer übermäßig entwickelten unteren Brust droht jedoch besonders bei einem tiefen Brustkorb dieses Bild empfindlich gestört zu werden. Es ist deshalb wichtig, entgegen der gängigen Praxis Übungen auf der Schrägbank gegenüber Flachbankübungen beinahe zu bevorzugen, zumindest aber sollte man die obere Brust mit demselben Augenmerk versehen wie die unteren Brustbereiche.

Wenn man von der Brustmuskulatur spricht, meint man den großen Brustmuskel (M. pectoralis major). Er besitzt ein sehr weit ausgebreitetes Ursprungsgebiet: der untere Teil entspringt dem Brustbein und über einen kurzen Bereich auch dem Rippenknorpel, der obere Bereich dem Brustbein und dem Schlüsselbein. Aufgrund des großen Ursprungsbereichs des großen Brustmuskels bewegt dieser den Oberarm aus jeder Position hinter dem Körper nach vorne. Man beachte, daß der Faserverlauf auf Höhe des Schlüsselbeins und der Rippen beinahe vertikal ist. Aufgrunddessen kann der große Brustmuskel sowohl den erhobenen Arm vor dem Körper nach unten (z.B. ist bei Überzügen der untere Brustmuskuel neben einigen Rückenmuskeln an der Bewegung beteiligt) als auch den abgesenkten Arm vor dem Körper nach oben bewegen (z.B. Varianten des Fronthebens).

Vom großen Brustmuskel wird der kleine Brustmuskel (M. pectoralis minor) verdeckt. Dieser entspringt der 2. bis 5. Rippe und setzt, ebenso wie der innere Kopf des Bizeps, am Rabenschnabelfortsatz des Schulterblattes an.

Der Pectoralis minor wird hier keineswegs nur der Vollständigkeit halber erwähnt! Obwohl dieser recht kleine Muskel optisch nicht von Bedeutung ist, spielt er eine große Rolle für die Aktionen des Schulterblattes. Er bewegt es zusammen mit dem unteren Teil des Trapezius nach unten und ist deshalb vor allem für Frauen von Bedeutung, weil er die Brust „anzuheben" scheint.

Man kann den kleinen Brustmuskel gezielt sehr gut mit einer speziellen Dipsvariante trainieren (s.u.).

Im Zusammenhang mit der Brustmuskulatur soll hier auch der Sägemuskel (M. serratus anterior) genannt werden. Dieser Muskel verläuft von der 1. bis zur 9. Rippe seitlich des Brustkorbes zum inneren Teil des Schulterblattes, und er kann deshalb das Schulterblatt von der Wirbelsäule wegführen (abduzieren).

Ein Beispiel: Führt man Liegestützen aus, so würden sich ohne die Serratusmuskeln die Schulterblätter zum Körper (durch dessen Gewicht) hinbewegen. Durch die Kontraktion der Serratusmuskeln werden die Schulterblätter stabilisiert. Auch die Latissimuspose von vorne kann erst durch die Einbeziehung der Serratusmuskeln eingenommen werden.

Die Sägemuskeln prägen zusammen mit den seitlichen Bauchmuskeln vor allem bei angehobenen Armen die Seitansicht des Oberkörpers und sollten durch hohe Bewegungsamplituden bei Druckübungen im Brusttraining mitbelastet werden.

■ Die Varianten des Bankdrückens

Beim Bankdrücken wird auf dem Rücken liegend ein Gewicht über dem Brustkorb nach oben gedrückt, wobei die Arme seitlich ausgestellt werden oder nach vorne zeigen. Da die Variante, bei der mit einer Langhantel gearbeitet wird, am bekanntesten ist, soll mit deren Beschreibung begonnen werden.

Es ist wichtig, vor Übungsbeginn auf einer Flachbank die korrekte Ausgangsposition einzunehmen. Die Stirn sollte sich dabei ziemlich genau direkt unterhalb der Hantelstange befinden. Befindet sich die Hantelhalterung etwa über dem Kinn, dann droht man während der Bewegung mit der Hantel gegen diese Halterung zu stoßen, wohingegen eine Verschiebung der Ausgangsposition in die andere Richtung Probleme bereitet, wenn ein womöglich sehr schweres Gewicht am Ende eines Satzes abgelegt werden soll. Hierbei kann es dann nämlich zu schweren Verletzungen kommen, weil das Übungsgewicht nur schwer kontrolliert abgelegt werden kann.

Ein häufiger Diskussionspunkt ist die Frage, ob während der Übungsausführung die Füße auf die Trainingsbank aufgestellt werden sollten oder nicht. Das hätte nämlich den Vorteil einer Entlastung der Lendenwirbelsäule. Diese ginge jedoch mit einem Verlust an seitlicher Stabilität des Rumpfes einher, was vor allem bei intensivem Training von Nachteil wäre.

Ob das Aufstellen der Füße auf die Bank überhaupt Sinn macht, ist stark davon abhängig, wie hoch die benutzte Trainingsbank ist. Ist sie sehr hoch, so wird bei der Übungsausführung ein starkes Hohlkreuz gemacht werden müssen, und die Belastung des unteren Rückens wird dann nicht mehr tolerierbar sein.

Bei einer relativ niedrigen Bank ist es einfacher, eine stabile und rückenschonende Haltung einzunehmen. Um eine korrekte Technik zu erreichen, ist es wichtig, daß das Gesäß während der Übungsausführung permanent auf der Trainingsbank aufliegt.

Das heißt allerdings nicht, daß dies auf den unteren Rücken auch zutreffen müsse. Erst durch das Einnehmen einer mehr oder minder starken Hohlkreuzposition kann die Stabilität der Körpermitte auf ein Höchstmaß gesteigert werden, was mit der Verwendung sehr hoher Gewichte untrennbar verbunden ist.

Beim Powerlifting ist bekannt, daß nur eine sehr starke Hyperextension der Lendenwirbelsäule maximale Gewichte zuläßt, allerdings muß erwähnt werden, daß dies nur bei höchst sauberer Technik nicht in schweren Verletzungen zu resultieren droht.

Der Kontaktpunkt der Langhantelstange mit dem Brustkorb entscheidet maßgeblich über die möglichen Trainingsgewichte.

Die größte Kraftentfaltung ist möglich, wenn die Langhantel etwa auf Höhe der Brustwarzen aufgesetzt wird. In diesem Fall ist die Hubhöhe der Langhantel auch geringer als bei jeder anderen vollständigen Bewegungsvariante, wodurch die erbrachte Arbeit pro Wiederholung am geringsten ist. Bei dieser Variante werden die Ellenbogen je nach Griffweite mehr oder minder leicht nach vorne ausgestellt. Ganz wichtig ist, daß dabei die Stange nicht in der Vertikalen über die Brustwarzen nach oben gedrückt wird.

In diesem Fall würde das im Schultergelenk wirksame Drehmoment der Hantel den vorderen Kopf des Deltamuskels sehr stark belasten, was die Bewegung letztlich wohl auch limitieren würde.

Der vordere Deltamuskel wird dagegen weniger stark belastet, wenn die Langhantel in einer in Richtung des Kopfes geöffneten Kurve nach oben gedrückt wird.

Im obersten Punkt der Bewegung sollte sich die Langhantelstange knapp unterhalb des Kinns befinden. Wird die Hantelstange mehr auf dem halsnahen oberen Brustbereich aufgesetzt, dann vergrößert sich der Bewegungsradius und somit wird auch ein höherer Vordehnungszustand der Brustmuskulatur erreicht. Aber Vorsicht: damit ist auch eine verstärkte Belastung bzw. Verletzungsanfälligkeit des Schultergelenks verbunden!

Man beachte auch, daß die Wahl der Griffweite erheblichen Einfluß auf die trainierten Muskelbereiche besitzt. Je enger der Griff, desto größer wird die Belastung der Trizeps, dagegen steigt bei einem sehr weiten Griff die Belastung der Brustmuskulatur.

Wegen der individuellen Unterschiede in der Muskelentwicklung sollte jeder die für sich beste Griffweite herauszufinden versuchen. Man sollte i.d.R. nicht weiter greifen als Schulterweite addiert mit der zweifachen Oberarmlänge. In diesem Fall befinden sich die Ellenbogen gerade in einer 90-Grad-Position, wenn die Oberarme sich in der Waagerechten befinden.

Der fast immer benutzte Griff ist der Obergriff. Ein Untergriff wird gelegentlich verwandt, um die vorderen Schultern stark zu fordern. Dabei wird die Langhantel eher über dem Bauch als über der Brust nach oben gedrückt. Da diese Variante jedoch eher eine Abart des Fronthebens darstellt, wird sie hier nicht weiter besprochen.

Die Atmung wird besonders bei der Verwendung sehr schwerer Gewichte kaum zur Diskussion stehen. Bei der Abwärtsbewegung wird eingeatmet, und dann wird nach dem Erreichen des schwierigsten Punktes ausgeatmet.

In der obersten Bewegungsposition kann „zwischengeatmet" werden.

Beim Bankdrücken ist es ausgesprochen wichtig, niemals die Kontrolle über das Gewicht zu verlieren. Dabei wird man in erster Linie an die Vermeidung von durch die Langhantel bei deren Aufprall verursachten Erschütterungen des Burstkorbs denken. Es ist jedoch vor allem auch bei explosiven Bewegungen von größter Bedeutung, nur langsam in die obere Endposition zu gehen, damit eine Überstreckung der Ellenbogengelenke vermieden wird. Prinzipiell ist eine vollständige Streckung der Arme möglich; diese Position muß jedoch sehr langsam eingenommen werden, wenn sie aufgrund evtl. verkürzter Armbeuger überhaupt realisierbar ist.

Wichtig ist einfach, daß man nicht die Knochen aufeinanderreiben läßt, ohne die Ellenbogenposition durch gleichmäßigen Einsatz der Armbeuger und der Armstrecker zu stabilisieren. Man könnte diese kontrollierte Armstreckung als passiv bezeichnen. Sie wäre aktiv, wenn man mit aller Kraft und ruckartig die Trizeps anspannen würde und dadurch eine maximale Streckung erreichte.

Man beachte das anatomische Detail, daß Frauen eine geometrische Überstreckung des Ellenbogengelenks aufgrund ihrer Gelenkstruktur möglich ist. Frauen müssen deshalb noch mehr als Männer darauf achten, die Ellenbogenstreckung sachte herbeizuführen und die Bizeps kontrolliert miteinzubeziehen.

Die Verwendung von Kurzhanteln vermag eine Belastung der Brustmuskulatur auch in einer stark gedehnten Position zu erbringen und ist besonders an eher leichteren Trainingstagen empfehlenswert.

Durch Kurzhanteln können Asymmetrien zwischen der rechten und linken Körperhälfte behoben werden. Darüberhinaus ermöglichen Kurzhanteln häufig auch dann ein Brusttraining, wenn aufgrund einer Verletzung der Gebrauch einer Langhantel unmöglich ist.

Das Gesamtgewicht der verwendbaren Kurzhanteln ist sicherlich um 30% geringer als das einer sonst im Training benutzten Langhantel. Das liegt daran, daß sehr viel Energie darauf verwandt werden muß, die mit vielen Freiheitsgraden ausgestatteten Kurzhanteln koordiniert zu bewegen.

Der Gebrauch von Kurzhanteln stellt hohe koordinative Anforderungen an die belasteten Muskelpartien. Um eine sichere Übungsausführung zu gewährleisten, sollte man Kurzhanteln nur bei nicht zu starker Erschöpfung benutzen.

Flachbankdrücken neigt mehr dazu, die mittleren und unteren Bereiche der Brustmuskeln auszuprägen. Decline-Bankdrücken, auch Negativ-Bankdrücken ge-

DAS TRAINING

nannt, wird auf einer nach hinten geneigten Bank ausgeführt, wobei der Kopf unterhalb des Beckens positioniert wird. Die Variante belastet sehr gezielt die unteren Brustbereiche, und bei sehr stark geneigter Bank können sogar die Latissimus an der Bewegung beteiligt sein.

Es ist fraglich, ob es sinnvoll ist, ein großes Augenmerk auf Decline-Bankdrücken zu legen, weil eine überentwickelte untere Brustpartie ja die Oberkörpersymmetrie nicht gerade positiv zu beeinflussen vermag.

Außerdem muß herausgestellt werden, daß Decline-Bankdrücken nur dann ausführbar ist, wenn die Füße oder die Unterschenkel auf irgendeine Weise fixiert werden. Vor allem Schwergewichtler empfinden diese Notwendigkeit als äußerst unangenehm, zumal hinzukommt, daß sich wegen der Schräglage des Rumpfes und einer möglicherweise sehr hohen muskulären Belastung ein erheblicher Blutstau im Kopf ergeben kann.

Dagegen ist Schrägbankdrücken – der Kopf befindet sich dabei auf einem höheren Niveau als das Becken – sehr wichtig für eine vollständige Ausprägung der gesamten Brustmuskulatur, weil Schrägbankdrücken die im Flachbankdrücken vernachlässigten oberen Brustbereiche zu entwickeln vermag.

Beim Schrägbankdrücken ist es wichtig, daß man keine zu stark geneigte Bank benutzt, weil dann der größte Teil der Belastung von den (vorderen) Schultermuskeln zu tragen ist. In der Praxis hat sich eine Neigung von etwa 30–45 Grad bewährt, obwohl es natürlich Sinn macht, mit einem kontinuierlichen Winkelspektrum zu arbeiten.

Man erinnere sich daran, daß die zu einigen Teilen des Schlüsselbeins führenden Muskelfasern in die Richtung des Beckens zeigen. Es ist deshalb angebracht, auch mit Übungsvarianten zu arbeiten, bei denen die Ellenbogen sehr eng am Rumpf vorbeigeführt werden. Notwendigerweise wird man hierfür einen recht engen Griff wählen müssen.

Dabei werden die Trizeps erheblich belastet, was ggfs. in übergeordnete Planungen einbezogen werden sollte.

Zusammenfassung: Die Varianten des Bankdrückens bieten die Möglichkeit, alle Bereiche der Brustmuskeln sehr stark zu belasten. Dabei werden in Abhängigkeit von der jeweiligen Übungsausführung auch mehr oder minder stark die vorderen Schultermuskeln und die Trizeps in Anspruch genommen.

Man beachte jedoch, daß der Bewegungsradius beim Bankdrücken nicht allzu groß ist und daß die größte Belastung immer dann vorliegt, wenn sich die Oberarme etwa in der Waagerechten befinden. Aus diesem Grund ist es nötig, das Brusttraining durch Übungen zu komplettieren, die die Brustmuskeln in der gedehnten bzw. in der kontrahierten Position stark fordern und die einen höheren Bewegungsradius liefern.

■ Dips

Dips sind eine beinahe universelle Oberkörperübung, die je nach Art der Ausführung mehr oder weniger stark nicht nur die großen und kleinen Brustmuskeln, die vorderen Schultermuskeln und insbesondere auch die Trizeps, sondern auch die Latissimus und weitere kleinere Muskeln im Schultergürtel miteinbezieht.

Um möglichst gut von Dips profitieren zu können, ist es vor allem wichtig, über ein ausreichend verstellbares Übungsgerät zu verfügen. Es sollte zumindest möglich sein, sowohl mit neutralem aus auch mit proniertem und supiniertem Griff diese Übung auszuführen. Desweiteren ist es sehr wichtig, den Abstand der Dipholme verstellen zu können.

Bei einem weiten Griff wird in jeder Variante Belastung von den Trizeps und den Schultern genommen, während die enge Ausführung weniger zur Entwicklung von Brust und Latissimus beiträgt.

Bei proniertem Griff ist die Belastung für die Latissimus am höchsten. Desweiteren wird der untere Bereich der Brustmuskeln neben den immer an der Bewegung beteiligten Trizeps stark belastet. Dagegen arbeiten die vorderen Schultermuskeln praktisch nicht an der Bewegung mit.

Bei supiniertem Griff ist die Belastung für Trizeps, vordere Schultern und den oberen Brustbereich am stärksten.

Der neutrale Griff bietet gute Entwicklungsmöglichkeiten für den ganzen Brustbereich, allerdings sollte hierbei, im Gegensatz zu einem schwerpunktmäßig den Trizeps ansprechenden Training, der Oberkörper so weit wie möglich nach vorne gelegt werden.

Eine besondere Trainingsmöglichkeit stellt die Variante mit gestreckten Armen dar. Bei dieser Ausführung wird praktisch nur der Schultergürtel angehoben und wieder abgesenkt, was intensiv den kleinen Brustmuskel und den unteren Bereich des Trapezmuskels trainiert und sehr zur Verbesserung der Körperhaltung beitragen kann.

Gewöhnlich reicht das eigene Körpergewicht bei der Ausführung von Dips aus. Falls dies jedoch nicht der Fall ist, sollten Zusatzgewichte mit Hilfe eines Beckengurtes befestigt werden.

■ Übungsausführung

Die oberste Position ist die mit passiv gestreckten Armen. Die Ellenbogen drohen also nicht überstreckt zu werden. Hier wird einzuatmen begonnen und der Körper wird langsam durch die Beugung der Ellenbogen herabgelassen. Etwa beim Erreichen der tiefsten Position ist das Einatmen beendet.

Nach dem Erreichen der tiefsten Position wird der Atem so lange angehalten, bis der schwierigste Punkt der Bewegung überschritten ist. Danach wird flüssig ausgeatmet.

Es ist besonders zu beachten, daß die Schulter- und Ellenbogengelenke bei zunehmender Tiefe der Bewegung einer ansteigenden Belastung ausgesetzt sind. Um Problemen vorzubeugen, sollte eine Beugung von 90 Grad im Ellenbogengelenk nicht überschritten werden. Besonders bei sehr schweren Gewichten ist es hilfreich, die Beine während der Übungsausführung zu überkreuzen und in gebeugter Position zu belassen. Zwar ist es dann schwierig, die für ein effektives Brusttraining nötige Verlagerung der Körperschwerpunktes nach vorne zu erreichen, jedoch werden durch eine derartige Übungsausführung störende Beinbewegungen eingeschränkt und die Ausführung von partnerunterstützten Intensivwiederholungen kann auf sehr bequeme Art erfolgen.

■ Fliegende Bewegungen

Fliegende Bewegungen unterscheiden sich vom Langhantelbankdrücken dadurch, daß wie beim Kurzhantelbankdrücken die linke und rechte Körperseite unabhängig voneinander trainiert werden können.

Desweiteren unabhängig voneinander trainiert werden können.

Desweiteren behalten die Ellenbogen während der Bewegung den Grad ihrer Beugung bei, wodurch die Trizeps im wesentlichen von der Übung ausgeschlossen werden. Diese Tatsache ist vor allem dann von Bedeutung, wenn aus irgendeinem Grunde die Trizeps ein effektives Brusttraining beeinträchtigen können bzw. die Trizeps „geschont" werden sollen. Stattdessen haben jedoch die Bizeps viel statische Arbeit zu leisten, und zwar besonders in der untersten Position der Bewegung.

Die Übung wird bei konstant leicht gebeugten Ellenbogengelenken durchgeführt! Daran sollte man sich unbedingt halten, es sei denn, man wollte ein etwas unkonventionelles (und zudem gefährliches!) Bizepstraining ausführen.

Es bestehen alle denkbaren Freiräume bei der Wahl des Handgriffes und bei der Richtung, in die die Ellenbogen abgesenkt werden sollen. Es muß immer bedacht werden, daß die Bizeps wohl grundsätzlich die schwächste Muskelpartie bei dieser Übung darstellen. Bizepsrisse aufgrund einer fehlerhaften Technik bei fliegenden Bewegungen sind zwar nicht alltäglich, aber bei Bodybuildinganhängern wegen der Erfahrung, die Tom Platz gemacht hat, gut bekannt. Die diesbezüglich bedenklichste Position ist der Umkehrpunkt der Bewegung, in dem die Hanteln wieder angehoben werden. In diesem ist wegen der starken Dehnung auch die Brustmuskulatur sehr verletzungsanfällig.

Häufig ist folgendes anzutreffen:

In dem Bestreben, die Muskulatur maximal zu belasten, wird ein sehr hohes Gewicht benutzt. Nachdem anfangs, wie vorgeschrieben, die Hanteln weit nach unten gebracht worden sind, stellt sich jedoch heraus, daß die positive Bewegungsphase bei gestreckten Armen nicht zu bewältigen ist. Aufgrunddessen werden dann in der untersten Position die Arme durch Einsatz der Bizeps gebeugt, was die Brustmuskulatur entlastet, aber die Bizeps einer extremen Belastung aussetzt. Wenn diese Art des Abfälschens auch noch ruckartig ausgeführt wird, kann man fast sicher mit einer Verletzung rechnen, und daran kann auch das gründlichste Aufwärmen nichts ändern. Schnelle Bewegungen sind auf jeden Fall zu vermeiden!

Fliegende Bewegungen sind eine typische „Dehnungsübung", bei der die Muskulatur in der gedehnten Position maximal belastet werden. Obwohl natürlich aufgrund der zu geringen Dehnungsdauer die Entspannungsreflexe der Muskulatur nicht angesprochen werden, eignet sich diese Übung sehr gut zur Erhöhung der Flexiblität des Schultergelenks.

■ Zusammenfassung

Fliegende Bewegungen zeichnen sich durch während der Übungsausführung in leicht gebeugter Position fixierte Ellenbogengelenke und durch ein kontrolliert langsames Bewegungstempo bei vollem Bewegungsumfang aus. Die Brustmuskeln werden primär in einer gedehnten Position belastet.

■ Butterfly

Das Training an einer Butterfly-Trainingsmaschine ermöglicht es, in der Brustmuskulatur eine sehr gleichmäßige Spannung über den gesamten Bewegungsradius aufzubauen. Die Trainingswirkung ist der dem Training mit Fliegenden Bewegungen sehr ähnlich, weil die Brustmuskulatur ohne Einbeziehung von Ellenbogenaktionen belastet wird. Der „Butterfly" bietet jedoch gegenüber dem Training mit Kurzhanteln den Vorteil, daß auch die kontrahierte Position mit vor dem Körper zusammengeführten Armen eine sehr starke Belastung liefert, weil gängige Trainingsmaschinen gewöhnlich mit einer entsprechenden Exzentertechnik ausgestattet sind. Es kann auch einen Vorteil bedeuten, die bei Fliegenden Bewegungen nötige Einbeziehung der Bizeps beim Training mit einer Butterfly-Maschine unterlassen zu können.

Man beachte auch die Tatsache, daß am „Butterfly" die Arme in nach außen rotierter Position nach hinten geführt werden können. Da die großen Brustmuskeln an der Innenrotation der Oberarme beteiligt sind, besteht somit die Möglichkeit, die Brustmuskeln sehr stark vorzudehnen, was in einer entsprechend starken Kontraktion resultieren kann. Gewöhnlich wird die Übung deshalb so ausgeführt, daß die Unterarme auf eine Polsterfläche aufgelegt werden. Es ist in diesem Zusammenhang wichtig, daß auch die Ellenbogen auf der Polsterung aufliegen, damit diese Gelenke nicht unnötig belastet werden.

Man wird die Oberarme gewöhnlich so positionieren, daß sie sich im rechten Winkel zur Körperlängsachse befinden. Die so ausgeführte Aktion im Schultergelenk nennt man horizontale Flexion. Dabei werden vor allem die mittleren Bereiche der großen Brustmuskeln beansprucht.

Bringt man die Ellenbogen über Schulterhöhe, dann werden die oberen Brustmuskelbereiche etwas stärker in Anspruch genommen, während weiter unten postierte Arme mehr die unteren Bereiche belasten.

Es ist erwähnenswert, daß man viele Butterfly-Trainingsmaschinen für das Stretching der Brustmuskulatur verwenden kann. Das ist besonders dann angängig, wenn eine Ein-/Ausstiegshilfe vorhanden ist, so daß wirklich eine stark gedehnte Position eingenommen werden kann.

Man muß jedoch herausstellen, daß das kurze Verharren in einer gedehnten Position im Rahmen der regulären Übungsausführung keineswegs dazu beitragen kann, die Beweglichkeit der großen Brustmuskeln wesentlich zu erhöhen.

Die Technik des Stretchings wird in einem separaten Abschnitt dargelegt.

■ Überzüge

Über Überzüge wurde bereits im Rahmen des Rückentrainings gesprochen.

■ Kabelzüge über Kreuz

Kabelzüge über Kreuz bieten als einzige Übung die Möglichkeit, die Brustmuskeln über einen vollständigen Bewegungsradius zu belasten. Je nach Ausführung werden eher die unteren oder mit Abstrichen auch die oberen Brustbereiche angesprochen. Und es ist gleichsam möglich, die Brustmuskeln mehr in der gedehnten oder in der kontrahierten Position zu belasten.

■ Übungsausführung

Man greift mit beiden Händen die Handgriffe der hohen Kabelzüge einer Crossover-Station und stellt sich mittig zwischen die Kabelzüge. Man sollte eine leichte Ausfallschrittstellung einnehmen, damit an Stabilität nach vorne bzw. nach hinten gewonnen wird. Die Arme werden leicht gebeugt, und wie bei Fliegenden Bewegungen ist es wichtig, das Ausmaß der Ellenbogenbeugung während der Übungsausführung nicht zu ändern.

Die Handinnenflächen zeigen während der Übungsausführung nach unten. Nun bewegt man die Arme nach unten, so daß sich die Hände direkt vor dem Körper überkreuzen. Danach wird die Bewegung umgekehrt.

Welche Muskeln genau belastet werden, hängt davon ab, wie stark der Oberkörper nach vorne gelegt wird.

Bei sehr aufrechtem Stand arbeiten nicht nur die unteren Brustmuskeln, sondern auch Teres Minor und Major sowie die Latissimus an der Bewegung mit. Dagegen werden die oberen Bereiche der Brustmuskeln überhaupt nicht in die Bewegung einbezogen. Sollte das doch geschehen, dann müßte der Oberkörper über die Waagerechte hinaus nach vorne gelegt werden, was jedoch nicht sehr gut machbar ist.

Aus diesem Grund können Kabelzüge über Kreuz – an den hohen Kabelzügen ausgeführt – primär die mittleren und unteren Brustpartien belasten.

Es besteht jedoch auch die Möglichkeit, die unteren Kabelzüge zu verwenden, einen oder zwei Schritte nach vorne zu treten und dann eine dem Frontheben am Kabelzug ähnliche Variante durchzuführen. Die Handinnenflächen sollten dann nach vorne bzw. nach oben zeigen, d.h. die Übung sollte bei supinierten Unterarmen durchgeführt werden. Hierbei können sehrwohl die oberen Bereiche der Brustmuskulatur gezielt angesprochen werden. Desweiteren kommen dann auch in stärkerem Maße die vorderen Schultermuskeln, die Hakenarmmuskeln und die langen Bizepsköpfe ins Spiel.

Da bei allen Varianten von Kabelzügen über Kreuz neben den Brustmuskeln noch diverse andere Muskeln zu nicht unerheblichen Teilen einbezogen werden, eignen sich Kabelzüge über Kreuz vor allem als Abschluß des Brusttrainings, wenn die Brustmuskulatur bereits in einem hohen Maße ermüdet ist.

■ Liegestütze

Leider werden ohne Zusatzgewichte auszuführende Übungen sehr oft pauschal als minderwertig abklassifiziert, weil man mit diesen Übungen nur sehr geringe Entwicklungsmöglichkeiten verbindet. Auch Liegestützen wird dieses geringe Maß an Aufmerksamkeit zuteil, obwohl vor allem einige spezielle Varianten des Brusttrainings erheblich zu bereichern vermögen.

Zu diesen Ausführungsformen gehören Liegestütze zwischen zwei Trainingsbänken.

Man könnte dabei von einer Synthese aus Fliegenden Bewegungen und Bankdrücken sprechen, weil die Vorzüge eines kombinierten Einsatzes von Trizeps, Schulter- und Brustmuskeln sowie eines hohen Bewegungsradius – auch die stark gedehnte Position wird einbezogen – miteinander vereint werden.

Obwohl die Stabilisierung der Rückenpartie bei dieser Übung einen Schwachpunkt darstellt, sind Liegestütze zwichen zwei Stühlen hervorragend z.B. dazu geeignet, explosive Bewegungen unter Einbeziehung einer bestmöglichen Vordehnung der Brustmuskulatur auszuführen. Man kann diese Übung zwar natürlich auch mit Hilfe einer speziell gebogenen, aber leider nur sehr selten zur Ausstattung eines Sportstudios zählenden Langhantelstange ausführen, jedoch bringt die Tatsache, daß bei Liegestützen nur die Hände (und die Füße) fixiert sind, ein sehr spezielles Bewegungsgefühl mit sich.

Prinzipiell besteht natürlich zwischen Liegestützen und Bankdrücken eine sehr enge Verwandtschaft. So gilt auch für Liegestützen, daß seitlich ausgestellte Oberarme mehr die Brustmuskulatur und im Verlaufe der Bewegung eng am Körper anliegende Ellenbogen eher die Trizeps zu entwickeln neigen.

Dem Problem der nötigen Fixierung der Körpermitte sollte man Rechnung zollen, indem man Liegestütze immer erst dann ausführt, wenn man sich relativ sicher sein kann, daß Brust-, Schulter- und Trizepsmuskeln vor der Muskulatur der Körpermitte ermüden werden. Die eigentlich zu belastenden Muskelpartien sollten also ggfs. durch andere Übungen des Brusttrainings bereits mehr oder minder stark vorermüdet sein, bevor Liegestützen ausgeführt werden – es sei denn, man führte Liegestützen im Rahmen des Aufwärmens aus, was eine sehr sinnvolle Maßnahme im Zusammenhang mit der direkten Vorbereitung auf Übungen wie Bankdrücken darstellt.

Übrigens sollte man genauer sagen, daß Liegestützen, falls sie zwischen zwei Bänken ausgeführt werden, eher mit Decline-Bankdrücken als mit Flachbankdrücken vergleichbar sind, wodurch eher die unteren Brustbereiche angesprochen werden. Bringt man jedoch die Füße auf eine erhöhte Unterlage – vielleicht eine weitere Trainingsbank – dann können auch weite Teile der mittleren Brustmuskulatur durch Liegestützen bearbeitet werden.

Es ist übrigens nicht sonderlich sinnvoll, den Kopf auf ein Höhenniveau weit unterhalb der Füße zu bringen, um eine Abart des Schrägbankdrückens auszuführen, weil dann wie beim Decline-Bankdrücken ein unangenehmer Blutstau im Kopf entstehen kann.

Indem man jedoch die Hände etwa auf Höhe der Brustwarzen oder noch weiter am unteren Brustkorb aufstellt und den Körper während der Aufwärtsbewegung nach hinten „schiebt", kann man auch die oberen Brustmuskelpartien in die Bewegung einbeziehen .In der oberen Bewegungsposition befinden sich dann die Hände etwa vertikal unterhalb der Schultern. Diese Variante sorgt gleichsam für eine starke Einbeziehung der Trizeps.

Die Finger sollten so auf die Bank aufgestellt werden, daß sie entweder nach vorne oder zum Körper hin zeigen. Letzteres bietet sich vor allem dann an, wenn die Ellenbogen seitlich weit ausgestellt werden sollen.

Besonders bei explosiven Bewegungen sollte auf keinen Fall zu früh während der Aufwärtsbewegung ausgeatmet werden, damit die Körpermitte nicht unnötig destabilisiert wird.

H) Das Training der Hüftbeuge- und Bauchmuskulatur

Die Bauchmuskulatur gehört zu den wichtigsten Muskelgruppen des Körpers und ist für Bodybuilder von herausragender Bedeutung. Natürlich erstens, weil gut entwickelte Bauchmuskeln mit ihrer die Körpermitte stabilisierenden Funktion eine wichtige Voraussetzung für viele Grundübungen, wie Drücken und Kniebeugen, sind, und zweitens, weil das typische „Waschbrett" ein charakteristisches Erkennungsmerkmal eines in Hochform befindlichen Wettkampfsportlers ist.

Die Achtelung des geraden Bauchmuskels rührt übrigens daher, daß dieser von sehnigen Abschnitten durchzogen ist. Die „Linea Alba" („Weiße Linie") trennt die linke von der rechten Seite des geraden Bauchmuskels. Der gerade Bauchmuskel (M. rectus abdominis) verläuft vom Brust- zum Schambein. Wird er konzentrisch beansprucht, dann verkürzt sich der Abstand von Ansatz und Ursprung, d.h. die Wirbelsäule wird gebeugt. Er ist in der Lage, sowohl bei fixiertem Becken das Brustbein als auch bei fixiertem Brustbein das Becken zu bewegen.

Diese beiden prinzipiellen Bewegungsmöglichkeiten sind Gegenstand der beiden wichtigsten Übungen für den geraden Bauchmuskel. Man nennt sie gewöhnlich Crunch (fixiertes Becken) und reverse Crunch (fixiertes Brustbein). Man beachte, daß der Crunch eher den oberen und der reverse Crunch eher den unteren Teil des geraden Bauchmuskels belastet. Zwar ist es nicht möglich, bezüglich der Innervation eine derartige Trennung in einen oberen und unteren Bereich vorzunehmen. Dennoch ist die Aussage aufgrund der vorliegenden Mechanik zutreffend und steht im Einklang mit den in der Praxis gemachten Erfahrungen.

Es ist wichtig, daß der gerade Bauchmuskel allein nicht dafür sorgt, daß der Bauch ein flaches Aussehen bekommt, weil sich bei diesem Muskel Ansatz, Ursprung und Muskelverlauf etwa in einer Ebene befinden, also einfach ausgedrückt der Muskel nur auf einer geraden Linie arbeitet. Da die Eingeweide einen Druck auf die Bauchdecke ausüben und der gerade Bauchmuskel sich nicht in Richtung der Bauchdecke verkürzen kann, wäre ein stark entwickelter gerader Bauchmuskel allein nach außen gewölbt. Allein würde er also die Optik der Körpermitte offensichtlich verschlechtern!

Das ist bei den schrägen Bauchmuskeln (äußere und innere schräge Bauchmuskeln: M. obliquus externus abdominis und M. obliquus internus abdominis) nicht der

DAS TRAINING

Fall. Durch ihre Verbindung mit dem geraden Bauchmuskel, den Rippen und dem Hüftbein wölben sie die Bauchdecke nach innen und ermöglichen bei einseitigem Einsatz das Neigen des Körpers zur Seite. In der Trainingspraxis macht es wenig Sinn, zwischen den äußeren und inneren Teilen der schrägen Bauchmuskeln zu unterscheiden, weil diese immer eng zusammenarbeiten.

Zu den Bauchmuskeln gehört ein weiterer, in Trainingsanleitungen meist nicht einmal genannter Muskel, nämlich der quere Bauchmuskel (M. transversus abdominis).

Dieser ist für Bodybuilder ausgesprochen wichtig, weil seine einzige Funktion darin besteht, Druck auf die Bauchdecke auszuüben, also den Bauch „einzuziehen".

Daran sind übrigens in ihrer kombinierten Funktion alle Bauchmuskeln beteiligt, und man muß Wettkampfbodybuilder dringend empfehlen, das banale Einziehen des Bauches als eine wesentliche Bauchübung für ihre Kampfvorbereitung zu nutzen.

Zum Training der Bauchmuskeln ist zu sagen, daß es regelmäßig in das Trainingsgeschehen eingebaut werden sollte. Es ist eine häufige Unsitte, insbesondere bei Steroide konsumierenden Bodybuildern, das Training der Bauchmuskeln nur begrenzt durchzuführen, weil dann die Körpermitte schmal bleibe und außerdem durch schwere Grundübungen die Bauchmuskulatur ausreichend mittrainiert werde. Ersteres ist nur bedingt richtig, denn die Auswölbung der Bauchdecke, unter der Langzeitverwender von Anabolika oft zu leiden haben, ist zu einem großen Teil die Folge einer steroidbedingten Vergrößerung der Innenorgane. Und natürlich ist ein lediglich statisches Training der Bauchmuskulatur minderwertig und kann wohl auch bei Anabolikamißbrauch nicht angemessen sein. Man kann einem Massezuwachs der Körpermitte leicht durch das Verwenden nur niedriger und nicht zu stark ansteigender Gewichtsbelastungen vorbeugen.

Was das Training der schrägen Bauchmuskeln angeht, so besteht in der Tat die Gefahr, schließlich doch zu kompakt zu wirken, wenn man im Training über das Ziel hinausschießt. Aus diesem Grunde sollte das Training des geraden Bauchmuskels im Vordergrund stehen bzw. das der schrägen Bauchmuskeln wiederholungsstatt gewichtsbetont sein.

Im allgemeinen wird man im Bauchtraining nur selten mit Wiederholungszahlen von unter 10 pro Satz arbeiten. Dagegen sind bis zu 50 oder sogar 100 Wiederholungen pro Satz in der Praxis weitverbreitet.

In Verbindung mit dem Training der Bauchmuskulatur muß man die an der Hüftbeugung beteiligte Muskulatur besonders erwähnen. Die bekanntesten Übungen für die Hüftbeuger sind Beinheben und Sit-Ups. Obwohl diese in ihren vielen Varianten auch gute Entwicklungsmöglichkeiten für die Bauchmuskeln bieten, muß dringend empfohlen werden, sie nicht zu den am meisten verwandten „Bauchübungen" zu machen. Die Bauchmuskulatur wird hierbei im wesentlichen nur statisch trainiert und droht dadurch in ihrer Entwicklung mit den Hüftbeugern nicht Schritthalten zu können. Bei starker Überentwicklung der Hüftbeuger droht letztlich die Entstehung eines Hohlrückens (siehe auch Abschnitt über muskuläre Dysbalancen).

Wenn man Sit-Ups oder Beinheben ausführt, dann ist unbedingt darauf zu achten, daß der untere Rücken immer flach gehalten und während der Übungsausführung eine Hohlkreuzbildung vermieden wird. Man muß also immer darum bemüht sein, die Bauchmuskulatur während des Trainings der Hüftbeuger konzentriert anzuspannen. Erst dadurch ist es möglich, die Bauchmuskeln im Rahmen der Hüftbeugung angemessen mitzubelasten.

Man kann nicht oft genug betonen, daß eine umfassende Entwicklung der Bauchmuskulatur nur dann möglich ist, wenn im Training mit einer hohen Anzahl verschiedener Übungen gearbeitet wird. Diesbezüglich haben auch Übungen, die primär die Hüftbeuger belasten, eine feste Stellung im Bauchtraining.

■ Kabelcrunch

Der Kabelcrunch sollte zu den bevorzugten Übungen des Bauchtrainings gehören. Das hat drei Gründe:

Erstens ermöglicht diese Bewegung wie keine andere einen vollständigen Bewegungsablauf, weil der Körper nicht durch starre Kräfte, wie sie etwa durch eine Unterlage entstehen, eingeschränkt wird.

Zweitens ist zu erwähnen, daß die Gewichtsbelastung sehr gut dosiert werden kann.

Drittens werden alle Bauchmuskeln bei dieser Übung stark belastet, weil sie den freistehenden Körper stabilisieren müssen. Durch diese Übung wird also auch das kombinierte Zusammenwirken der einzelnen Bauchmuskelanteile mittrainiert.

Um die Ausgangsposition einzunehmen, kniet man sich auf eine knieschonende Unterlage vor einen hohen Kabelzug. Als Handgriff eignet sich sehr gut ein Seil.

In der Ausgangsposition zeigt die Körperlängsachse etwa auf die Umlenkrolle des Kabelzugs, der Rücken befindet sich in der anatomisch normalen Position mit leichter Einwärtskrümmung der Lendenwirbelsäule, und man ergreift den Handgriff so, daß sich die Hände kurz vor der Stirn befinden. Die Arme sind im Winkel von ca. 90 Grad gebeugt.

In dieser Position wird eingeatmet, und ohne die Hüfte zu beugen wird nun eine maximale Einwärtskrümmung des Rückgrats herbeigeführt. Diese Position sollte kurz betont werden, damit die Muskulatur maximal kontrahiert werden kann. Während der Aufwärtsbewegung des Körpers wird ausgeatmet.

- Man kann sich auf eine Trainingsbank knien, um den Bewegungsradius zu vergrößern.
- Die Körperlängsachse muß nicht unbedingt auf die Umlenkrolle zeigen. Andere Ausgangspositionen verändern die Belastung und sollten ausprobiert werden.
- Es sollte zu Beginn der Bewegung eine zu starke Hohlkreuzhaltung vermieden werden. In einem geringen Ausmaß ist diese jedoch nötig, damit die Bauchmuskulatur gut vorgedehnt wird.
- Um eine Einbeziehung der unteren Bauchmuskeln zu erleichtern, kann man sich während der Abwärtsbewegung mit dem Gesäß auf seine Hacken zubewegen, also die Hüften und die Kniegelenke beugen. Hierdurch fällt es leichter, die Lendenwirbelsäule zu runden.

■ Crunch

Der Crunch ist im modernen Bauchtraining wohl die beliebteste Übung. Man legt sich im einfachsten Fall schlicht auf den Rücken, beugt Hüften und Knie (die Hüftbeugung reduziert die Einbeziehung der Hüftbeuger) und hebt dann den Oberkörper bei vor der Brust überkreuzten Armen durch Krümmung der Wirbelsäule langsam so weit wie möglich an.

Man kann den Crunch auf vielfältige Art und Weise abändern und durch die gesteigerte Variantenzahl effektiver machen:

- ■ Indem man die Arme hinter dem Kopf verschränkt, kann man die Belastung erhöhen. Ggfs. kann auch ein Gewicht auf den Brustkorb gelegt werden.
- ■ Die Bauchmuskulatur hat bekanntlich primär statische Funktionen zu erfüllen. In Anlehnung daran ist es sinnvoll, die oberste Position der Bewegung etwa 1 bis 2 Sekunden lang zu halten und bewußt die Spannung im Muskel auf einen Maximalwert zu bringen.
- ■ Die Beugung der Wirbelsäule kann mit einer Drehbewegung verbunden werden, um die seitlichen Bauchbereiche stärker zu fordern. Beispielsweise kann man bei hinter dem Kopf verschränkten Armen versuchen, den Ellenbogen der rechten Hand zum linken Knie zu bringen.
- ■ Der Crunch hat gegenüber vielen anderen Bauchübungen den Vorteil, daß die Hüftbeuger fast vollständig aus der Bewegung herausgelassen werden können. Durch eine sehr starke Beugung der Hüften kann die Spannung in den Hüftbeugern verringert werden. Einen verstärkten Effekt erzielt man, wenn man während der Bewegung Gesäß und hintere Oberschenkel anspannt. Durch die Aktivität dieser Hüftstrecker werden die Hüftbeuger gehemmt. Das Anspannen der Hüftstrecker fällt gewöhnlich leichter, wenn sich die Waden auf einer Unterlage befinden. Um dies zu erreichen, kann man sich beispielsweise einer Trainingsbank bedienen.
- ■ Der Crunch trainiert vornehmlich die oberen Bereiche der Bauchmuskulatur. Wenn man versucht, das Gesäß beim Anheben des Oberkörpers ebenfalls anzuheben, kann man sehr gut auch die unteren Bauchbereiche in die Bewegung einbeziehen.
- ■ Indem man in der Ausgangsposition ein leichtes Hohlkreuz macht, kann man die Bauchmuskulatur vordehnen, was in einer härteren Kontraktion resultiert. Es ist jedoch wichtig, das Wölben des unteren Rückens nach innen maßvoll auszuführen.

Was die Atmung angeht, so scheiden sich beim Crunch eindeutig die Geister. Man kann beim Anheben des Körpers einatmen und dadurch die Belastung verstärken. Dies ist allerdings vor allem bei hohen Wiederholungszahlen eventuell unangenehm. Wenn man beim Anheben des Oberkörpers ausatmet, ist dagegen eine maximale Kontraktion der Bauchmuskulatur beinahe ausgeschlossen. Man könnte jedoch auch so argumentieren, daß der quere Bauchmuskel vor allem auch bei kräftigem Ausatmen kontrahiert. Damit die Bauchmuskulatur in ihrer Aktion synchron arbeitet, könnte man diese Variante empfehlen.

Es kann je nach Bewegungstempo sogar angebracht sein, pro Auf- oder Abwärtsbewegung jeweils aus- oder einzuatmen oder in den Umkehrpunkten kurz zwischenzuatmen. Diesbezüglich muß man festhalten, daß der Crunch sehr anschaulich darlegt, daß die Atmung ein individueller Vorgang ist.

Versuchen Sie, die Ihnen angenehmste Atemtechnik selbst herauszufinden!

■ Reverse Crunch

Während beim Crunch das Becken fixiert und das Brustbein bewegt wird, ist es beim reverse Crunch genau umgekehrt.

Obwohl diese beiden Bewegungen sich prinzipiell natürlich sehr ähnlich sind, ist erstaunlich, daß der reverse Crunch zu den eher vernachlässigten Bauchübungen zu zählen ist.

Sicherlich könnte als Grund dafür angeführt werden, daß der reverse Crunch in seinen meisten Varianten technisch schwieriger auszuführen ist als der Crunch. Das liegt daran, daß man beim reverse Crunch sehr genau darauf achten muß, daß die Oberschenkel immer im wesentlichen nach oben zeigen und sich nicht in der Waagerechten befinden. Vergißt man dieses und führt stattdessen die Oberschenkel zu nahe an das Brustbein heran, so ist es möglich, daß man die Dornfortsätze der Wirbelsäule einer übermäßigen (Druck-) Belastung aussetzt und gleichzeitig die Bauchmuskulatur entlastet.

Beim reverse Crunch muß man also praktisch zwei verschiedene Bewegungen zusammen ausführen: Erstens wird die Wirbelsäule gebeugt und zweitens die Hüfte gestreckt.

Die Hüftstreckung ist wohl dafür verantwortlich, daß der reverse Crunch als beinahe atypische Bauchübung angesehen wird, weil man bei den klassischen Übungen, die mit Bauchtraining assoziert werden, wie etwa Beinheben oder Sit-Ups, immer die Hüfte zu beugen hat.

Da die Hüftbeuger und die Bauchmuskeln eine funktionelle Einheit bilden, ist die Hüftbeugung im Bauchtraining auch mehr oder minder ein natürlicher Vorgang.

Aufgrunddessen gegen den reverse Crunch eine Aversion zu entwickeln ist jedoch sicherlich verfehlt. Beim reverse Crunch werden alle Bereiche der Bauchmuskulatur kraftvoll angespannt, obschon natürlich der gerade Bauchmuskel am meisten gefordert wird.

Wichtiger als beim Crunch ist es, den reverse Crunch auf einer sehr weichen Unterlage auszuführen, weil sich sonst an den Auflagepunkten der Wirbelsäule empfindliche Druckstellen entwickeln können, und zwar auch dann, wenn die Bewegung der Hüfte an die Erfordernisse der Übung angepaßt wird.

Der reverse Crunch kann, wie der Crunch auch, auf schiefen Ebenen ausgeführt werden. Dabei sollte im Falle des reverse Crunch der Kopf eine erhöhte Position einnehmen.

Man kann sich leicht folgendes merken: Je höher sich die Brust in der entspannten Position über dem Becken befindet, desto schwieriger wird die Übung und desto mehr werden die Hüftbeuger einbezogen.

Liegt man dagegen mit dem Brustbein unterhalb des Beckens, so wird die Übung recht leicht auszuführen sein, und darüberhinaus sind dann die Hüftbeuger von der Bewegung ausgeschlossen.

Besonders bei dieser erleichterten Übungsvariante läuft man allerdings Gefahr, die Wirbelsäule zu überfordern.

Man sollte daran denken, daß der reverse Crunch eigentlich keine Übung für vollständige Bewegungsradien ist. Er belastet die Bauchmuskulatur in einer mittleren Bewegungsposition außerhalb vollständiger Streckung oder Verkürzung der Muskulatur.

Ein Anheben des Beckens um ca. 15 bis 20 cm gegenüber der Startposition reicht völlig aus.

■ Beckenkippen

Diese Übung könnte man eigentlich als Variante des Crunch bezeichnen, jedoch sollte man das Beckenkippen wegen seiner guten Entwicklungsmöglichkeiten für die unteren Bauchbereiche separat behandeln.

Man führt diese Übung auf einer typischen Crunchbank aus und legt die Unterschenkel auf die dafür vorgesehenen Polsteranordnungen.

In der Ausgangsposition liegt der Oberkörper – inkl. Kopf – auf der Bank auf, und die Arme werden beispielsweise vor der Brust überkreuzt. Nun nimmt man eine leichte Hohlkreuzhaltung ein, damit die Bauchmuskulatur vorgedehnt wird.

Dies ist die Ausgangsstellung.

Unter Einsatz der Bauchmuskulatur wird nun das Becken nach oben gekippt, d.h. der untere Rücken wird so stark wie möglich auf die Bank gepreßt. Dabei werden die Hüften leicht gestreckt und die Unterschenkel werden ebenfalls auf die Auflagepolster gedrückt.

Die oberste Bewegungsposition wird etwa 1 bis 3 sec. gehalten, und danach wird die Ausgangsposition kontrolliert wieder eingenommen.

Diese Übung besitzt keinen sehr hohen Bewegungsradius, und dennoch sollte man sie zu den wesentlichen Bauchübungen zählen.

Viele Sportler wissen gar nicht, wie sich der untere Bauchbereich unter Belastung anfühlt. Mit dieser Übung läßt sich dafür sehr gut ein Gefühl entwickeln. Nach einiger Zeit des Trainierens mit Beckenheben ist die Bauchmuskulatur der Belastung des reverse Crunch gewachsen.

■ Beinheben und Sit-Ups

Wie in der einleitenden Beschreibung der Bauchmuskulatur bereits angedeutet, handelt es sich bei diesen Übungen keineswegs um typische Bauchübungen. Vor allen Dingen Beinheben kann bei unbedachter Ausführung sehr massiv die Hüftbeuger belasten und somit mittelbar die Körpermitte in einen Zustand dysbalancierter Muskelentwicklung versetzen.

Man kann Beinheben mit reverse Crunches und Sit-Ups mit Crunches kombinieren und dadurch auf das synergistische Zusammenwirken von Hüftbeugern und Bauchmuskulatur eingehen. Bevor jedoch auf derartige Varianten eingegangen werden kann, müssen zunächst generelle Belange der Ausführung von Sit-Ups und Beinheben erläutert werden.

Grundsätzlich sollte man es immer vermeiden, bei der Übungsausführung ein Hohlkreuz zu machen. Die Tendenz, dies zu tun, besteht dadurch, daß ein wichtiger Hüftbeuger vom Oberschenkelknochen zu den Lendenwirbeln verläuft. Man kann dem entgegenwirken, indem man permanent die Bauchmuskeln ausreichend kontrolliert und den Rücken leicht einwärts krümmt.

Charakteristisch für die Ausführung von Sit-Ups ist eine Fixierung der Füße oder der Unterschenkel. Diese ist nötig, damit eine Gegenkraft die durchzuführende Hüftbeugung überhaupt erst ermöglicht. Eine typische Variante könnte etwa so aussehen:

Man liegt rücklings auf dem Boden, die Beine sind in einem Winkel von etwa 100 Grad gebeugt und ein Partner fixiert die Füße. Die Oberarme werden vor der Brust überkreuzt oder hinter dem Kopf verschränkt. Nun hebt man wie bei einer Crunchbewegung den Oberkörper so weit wie möglich unter Einbeziehung der Bauchmuskulatur an. Dies ist die unterste Position der Bewegung (Man kann die Crunchbewegung auch dem Sit-Up hinzufügen, wodurch sich bessere Trainingsmöglichkeiten für die Bauchmuskulatur ergeben. Es handelt sich bei dieser Variante jedoch dann nicht mehr um einen Sit-Up mit einer Hüftbeugung als wesentlichem Bewegungsinhalt.).

Nun wird unter Einsatz der Hüftbeuger der Oberkörper so weit angehoben, daß sich dieser in der Endposition etwa in der Vertikalen befindet. Danach wird der Körper langsam bis in die Anfangsstellung zurückgeführt.

Normalerweise sind in jedem Sportstudio Sit-Up-Bänke verfügbar, die die Belastung erhöhen, weil sich der Oberkörper auf einer schiefen Ebene befindet. Man sollte bei der Ausführung an diesen Bänken darauf achten, niemals den Oberkörper so weit herabzulassen, daß dessen Längsachse mit den Oberschenkeln eine Linie bildet. In dieser Position ist der untere Rücken wegen der sich geradezu aufdrängenden Hohlkreuzhaltung sehr verletzungsanfällig.

Der Oberkörper sollte wiederum nur so weit angehoben werden, daß die Vertikale erreicht wird. Manche Sportwissenschaftler sind der Meinung, daß es völlig ausreiche, die Hüftbeugung lediglich über einen Winkelabschnitt von ca. 60–70 Grad auszuführen. Man sollte sich an dieser Empfehlung im Sinne einer sicheren Übungsausführung orientieren.

Das Beinheben kann in seinen Basisvarianten entweder in aufrechter oder in liegender Position ausgeführt werden. In beiden Varianten wird man, wie beim Sit-Up, darauf achten, daß die Bauchmuskulatur zu Beginn der Bewegung bereits angespannt ist und die Entstehung eines Hohlkreuzes schon im vorhinein verhindert wird.

Bei der auf dem Rücken liegenden Ausführung wird versucht, in der Position mit fast vollständig gestreckter Hüfte und nur leicht angewinkelten Knien den unteren Rücken permanent auf die Auflage zu pressen. Das resultiert in einer gleichmäßigen und starken Spannung vor allem in den unteren Bereichen der Bauchmuskulatur.

Zur Stabilisierung der Position sollte man die Hände unter die seitlichen Bereiche des Pos legen.

Bei der Aufwärtsbewegung beugt man die Hüfte und bringt die Oberschenkel bis etwa in die Vertikale. Es ist vom Leistungsstand und von der Flexibilität der hinteren Oberschenkel abhängig, ob man die Beine während dieser Bewegung gestreckt lassen kann oder sie im Verlaufe der Hüftbeugung lieber allmählich anwinkeln sollte. Wichtig ist aber auf jeden Fall, daß der untere Rücken permanent Kontakt zum Boden hat. Wer Probleme mit einem Hohlrücken hat, der sollte die Hüfte in der Anfangsposition bei weitem nicht ganz strecken, jedoch ist fraglich, ob in diesem Fall Beinheben nicht gänzlich unterlassen werden sollte.

Eine effektivere Variante des Beinhebens kann mit Hilfe eines üblichen Trainingsgestells ausgeführt werden. Dabei legt man die Unterarme auf eine gepolsterte Unterlage auf und lehnt den Rücken an eine (am besten verstellbare) Rückenlehne an. Der Oberkörper befindet sich dabei etwa in der Senkrechten und in der Ausgangsposition werden die Beine nach unten und vorne so weggestreckt, daß die Hüften beinahe komplett gestreckt sind. In Analogie zum Beinheben liegend muß auch hierbei darauf geachtet werden, daß keine Hohlkreuzhaltung eingenommen wird. Diesbezüglich ist es von Bedeutung, in der Ausgangsstellung die Beine nicht hinter den Körper zu bringen (um Schwung zu holen).

In der konzentrischen Phase der Bewegung werden die Oberschenkel so weit wie möglich angehoben, wobei je nach Trainingsstand und Beweglichkeit die Knie dabei mehr oder minder stark gestreckt bleiben.

Es ist zu beachten, daß die Bauchmuskulatur beim Anheben der Beine nur statisch arbeitet. Kippt man jedoch bei bereits bis leicht über die Waagerechte angehobenen Beinen das Becken nach vorne, so können auch die Bauchmuskeln konzentrisch kontrahiert werden. Diese Aktion verbindet das Beinheben mit einer Art reversen Crunches. Auch bei der liegenden Variante ist diese Kombination denkbar, jedoch ist dabei die Belastung weitaus geringer – zumindest dann, wenn man die Knie in die Richtung des Brustbeins führt.

Man kann Beinheben auch angehängt ausführen. Dabei kann man sich beispielsweise mit den Händen an einer Klimmzugstange festhalten. Besser ist allerdings die Verwendung von Achselgurten, durch die die Bewegung nicht mehr von einer mangelnden Haltekraft der Hände limitiert wird.

Das Beinheben hängend ermöglicht auch, die Beine seitlich anzuheben, wodurch die seitlichen Bauchmuskelbereiche stärker einbezogen werden.

Diese Bewegung ist mit Abstrichen auch bei der liegenden Ausführung möglich.

Die anspruchsvollste Variante des hängenden Beinhebens ist die, bei der die Knie etwa bis auf Höhe des Kopfes angehoben werden. Hierbei handelt es sich abermals um eine Kombination aus einem Anheben der Beine und einer reversen Crunchbewegung.

Trotz der recht kritischen Darstellung von Beinheben und Sit-Ups bieten beide Übungen – vor allem in einigen der genannten Varianten – sehr gute Möglich-

DAS TRAINING

keiten, die Bauchmuskulatur zu entwickeln. Es ist nicht richtig, daß diese Übungen pauschal aus dem Bauchtraining eliminiert werden sollten.

■ Twistbewegungen

Als Twistbewegungen bezeichnet man Torsionen der Wirbelsäule, bei denen Teile des Körpers um die Wirbelsäule als Drehachse rotiert werden.

Maßgeblich sind an derartigen Drehbewegungen die seitlichen Bauchmuskeln beteiligt, wobei die inneren schrägen Bauchmuskeln der einen mit den äußeren schrägen Bauchmuskeln der anderen Körperseite zusammenarbeiten und eine diagonale Spannung auf die Bauchdecke ausüben. Daneben wirken auch einige Spinalmuskeln assistierend bei Twistbewegungen mit.

Twistbewegungen mit ihrer Wirkung auf die seitlichen Bauchbereiche können dafür sorgen, daß der Bauch flacher wird und sich somit die Konturen der Körpermitte vorteilhaft entwickeln.

Wie an anderer Stelle schon häufiger betont wurde, dreht es sich bei der Entwicklung der seitlichen Bauchmuskulatur darum, deren Tonus zu verbessern und keineswegs für eine erhebliche Masseentwicklung zu sorgen. Diese könnte die Körpermitte verbreitern.

Es sind zwei verschiedene Arten von Twistbewegungen zu unterscheiden:
■ Bei fixiertem Becken können die Schultern gedreht werden.
■ Bei fixierten Schultern kann das Becken gedreht werden.

Drehbewegungen bei fixiertem Becken lassen sich am vorteilhaftesten in sitzender Position ausführen. Diese Variante dürfte am weitesten verbreitet sein:

Man setzt sich auf eine Flachbank und stellt die Füße seitlich so aus, daß man eine stabile Sitzposition einnimmt. Auf den Schultern ruht eine relativ leichte Langhantel, die mit den Händen festgehalten wird. Bei aufrechter Körperhaltung dreht man den Oberkörper um bis zu etwa 90 Grad zu den Seiten. Dabei ist es wichtig, daß man wegen der Masseträgheit der Langhantel keine zu schnellen Bewegungen ausführt, die eine hohe Verletzungsgefahr in sich bergen.

Es ist übrigens nicht so sinnvoll, im Stehen zu „twisten", weil dann das Becken Ausweichbewegungen ausführen kann, die die Bewegungskontrolle verringern.

Die nachfolgend beschriebene und sehr effektive Variante, die bei fixierten Schultern ausgeführt wird, ist relativ unkonventionell, aber weitaus produktiver als die zuvor angeführte, weil die wirksame Gewichtsbelastung in einem angemessenen Rahmen höher ist und außerdem keine Kräfte wirken, die die Wirbelsäule stauchen.

Man legt sich auf den Rücken und festigt diese Körperposition, indem man sich mit den Händen auf Kopfhöhe festhält. Die Hüften werden im Winkel von 90 Grad gebeugt, und je nach Leistungsstand können die Beine mehr oder weniger stark gestreckt werden. Unter Beibehaltung der vorliegenden Hüftbeugung werden nun die sich berührenden Knie beider Beine seitlich dem Fußboden angenähert, und zwar so weit, daß die Schultern gerade noch vollständig Kontakt mit der Liegefläche haben. Man kann die Knie erst auf der einen und dann auf der anderen Seite abwechselnd auf- und abbewegen, oder man kann das Training beider Seiten abwechselnd durchführen. Man könnte diese Übung „Beckendrehen" nennen.

Man kann Twistbewegungen auch an dafür vorgesehenen Trainingsmaschinen ausführen. I.d.R. wird bei diesen in sitzender Haltung das Becken um die Wirbelsäule rotiert. Wenn derartige Maschinen verfügbar sind, sollte man sie gegenüber den beiden o.g. Ausführungsmöglichkeiten bevorzugen, weil ihre Mechanik eine sehr gezielte Bewegung zuläßt. Beispielsweise sorgen diese Maschinen dafür, daß die Drehachse recht genau mit der Wirbelsäulenlängsachse übereinstimmt, was ja etwa bei der in liegender Position auszuführenden Variante nicht gegeben ist (Die Drehbewegungen erfolgen dabei um die Kontaktpunkte des Gesäßes mit der Auflagefläche). Leider ist nicht abzuschätzen, ob darin wirklich ein praxisrelevanter Vorteil von Trainingsmaschinen gegenüber den anderen beiden Varianten besteht; man mag sich diesbezüglich vielleicht vor Augen führen, wie schädlich es sein kann, wenn z.B. beim Beinstrecken die Kniegelenke sich nicht auf einer Linie mit dem Drehgelenk für die Unterschenkellastarme befinden.

Trotz möglicher Nachteile bei der Realisierung von Twistbewegungen sollte man bedenken, daß sie einen wichtigen Beitrag zum Erreichen einer stabilen und sicheren Körpermitte leisten. Twistbewegungen in Rückenlage sorgen z.B. auch dafür, daß die entsprechenden Muskelbereiche bezüglich ihrer Flexibilität weiterentwickelt werden, was einen wichtigen Aspekt bei der Prävention von Verletzungen darstellt.

■ Seitbeugen

Seitbeugen ist keine Übung, bei der es sich darum drehen könnte, erhebliche Massezuwächse zu erzielen. Vielmehr sollte sie Teil des Trainings sein, um die Stabilität und Flexibilität der Wirbelsäule auszuprägen.

Darüberhinaus können mit Seitbeugen vor allem auch die seitlichen Bereiche der Bauchmuskulatur entwickelt werden, wodurch bei gemäßigtem Training die Bauchdecke flacher werden kann.

Es besteht die Möglichkeit, Seitbeugen sowohl im Stehen als auch in Seitlage liegend auszuführen. Die Variante in liegender Position ist ungleich schwieriger und es fällt nicht nur Untrainierten sehr schwer, diese Übung korrekt auszuführen.

Da es nur wenigen Sportlern möglich ist, mehr als 10 bis 15 Wiederholungen in korrekter Technik aneinanderzureihen, wird im folgenden nur die Ausführung im Stehen behandelt.

Man stellt sich mit etwa schulterweit gespreizten Beinen, gerade nach vorne zeigenden Fußspitzen und aufrechter Körperhaltung vor einen Spiegel, um sich wärend der Bewegung beobachten zu können. In einer Hand wird eine relativ leichte Kurzhantel gehalten, und beide Arme befinden sich an den seitlichen Bereichen der Oberschenkel. Nun beugt man den Körper seitlich und ohne die Frontalebene zu verlassen so weit wie möglich zu der Seite, in deren Hand die Kurzhantel gehalten wird.

Dies ist die gedehnte Position der Bewegung, und das Maß der Seitbeugung der Wirbelsäule sollte etwa 30 bis 40 Grad betragen. In der konzentrischen Phase der Bewegung beugt man den Oberkörper, wiederum ohne die Frontalebene zu verlassen, maximal zur anderen Seite.

Während der Aufwärtsbewegung wird eingeatmet und entsprechend bei der Abwärtsbewegung des Gewichtes ausgeatmet.

Beim Seitheben wird neben den einseitig aktivierten (geraden und seitlichen) Bauchmuskeln und spinalen Erektoren auch ein für die Stabilität der Wirbelsäule sehr wichtiger, tiefliegender Rückenmuskel (M. quadratus lumborum) belastet. Da dessen einzige Funktion eben in der Seitbeugung der Wirbelsäule besteht, wird dieser Muskel beim Seitbeugen primär beansprucht.

Damit es nicht zu Verletzungen der Wirbelsäule kommt, ist unbedingt darauf zu achten, daß die Beugung der Wirbelsäule nicht auch teilweise nach vorne oder nach hinten erfolgt. Wie gesagt, die Bewegung darf nur in der Frontalebene stattfinden.

Es ist auch zu vermeiden, die Beugung mit einer Torsion der Wirbelsäule zu verbinden.

I) Das Training der Oberschenkel- und Gesäßmuskulatur

Die Oberschenkel- macht zusammen mit der Gesäßmuskulatur einen beträchtlichen Teil der Skelettmuskulatur aus. Das Training dieses sehr differenziert zusammenarbeitenden Komplexes ist keineswegs auf einige wenige Übungen beschränkt. Im Gegenteil, weil die Hüft- und Kniegelenke vielfältige Gelenkaktionen ermöglichen und zudem auch noch viele mehrgelenkige Muskeln vorkommen, kann eine angemessene Feinentwicklung nur mit einer hohen Anzahl von Übungen erzielt werden. Es leuchtet ein, daß die einzelnen Muskeln nicht so leicht wie bei anderen Körperteilen isoliert dargestellt werden können, weil viele Funktionen erst im direkten Zusammenwirken mit anderen Muskeln zum Tragen kommen. Deshalb wird in den Übungsbeschreibungen vor allem das sich ergänzende Miteinander der verschiedenen Einzelmuskeln herausgestellt.

Den wohl eindrucksvollsten Teil der Beinmuskeln bildet die Gruppe der Quadrizeps femoris, die die wichtigste Streckmuskulatur des Kniegelenks darstellt. Obwohl die Quadrizepsmuskeln sehr gerne als eine Einheit betrachtet werden, weil sie einen gemeinsamen Ansatz über das Knieschienbeinband am Schienbein besitzen, ist eine weitergehende Differenzierung unumgänglich.

Der M. rectus femoris hat seinen Ursprung nicht wie Vastus Lateralis, Medialis und Intermedius (äußerer, innerer und dazwischen befindlicher Quadrizepskopf) am Oberschenkel, sondern er entspringt dem Darmbein, wodurch er bei der Beugung des Hüftgelenks beteiligt ist (Häufig ist bei typischen Hüftbeugebewegungen, wie etwa Sit-Ups, ein Brennen am vorderen Oberschenkel zu spüren – es resultiert aus der Ermüdung des Rectus Femoris.).

Zwar arbeiten die einzelnen Quadrizepsmuskeln sehr eng miteinander zusammen, jedoch muß immer bedacht werden, daß für die Einbeziehung des Recuts Femoris die Stellung des Beckens von Bedeutung ist. Ist die Hüfte weitestgehend gestreckt, dann befindet sich dieser Muskel in einem höheren Spannungszustand als bei gebeugter Hüfte – Ansatz und Ursprung sind dann weiter voneinander entfernt -, weshalb er im Falle der gestreckten Hüftgelenksstellung ziemlich stark bei der Kniegelenksstreckung mitarbeitet.

Ein Beispiel: Bei Hantelkniebeugen wird die Gruppe der Quadrizeps am stärksten belastet, wenn die Beugung des Kniegelenks am größten ist (also in der untersten Position). Da in dieser Stellung auch die Hüftbeugung am größten ist, arbeitet der Rectus Femoris bei Kniebeugen nur sehr begrenzt mit. Dagegen spielt es für die Aktivität der anderen Schenkelmuskeln keine Rolle, in welcher Position sich das Hüftgelenk bei der Kniestreckung befindet.

Die Quadrizeps sind eminent wichtig für eine korrekte Führung der Kniescheibe. Es können sich zwar auf vielfältige Weise um das Kniegelenk herum Ungleichgewichte in der muskulären Entwicklung einstellen, jedoch ist besonders oft eine fehlende Harmonie zwischen dem inneren und dem äußeren Quadrizepsbereich zu beobachten.

Der innere Quadrizeps „zieht" die Kniescheibe nach innen und der äußere nach außen. Liegt eine abnorme Relation in der Entwicklung dieser beiden Bereiche vor, und wird die Kniescheibe auch nur leicht verschoben, verringert sich ihre Auflagefläche. Das Resultat dessen ist, daß auf die Kniescheibe einwirkende Kräfte einen höheren Druck auf die Knorpelstrukturen, die mit der Kniescheibe in Kontakt stehen, erzeugen. Die Folge dessen kann beschleunigter Gelenkverschleiß sein.

DAS TRAINING

Besonders bei Menschen, die bereits unter Knieproblemen leiden, ist eine Unterentwicklung des inneren Quadrizepsmuskels häufig zu beobachten.

Der Vastus medialis hat die Eigenart, besonders dann hart zu arbeiten, wenn die Quadrizeps in der gestreckten Position maximal belastet werden. Darüberhinaus kann man davon ausgehen, daß bei einer gleichzeitigen Belastung von Kniegelenksstreckern und Adduktoren der Vastus medialis ebenfalls sehr stark belastet wird. Ein Beispiel hierfür sind Kniebeugen mit weitem Stand.

Die wichtigsten Kniebeuger sind der zweiköpfige Schenkelmuskel (M. biceps femoris), der Plattsehnenmuskel (M. semimembranosus) und der Halbsehnenmuskel (M. semitendinosus). Diese Muskeln nennt man die Gruppe der ischiocruralen Muskulatur. Diese Bezeichnung deutet auf den Verlauf der Muskeln vom Sitzbein zum Unterschenkel hin.

Man beachte, daß der zweiköpfige Schenkelmuskel (kurz: Beinbizeps) wie der Bizeps des Oberarmes einen langen und einen kurzen Muskelkopf besitzt. Obwohl beide in einer gemeinsamen Sehne am Wadenbein ansetzen, wird der lange Muskelkopf nur dann stark bei der Kniegelenksbeugung mitarbeiten, wenn das Hüftgelenk relativ stark gebeugt ist. Andersherum wird er nur dann maßgeblich an der Streckung des Hüftgelenks beteiligt sein, wenn gleichzeitig das Kniegelenk relativ stark gestreckt ist.

Semimembranosus und -tendinosus bilden den inneren Teil der hinteren Oberschenkelmuskeln. Sie arbeiten wie der lange Beinbizepskopf nicht nur an der Kniegelenksbeugung, sondern auch an der Hüftstreckung mit. Allerdings vermögen sie wegen ihres Ansatzes am Schienbein den Unterschenkel nach innen zu drehen (Der Beinbizeps kann eine Drehung nach außen ausführen.). Man beachte, daß die Rotationsbewegungen des Unterschenkels durch die ischiocrurale Muskulatur wegen der nur in gebeugter Position entspannten Seitenbänder des Kniegelenks erst ab einer Beugung von ca. 40 Grad im Kniegelenk möglich ist.

Es ist erstaunlich, daß in der Trainingspraxis Beinbeugebewegungen bei der Bearbeitung der ischiocruralen Muskulatur durchgeführt werden. Zwar ist richtig, daß bei Hüftgelenksstreckungen immer auch die leicht zu Übertraining neigenden spinalen Erektoren belastet werden und daß Übungen wie Kreuzheben bei falscher Ausführung gefährlich sein können, jedoch muß man es als einen Anfängerfehler bezeichnen, Muskeln mit mehreren Funktionen nur in einer Funktion zu belasten. Besonders im Falle schwacher hinterer Oberschenkel sind Übungen wie Kreuzheben mit durchgedrückten Knien und Varianten von Hyperextensionen unumgänglich. In derartige Übungen sind die Gesäßmuskeln auch zu einem großen Teil involviert.

Die Gesäßmuskulatur besteht aus drei Teilen:
Dem größten Gesäßmuskel, d.h. aus dem M. glutaeus maximus, desweiteren dem M. glutaeus minimus und dem M. glutaeus medius. Der Glutaeus Minimus wird von den anderen beiden Gesäßmuskeln bedeckt.

Da die Gesäßmuskulatur einen weit ausgedehnten Ursprungsbereich besitzt, arbeitet sie an fast allen Bewegungen im Hüftgelenk mit. Nur bei der Heranziehung des Beines, der Adduktion, ist sie nicht beteiligt.

Eine gute Entwicklung der Gesäßmuskulatur ist absolut erstrebenswert, weil sie von großer Bedeutung für die Stabilität des Hüftgelenks ist.

Der große Gesäßmuskel ist der kräftigste Strecker des Hüftgelenks und er wird sehr stark bei Übungen wie Kreuzheben und (tiefen) Kniebeugen belastet. Er ist jedoch auch an der Abspreizung (Abduktion) und der Außenrotation (bei gestrecktem Bein werden die Fußspitzen nach außen geführt) des Beines beteiligt.

Glutaeus Minimus und Medius führen sowohl eine Innenrotation als auch eine Außenrotation, eine Abduktion des Beines und eine Hüftgelenksstreckung aus. Der Glutaeus Medius wird als der stärkste Abduktor bezeichnet.

Obschon es bestimmte Trainingsgerätschaften gibt, die die Gesäßmuskeln stark und mehr oder minder isoliert von anderen Muskeln belasten, kann man beispielsweise mit Beinpressen die Glutaeusmuskeln sehr stark fordern. Besonders einbeinige Varianten mit großer Bewegungsamplitude sind hervorragend zur Entwicklung von Glutaeus Medius und Minimus geeignet, weil diese dann nicht nur bei der Hüftgelenksstreckung mitarbeiten, sondern auch dadurch hart gefordert werden, daß sie die Hüfte stabilisieren müssen.

Es sei noch erwähnt, daß ein Teil des großen Gesäßmuskels – wie ein anderer, kleinerer Muskel, der M. tensor fascie latae – an das am seitlichen Oberschenkelbereich gelegene und bis zum Knie verlaufende iliotibiale Band ansetzt. Hierdurch ist er auch geringfügig an der Streckung im Kniegelenk beteiligt.

(Das iliotibiale Band ist deutlich am Kniegelenk ertastbar und sorgt für die bei niedrigem Körperfettanteil sichtbare, sehr scharfe Abgrenzung von vorderem und hinterem Oberschenkelbereich.)

Eine weitere, besonders für Bodybuilder sehr wichtige Gelenkaktion ist das Adduzieren des Beines. Es sind hierbei viele verschiedene Muskeln beteiligt, jedoch ist die Gruppe der Schenkelanzieher (Adduktoren: M. adductor magnus, brevis, longus) am bedeutsamsten. All diese Muskeln verlaufen vom Schambein zum hinteren Oberschenkel, wodurch sie auch an der Außenrotation des Oberschenkels beteiligt sind. Man beachte in diesem Zusammenhang, daß es zu einer Fehlstellung des Hüftgelenks kommen kann, wenn die Innenrotatoren des Oberschenkels, das sind vor allem der Glutaeus

Medius und Minimus, im Vergleich zu den Adduktoren unterentwickelt sind. Gewöhnlich werden die Adduktoren in der Praxis am stärksten bei der Ausführung schwerer Kniebeugen mit weitem Stand belastet. Hierbei sorgen sie für eine Stabilisierung des Hüftgelenks. Die Adduktoren neigen sehr stark zur Verkürzung und sollten unbedingt regelmäßig gedehnt werden.

An der Adduktion des Beines ist auch ein recht kleiner und weit innen und oben am Bein gelegener Muskel, der M. pectineus, beteiligt.

Der M. gracilis ist ein sehr langer, innen am Oberschenkel gelegener Muskel. Er befindet sich direkt neben dem am weitesten innen gelegenen Muskel der Gruppe der ischiocruralen Muskulatur. Auch er arbeitet an der Adduktion des Beines mit.

Besondere Erwähnung sollte noch der längste Muskel des Menschen, der Schneidermuskel (M. sartorius), finden. Er erstreckt sich vom äußersten Hüftbereich zum inneren Schienbein. Dieser Muskel ist bei sehr gut definierten Bodybuildern sichtbar und seine Entwicklung stellt ein wichtiges Qualitätsmerkmal der Muskulatur eines fortgeschrittenen Bodybuildingsportlers dar.

Da er jedoch über ein weites Funktionsspektrum (Beugung des Kniegelenks, Abduktion und Außenrotation des Beines) verfügt, ist er nicht isoliert trainierbar.

■ Kniebeugen

Kniebeugen sind für die Entwicklung der Quadrizeps, der Gesäßmuskeln, der Adduktoren und der Rückenstrecker von so grundlegender Bedeutung, daß deren Übungsbeschreibung in sehr ausführlicher Form vorgenommen wird.

Für Kniebeugen verwendet man gewöhnlich eine Langhantel mit einem dazugehörigen Langhantelständer. Es ist auch möglich, zwei Kurzhanteln in den Händen zu halten, jedoch handelt es sich dann um eine Übung, die dem Kreuzheben ähnelt. Über Kreuzheben wird an anderer Stelle gesprochen.

Die Langhantel wird auf dem oberen bzw. mittleren Nackenbereich plaziert. Je höher sie auf dem Nacken aufliegt, desto stärker werden die Rückenstrecker bei der Stabilisierung des Oberkörpers gefordert. Die Hantel wird mit den Händen derart festgehalten, daß die Beugung im Ellenbogengelenk wenigstens 90 Grad beträgt. Es ist ein Obergriff zu wählen.

Nach dem Herausheben der Hantel aus dem Ständer ist es wichtig, sich nicht zu weit vom Ständer zu entfernen, weil dies besonders am Ende des durchzuführenden Satzes bei entsprechenden Gewichtsbelastungen ein sehr hartes Training beeinträchtigen kann, weil im Zustand totaler Erschöpfung kaum noch einige Schritte zum Kniebeugenständer zurückgelegt werden können. Ein frühzeitiger Übungsabbruch wäre die Folge.

In der Ausgangsposition sind die Füße etwa schulterweit ausgestellt, und es ist darauf zu achten, daß die Knie in dieselbe Richtung zeigen wie die Fußspitzen, damit Bandapparat und Menisken der Kniegelenke nicht unnötig gefährdet werden.

In der Ausgangsposition sind die Knie praktisch vollständig gestreckt, wohingegen die Hüfte leicht gebeugt ist, weil sonst ein Nach-hinten-Kippen infolge evtl. sehr hoher Gewichte möglich wäre. Man beachte, daß im allgemeinen vor allem dann die vollständige Streckung eines Gelenks bedenklich ist, wenn die wirkenden Kräfte eine Stauchung in die Längsrichtung der Knochen bewirken.

Ganz besonders bedeutungsvoll ist, daß der Rücken sich in seiner anatomisch normalen, d.h. aufrechten Position befindet, damit die gewichtsbedingte Stauchung der Wirbelsäule optimal gepuffert werden kann.

In dieser Position sollten sich die Ein- bzw. Auswärtskrümmungen der Wirbelsäule im Lenden- bzw. Brustbereich deutlich abzeichnen, jedoch ist z.B. auf eine explizite Hohlkreuzhaltung zu verzichten. Die Empfehlung, den Rücken „gerade" zu halten, kommt dem anzustrebenden Zustand schon nahe.

Die Krümmung der Wirbelsäule wird im Verlaufe der Übungsausführung nicht verändert. Die Bewegung erfolgt, indem zunächst die Hüftgelenke ein wenig und dann auch die Kniegelenke gebeugt werden.

Die Tiefe der Bewegung ist schon immer ein engagiert umstrittenes Thema gewesen.

Man sollte sich von individuellen Gesichtspunkten leiten lassen und insbesondere den Gesundheitszustand von Knien und Rücken dabei einbeziehen. Folgendes sollte bedacht werden:

Eine über einen Winkel von 90 Grad hinausgehende Beugung im Kniegelenk sollte nur bei absoluter Beschwerdefreiheit der Kniegelenke angestrebt werden.

Man könnte behaupten, daß erst ein maximaler Bewegungsradius, der Tiefkniebeuge entsprechend, eine maximale Entwicklung ermöglicht. Dieses Argument greift hier jedoch nicht, weil Kniebeugen z.B. die Oberschenkel in einer mittleren Position außerhalb völlig gebeugter oder gestreckter Kniegelenke belasten und somit keine vollen Gelenkamplituden nötig sind. Man sollte desweiteren bedenken, daß das Drehmoment im Kniegelenk und somit die Belastung der Quadrizeps etwa in der 90-Grad-Beugung am stärksten ist. Eine stärkere Beugung verringert die muskuläre Belastung wieder, während auf die Kniescheibe ein steigender Anpreßdruck ausgeübt wird, der entsprechende Knorpelstrukturen nachhaltig schädigen kann. Führt man die Belastung der Gesäßmuskulatur an, um eine sehr tiefe Kniebeuge zu rechtfertigen, so muß man sagen, daß eine diesbezügliche Belastung auch mit anderen Übungen (z.B. Kreuzheben mit gestreckten Knien)

DAS TRAINING

erreichbar ist, und zwar ohne die Knie derart zu belasten.

Bei sehr tiefen Kniebeugen wird je nach Flexibilität im Beckenbereich auch fast immer mehr oder weniger stark das Becken nach vorne abgekippt, was es unmöglich macht, den Rücken in seiner korrekten Position zu belassen.

Außerdem sind für sehr tiefe und sowieso auch für korrekt ausgeführte Kniebeugen recht bewegliche Wadenmuskeln vonnöten, damit während der Bewegungsausführung die Füße vollständig Kontakt zur Standfläche haben. Vor allem Frauen benötigen oftmals ein vorbereitendes Beweglichkeitstraining zur Ausführung von Kniebeugen, weil vor allem die Schollenmuskeln (siehe Abschnitt über Training der Unterschenkelmuskulatur) durch das Tragen hochhackiger Schuhe häufig verkürzt werden.

Das Aufstellen auf die Zehenspitzen während der Übungsausführung reduziert nicht nur die Standfläche, was einen Unsicherheitsfaktor bei der Bewegung darstellt, der die Verwendung sehr hoher Gewichte kaum zuläßt. Vielmehr werden dadurch auch die Knie nach vorne verlagert, während der Oberkörper insgesamt ein wenig stärker als bei normalen Kniebeugen aufgerichtet werden muß. Das nimmt Belastung von den Gesäßmuskeln und erhöht die Anforderungen an die Quadrizeps.

Gelegentlich kann diese Umverteilung der Belastung erwünscht sein, weil ein sehr stark entwickelter Gesäßmuskel die Ästhetik des Körpers sehr stark zu stören vermag. In diesem Falle ist es weit verbreitet, eine dünne Hantelscheibe unter den Füßen zu plazieren. Aber auch diese Variante sollte bei irgendwelchen Knieproblemen tunlichst vermieden werden!

Anstelle dessen sind Frontkniebeugen interessant. Hierbei gibt es im wesentlichen zwei Möglichkeiten die Hantelstange festzuhalten:

Erstens kann ein Griff nach Art des Gewichthebens verwandt werden. Dabei wird die Hantelstange in einem etwa schulterweiten Obergriff erfaßt. Die Ellenbogen werden vollständig gebeugt und dann wird die Hantel auf die obere Brust aufgelegt. Dabei muß man die Oberarme ziemlich weit nach vorne führen, damit die Hantel nicht abzugleiten droht.

Die andere Griffvariante ist unter Bodybuildern recht weit verbreitet: Man erfaßt die Stange in einem engen Untergriff und überkreuzt die Arme so vor der Brust, daß die Hantel auf dem vorderen und mittleren Schultermuskel sowie auf Teilen der oberen Brust aufliegt.

Bei sehr weiter Fußstellung belasten Kniebeugen mehr die inneren Bereiche der Oberschenkel, inklusive der Adduktoren.

Je weiter der Oberkörper vorgebeugt wird, desto stärker werden die Gesäßmuskeln in Anspruch genommen.

Sowohl der zweigelenkige M. rectus femoris aus der Gruppe der Quadrizeps als auch die Muskulatur der hinteren Oberschenkel werden bei Kniebeugen nur geringfügig belastet.

Um muskuläre Ungleichgewichte zu entschärfen, oder aus Ermangelung der nötigen Geräteausstattung werden Kniebeugen manchmal einbeinig ausgeführt, wobei man sich gewöhnlich mit einer Hand festhält, um das Gleichgewicht zu halten. Dies belastet vorrangig den Unterkörper, wobei jedoch der gesamte Gesäßmuskel stark in die Bewegung eingebracht wird, und zwar nicht nur der Hüftstreckung, sondern auch der Stabilisierung der Hüfte wegen.

Egal, für welche Variante man sich entscheidet, Kniebeugen bieten ein sehr hohes Entwicklungspotential für die Bein-, Gesäß- und mit Abstrichen auch für die Stützmuskulatur des Rückens.

Bei schwerer werdenden Gewichten steigt besonders bei Kniebeugen die Bedeutung der korrekten Atmung sehr stark an. Niemals darf in der untersten Position mit maximal gebeugten Knien ausgeatmet werden, weil sonst die Stabilität der Körpermitte substantiell verringert wird. Man atmet während der Abwärtsbewegung ein, hält dann bis zum Erreichen des schwierigsten Punktes der Bewegung den Atem an und atmet etwa in der letzten Hälfte der Aufwärtsbewegung aus.

Bei sehr schweren Gewichten wird man nicht umhinkommen, in der oberen Endposition einen oder mehrere tiefe Atemzüge zwischenzuschalten. Bei geringeren Gewichten dagegen sollte man sich um eine recht kontinuierliche Atemfolge bemühen, und zwar möglichst ohne den Atem anzuhalten.

Ihr Autor ist übrigens der Meinung, daß Gewichthebergürtel nur dann bei Kniebeugen Verwendung finden sollten, wenn es sich um das Bewegen sehr schwerer Gewichte handelt.

Die Mechanik der Kniebeuge ist zwar nicht gerade gesund für den Rücken, aber gewiß auch nur dann schädlich, wenn ein zu schwacher Rücken über Gebühr zu belasten gedacht wird. Auch Kniebandagen machen nur für Maximalkraftsportler Sinn.

Bandagen besitzen aufgrund ihrer Elastizität ein Spannungspotential, das für die Quadrizeps nichts anderes als eine effektive Verringerung der benutzten Gewichte mit sich bringt.

■ Sissy-Kniebeugen

Sissy-Kniebeugen (kurz: „Sissies") sind relativ unbekannt und könnten in Anlehnung an den Übungsrahmen eigentlich auch im Rahmen der Besprechung von Kniebeugen genannt werden. Jedoch haben diese speziellen Kniebeugen die Eigenschaft, die Hüftstreckmuskulatur nur sehr geringfügig zu belasten, weshalb sie von eigenständiger Bedeutung sind.

Wenn man bedenkt, daß viele Athleten auf die Ausführung von Kniebeugen verzichten, weil sie eine zu starke Gesäßentwicklung befürchten, kann man sich vorstellen, wie gerne die meisten Bodybuilder Sissies ausführen würden, wenn diese nur bekannt wären.

Es sind zwei sich grundlegend unterscheidende Varianten voneinander zu trennen.

Die erste Variante wird mit Hilfe einer Trainingsgerätschaft ausgeführt. Ein Sissy-Kniebeugengestell sorgt dafür, daß Kniebeugen mit strikt in der Vertikalen befindlichen Unterschenkeln ausgeführt werden können. Charakteristisch für Sissies ist nun, daß man versucht, den Oberkörper so aufrecht wie nur möglich zu halten und dabei die Knie beugt. Bei konstant in der Vertikalen befindlichem Oberkörper liegt dann eine recht eigenartige Belastung vor:

Bei zunehmender Beugung der Kniegelenke werden die Quadrizeps zunehmend stärker belastet, was schon darauf hinweist, daß der mediale (innere) Quadrizepsmuskel relativ geringfügig einbezogen wird.

Der auch das Hüftgelenk überspannende Rectus Femoris wird stärker einbezogen als bei regulären Kniebeugen, weil bei letzteren wegen des vorgeneigten Oberkörpers auch eine starke Hüftstreckung stattfindet, was das Gegenteil einer der Funktionen des Rectus Femoris ist. Man erinnere sich hierbei immer daran, daß Muskeln mit mehr als einer Funktion immer erst dann optimal angesprochen werden können, wenn sie bezüglich all ihrer Funktionen gleichzeitig gefordert werden.

Folglich sind auf die hier beschriebene Weise ausgeführten Sissy-Kniebeugen primär weder für den inneren noch für den oberen, also letztlich für den äußeren Quadrizeps als Trainingsinhalt geeignet.

Die zweite Möglichkeit, Sissies auszuführen, besteht darin, sich frei stehend mit beiden Händen z.B. an einer gut bestückten, in der Hantelablage eines Kniebeugenständers abgelegten Hantelstange festzuhalten und bei vollständiger Streckung der Hüften (also bei „aufrechter" Körperhaltung) die Kniegelenke zu beugen. Da sich dabei der Schwerpunkt des Oberkörpers stark nach hinten verlagert, ist es nötig, die Unterschenkel bei der Beugung der Kniegelenke nach vorne zu neigen.

Man muß dabei anmerken, daß diese Übung ganz sicher nicht gesundheitsfördernd ist, weil sowohl die Kniegelenke als auch der untere Rücken sehr stark belastet werden können. Man sollte unbedingt darauf achten, keine Hohlkreuzposition einzunehmen, sondern die Bauchmuskulatur kraftvoll anzuspannen. Desweiteren ist wie immer bei Kniebeugen eine über einen Winkel von 90 Grad hinausgehende Beugung im Kniegelenk mit Bedacht durchzuführen. Ein sehr hoher Bewegungsradius ist bei Knieproblemen indiskutabel.

Man könnte an dieser Stelle lange das Thema „Leistung und Gesundheit" diskutieren, aber Tatsache ist einfach, daß es nur wenige Übungen gibt, die die Rectus Femoris optimal belasten. Wenn es Ihnen möglich ist, Beinstrecken mit weitestgehender Streckung der Hüften, also mit weit zurückgelegtem Oberkörper auszuführen, dann können Sie gewiß auf diese Übung verzichten. Ansonsten kann man nur sagen, daß dies die einzige Übung ist, die einen wirklich schweren Muskelkater in den Rectus Femoris verursachen kann. Bei Defiziten im oberen vorderen Oberschenkelbereich oder bei insgesamt vorhandener Separationsschwäche der einzelnen Quadrizepsanteile kann diese Übung jedoch der Qualität des vorderen Oberschenkels eine neue Dimension geben.

Man könnte Sissy-Kniebeugen zusammenfassend als eine – im weiteren Sinne zu verstehende – Isolationsübung für die vordere Oberschenkelmuskulatur bezeichnen. Die erstgenannte Variante wird vor allem für solche Bodybuilder interessant sein, die Kniebeugen wegen einer zu starken Belastung der Gesäßmuskulatur meiden. Diesbezüglich besteht zu Frontkniebeugen der Unterschied, daß die Mechanik der Sissies geringere Zusatzgewichte nötig macht (Rückenbelastung!) und außerdem, daß das Ausmaß der Einbeziehung der Gesäßmuskulatur weitaus geringer ist.

Die danach angeführte Variante der Sissies ist im Hinblick auf die Entwicklung des Rectus Femoris von sehr hohem Wert, obschon von Nachteil ist, daß diese Übungsausführung die Kniegelenke recht stark in Anspruch nimmt.

■ Beinpressen

Beinpressen wird meist etwas abfällig als ein Ersatz für Kniebeugen angesehen, jedoch wird man durch eine derartige Sichtweise dieser sehr vielseitigen Bewegung nicht gerecht.

Wie bei Kniebeugen kann man durch die Änderung der Fußstellung unterschiedliche Beinbereiche belasten, darüberhinaus ist es bei modernen Gerätschaften jedoch auch möglich, die Neigung der Rückenlehne zu verstellen. Darin besteht ein unschätzbarer Vorteil gegenüber Kniebeugen, denn bei letzteren ist es nicht möglich, die Hüften sehr stark zu beugen, ohne die Bewegung durch die Schwäche der Körpermitte einzuschränken.

Kniebeugen wird eine herausragende Stellung für den generellen Muskelaufbau zugesprochen. Wenn man jedoch die beste Übung des Beintrainings im Sinne weitgefächerter Entwicklungsmöglichkeiten nennen soll, so kann man an Beinpressen nicht vorbeisehen.

Im Gegensatz zu einbeinigen Kniebeugen sind einbeinige Bewegungen in der Beinpresse sehr gut ausführbar. Mit diesen lassen sich nicht nur Unterschiede in der Entwicklung der rechten und linken Körperseite korrigieren, sondern darüberhinaus besonders auch die Pomuskeln herausarbeiten.

DAS TRAINING

Je größer in der Ausgangsposition mit fast ganz durchgestreckten Knien die Beugung in den Hüften ist, desto stärker werden Gesäß und hintere Oberschenkel in die Bewegung einbezogen. Eine Steigerung der Hüftbeugung in der Ausgangsstellung ist sowohl durch Verstellen der Rückenlehne als auch durch das Aufsetzen der Füße am oberen Rand der Standplatte zu erreichen. Die Ausführung mit maximal gebeugten Hüften besitzt einen sehr guten Ruf hinsichtlich der Entwicklungsmöglichkeiten der hinteren Oberschenkel und sollte bei diesbezüglichen Schwächen zum regelmäßigen Trainingsinhalt gemacht werden.

Sind die Hüften stärker gestreckt, so ist die Belastung der Quadrizeps größer.

Die inneren Oberschenkelbereiche können durch einen weiteren Stand angesprochen werden.

Bei der Wahl der Fußstellung sollte man sich nur dadurch einschränken lassen, daß die Füße vollständig auf der Plattform aufgesetzt sein sollten und daß die Knie immer in dieselbe Richtung wie die Füße zu deuten haben.

Was die Belastung für die Kniegelenke angeht, so gilt das für Kniebeugen bereits Erwähnte.

Obschon Beinpressen relativ rückenschonend ist, soll das nicht heißen, daß der Rücken dabei nicht verletzt werden könnte.

Ganz wichtig ist es, ähnlich wie bei Kniebeugen, das Becken niemals nach vorne abzukippen.

Obschon es sich generell um einen Anfängerfehler handelt, ruckartige Bewegungen auszuführen, soll nochmals darauf hingewiesen werden, daß diese besonders beim Beinpressen unbedingt vermieden werden müssen, will man nicht eine schwere Rückenverletzung in Kauf nehmen.

Die Beinpresse ist auch dann ein sehr hilfreiches Trainingsgerät, wenn Knieprobleme vorliegen. Dabei sollte man bedenken, daß die Unterschenkel immer in die Richtung der Bewegungslinie des Gewichtsschlittens bzw. in die Richtung des entwickelten Kraftvektors zeigen sollten. Auf diese Weise wird das Auftreten zusätzlicher Scherkräfte auf ein sehr geringes Maß reduziert.

Für Trainierende mit Knieproblemen ist ein um mehr als 90 Grad gebeugtes Kniegelenk beim Beinpressen beinahe immer tabu (s.o.).

■ Beinstrecken

Beinstrecken ist die beste Übung zur isolierten Belastung der Quadrizeps und sie ist von allergrößter Bedeutung für die Entwicklung von Stabilität im Kniegelenk.

Beinstrecken ist die einzige Übung, bei der die Kniegelenke vollständig gestreckt werden dürfen, weil in dieser Position keine (stauchenden) Kräfte in Richtung der Ober- und Unterschenkelknochen wirken.

Das ist ausgesprochen wertvoll, weil der innere Bereich der Quadrizeps eben nur in dieser gestreckten Knieposition maximal belastet werden kann.

Man kann sogar beinahe sagen, daß Beinstrecken geradezu erst durch die Möglichkeit, die Knie vollständig zu strecken, eine so große Bedeutung hat.

Demzufolge kann es nicht richtig sein, hier übermäßig schwere Gewichte zu verwenden, die eine vollständige Kniegelenksstreckung verhindern und eigentlich nur durch Schwung bewegt werden. Im Gegenteil, die Gewichte sollten so leicht gewählt werden, daß es möglich ist, die vorderen Oberschenkel bei gestreckten Knien minimal 1 bis 2 Sekunden lang sehr hart anzuspannen. Diese Technik des Beinstreckens ist für viele Wettkampfsportler die Basis zur Erlangung detailliert herausgearbeiteter Quadrizeps.

Auch bei dieser Übung ist es gefährlich die Knie um mehr als 90 Grad zu beugen!

Zur Polsterung der verwandten Bewegungsarme werden meist Rollen genommen. Diese sollten etwa auf dem Spann aufliegen, damit ein möglichst geringer Druck entsteht und dadurch die Bewegung komfortabel ausführbar ist.

Bei der korrekten Einstellung des Geräts ist ein weiterer Punkt von großer Bedeutung:

Die Einstellung der Sitzfläche auf die jeweilige Oberschenkellänge erfolgt gewöhnlich durch Änderung der Position der Rückenlehne. Diese muß so eingerichtet werden, daß an der vorderen Kante der Sitzfläche die Kniescheiben mit dem Drehgelenk der Hebelarme eine Linie bilden und daß desweiteren das Gesäß an der Rückenlehne endet, damit eine Hohlkreuzposition vermieden wird.

Steht eine sehr gute Übungsmaschine zur Verfügung, so ist es möglich, die Neigung der Rückenlehne zu variieren. Sind die Hüften sehr stark gebeugt, dann wird der M. rectus femoris nur schwach in die Bewegung einbezogen.

Übrigens kann die generelle Spannung in der trainierten Muskulatur erhöht werden, wenn die Fußspitzen so weit wie möglich angezogen werden. Dann liegt in etwa derselbe Effekt vor, der eintritt, wenn man die Hände zu einer Faust ballt und dadurch unwillkürlich auch den Oberarm anspannt.

Man kann die inneren Oberschenkel durch ein Drehen der Fußspitzen nach außen betont belasten. Entsprechend werden die Außenseiten stärker gefordert, wenn die Fußspitzen nach innen zeigen.

■ Beinbeugen

Beinbeugen ist die Standardübung zur Entwicklung der hinteren Oberschenkelmuskulatur. Weniger bekannt ist dagegen, daß auch der Zwillingswadenmuskel, der die Konturen der Unterschenkel von hinten bestimmt, beim Beinbeugen stark mittrainiert werden kann. Hierzu ist es nötig, die Fußspitzen während der Bewegung so stark wie möglich anzuziehen, d.h. Dorsalflexion auszuführen.

Beinbeugen eignet sich hervorragend für den Beginn des Beintrainings, weil dabei die Kniescheiben zwar bewegt, aber nur geringfügig belastet werden. Dies sollten insbesondere Sportler mit Knieproblemen im Gedächtnis behalten.

Bei der Wahl der Ausgangsposition stehen drei Dinge im Vordergrund:

Zunächst sollten die Kniegelenke wie schon beim Beinstrecken mit dem Drehgelenk der zu bewegenden Hebelarme eine Linie bilden. Die Hebelarme selbst sollten durch die damit verbundenen Polster auf den oberen Bereichen der Achillessehne aufliegen, damit die Übung eine sichere Ausführung bei vollständigem Bewegungsumfang zuläßt.

Drittens ist darauf zu achten, daß der Oberkörper fixiert wird. Hierzu sollte man sich seitlich an den fast immer vorhandenen Handgriffen des Gerätes oder anderweitig festhalten.

Beim Beugen der Beine darf das Gesäß nicht angehoben werden, damit der untere Rücken nicht unnötig belastet wird. Die Beugung sollte unter dieser Voraussetzung so weit wie irgend möglich durchgeführt werden. Jedoch ist bei der anschließenden Streckung der Kniegelenke Vorsicht geboten! Es darf auf keinen Fall zu einer ruckartigen Streckung kommen, die eine sehr schmerzhafte und folgenschwere Überstreckung der Kniegelenke nach sich ziehen könnte. Anfängern wird gewöhnlich empfohlen, eine nicht vollständige Streckung anzustreben, weil dies noch einen Sicherheitsfaktor bei unkontrollierten Bewegungen mit sich bringt. Dem mit der Übung vertrauten Leistungssportler kann eine passive Streckung der Kniegelenke empfohlen werden, aber nur dann, wenn diese langsam und kontrolliert und ohne nachfedernde Bewegungen erreicht wird.

Vom Grad der Beugung im Hüftgelenk hängt entscheidend ab, wie stark die über Knie und Hüftgelenk verlaufenden Teile der Beinbeuger in die Bewegung einbezogen werden. Man sagt oft etwas unpräzise, daß sie mehr den gesäßnahen Bereich der hinteren Oberschenkel ausmachen. Um sie maximal ansprechen zu können, ist eine relativ starke Beugung im Hüftgelenk vonnöten. Diese kann bei den meisten Beinbeugemaschinen in liegender Position nicht erreicht werden.

Diesbezüglich besser geeignet sind Geräte, die Beinbeugen in sitzender Position ermöglichen, obwohl diese i.d.R. kaum die Verwendung sehr schwerer Gewichte zulassen, weil es fast immer gewisse Schwierigkeiten bei der Fixierung des Oberkörpers gibt.

Beinbeugen in stehender Position ermöglicht ein individuelles Training für beide Körperseiten, und gewöhnlich ist auch viel Freiraum bei dem Ausmaß der Hüftbeugung vorhanden. Aber auch hier ist eine Hohlkreuzhaltung strikt zu vermeiden.

■ Ad-/Abduktionen

Viele männliche Bodybuilder weigern sich aus schwer nachvollziehbaren Gründen, Ab- und Adduktionsmaschinen zu verwenden. Deshalb werden diese Geräte oftmals schon im voraus für Frauen konzipiert. Infolgedessen ist es meist schwierig, mit Gewichten angemessen bestückte Trainingsmaschinen dieser Art überhaupt zu finden.

Das ändert jedoch nichts daran, daß derartige Maschinen der Oberschenkel- und Gesäßmuskulatur gute Entwicklungsmöglichkeiten bieten.

Da die Übungsausführung durch die mechanischen Eigenschaften des benutzten Gerätes weitestgehend festgelegt ist, sollen nur zwei Punkte Erwähnung finden:

Erstens sollte beim Training der sehr verletzungsanfälligen Adduktoren eine sehr vorsichtige Gewichtssteigerung vorgenommen werden. Das gilt sowohl für das langsame Aufwärmen im Rahmen eines einzelnen Trainings als auch für die langfristige Gewichtssteigerung im Rahmen der allgemeinen Leistungsprogression. Es ist auch unbedingt zu vermeiden, in nicht vollständig aufgewärmtem Zustand mit zu hohen Bewegungsamplituden zu arbeiten.

Zweitens sollte von der Möglichkeit Gebrauch gemacht werden, die belasteten Muskeln durch Änderung des während der Übungsausführung konstant zu haltenden Ausmaßes der Innen- und Außenrotation der Oberschenkel vollständig zu entwickeln.

Die Abduktoren werden besonders stark bei einbeinig ausgeführten Hüftstreckbewegungen (einbeinige Kniebeugen, einbeiniges Beinpressen) belastet. Entsprechende Übungen gehören jedoch in aller Regel nicht zum Trainingsalltag, wohingegen die Adduktoren durch Übungen mit breitem Stand, wie etwa Kniebeugen, oftmals sehr stark entwickelt werden. Man sollte ggfs. anstreben, diesen Sachverhalt durch ein gezieltes Training vor allem der Abduktoren zu kompensieren.

■ Kreuzheben

Kreuzheben ist eine Kniebeugen sehr artverwandte Übung, bei der die verwandten Übungsgewichte jedoch nicht auf dem Nacken oder der Brust, sondern vielmehr in den Händen gehalten werden. Dadurch werden die Unterarme und vor allem auch die Nackenmuskeln stark belastet.

Gewöhnlich werden Langhanteln bei der Übungsausführung benutzt, weil Kurzhanteln mehr Freiheitsgrade besitzen und somit die Übung weniger leicht kontrollierbar machen.

DAS TRAINING

Bei sehr schweren Gewichten erfaßt man die Hantelstange mit der einen Hand im Obergriff und mit der anderen im Untergriff, damit Bewegungen der Langhantel in der Waagerechten erschwert werden.

Ein beidseitiger Untergriff bietet sich nicht an, weil dadurch die Bizeps einer erheblichen Streckung ausgesetzt werden, die bei schweren Gewichten leicht zu Verletzungen führen kann. Dagegen wird ein beidseitiger Obergriff recht häufig benutzt.

Beim Kreuzheben werden zwei grundlegende Varianten unterschieden: Erstens die Durchführung mit gestreckten Beinen und zweitens die Kniebeugen artverwandte Variante, bei der sowohl die Hüften als auch die Knie einbezogen werden.

Bei mit gestreckten Knien durchgeführtem Kreuzheben werden sehr stark die hinteren Oberschenkel und das Gesäß belastet. Die Rückenstrecker werden ebenfalls hart gefordert, und zwar umso mehr, je größer der Bewegungsradius ist, d.h. je weiter die Hüften gebeugt werden.

Der Bewegungsradius ist u.a. abhängig von der Beweglichkeit der hinteren Oberschenkelmuskulatur und von der Wahl der Gerätschaften. Benutzt man eine Langhantel mit Scheiben sehr großen Durchmessers, dann bietet es sich an, die Übung auf einer gegenüber dem Fußboden um einige Zentimeter erhöhten Plattform auszuführen.

Je stärker die konstant zu haltende Beugung in den Kniegelenken ist, desto mehr werden die Gesäßmuskeln und desto weniger werden die hinteren Oberschenkel einbezogen.

Bei der Übungsvariation durch Änderung der Fußstellung sollte man einen sehr engen Stand nicht anstreben, weil dadurch das Risiko, an seitlicher Stabilität zu verlieren, den möglichen Nutzen nicht rechtfertigt. Es sollte ein schulterweiter oder etwas weniger als schulterweiter Stand eingenommen werden. Die Fußspitzen zeigen dabei nach vorne oder leicht nach außen und wie bei Kniebeugen in dieselbe Richtung wie die Kniegelenke.

Dasselbe gilt für die andere Variante des Kreuzhebens. Dabei sind immer zuerst die Hüften und erst dann die Knie zu beugen. Die Langhantel bewegt sich auf einer geraden Linie bis in die tiefste Position, und sie sollte so nahe wie möglich an den Beinen vorbeigeführt werden, damit die Einbeziehung der Rückenstrecker begrenzt wird.

Es ist anfangs nicht leicht, dies alles bei der Übungsausführung zu koordinieren, zumal ja auch noch der Rücken in seiner anatomisch normalen Position belassen werden soll.

Bei beiden Varianten des Kreuzhebens wird die Bewegungstiefe hauptsächlich durch die Fähigkeit, den Rücken gerade zu halten, bestimmt.

■ Übungen an Hüftmaschinen

Hüftmaschinen, auch Pendel- oder „Kick"-Stationen genannt, bieten vielfältige Übungsmöglichkeiten. Gewöhnlich wird man mit ihnen die Aktionen Hüftstreckung- und -beugung sowie Adduktionen und Abduktionen der Beine ausführen. Die genannten Bewegungen wurden im Rahmen der Darstellungen der anderen Übungen bereits ausführlich angesprochen, und es dreht sich an dieser Stelle nicht darum, entsprechende Inhalte zu wiederholen. Stattdessen soll darauf hingewiesen werden, daß Hüftmaschinen gerade für solche Athleten interessant sind, die über eine mangelnde Symmetrie oder Feinstentwicklung verfügen.

Leider werden Pendel-Stationen zu unrecht als „Frauenmaschinen" abgetan, womit impliziert werden soll, daß sie nur geringe Entwicklungsmöglichkeiten böten. Sicher ist es korrekt, daß einbeinige Bewegungen für kleinere Muskelpartien keinen erheblichen Massezuwachs erbringen können. Falls jedoch eine ausreichende Grundmasse vorhanden ist, erlangt das Erzielen einer ausgereiften Detailentwicklung Priorität im Training. In diesem Sinne bieten Hüftmaschinen die Möglichkeit, die Muskelentwicklung zu perfektionieren. Desweiteren sorgen sie schlicht für Abwechslung vom Trainingsalltag und sollten deshalb z.B. in Phasen geringeren Trainingseinsatzes in das Übungsgeschehen integriert werden.

Man beachte:
Bei allen Varianten ist der Oberkörper aufrecht zu halten, und der untere Rücken befindet sich immer in seiner natürlichen, also leicht einwärts gekrümmten Position. Das Hüftgelenk des zu belastenden Beines muß sich immer auf demselben Höhenniveau wie das Drehgelenk der Maschine befinden. Desweiteren müssen sich die Drehachsen beider Gelenke immer auf einer Linie befinden.

J) Das Training der Unterschenkelmuskulatur

Die Muskulatur der Unterschenkel wirkt auf das obere und das untere Sprunggelenk und ermöglicht in einem komplexen Zusammenspiel mit anderen Muskeln die Fortbewegung durch Gehen und Laufen.

Prinzipiell können in den Sprunggelenken zwei verschiedene Bewegungen stattfinden: Durch Nutzung des unteren Sprunggelenks sind Pronation (der äußere Fußrand wird angehoben) und Supination (der Fußballen wird angehoben) möglich, und im oberen Sprunggelenk können Dorsal- (Anheben der Zehen) und Plantarflexion (Anheben der Ferse) erfolgen.

In der Praxis des Bodybuildingtrainings spielt jedoch nur die Plantarflexion eine bedeutsame Rolle. Sie wird durch zwei verschiedene Muskeln ausgeführt, die man in ihrer Gesamtheit als M. triceps surae bezeichnet. Der M. soleus („Schollenmuskel") ist ein sehr flacher, aber dafür großflächiger Muskel, der für die Breite der Wadenmuskulatur – von vorne gesehen – verantwortlich ist. Er entspringt sowohl dem Waden- als auch dem Schienbein und mündet zusammen mit dem M. gastrocnemius in der Achillessehne, um dann durch sie an der Ferse anzusetzen. Der Gastrocnemius verdeckt den Soleus weitestgehend und bestimmt das Aussehen des von hinten sichtbaren Teils der Wade.

Der Gastrocnemius unterscheidet sich vom Soleus in erster Linie dadurch, daß er ein zweigelenkiger Muskel ist, denn sein Ansatz befindet sich an der Rückseite des Oberschenkelknochens. Aufgrunddessen arbeitet er nicht nur an der Plantarflexion im Sprunggelenk, sondern darüberhinaus auch an der Beugung des Kniegelenks mit. Die Plantarflexion kann durch den Gastrocnemius nur dann ausgeführt werden, wenn die Knie dabei mehr oder weniger vollständig gestreckt sind (Man bezeichnet diese Tatsache als „aktive Insuffizienz". Der Muskel kann sich nicht so stark verkürzen, daß der vollständige Aktionsradius von beiden, Knie- und oberes Sprunggelenk, ausgenutzt werden kann. Sehrwohl reicht seine Fähigkeit, sich zu kontrahieren aus, um den Bewegungsspielraum eines Gelenks komplett zu nutzen. Dies ist ein Phänomen, daß über zwei Gelenke sich erstreckende Muskeln betrifft und z.B. auch bei der Muskelgruppe der Beinbeuger von Bedeutung ist. In diesem Fall können diese bei aufrechtem Stand den Fuß nicht so weit anfersen, daß die Hacke das Gesäß berührt.).

Zur Veranschaulichung kann man sich das Zusammenspiel von Gastrocnemius und Soleus bei der Plantarflexion so vorstellen, wie die Wirkungsweise von Brachialis und langem Bizepskopf bei der Armbeugung.

Da der Soleus also bei jeder Bewegung des Wadenhebens kontrahiert, verwundert es nicht, daß es sich bei ihm um einen sehr ausdauernden Muskel mit gewöhnlich weitestgehend roten (Ausdauer-)Muskelfasern handelt. Der Gastrocnemius dagegen ist ein in erster Linie schnellkräftiger Muskel, der somit gewöhnlich auf höhere Gewichtsbelastungen mit entsprechend geringeren Wiederholungszahlen pro Satz als der Soleus sehr gut reagiert.

Das Training der Wadenmuskulatur hat einen Ruf als Mördergrube für engagierte Sportler, denn nur allzu häufig widersetzen sich die Waden erfolgreich dem eigentlich angestrebten Muskelwachstum. Gelegentlich werden hierfür vielleicht an der Sache vorbeigehende Aspekte angeführt. Beispielsweise macht man die im Bereich der Waden verringerte Körpertemperatur für das ausbleibende Wachstum verantwortlich.

Tatsache ist jedoch, daß der Körper ein höchst rationales und auf Belastungen sehr sensibel und sinnvoll reagierendes System ist. Wenn also das Wachstum der Wadenmuskulatur weitestgehend ausbleibt, so sollte man zuerst fragen, ob der im Training gesetzte Wachstumsimpuls überhaupt Wachstum initiieren kann.

Dabei treten zwangsläufig zwei Fragen auf: Ist die Art des Impulses überhaupt auf die Natur der Wadenmuskulatur abgestimmt, und ist, wenn dies zutrifft, der Impuls dann auch noch stark genug (oder ist er vielleicht zu stark)?

Beide Fragen haben eine sehr vernünftige Grundlage.

Wie anfangs erwähnt, arbeitet die Unterschenkelmuskulatur zusammen, um Fortbewegung in Form von Gehen, Klettern, Laufen, Springen, u.ä. zu ermöglichen. Folglich wäre es zu erwarten, daß durch das Ausführen dieser Formen der Fortbewegung die Wadenmuskulatur entsprechend ihrer ursprünglichen Funktion trainiert würde.

Fortwährendes Wadenheben in verschiedenen Varianten scheint einfach in den meisten Fällen keinen vollwertigen Ersatz für derartige Belastungen darzustellen. Es ist in diesem Zusammenhang sicherlich interessant, sich die fast immer sehr stark ausgeprägte Wadenmuskulatur von Leichtathleten anzusehen. Obwohl darüber keine Untersuchungen bekannt sind, kann man mit gutem Gewissen mutmaßen, daß in Relation zum Körpergewicht der durchschnittliche Läufer eine weitaus massigere Wadenmuskulatur besitzt als der durchschnittliche Wettkampfbodybuilder. Betrachtet man zusätzlich die auch bei Radfahrern fast immer sehr gut entwickelte Wadenmuskulatur, so erkennt man, daß auch monotone, aber zumindest komplexe und sich ausgesprochen häufig wiederholende Bewegungen Muskelwachstum im Bereich der Waden auslösen können.

Auch scheint es hierbei nicht vorrangig nötig zu sein, vollständige Bewegungsamplituden zu nutzen, obschon das in Trainingsartikeln immer wieder angeführt wird.

Offensichtlich können die Waden nur dann in einem hohem Ausmaß entwickelt werden, wenn komplexe Übungen unter Einbeziehung aller Unterschenkelmuskeln durchgeführt werden. Und offensichtlich benötigen die Waden einen ausgesprochen hohen Trainingsumfang, um in gewünschter Weise reagieren zu können.

Dieser Trainingsumfang scheint weitaus größer zu sein als das, was ein etwa aus 6–8 Sätzen mit je 10–20 Wiederholungen bestehendes, konventionelles Bodybuildingtraining erbringen könnte. Wenn das stimmt, ist es mit Sicherheit falsch, zu versuchen, die im Training verwandten Gewichte in sehr hohem Maße zu erhöhen.

Wenn man sicherlich zurecht behauptet, die Wadenmuskulatur sei sehr „störrisch", so heißt das nicht, daß sie nicht auch übertrainert werden könnte. Übertraining scheint hierbei aber weniger durch ein um-

DAS TRAINING

fangsbetontes als vielmehr durch hochintensives Training ausgelöst zu werden. Die Waden scheinen ihrer Natur nach einem fortwährend sehr intensiven Training nicht gewachsen und wenn sie dennoch darauf zumindest langfristig zu reagieren scheinen, so sollte man das sehr kritisch hinterfragen:

Es ist sehr häufig der Fall, daß die Wadenmuskulatur sich parallel zum Anstieg des Körpergewichts weiterentwickelt. Ist es möglich, daß die im wesentlich gleichbleibenden Bewegungen des Alltags (Arbeit, Einkaufen, Spazierengehen, etc.) in Verbindung mit dem langsam ansteigenden Körpergewicht den eigentlichen Wachstumsimpuls gegeben haben?

Auch wenn diese Sichtweise auf einer rein theoretischen Analyse von Beobachtungen basiert, sie könnte einen großen Schritt nach vorne für ihre Wadenmuskulatur bedeuten: Waden müssen in einem hohen Maße umfangsbetont und nach Möglichkeit mit so grundlegend verschiedenen Methoden trainiert werden, daß das vergleichsweise eintönige Krafttraining (in erster Linie Wadenheben sitzend und stehend) höchstens ergänzende Funktionen erfüllen kann.

Für den Fall, daß Sie mit einer guten Genetik ausgestattet sind (dann sind Ihre Waden wahrscheinlich auf jeden Fall – unabhängig von der Durchführung eines Krafttrainings gut entwickelt) reicht das konventionelle Bodybuildingtraining zur Erlangung einer angemessenen Wadenentwicklung wahrscheinlich aus.

Falls Ihre Anlagen jedoch schlecht sind, so heißt das nicht, daß Ihre Waden auf Gedeih und Verderb dünn bleiben müssen. Alle Muskeln sind trainierbar, und man muß nur die Form des Trainings suchen, auf die auch die Waden entsprechend reagieren.

Falls Sie mit herkömmlichem Training ihre Waden nicht angemessen bearbeiten konnten, empfehle ich Ihnen, vor jedem Wadentraining etwa 10 min sehr intensiv mit Tretfrequenzen um 90 bis 100 pro Minute radzufahren und dann nur geringe Gewichte im Training zu benutzen. Auch Seilspringen und das Arbeiten auf Laufbändern, die eine Steigungsfunktion besitzen, kann sehr von Vorteil sein.

Es ist möglich, daß Sie zuerst mit einer mangelhaften Ausdauerfähigkeit zu kämpfen haben; gönnen Sie sich also zunächst 4 Wochen zur Eingewöhnung und weitere 4 Wochen knallharten Trainings jeweils zu Beginn der anliegenden Trainingseinheiten.

Wenn das immer noch nichts gebracht hat, dann lassen Sie das Krafttraining für die Waden komplett aus und versuchen Sie, 4–5mal wöchentlich wenigstens 30 min bei geringer Intensität radzufahren. Vergessen Sie dabei, daß das eventuell hohe Volumen an aerobem Training insgesamt Muskelsubstanz kosten könnte. Nach ihrer Testphase werden sie möglicherweise erlittene Masserverluste schnell kompensieren können und

ggfs. bei Erfolg ihrer Trainingsmaßnahme das Wadentraining so modifizieren können, daß es trotz sich einstellender Resultate mit dem sonstigen Training vereinbar ist.

Ansonsten halten Sie sich folgendes vor Augen:

Die Wadenmuskulatur ist prinzipiell bei jeder Person in der Lage, sich wie andere Muskelgruppen an Trainingsbelastungen anzupassen.

Falls die für Fortschritte im gewünschten Ausmaß nötigen Belastungen die Fortschritte der anderen Muskelgruppen maßgeblich behindern, vergessen Sie, daß man nur so gut ist wie es die am wenigsten ausgeprägte Muskelgruppe zuläßt. Wenn Sie z.B. sehr hoch ansetzende Waden haben, dann vergessen Sie das Training der Waden und ziehen Sie in Betracht, daß Kampfrichter zwar ungern, aber dennoch zuverlässig bei offenkundigen genetischen Schwächen ein Auge zudrücken.

Die mehrmalige Ms. Olympia, Lenda Murray, hat es geschafft, durch eine hervorragende Gesamtentwicklung von einer eklatanten Wadenschwäche abzulenken.

■ Wadenheben sitzend

Wadenheben sitzend ist eine Isolationsübung für den Schollenmuskel, weil aufgrund der stark gebeugten Kniegelenke der Zweiköpfige Wadenmuskel an der Bewegung praktisch unbeteiligt ist.

Wadenheben sitzend wurde früher so durchgeführt, daß man sich eine am Handgriff gepolsterte Langhantel direkt auf die vorderen Oberschenkel nahe den Kniescheiben legte und beispielsweise auf einer Bank sitzend dann die Fersen anhob. Zur Vergrößerung der Bewegungsamplitude wurde ein Holzblock unter die Fußballen gelegt. Heutzutage ist praktisch in jedem Sportstudio eine Maschine für Wadenheben sitzend anzutreffen, die die Übungsausführung weitaus bequemer gestaltet.

Man muß lediglich auf zwei Dinge achten:
■ Die Übertragung der Gewichtsbelastung auf die Sprunggelenke sollte prinzipiell wie bei der antiquierten Variante über die Oberschenkel erfolgen. Es darf jedoch kein direkter Druck auf die Kniescheiben ausgeübt werden.
■ Es sollten maximale Bewegungsamplituden möglich sein. Zu diesem Zwecke sollten nur die Fußballen mit der Trittfläche der Maschine Kontakt haben. Auch muß das Gerät korrekt auf die Unterschenkellänge eingestellt sein.

In der Normalvariante zeigen die Fußspitzen während der Bewegung gerade nach vorne. Durch Verlagerung des Gewichts auf die Außen- und Innenseiten der Füße sollte man in Verbindung mit wechselnden Fußstellungen eine umfassendere Entwicklung der Unterschenkel anstreben. Es ist mit Einschränkungen auch möglich, die Füße zu pronieren bzw. zu supinieren.

Eine extrem anstrengende Variante ist beim Wadenheben sitzend durch die Unterstützung eines Trainingspartners möglich.

Nach sehr gründlichem Aufwärmen führt man abnehmende Sätze (im Laufe des Satzes reduziert der Partner die Gewichtsbelastung) mit betonter Vordehnung und maximalen Kontraktionen durch. Zu diesem Zwecke erhöht der Partner durch Druck auf den Gewichtsschlitten oder auf die Oberschenkel in der vorgedehnten Position die Belastung. Dies hat sehr vorsichtig zu erfolgen, weil die Dehnung bei mangelnder Sorgfalt zu stark werden kann! Nach ca. 2 bis 3 sec in der gedehnten Position läßt der Partner ab, und es werden langsam die Fersen maximal angehoben. Die höchste Position wird ebenfalls etwa 2 bis 5 sec. gehalten. Darauf wird das Gewicht langsam wieder herabgelassen und in der untersten Position unterstützt wiederum der Partner die Dehnung. Eine Wiederholung dauert etwa 15 Sekunden, und je nach Bewegungstempo sollte das Trainingsgewicht angemessen durch den Partner verringert werden.

Übrigens kann bei entsprechender Gewichtsbelastung der Partner auch beim Anheben oder oben beim Halten des Gewichts „behilflich" sein. Das Wadentraining sollte (nach gründlichem Aufwärmen!) aus lediglich einem dieser Sätze bestehen, wobei dafür etwa 2 bis 5 min anberaumt werden sollten. Nach einem solchen Satz wird sich die Wadenmuskulatur wahrscheinlich beinahe verkrampfen und es wird nicht möglich sein zu stehen.

Es ist deshalb wichtig, daß, am besten wiederum in der Wadenmaschine, nach angemessener Erholungszeit die Schollenmuskeln, ggfs. unter Mithilfe des Partners, „ausgestretched" werden. Hierfür sollte man sich mindestens 1 oder 2 min Zeit lassen.

■ Wadenheben stehend

Diese Übung ist vor allem zur Entwicklung der Zwillingswadenmuskeln geeignet. Während diese beim Wadenheben sitzend aufgrund der gebeugten Kniegelenke kaum angesprochen werden können, sind beim stehenden Wadenheben alle Voraussetzungen dafür vorhanden. Man darf allerdings nicht vergessen, daß die Schollenmuskeln auf jeden Fall auch an dieser Bewegung beteiligt sind.

Beim stehenden Wadenheben ist ein wenig mehr zu beachten als beim Wadenheben sitzend. Vor allem muß auf eine aufrechte Körperhaltung während der Übungsausführung geachtet werden, weil üblicherweise bei entsprechenden Geräten die Gewichtsübertragung über auf den Schultern lastenden Polsteranordnungen erfolgt.

Damit die Zwillingswadenmuskeln auch wirklich hart gefordert werden, ist es unbedingt nötig, die Kniegelenke beinahe vollständig zu strecken und den Grad der Streckung während der Übungsausführung konstant zu halten. Es ist übrigens eine vollständige Kniegelenksstreckung zu vermeiden, weil diese die Knie unnötig hohen Belastungen aussetzt.

Was die Ausführung angeht, so gilt das beim sitzenden Wadenheben Gesagte auch hier (Fußpositionen, Bewegungsamplituden).

Da die Zwillingswadenmuskeln in der Regel eher mit mehr Gewicht zu belasten sind, sollte die die Übung begrenzende Wirkung der Rückenstrecker nicht unterschätzt werden. Bei Rückenproblemen kann das stehende Wadenheben auch einbeinig auf einer Treppenstufe oder einer ähnlichen Erhöhung stehend ausgeführt werden.

Wenn eine Entwicklung der Zwillingswadenmuskeln und nicht eine allgemeine Wadenentwicklung angestrebt wird, sollte man sitzendes Wadenheben nicht vor stehendem durchführen. Dies hat dann zur Folge, daß die Schollenmuskeln nicht vorermüdet sind und so die Zwillingswadenmuskeln wahrscheinlich, wie angestrebt, zuerst ermüden. In diesem Sinne kann man Wadenheben sitzend als Isolations- und Wadenheben stehend als Kombinationsübung bezeichnen (Diese Bezeichnungen sind nicht ganz korrekt, weil sie sich gewöhnlich auf isolierte und kombinierte Gelenktätigkeiten beziehen).

■ Beincurls

Es mag auf den ersten Blick verwundern, daß in diesem Zusammenhang eine klassische Übung für die Beinbeuger genannt wird. Man darf jedoch nicht vergessen, daß die Zwillingswadenmuskeln neben der Plantarflexion als zweite Funktion die Kniegelenksbeugung besitzen. Da diese Funktion von einigen anderen Muskeln auch wahrgenommen wird, ist es wichtig, daß die Zwillingswadenmuskeln vorermüdet sind, bevor sie mit Beincurls trainiert werden. Es bietet sich z.B. an, erst stehendes Wadenheben und dann Beincurls auszuführen. Von entscheidender Bedeutung ist dabei, daß die Fußspitzen so stark wie möglich angezogen werden, damit die Zwillingswadenmuskeln in einen möglichst hohen Grundspannungszustand versetzt werden. Man bedenke, daß es wegen der „aktiven Insuffizienz" der Zwillingswadenmuskeln nicht nötig ist, die Beine vollständig zu beugen.

■ Wadenheben in der Beinpresse

Anhand dieser Übung zeigt sich einmal mehr der universelle Nutzen einer sinnvoll konstruierten Beinpresse für das Beintraining. Sinnvoll soll hier heißen, daß die Beinpresse eine für Wadenheben geeignete Fußplattform besitzen muß. Wenn das der Fall ist, kann in der Beinpresse ein komplettes Training für die M. tri-

DAS TRAINING

ceps surae durchgeführt werden. Und das sogar ohne die Wirbelsäule stark zu belasten, d.h. mit der Option sehr hohe Gewichte verwenden zu können.

Ob bei dieser Übung die Zwillingswaden- oder die Schollenmuskeln hauptsächlich belastet werden, hängt – wie gehabt – von dem Grad der Streckung des Kniegelenks ab, obschon natürlich eine sehr starke Beugung auch sehr stark die vorderen Oberschenkel- und die Gesäßmuskeln belastet. Aus diesem Grund ist das Wadenheben in der Beinpresse stark mit dem Wadenheben stehend verwandt.

■ Wadenheben stehend, vorgebeugt

Diese Übung wird hauptsächlich an dafür vorgesehenen Maschinen, aber auch mit auf dem Gesäß plazierten Partnern ausgeführt, wobei der oder diese immer um ihre Gesundheit bzw. um ihr Gleichgewicht zu kämpfen haben.

Angenehm bei dieser Wadenübung ist, daß die Wirbelsäule schwächer als beim aufrecht stehenden Wadenheben belastet wird. Diesen Vorteil bietet allerdings auch das zuvor beschriebene Wadenheben in der Beinpresse. Da darüberhinaus der Oberkörper in der Beinpresse auf sehr vorteilhafte Weise fixiert werden kann, spricht nur wenig für vorgebeugtes Wadenheben stehend, zumal entsprechende Übungsgeräte keineswegs zur Standardausstattung in Sportstudios gehören. Jedoch kann diese Form des Wadenhebens gerade in weniger gut ausgestatteten Trainingsstätten eine willkommene Abwechslung vom Alltag des Wadentrainings bieten.

3.2.3 Exkurs: Methodische Aspekte des Trainings mehrgelenkiger Muskeln

Wenn man das Zusammenspiel der Skelettmuskulatur betrachtet, kann man eine interessante Beobachtung machen:

Es gibt Gelenkaktionen, an denen nicht nur solche Muskeln beteiligt sind, die diese Gelenkbewegungen als einzige Funktion besitzen; vielmehr sind an diesen Bewegungen auch solche Muskeln beteiligt, die sich über mehrere Gelenke erstrecken und somit über die betrachtete Aktion hinausgehende Aufgaben zu erfüllen haben.

Warum sind eigentlich nicht alle Muskeln eingelenkige Muskeln? Hat dies Ursachen, die die Funktion der Muskeln betreffen oder handelt es sich hierbei um eine Frage der Stabilität oder der Struktur des Skeletts? Handelt es sich vielleicht um ein Problem, das die nervale Reizleitung betrifft?

Natürlich sind diese Fragen derart inhaltsreich, daß vermutlich ein ganzes Buch mit einer letztlich wohl auch nur vagen Beantwortung dieser Fragen gefüllt werden könnte. An dieser Stelle kann keine umfassende Antwort im Vordergrund stehen; stattdessen soll aufgezeigt werden, daß man aus der Existenz und dem Zusammenwirken ein- und mehrgelenkiger Muskeln sehr logische Aussagen hinsichtlich der relativen Gewichtswahl beim Training der entsprechenden Muskeln treffen kann!

Betrachtet man z.B. die für das Bodybuilding wichtigsten Muskeln der Unterschenkel, nämlich den Schollenmuskel und den Zwillingswadenmuskel (man beachte deren Beschreibung im Zusammenhang mit der Diskussion der Unterschenkelmuskulatur), so fällt auf, daß der eingelenkige Soleus einen sehr viel höheren Anteil ausdauernder Muskelfasern enthält als der Zwillingswadenmuskel.

Dies ist zwar eine nicht immer richtige Feststellung, es hat sich jedoch anhand von Muskelbiopsien, bei denen Faserstrukturen untersucht worden sind, gezeigt, daß das für die meisten Menschen eine eindeutig richtige Aussage darstellt.

Die Tatsache, daß die Anatomie des Menschen im Laufe vieler Jahre „gewachsen" ist, läßt vermuten, daß die unterschiedlichen Faserstrukturen das Resultat einer Anpassungsreaktion des Körpers sind. Es wird also nicht davon ausgegangen, daß es sich hierbei um ein mehr oder minder willkürliches Detail der menschlichen Anatomie handelt. Vielmehr ist davon auszugehen, daß es sich bei den aufgezeigten Unterschieden um eine funktionsgebundene Konsequenz der Aktivität der Unterschenkelmuskulatur handelt.

Nun, diese Funktion zeichnet sich dadurch aus, daß sie für den Menschen von allergrößter Bedeutung ist. Gemeint ist nämlich die Fortbewegung, ohne die gerade in früheren Stadien der menschlichen Entwicklung ein Überleben undenkbar gewesen wäre.

Das Ausmaß der Unterschiede in der Faserzusammensetzung geht also mit der Intensität der dafür verantwortlich gemachten Ursache einher. Oder anders ausgedrückt: Weil die Unterschenkel im Rahmen der Fortbewegung sehr oft belastet werden, haben sich die Unterschiede in den Faserstrukturen von Schollen- und Zwillingswadenmuskeln so offensichtlich herauskristallisiert.

Will man die gemachte Beobachtung auf andere zusammenarbeitende ein- und mehrgelenkige Muskeln beziehen, so ist z.B. im Falle der verschiedenen Trizepsköpfe zu erwarten, daß die Unterschiede in der Faserstruktur geringer ausfallen, weil die Trizeps im Alltag (oder genauer: in der menschlichen Entwicklungsgeschichte!) sicherlich weniger oft belastet werden (wurden!) als die Unterschenkelmuskulatur.

Dennoch ändert sich an der grundlegenden theoretischen Aussage nichts. Es wird davon ausgegangen, daß mehrgelenkige Muskeln einen höheren Anteil weißer Muskelfasern haben, wohingegen die am selben Gelenk arbeitenden und mit z.T. derselben Funktion versehenen eingelenkigen Muskeln einen höheren Anteil an roten Ausdauerfasern haben.

Man muß natürlich in Betracht ziehen, daß ein sich über zwei Gelenke erstreckender Muskel am nicht betrachteten Gelenk irgendwie geartete Aufgaben zu erfüllen haben könnte, die irgendwelche Aussagen im Hinblick auf das andere Gelenk betreffende Tätigkeiten unmöglich machen. Dies würde letztlich allerdings nur zu einer geringfügigen Abschwächung der gemachten Aussagen führen.

Das Fundament der erläuterten Theorie bleibt wasserdicht, wenn man sie einfach auf das Gelenk größerer Bewegungsaktivität bezieht. Außerdem kann man sich wohl kaum eine lebensnahe Belastung denken, bei der benachbarte Gelenke, an denen ein und derselbe Muskel aktiv ist, in voneinander unabhängiger Weise so zusammenarbeiten, daß der eben angeführte Einwand wirklich greifen könnte.

Klarerweise reicht das eine Beispiel der Unterschenkelmuskulatur auch eigentlich nicht aus, um Verallgemeinerungen durchführen zu können. Da sich jedoch die Trainingspraxis sowieso auf der Basis von Versuch und Irrtum entwickelt, warum sollte man die aufgestellte Theorie nicht als Trainingsrichtlinie betrachten können?

Im Rahmen dieser Sichtweise sollen die gemachten Gedankengänge einfach weiterverfolgt werden.

Jedenfalls sollte demzufolge der lange Kopf des Bizeps mit höheren Gewichten belastet werden als der kurze. Desweiteren sollte der über die Hüfte verlaufende Anteil der Quadrizeps, der M. rectus femoris, mit geringeren Wiederholungszahlen bearbeitet werden als der sich nur über den Oberschenkelknochen erstreckende Teil des vorderen Oberschenkelmuskels. Und dasselbe gilt übrigens auch für die verschiedenen Teile der hinteren Oberschenkelmuskulatur.

Es ist in diesem Zusammenhang von maßgeblicher Bedeutung, das Zusammenspiel ein- und mehrgelenkiger Muskeln nicht mißzuverstehen: Eingelenkige Muskeln sind an entsprechenden Gelenkbewegungen immer beteiligt, während mehrgelenkige Muskeln je nach Position des anderen Gelenks mehr oder weniger in die Bewegung des Zielgelenks involviert sind.

Es ist dabei nicht richtig, anzunehmen, daß eine im Mittel größere Länge eines mehrgelenkigen Muskels in einer entsprechend stärkeren Einbeziehung dessen resultiert. Vielmehr gibt es, wie auch z.B. im Zusammenhang mit der optimalen Vordehnung der Muskulatur, einen Maximalwert, der sich innerhalb des Spektrums maximal und minimal möglicher Muskellänge befindet. Es handelt sich also in diesem beinahe mathematischen Sinne nicht um einen Randwert.

Ein Beispiel:

Der Trizeps besteht aus einem äußeren, mittleren und langen Muskelkopf. Der lange Kopf entspringt nicht wie die beiden anderen Köpfe dem Oberarm, sondern dem Schulterblatt. Aus diesem Grunde ist für die Einbeziehung des langen Kopfes von Bedeutung, in welcher Stellung sich der Oberarm relativ zum Rumpf befindet.

Kurz: Senkt man den Oberarm ab, so befinden sich beim langen Kopf Ansatz und Ursprung relativ nahe beieinander, während die Distanz zwischen beiden steigt, wenn der Arm nach oben geführt wird. Diese Distanz ist maximal, wenn sich der Oberarm über dem Kopf befindet.

In dieser Stellung des Oberarmes arbeitet der lange Trizepskopf keineswegs stark an der Bewegung mit (Dies hört sich verwunderlich an, wurde doch die hier angeführte Armstreckbewegung immer als hervorragende Übung für eben den langen Trizepskopf angesehen. Die gemachte Aussage ist jedoch mit streng wissenschaftlichen Methoden auch praktisch belegbar). Vielmehr arbeiten die immer aktivierten anderen beiden Muskelköpfe beinahe allein bei dieser Form der Armstreckung zusammen.

Senkt man den Oberarm ab und hält den Ellenbogen auf Bauchhöhe leicht vor den Körper, so wird der lange Trizepskopf stark in Armstreckbewegungen einbezogen. Wenn man jedoch den Oberarm parallel zur Oberkörperlängsachse bringt und z.B. Kickbacks (einarmiges Armstrecken nach hinten in vorgebeugter Oberkörperhaltung) ausführt, so nimmt die Muskelkraft der Trizeps wieder ab.

Das Maximum der Einbeziehung des langen Trizepskopfes liegt also in der Tat in einer Position mäßigen Gelenkausschlags. (In diesem Beispiel wurde die hemmende Wirkung evtl. verkürzter Armbeuger, d.h., exakter ausgedrückt, vor allem des langen Bizepskopfes, nicht einbezogen. Glauben Sie jedoch einfach, daß sich die in Abhängigkeit des Spannungszustandes im betrachteten Muskel einstellenden Unterschiede in der Kraftentfaltung nicht auf äußere Faktoren zurückführen lassen.).

Das anhand des Trizeps Angedeutete läßt sich bei anderen Muskeln ähnlicher „Bauart" in gleicher Weise feststellen.

Damit der Zusammenhang zur aufgestellten Theorie nicht verlorengeht, soll nochmals der Kerngedanke ausgesprochen werden. Die Ursache für die unterschiedlichen Faserzusammensetzungen ist, daß die Aktivität mehrgelenkiger Muskeln von der Stellung zweier Gelenke abhängt, während die Stellung eines einzigen Gelenks die Aktivität der eingelenkigen Muskeln beeinflußt. Aufgrund eines nicht optimalen (Vor-)Spannungszustandes kann der mehrgelenkige Muskel in vielen Gelenkpositionen nicht optimal aktiv sein, obwohl der ein-

DAS TRAINING

gelenkige Muskel bestens arbeiten kann. Der eingelenkige Muskel wird also im Mittel „häufiger" belastet, und er ist deshalb ausdauernder als der mehrgelenkige Muskel.

Für den Fall, daß man auf diesen Vorgang der Einbeziehung ein- und mehrgelenkiger Muskeln mit Blick auf unterschiedliche Muskelfaserzusammensetzungen eingeht, ergibt sich folgende Trainingsweise:

Die Übung, bei der aufgrund einer nicht optimalen Spannungssituation im mehrgelenkigen Muskel hauptsächlich die eingelenkigen Muskeln einbezogen werden, sollten mit eher höheren Wiederholungszahlen durchgeführt werden. Da entsprechend der aufgestellten Theorie die mehrgelenkigen Muskeln nicht optimal belastet werden, werden sie umgekehrt auch nur geringfügig einbezogen. (In letzterem Sinnzusammenhang wurden zwar Ursache und Wirkung umgekehrt, aber es macht Spaß, zu sehen, daß der Aufbau des Körpers nicht nur seiner Funktion, sondern auch seine Funktion dem Aufbau gerecht wird.)

Das entspricht dem im ersten Kapitel hergeleiteten Prinzip, daß wenig effektive Maßnahmen (hier sind das niedrige Gewichtsbelastungen für mehrgelenkige Muskeln) zwar nicht ausgelassen, aber doch mit geringerem Umfang durchgeführt werden sollten.

Werden die mehrgelenkigen Muskeln jedoch stark zusammen mit den eingelenkigen aktiviert, so sollten die Gewichte meist relativ hoch und damit die Wiederholungszahlen ziemlich niedrig sein.

Selbstverständlich hängt es nun weiter von den muskulären Proportionen der beteiligten Muskeln ab, in welchem Maße man mit hohen oder mit geringen Gewichten arbeiten sollte. Je größer die mehrgelenkigen Muskeln sind, desto häufiger müßte man mit hohen Gewichten arbeiten.

Je geringer die Unterschiede hinsichtlich der Faserzusammensetzung der ein- und mehrgelenkigen Muskeln sind, desto weniger sollte man überhaupt versuchen, zwischen dem Training der verschiedenen Muskeln zu unterscheiden.

Das ökonomischste Training ist dann das, das bei geringstmöglichem Zeit- und Arbeitsaufwand die größte Belastung der gesamten Muskulatur erbringt.

Genauso, wie es in diesem Sinne bei „gleich starker" Entwicklung einiger Armbeuger und Teilen der Schultermuskulatur besser ist, statt erst Umsetzen in einem Satz und dann Drücken in einem anderen Satz gleich Umsetzen mit Drücken in einer Serie auszuführen, sollte dann auch gleich Armstrecken mit leicht vor dem Körper positionierten Ellenbogen für alle Trizepsköpfe ausgeführt werden.

Das spezifischere Training unter Einbeziehung der Charakteristika ein- und mehrgelenkiger Muskeln ist weitaus spezieller, aber nicht weniger sinnvoll, sondern produktiver, weil es zielorientierter ist.

Die getroffenen Unterscheidungen hinsichtlich ein- und mehrgelenkiger Muskeln sind sehr wichtig, wenn es sich um die Feinstarbeit bei der Muskelentwicklung dreht.

Ohne das Wissen um die hier skizzierten Gedankengänge ist es, von einem kaum wahrscheinlichem Zufall einmal abgesehen, möglich, die äußeren Konturen der Beinbizeps, das Aussehen der Waden von vorn oder von hinten, die äußeren Bereiche der Trizeps (Hufeisenform!) o.ä. gezielt zu entwickeln.

Betrachten Sie das hier Andiskutierte als Richtlinie für Ihre Trainingsgestaltung, und entscheiden Sie selbst anhand Ihrer Erfahrungen und der Beobachtungen an Ihrem Körper über das Ausmaß der zukünftigen Einbeziehung dieser Richtlinie in Ihr Training.

Abschnitt 3.3: Stretching und muskuläre Dysbalancen

Die Gelenkstrukturen des Körpers ermöglichen eine ausgesprochen hohe Vielfalt von Bewegungen. Von diesen werden einige im Alltag besonders genutzt, dagegen werden andere im wesentlichen überhaupt nicht wahrgenommen, und entsprechend sind einige Teile der Skelettmuskulatur auch bei Nichtsportlern ausreichend entwickelt, um grundlegenden Funktionen gut gerecht werden zu können, während andere Bereiche mehr oder weniger degeneriert sind.

Die Muskulatur von Leistungsbodybuildern weist zwar im Normalfall keine derartig gravierenden Leistungsgefälle auf, jedoch ist klar, daß auch hier die Muskelentwicklung in funktioneller Hinsicht keineswegs immer optimal ist und daß sich stattdessen mehr oder weniger offensichtliche Ungleichgewichte in der Entwicklung auftun können.

Das hat folgende Gründe:

Erstens besitzen alle Menschen bezüglich verschiedener Muskelpartien besondere Entwicklungspotentiale, so daß die betreffenden Muskeln sogar bei Untrainierten einen auffälligen Entwicklungsstand besitzen können und sich vom sonstigen Körper in ihrer Ausprägung deutlich absetzen.

Zweitens ist bei verschiedenen Muskelpartien je nach Faserstruktur eine unterschiedliche Neigung zur Verkürzung zu beobachten, d.h. es besteht bei manchen Muskelgruppen die Tendenz, im Ruhezustand einen ausgeprägt hohen Tonus zu entwickeln.

Da trainierte Muskulatur darüberhinaus insgesamt zur Verkürzung neigt, fällt diese bei unterschiedlichen Muskeln je nach Trainingszustand und Disposition unterschiedlich aus, und es kann in der Folge zu beachtlichen Bewegungseinschränkungen kommen.

Noch bedeutsamer wird dies jedoch, wenn man bedenkt, daß man einzelne Muskeln nicht einfach isoliert betrachten darf. Das System Skelettmuskulatur arbeitet auf sehr komplexe Weise, und vor allem dann, wenn benachbarte Muskeln an demselben Gelenk gemeinsam aktiv sind, können Ungleichgewichte auf lange Frist folgenschwere Konsequenzen nach sich ziehen.

Ein besonders gutes Beispiel hierfür bildet das Zusammenspiel von Muskeln, die das Schulterblatt und das Schultergelenk betreffen.

Das Schultergelenk besitzt im Gegensatz zum Kniegelenk keinen hochentwickelten Bandapparat, der zur Stabilität des Gelenks beiträgt. Deshalb ist es für ein optimales Funktionieren des Schultergelenks wichtig, daß die es umgebende Muskulatur harmonisch entwickelt ist.

Z.B. sollten die Muskeln, die den Arm einwärts rotieren, d.h. der Latissimus, der große Brustmuskel und der Unterschulterblattmuskel (M. subscapularis) in ihrer Entwicklung im Einklang mit den Außenrotatoren Obergrätenmuskel (M. supraspinatus) stehen. Das ist jedoch nur sehr selten der Fall, weil insbesondere die Brustmuskulatur häufig in unfunktioneller Weise überentwickelt ist. Als Folge befindet sich der Oberarm in Ruhe in leicht einwärts rotierter Position. Durch die verkürzte Brustmuskulatur wird die Schulter dann auch noch leicht nach vorne gekippt.

In schlimmen Fällen verkürzter Brustmuskeln befindet sich der Ellenbogen sogar leicht hinter dem Körper. Letzteres rührt daher, daß der ausgeübte Zug auf die Außenrotatoren über das Schulterblatt auf den Rautenmuskel und den mittleren Trapezmuskel übertragen wird. Da diese Muskeln oft zur Erschlaffung neigen, wandert das Schulterblatt vom Körper weg, und es ergibt sich durch die damit einhergehende übermäßige Kyphose der Brustwirbelsäule der allseits bekannte Rundrücken. Dieser ist übrigens besonders stark ausgeprägt, wenn die obere Brustmuskulatur in Relation zur unteren auch noch sehr schwach ist. Wäre die obere pectorale Muskulatur dagegen stärker entwickelt, würde zumindest der Oberarm wieder nach vorne gezogen werden, so daß sich der Ellenbogen nicht leicht hinter, sondern direkt am Körper befinden könnte.

Bei der Entstehung eines Rundrückens spielt natürlich darüberhinaus auch ein schwach ausgebildeter hinterer Schultermuskelkopf eine Rolle.

Dieses Beispiel von durch muskuläre Ungleichgewichte ausgelösten Fehlstellungen des Oberarmes und des Schulterblattes mit damit verbundener Haltungsschwäche illustriert die angesprochenen Zusammenhänge zwar recht gut, aber es hat für die Praxis keine so große Bedeutung wie Dysbalancen, die Hüfte und Lendenwirbelsäule betreffen.

Am bekanntesten ist wohl das Hohlkreuz. Es resultiert aus einem Zusammenwirken zu stark entwickelter und verkürzter Iliopsoas (M. psoas major und M. iliacus, d.h. großer Lendenmuskel und Darmbeinmuskel), unteren Rückenstreckern und geradem Oberschenkelmuskel (M. rectus femoris, gehört zur Gruppe der Quadrizeps),

DAS TRAINING

während gleichzeitig die Gesäß- und Bauchmuskeln sowie die Hamstrings (Muskeln an der Oberschenkelrückseite) unterentwickelt sind.

Hierbei ist besonders hervorzuheben, daß neben falschen Trainingsinhalten (zu viele Hüftbeugebewegungen, wie Sit-Ups und Beinheben im Rahmen des Bauchtrainings) vor allem Muskeln, die zur Verkürzung neigen (untere Rückenstrecker, Hüftbeuger) nicht mit einem ausgleichenden Beweglichkeitstraining ergänzend bearbeitet werden.

Neben diesen sehr oft in der Literatur diskutierten Beispielen soll nun noch ein weiteres behandelt werden, daß nicht nur die Notwendigkeit aufzeigt, muskuläre Ungleichgewichte zu beheben, sondern das auch zeigt, daß sich diese z.T. nur in sehr versteckter Form äußern.

Der Schollenmuskel (M. soleus) ist bekannt als ein wegen seines i.d.R. hohen Anteils an roten Muskelfasern sehr stark zu Verkürzungen neigender Wadenmuskel, den man in ein Stretchingprogramm mit besonderer Aufmerksamkeit einbeziehen sollte. Geht man jedoch von dem von der Regel abweichenden Fall aus, daß der Soleus sehr schwach und eher überdehnt ist, so kann es sein, daß das Fußgelenk sich in Ruhe in einem Zustand anormal starker Dorsalflexion befindet, und zwar besonders dann, wenn gleichzeitig die Muskulatur des vorderen Unterschenkels stark entwickelt ist.

Bei normalem Stand zeigt dann der Unterschenkel nicht vertikal in Richtung der Körperlängsachse, sondern vielmehr nach vorne, d.h. Fuß und Unterschenkel bilden einen Winkel, der kleiner als 90 Grad ist. Da sich der Körperschwerpunkt dadurch natürlich nur in zu vernachlässigender Weise ändert, muß das Knie gebeugt werden, damit das Gleichgewicht gehalten werden kann. Diese Beugung im Kniegelenk wird mit einer daraus folgenden Unterentwicklung des inneren Bereichs der vorderen Oberschenkel (M. vastus medialis) einhergehen, wodurch die Kniescheibe ihrer korrekten Führung beraubt wird. Als Resultat wird sich im Laufe der Jahre Kniegelenksarthrose einstellen!

Diese Beispiele sollten in anschaulicher Form aufzeigen, daß die verschiedenen Muskelbereiche in einem übergeordneten und funktionsbezogenen Zusammenhang zu sehen sind, und daß es ausgesprochen wichtig ist, Dysharmonien zu vermeiden. Es ist befriedigend, daß die Symmetrie der Muskulatur ein wichtiges Wertungskriterium im Wettkampfbodybuilding ist, denn diese Forderung nach einer harmonischen Muskelentwicklung geht in natürlicher Weise darauf ein, daß eine harmonische Muskelentwicklung eine sehr gute Funktionalität mit sich bringt.

Dysbalancen können durch kombinierte Anwendung zweier Methoden wirksam vermieden bzw. bekämpft werden.

Die erste besteht darin, im Rahmen der Trainingsplanung und der vorausgehenden Analyse des körperlichen Zustands Schwachpunkte in der Muskelentwicklung zu erkennen und dann die entsprechenden Körperpartien bevorzugt in das Training einzubeziehen.

Die zweite Methode beinhaltet die regelmäßige Durchführung von Beweglichkeitstraining mit besonderem Schwergewicht auf starke und zur Verkürzung neigende Muskelgruppen.

An dieser Stelle soll, in der Hoffnung, daß dessen Bedeutung für die Gesunderhaltung neben den schon mehrfach angeführten Aspekten der Leistungssteigerung nicht, wie leider oft üblich, geringgeschätzt wird, genauer über Stretching gesprochen werden.

Stretching sollte im Training eines jeden ernsthaft an sich arbeitenden Sportlers ein regelmäßiger Bestandteil sein!

■ Stretching hat das vorrangige Ziel, den durch Belastungen zu Verkürzungen neigenden Muskeln eine funktionelle Normallänge zu erhalten.

Es gibt verschiedene Methoden, ein effektives Stretching durchzuführen, aber all diese haben die Eigenschaft, viel Freiraum für Fehler zu bieten.

Zunächst ist es wichtig, äußere Rahmenbedingungen zu schaffen, die ein effektives Beweglichkeitstraining überhaupt ermöglichen.

Dazu gehört vorrangig, daß der Körper warmgehalten wird. Das kann durch hohe Außentemperaturen der Fall sein, sollte jedoch sinnvollerweise gewöhnlich durch angemessene Trainingskleidung zu realisieren sein. Es ist pauschal empfehlenswert, einen die Körperwärme gut konservierenden Trainingsanzug während des Stretchings zu tragen.

Von herausragender Bedeutung ist auch, daß ein Stretching niemals unter Zeitdruck erfolgen sollte. Irgendwie gearteter Streß signalisiert dem Körper die Notwendigkeit einer erhöhten Leistungsbereitschaft, woraus immer eine erhöhte muskuläre Erregung resultiert (Das ist der Grund dafür, daß Menschen, die unter hohem beruflichen Streß stehen, besonders oft von Muskelverspannungen betroffen sind.). In diesem Zusammenhang ist es auch wichtig, beim Stretching immer flüssig und tief durch die Nase zu atmen. Dadurch wird die Aktivität des autonomen Nervensystems reduziert, was wiederum die Voraussetzungen für ein wirksames Dehnen verbessert (Man denke in diesem Zusammenhang an Schnarcher, die zumeist durch den Mund atmen und aufgrund der Aktivität des autonomen Nervensystems häufig „wie gerädert" aufwachen).

Stretching hat immer mit gefühlvollen und auf keinen Fall mit hastigen, ruckartigen oder nachfedernden Bewegungen zu erfolgen. Derartige Bewegungen aktivieren die Muskelspindeln, die eine gefahrenträchtige Dehnung des Muskels registrieren und diesen dann über eine nervale Rückkopplung in einen erhöhten Spannungszustand versetzen, was natürlich im Sinne des Stretchings kontraproduktiv ist.

Es dreht sich darum, langsam und oftmals sogar über einen Zeitraum von mehreren Minuten den Muskel so stark zu dehnen, daß die Sehnenrezeptoren erreicht werden. Deren Stimulation ermöglicht schließlich eine noch stärkere und letztlich maximale Dehnung. Diese ist nur dann möglich, wenn man während des Dehnens darauf achtet, immer nur ein leichtes Ziehen, niemals aber einen handfesten Schmerz zu verspüren.

Man unterscheidet hauptsächlich zwei verschiedene Methoden beim Dehnungstraining, nämlich das Stretching mit und ohne Partner.

Beim Stretching ohne Partner ist das passive Stretching am weitesten verbreitet. Dabei setzt man der zu dehnenden Muskulatur unter Nutzung des Körpergewichts einen Widerstand entgegen. Als Beispiel könnte man das Nach-vorne-Legen des Oberkörpers mit gestreckten Beinen nennen.

Beim aktiven Stretching wird die Dehnung durch antagonistische Muskelkraft hergestellt. Eine typische Übung ist z.B. das seitliche Nach-hinten-Führen der Arme in stehender Position, wodurch vor allem die Brustmuskulatur leicht gedehnt werden kann.

Das aktive Stretching ermöglicht keine sehr ausgeprägte Dehnung und sollte mehr im Rahmen des Aufwärmens als beim eigentlichen Stretching angewandt werden.

Das Stretching mit Unterstützung durch einen Partner sollte nur dann durchgeführt werden, wenn zum jeweiligen Partner ein ausgeprägtes Vertrauensverhältnis besteht, weil es bei unvorsichtigen Bewegungen zu sehr schweren Verletzungen kommen kann.

Diese Methode des Stretchings ist sicherlich die effektivste, weil ein hohes Maß an Entspannung erreicht werden kann, und außerdem mit einigen Positionen gearbeitet werden kann, die ohne fremde Unterstützung einfach nicht eingenommen werden können.

Besonders zu erwähnen ist noch die Möglichkeit, Dehnungen mit Hilfe bestimmter Trainingsgerätschaften, vor allem Krafttrainingsmaschinen durchzuführen. Unter Nutzung der häufig sehr großen Bewegungsamplituden dieser Geräte kann Stretching sehr kontrolliert erfolgen. Diese Methode des Stretchings eignet sich besonders für einige sehr stark entwickelte Muskelpartien, wie etwa die Brustmuskulatur („Butterfly") oder die Unterschenkelmuskeln (Wadenheben sitzend), ist aber vor allem auch dann empfehlenswert, wenn kein angemessener Trainingspartner behilflich sein kann.

Man kann beim Stretching gut damit arbeiten, daß das Anspannen eines Muskels die Hemmung eines Antagonisten bewirkt. Kontrahiert man beispielsweise etwas weniger als 10 sec. die Beinbizeps sehr hart, so ist im Anschluß daran eine besonders starke Dehnung der Quadrizeps möglich.

Die Dehnung der Muskulatur wird dadurch erreicht, daß man über einen Zeitraum von wenigen Sekunden bis zu einer Dauer von einigen Minuten den Zielmuskel allmählich immer stärker belastet und somit einen sich stetig intensivierenden Dehnungszustand erreicht. Es muß nochmals erwähnt werden, daß dabei niemals mehr als ein „Ziehen" entstehen darf, weil ein wirklicher Schmerz die Dehnung sofort blockieren würde.

Eine andere und wohl die effektivste Stretchingtechnik ist das „proprioceptive neuromuscular facilitoring" (PNF), auch unter dem deutschen Namen „Anspannen-Entspannen-Dehnen" bekannt.

Bei dieser Methode spannt man in relativ leicht gedehnter Position den betreffenden Muskel ca. 6 sec. lang statisch stark an, setzt also der Dehnung einen aktiven Widerstand entgegen, um ihn nach der sich daran anschließenden Entspannung sofort mindestens 10 sec. lang noch stärker zu dehnen. Das kann mehrmals wiederholt werden.

Durch den Wechsel von Anspannung und Entspannung kann man auch bei eigentlich stark verkürzten Muskeln eine erhebliche Dehnung erreichen.

Als wichtigsten Lehrsatz des Stretchings könnte man folgendes nennen:

■ **Die Beweglichkeit der Muskulatur kann nur dann optimiert werden, wenn alle Funktionen der Muskulatur in das Dehnungstraining einbezogen werden.**

Aufgrunddessen muß z.B. ein Dehnungstraining für die Brustmuskulatur immer mit einer Außenrotation der Arme verbunden werden, eben weil die Brustmuskulatur auch an der Innenrotation der Arme beteiligt ist. Der lange Kopf des Trizeps kann nur dann gezielt gedehnt werden, wenn der Arm über den Kopf geführt und der Ellenbogen gleichzeitig stark gebeugt wird.

Leider kann in diesem Rahmen nicht über alle Einzelheiten des Beweglichkeitstrainings gesprochen werden. Daran, daß Stretching traditionsgemäß im Bodybuildingsport keine sehr große Bedeutung zukommt, mag man ermessen, daß dessen Einbeziehung in das Trainingsgeschehen erhebliche Leistungssteigerungen mit sich bringen kann.

Es muß jedem ernsthaften Sportler empfohlen werden, sich eingehend mit den Inhalten des Dehnungstrainings auseinanderzusetzen!

DAS TRAINING

➤ Abschnitt 3.4: Beginn und Ausklang des Trainings

3.4.1 Warm-up – Die Vorbereitung auf das eigentliche Training

Das Aufwärmen vor dem eigentlichen Training dient als physisches und psychisches Einstimmen auf die nachfolgende Belastung und hat besonders wegen der Prävention von Verletzungen eine große Bedeutung.

Gewöhnlich gilt die Regel, daß das Aufwärmen mit wachsendem Leistungsniveau immer bedeutsamer wird und daß keineswegs darauf verzichtet werden kann – auch nicht, weil z.B. die Belastungen im Training mit sich entwickelnder Erfahrung vorsichtiger dosiert werden könnten.

Das Aufwärmen sollte immer mit einem die mentale Verfassung des jeweiligen Sportlers individuell beachtenden Visualisierungsprogramm beginnen.

Hierfür können durchaus ca. 5 Minuten anberaumt werden. In dieser Zeit sollte man sich in ruhiger Umgebung kurz, aber nicht hastig an die laut Trainingsplan anstehenden Inhalte des nachfolgenden Trainings erinnern und einen Schnelldurchlauf des Trainings mit Vorwegnahme der angesteuerten Trainingsresultate vornehmen.

Natürlich werden sich unterschiedliche Sportler unterschiedlicher Techniken des „geistigen Aufwärmens" bedienenen, aber diese eventuell differierenden Vorgehensweisen stellen nur insofern ein Problem dar, als eben jeder Sportler das für sich Beste selbst herausfinden muß. Der Kerngedanke der mentalen Einstimmung auf das Training ist, daß die körperliche Aktivität vom Kopf gesteuert wird und daß ein bewußtes und streng zielgerichtetes Herantasten an die bevorstehende Aufgabe grundlegend für deren erfolgreichen Abschluß ist.

Vor einem Beintraining könnte man sich beispielsweise u.a. auf eine höchst korrekte Ausführung von Kniebeugen konzentrieren und das sich beim Training erfahrungsgemäß einstellende Gefühl in der Muskulatur zu empfinden versuchen. Es ist auch sinnvoll, sich vorzustellen, wie durch das nachfolgende Training die Muskeln wachsen und ihren angestrebten Zustand einnehmen werden.

Nach dem geistigen Einstimmen auf das Training erfolgt der allgemeine Teil des Aufwärmens in Form leichter aerober Aktivität. Es ist ganz wichtig, das Aufwärmen bei sehr geringer Intensität zu beginnen, weil sonst z.B. antagonistische Hemmfunktionen ausgelöst werden können, die die Durchblutung der Muskulatur verringern anstatt sie zu verbessern.

Man bedenke, daß man sich beim Aufwärmen auf Höchstleistungen vorbereiten möchte; keineswegs sollte man sie vorwegnehmen!

Im Bodybuildingsport ist ein 5- bis 10minütiges Radfahren wohl die gängigste Form der Kreislaufmobilisierung, jedoch sind schnelles Gehen, leichtes Laufen o.ä. nicht minder zweckdienlich. Hierdurch wird die Temperatur der Muskulatur erhöht, wodurch diese dehnfähiger wird und so größere Gelenkamplituden erreichbar sind. Auch nervale Prozesse laufen bei erhöhter Temperatur schneller ab, was eine wichtige Voraussetzung für den Ablauf in koordinativer Hinsicht anspruchsvoller Übungsvarianten ist.

Es ist wichtig, während des Aufwärmens eine Körperwärme gut konservierende Trainingskleidung zu tragen, um die Erhöhung der Körperkerntemperatur nicht unnötig herauszuzögern. Man sollte sich als Grundregel merken, daß ein leichtes Schwitzen durch das allgemeine Aufwärmen zu erzeugen ist. Auf dieses Körpersignal zu achten ist besser als sich ungenaue zeitliche Vorgaben zu machen.

Es ist klar, daß die Außentemperatur die Dauer des allgemeinen Aufwärmens beeinflußt. Bei kühlerer Umgebung gewinnt eine angemessene Bekleidung zunehmend an Bedeutung, während gewöhnlich bei sehr hohen Außentemperaturen das Aufwärmen insgesamt reduziert werden kann (Vorsicht: Hohe Außentemperaturen können vor allem dann gefährlich werden, wenn gleichzeitig eine sehr hohe Luftfeuchtigkeit herrscht. In diesem Fall sollten insbesondere kreislauflabile Menschen von einem intensiven Training Abstand nehmen. Darauf ist dann natürlich das Aufwärmprogramm auszurichten.).

Nach dem allgemeinen, aeroben Warm-Up folgt im nächsten Schritt die Erhöhung der Beweglichkeit. Hierbei soll durch kontrollierte, langsame Dehnübungen (siehe auch Abschnitt über Stretching) die momentane Ruhelänge der Muskulatur erhöht werden. Durch das Dehnen wird die Durchblutung der Muskulatur weiter verbessert.

Natürlich ist es nicht möglich, den gesamten Körper vollständig in das Dehnprogramm einzubeziehen. Deshalb ist es nötig, sich auf besonders verletzungsanfällige Muskelpartien (z.B. Rückenstrecker) und im Training besonders zu belastende Bereiche zu konzentrieren. Ein erhöhtes Augenmerk ist auf die Antagonisten der zu trainierenden Muskeln zu legen, weil deren nicht-optimale Länge den durchzuführenden Bewegungen einen unnötigen Widerstand entgegensetzt und auch zu Verletzungen führen kann.

Das im Aufwärmen erfolgende Beweglichkeitstraining ist nicht mit dem eigentlichen Stretching zu verwechseln. Letzteres zeichnet sich durch ein weitaus längeres Halten der gedehnten Positionen aus. Das im Rahmen des Aufwärmens erfolgende Dehnen sollte pro Muskelpartie nur ca. 10 oder 15 Sekunden dauern und eventuell wiederholt werden. Man bedenke, daß es sich bei der Vorbereitung auf das eigentliche Training darum dreht, die Beweglichkeit der Muskulatur zu optimieren und nicht unnötig zu erhöhen.

Das Dehnen kann sehr gut mit Lockerungsübungen wie etwa langsamem Arm-, Schulter- und Hüftkreisen verbunden werden, damit auch die Gelenke auf das Training vorbereitet werden. (Vorsicht: Das Kreisen des Kopfes sollte unterlassen werden, weil es zu degenerativen Veränderungen der Halswirbelsäule führen kann. Stattdessen sollte man den Kopf vorsichtig nach vorne, hinten und zu den Seiten führen, um die entsprechenden Bereiche zu mobilisieren.)

Nach der Erhöhung der Beweglichkeit erfolgt das spezielle Aufwärmen im Hinblick auf die zuerst zu trainierenden Körperteile und Übungen. Hierbei sollten artverwandte, komplexe Übungen bei relativ geringer Belastung beachtet werden. In diesem Zusammenhang eignen sich beispielsweise Liegestütze, Kurzhantel-Umsetzen und Kniebeugen und Wadenheben ohne zusätzliche Gewichtsbelastung mit Wiederholungszahlen um ca. 20 je Satz.

Zu guter Letzt wird die erste Übung des eigentlichen Trainings begonnen und das maximale Trainingsgewicht im zweiten oder dritten Satz erreicht.

Für das gesamte Aufwärmen sollte man mindestens 10 Minuten einplanen und keineswegs seine offensichtliche Notwendigkeit übersehen. Leider ist es immer noch häufig anzutreffen, daß das Aufwärmen durch „Bauchtraining" durchgeführt wird. Dies ist eine auf Unkenntnis basierende und zudem sehr gefährliche Unsitte, weil hierdurch weder das Kreislaufsystem ausreichend angekurbelt wird, noch die allgemeine Beweglichkeit optimiert wird. Mehr noch: wenn die Körpermitte übermäßig trainiert wird, kann es zu einem fatalen Stabilitätsdefizit bei späteren Übungen, wie Kniebeugen, Kreuzheben oder Drückbewegungen im Stehen, kommen.

Die Schritte des Aufwärmens
- Mentale Einstellung auf das Training
- Leichte aerobe Betätigung
- Beweglichkeits- und Lockerungsübungen
- Spezielles Aufwärmen mit Blick auf die zuerst zu bearbeitenden Körperteile

3.4.2 Cool-down – Der Ausklang des Trainings

Mit dem Abwärmen beginnt die Regeneration vom eigentlichen Training. Die Inhalte des Abwärmens sind leichte Ausdaueraktivitäten und vor allem Stretching.

Während des Trainings haben sich Stoffwechselendprodukte angesammelt, und die Muskulatur befindet sich in einem Zustand erhöhter Spannung, durch den die Durchblutung der trainierten Körperteile z.T. wesentlich gegenüber dem Normalzustand verringert ist. Dieser Zustand läßt sich gut veranschaulichen, indem man in der Muskulatur zirkulierendes Blut mit durch einen Gartenschlauch fließendem Wasser vergleicht. Drückt man den Schlauch zusammen, dann verringert sich die Menge des hindurchtretenden Wassers, und ebenso wird ein aufgrund eines Krafttrainings in einem stark erhöhten Spannungszustand befindlicher Muskel nur geringfügig durchblutet.

Da gerade nach dem Training die Muskulatur einen sehr hohen Bedarf an Nährstoffen besitzt, und diese mit dem Blut zum Muskel hingeführt werden, muß nach einem Training unbedingt so schnell wie möglich ein normaler Spannungszustand wiederhergestellt werden. Das geschieht durch das Beweglichkeitstraining.

Der Abtransport der angefallenen Schlacken wird durch ein wenig intensives aerobes Training begünstigt.

Bei der zeitlichen Bemessung des aeroben Abwärmens ist mit Vorsicht vorzugehen. Insbesondere ist für dessen Dauer die Art der anliegenden Trainingsphase entscheidend. Obwohl die Aktivität bei maximalen Herzfrequenzen von 110–130 Schlägen pro Minute ablaufen sollte, stellt sie eine weitere, zum Krafttraining hinzukommende Belastung dar, die vor allem in Phasen des Muskelaufbautrainings kontraproduktiv sein kann.

Von Profisportlern ist oft zu hören, daß sie diesen Teil des Abwärmens zu einer Art Ausdauertraining ausdehnen, das z.B. 20 oder gar 30 Minuten dauert. Man sollte sich genau überlegen, ob dieses Vorgehen übernommen werden soll, denn schließlich ist es fraglich, ob im Krafttraining gesetzte Reize bezüglich des Muskelaufbaus oder -erhalts (die Reize sind beinahe identisch!) nicht durch den andersartigen Reiz des Ausdauertrainings geschwächt werden.

DAS TRAINING

Vor allem dann, wenn keine Drogen konsumiert werden, kann die Bedenklichkeit dieser Vorgehensweise nicht entschieden genug hervorgehoben werden.

Es wird im Zusammenhang mit Wettkampfdiäten noch angesprochen werden, daß auch in Fettreduktionsphasen eine weitgehende Trennung von Gewichts- und aerobem Training vorzunehmen ist.

Es ist empfehlenswert, nur ca. 5 bis 10 Minuten lang zu rudern, radzufahren o.ä. Wichtig ist hierbei keineswegs der Leistungsgedanke. Bei betont niedriger Intensität sollte man sich vom eigentlichen Training zu entspannen beginnen und sich somit schon einmal auf das nachfolgende Stretching vorbereiten. Dieses sollte vor allem mit Blick auf die zuvor bearbeiteten Körperteile erfolgen und kann durchaus weitere 10 Minuten in Anspruch nehmen.

Auch in Muskelaufbauphasen und sogar vor allem dann darf man das Stretching nicht vernachlässigen, weil es wesentlich für eine schnelle Regeneration vom Training ist.

Es ist übrigens eine oft anzutreffende Unsitte, nach dem Training zur „Entspannung" in die Sauna zu gehen. Dies stellt einen erheblichen körperlichen Streßfaktor dar, weil die im Training bereits erlittenen Wasser- und Elektrolytverluste nicht nur durch weiteres Schwitzen vergrößert werden; weiterhin erfolgt ein sehr unproduktiver Aufschub der Nahrungsaufnahme nach dem Training.

■ **Das Abwärmen besteht aus einigen Minuten einer aeroben Aktivität bei betont niedriger Intensität und sich daran anschließendem, gründlichem Stretching.**

Abschnitt 3.5: Trainingsintensität

3.5.1 Definition

Es war schon an verschiedenen Stellen die Rede von der Intensität des Trainings. Da ein Unterschied zwischen ihrer Bedeutung im sportwissenschaftlichen und dem hier gemeinten Sinne besteht, sind einige klärende Erläuterungen vonnöten.

Die meisten Kraftsportler definieren die Trainingsintensität dadurch, daß sie angeben, wie hoch die verwandten Gewichte in Relation zum für eine Wiederholung verwendbaren Maximalgewicht sind. Wenn aufgrund einer solchen Sicht ein Zusammenhang zwischen Reizgebung und Trainingsfortschritten gewonnen werden soll, so sind noch weitere Angaben neben einer Aussage über die Trainingsintensität zu machen.

Trainiert man unter einer Gewichtsbelastung von z.B. 75% vom Maximum, so sollte es möglich sein, etwa 10 Wiederholungen mit diesem Gewicht zu bewerkstelligen. Das heißt allerdings noch lange nicht, daß im Training unter Beachtung der Tagesform auch tatsächlich 10 Wiederholungen möglich wären.

Es handelt sich bei der klassischen Definition der Trainingsintensität um die Nennung eines äußeren Parameters, der jedoch noch nichts über den jeweiligen Trainingseinsatz aussagt, sondern nur eine quantitative Kenngröße bei der Betrachtung des Trainings darstellt.

Soll die Trainingsintensität im Hinblick auf die Stimulation einer körperlichen Veränderung untersucht werden, dann wird eine präzisere Begriffsbestimmung nötig.

Zunächst einmal könnte eine Erweiterung dahingehend erfolgen, daß neben der Angabe des Gewichtsmaximums für eine Wiederholung auch eine Angabe über die mögliche Anzahl von Wiederholungen pro Satz für das benutzte Gewicht erfolgt. Ein Vergleich mit der dann tatsächlich im Training durchgeführten Wiederholungszahl könnte dann die „Intensität" genauer beziffern.

Es stellt sich allerdings die Frage, warum überhaupt eine Normierung im Hinblick auf das Maximalgewicht von Interesse ist.

Maximale Gewichte spielen in der Trainingspraxis quasi keine Rolle, weshalb es im Bodybuilding viel anschaulicher ist, von tatsächlich benutzten Gewichten und Wiederholungszahlen zu sprechen. Setzt man dann die im Training erfolgten Wiederholungszahlen in Relation zu den in etwa möglichen, so erhält man ein viel weitergehendes Verständnis vom Begriff der Trainingsintensität. Dabei stört weder, daß man kaum genau sagen können wird, wieviele Wiederholungen nach Abbruch des Trainings noch möglich gewesen wären, noch daß die mögliche Tagesform nicht absolut in die Definition einbezogen wird.

Definiert man die Trainingsintensität durch Angabe des verwendeten Gewichtes, die damit erfolgte Wiederholungszahl und die pro Satz ausgelassene Zahl von Wiederholungen, so erhält man ein momentanes Verständnis von Intensität. Dadurch kann man sofort ersehen, wie sehr man sich im Training eingesetzt hat. Dabei kommt begünstigend hinzu, daß der Schätzwert bezüglich der noch möglichen Wiederholungszahlen genauer einbezogen wird als es auf den ersten Blick auszusehen scheint. Die Erfahrung zeigt nämlich, daß nur beinahe maximaler Einsatz in entsprechenden Trainingsphasen zum Erfolg führt, und man kann leicht sagen, ob noch eine Wiederholung oder auch zwei Wiederholungen „drin" gewesen wären. Ob dagegen noch 5 oder 10 weitere Wiederholungen hätten erfolgen können, ist von geringerem Interesse. In diesem Falle genügt es völlig, von „geringer" oder „mittlerer" Intensität zu sprechen. Was aber noch wichtiger ist, ist die Tatsache, daß eine 100prozentige Intensität gemäß dieser Definition mit dem momentanen, maximal möglichen Einsatz gleichzusetzen ist.

Dabei wird nicht in Betracht gezogen, daß man mit Drogen hätte mehr schaffen können, und auch nicht, daß bei mehr Streß vor dem Training weniger hätte bewältigt werden können.

Hierbei wird ein wesentlicher Unterschied zwischen Bodybuildern und Kraftsportlern herausgestellt und nicht wie bei der sportwissenschaftlichen Definition einfach unter den Tisch gekehrt.

Ein Kraftsportler schielt immer auf die zu bewältigenden Gewichte im Hinblick auf eine früher einmal mögliche oder auch später eventuell erfolgende Leistung.

Ein Bodybuilder mißt sich dagegen an seiner Tagesform, denn diese ist die einzige, die ihm zur Verfügung steht, und gegen diese muß er auch ankämpfen, wenn er sich langfristig verbessern will – immer wieder.

Die langfristige Komponente ist sogar der Aspekt, der dem Bodybuilder am wichtigsten ist, weil Erfolge eben nicht von heute auf morgen zu erzielen sind.

DAS TRAINING

Wenn auf diese Weise die Trainingsaufzeichnungen in einem Trainingsbuch niedergeschrieben werden, dann kann man eine Trainingsphase leicht anhand der Häufigkeit maximalen Trainingseinsatzes bewerten. Mit ein wenig Erfahrung im Umgang mit diesen Werten läßt sich somit eine erhebliche Unbekannte aus Trainingsaufzeichnungen verbannen. Zwar ist richtig, daß man die herkömmlichen Angaben durch subjektive und allgemeine Bewertungen des Trainings ergänzen könnte. Die hier vorgeschlagene Bezeichnungsweise ist jedoch viel zweckgebundener. In diesem Sinne genügt es sogar, das spezielle Aufwärmen im Rahmen des Gewichtstrainings gar nicht genau zu beziffern, sondern nur die Sätze mit sehr hoher Intensität anzuführen. Aufgrund der genannten Zweckgebundenheit enthält dann die Aufzeichnung eines Trainings nur sehr wenige Angaben, wie etwa „Auf- und Abwärmen erfolgt" und schließlich noch die Nennung von Sätzen und Übungen, die bei fast maximaler Intensität in einem gewissen Wiederholungsspektrum ausgeführt worden sind.

Gegebenenfalls kann die Intensitätsangabe noch durch Auflistung evtl. benutzter Hochintensitätstechniken (deren Diskussion erfolgt im nächsten Unterabschnitt) ergänzt werden.

Man beachte, daß die hier angeführte Art der „Buchführung" keineswegs objektiv ist. Man darf aber auch nicht vergessen, daß Trainingsaufzeichnungen nicht für Außenstehende gedacht sind. Es ist vielmehr wichtig, eine kurze, angemessen überschaubare Aufstellung des Trainings zur Hand zu haben.

Zusammenfassung
Die Trainingsintensität in einem Satz wird durch die Angabe der Trainingsgewichte, der durchgeführten Wiederholungszahlen pro Satz und durch die Nennung der im Satz in etwa noch möglich gewesenen Wiederholungen am Ende des Satzes momentan definiert. Bei geringer Intensität sind genaue Zahlenwerte nicht nötig, und diese Definition beschreibt die Intensität umso genauer, je höher die Trainingsintensität ist.

Eine Intensität von 100% ist gleichbedeutend mit Training bis zum momentanen Muskelversagen.

3.5.2 Techniken zur Steigerung der Trainingsintensität

Die Trainingsintensität ist eine Relation aus erbrachter und momentan möglicher Leistung. Eine absolute Komponente ist durch die Nennung der benutzten Gewichte und Wiederholungszahlen unter Beachtung des Bewegungsradius und der Übungsgeschwindigkeit gegeben.

Für ein Vorantreiben der sportlichen Leistung ist es unabdingbar, die Trainingsintensität absolut zu steigern und auf jeden Fall immer mit hohen relativen Werten zu arbeiten.

Wer 10 Wiederholungen ausführen könnte, aber bei der sechsten den Satz bereits abbricht, der wird sich mit nur sehr geringen Entwicklungsmöglichkeiten durch diesen Satz bescheiden müssen.

Die Kunst des Bodybuildings besteht darin, sehr oft eine momentane Leistungsgrenze anzutasten. Man muß versuchen, ihr nahezukommen – so nahe wie möglich.

Das Training mit freien Gewichten und mit Maschinen genügt den Gesetzen der Mechanik, weshalb bei jeder Bewegung aufgrund der herrschenden Hebelverhältnisse schwache Punkte („sticking points") vorhanden sind.

Wenn es sich nicht um mentale Unzulänglichkeiten handelt, wird das Training immer wegen der Unüberwindbarkeit dieser schwachen Punkte abgebrochen.

Bei Kniebeugen handelt es sich dabei um die tieferen Bereiche der Bewegung. Bei Langhantelcurls ist es der Bereich nahe der 90-Grad-Beugung im Ellenbogengelenk, und bei Hyperextensions ist es die Stellung, in der sich der Oberkörper in der Waagerechten befindet. Wenn es gelänge, diese Positionen zu übergehen, dann könnte für eine gleichmäßigere und somit für eine länger fortgesetzte Belastung gesorgt werden.

Natürlich stellt dieses „Übergehen" nichts anderes als eine effektive Belastungsverringerung während des Trainings dar. Es hat den einzigen Sinn, die Muskeln in Anbetracht ihrer fortgeschrittenen Erschöpfung mit weniger Gewicht zu belasten und dadurch einen Satz ein wenig zu verlängern. Durch die an die Ermüdung angepaßte Höhe der Belastung ist es möglich, die Energiespeicher der Muskulatur stärker auszureizen als es mit gleichbleibenden Gewichten möglich wäre.

Das Verringern der mechanischen Belastung gegen Ende des Satzes macht es dennoch sehr schwierig, den Satz fortzusetzen, weil der Körper das drohende Maß der Erschöpfung seiner Energiespeicher registriert und dieses zu begrenzen bestrebt ist. Deshalb ist für die Nutzung von Hochintensitätstechniken ein besonders hohes Maß an Konzentration und Einsatzbereitschaft nötig.

Desweiteren müssen aber auch andere Rahmenbedingungen bestehen, damit diese Techniken sinnvoll in Anspruch genommen werden können.

Wer beispielsweise aufgrund irgendwelcher Umstände keinen „guten Tag" zu haben glaubt, so daß das eigentlich nötige Maß an Trainingseinsatz nicht erbracht werden kann, der sollte zunächst die dafür verantwortlichen Ursachen finden und eliminieren. Häufig ist dafür einfach eine unzulängliche Wiederherstellung nach vorhergegangenen Trainingseinheiten oder auch ein Zuviel an außersportlichen Belastungen verantwortlich. Es ist klar, daß man sich in einem solchen Zustand nicht extrem belasten darf.

Die Techniken zur Erhöhung der muskulären Belastung sind vielfältig und sollten genau studiert werden, bevor sie Einzug in das Training erhalten.

A) Unterbrochene Wiederholungen

Hierbei ist die Mithilfe eines Trainingspartners nicht nötig, allerdings eignet sich nur eine begrenzte Anzahl von Übungen für die Nutzung dieser Trainingstechnik.

Wenn sich das Ende des Satzes anbahnt und trotz hohen Trainingseinsatzes das Gewicht fast gar nicht, aber auf jeden Fall nicht mehr über eine volle Wiederholung bewegt werden kann, dann stoppt man die Bewegung einige Sekunden lang in einer mechanisch günstigen Position, läßt den Muskel sich kurz regenerieren und versucht dann, eine weitere Wiederholung auszuführen. Dies kann man gegen Ende eines Satzes mehrfach wiederholen.

Ein klassisches Beispiel dafür ist das Training mit Kniebeugen. Bei Kniebeugen wirkt eine hohe Anzahl von Muskeln zusammen und nur selten sind diese Muskeln so harmonisch entwickelt, daß sie zur gleichen Zeit erschöpft sind. Während der kurzen Unterbrechung des Trainings können sich die den Umfang des Satzes begrenzenden Muskeln erholen.

Zu diesem Zwecke verharrt man in der nur eine geringe Belastung ergebenden Position mit quasi gestreckten Beinen und Hüften. Oberschenkel, Gesäß und Rücken können in dieser pausieren. Je nachdem, wie lange man in dieser Position nach jeder Wiederholung verharrt, kann die Anzahl der Wiederholungen pro Satz z.T. erheblich erhöht werden.

In diesem Zusammenhang sei das sehr populäre Training mit „20er Wiederholungen" genannt. Man verwendet dabei ein Gewicht, mit dem regulär eigentlich nur etwa 10 Wiederholungen ausgeführt werden können, steigert sich jedoch unter Verwendung der angesprochenen Technik auf etwa 20 Wiederholungen.

Besteht das Training aus vielleicht 1 bis 3 Sätzen dieser Art, dann kann man mit Recht behaupten, man habe alles mögliche getan, um die entsprechenden Muskelbereiche zu stimulieren.

Das Ausmaß der muskulären Erschöpfung ist extrem.

B) Partielle Wiederholungen

Teilwiederholungen ziehen in Betracht, daß stark erschöpfte Muskeln keine vollständigen Wiederholungen mehr zulassen, aber die benutzten Gewichte doch noch begrenzt bewegen können.

Eine typische Übung, bei denen Teilwiederholungen Anwendung finden können, ist der Konzentrationscurl. Kurz vor dem Muskelversagen ist es einfach nicht mehr möglich, die Arme ganz zu beugen, aber deshalb muß der Satz noch nicht abgebrochen werden. Vielmehr kann das Ausmaß der Beugung pro Wiederholung sukzessive bis auf praktisch Null Grad verringert werden. Man hat dann buchstäblich „bis zur Bewegungsunfähigkeit" trainiert.

C) Intensivwiederholungen

Bei Intensivwiederholungen läßt man sich gegen Ende des Satzes bei der Bewältigung des Gewichts über den schwersten Punkt der Bewegung gerade so viel helfen, daß das Training über vollständige Bewegungsradien fortgesetzt werden kann.

Hierzu bedient man sich am besten eines Partners, allerdings kann bei einseitigen Belastungen (z.B. beim Armtraining) auch die freie Hand Hilfestellung geben.

Intensivwiederholungen werden so oft falsch ausgeführt, daß eine eingehendere Beschäftigung damit nötig erscheint:

Man muß nochmals betonen, daß die hier aufgeführten Techniken das Ziel verfolgen, die muskuläre Belastung zu erhöhen. Im Hinblick darauf macht es keinen Sinn, daß ein Partner vor Erreichen eines sehr hohen Grades an Erschöpfung eingreift. Es ist sogar unbedingt zu empfehlen, vor der Ausführung von Intensivwiederholungen mit Teilwiederholungen zu arbeiten. Das stellt sicher, daß das Ausmaß der Ermüdung tatsächlich so hoch ist, daß die Anwendung von Intensivwiederholungen gerechtfertigt ist.

Ein Beispiel:

Beim Bankdrücken sollte ein Trainingspartner keineswegs dann bereits eingreifen, wenn sich das Bewegungstempo sehr stark verringert. Bei der ersten, selbst nicht mehr abzuschließenden Wiederholung wird man am toten Punkt der Bewegung scheitern, und das Gewicht wird sich vor dem Erreichen des höchsten Punktes der Bewegung auf die Brust zurückbewegen. Nun wird mit aller Anstrengung versucht, noch mehrmals die Hantel um einige Zentimeter von der Brust wegzubewegen.

Nachdem auch dies nicht mehr möglich ist, greift der Partner ein, und ermöglicht ein langsames Anheben der Langhantel. Es ist klar, daß diese Technik kaum mehr als eine Intensivwiederholung zuläßt, jedoch ist gerade dies im Sinne intensiven Trainings.

D) Training mit abnehmenden Gewichten:

Ähnlich wie Teil- und Intensivwiederholungen beruht diese Technik darauf, daß ein Muskel noch lange nicht vollständig ermüdet sein muß, nur weil keine vollständige Wiederholung mehr ausgeführt werden kann. Bei einer ersten Betrachtung dieser Tatsache ist es am folgerichtigsten, auf jeden Fall das, was die Belastung bestimmt, nämlich das Trainingsgewicht selbst, zu reduzieren. Je nachdem, wie oft diese Reduktionen pro Satz erfolgen, wird man einer totalen Erschöpfung immer näherkommen.

Wenn man diese Technik jedoch nicht sehr behutsam anwendet, dann kann es leicht sein, daß man mit ihr nicht allzuviel erreicht.

Vor allem zwei Gefahren bestehen:
1. Es kann sein, daß die Gewichtsreduktion zu früh, also vor dem Erreichen eines ausreichend hohen Ermüdungsgrades erfolgt.
2. Es kann sein, daß die Gesamtzahl pro erweitertem Satz durchgeführter Wiederholungen zu hoch wird. Man kann dann wohl fast von „Ausdauertraining" sprechen!

Gewichtsreduktionen bieten die Möglichkeit, die lokalen Energiespeicher der Muskulatur weitgehend zu erschöpfen. Diese Technik hat sich allerdings für den Muskelaufbau nur dann bewährt, wenn die Reduktionen sehr gering ausfallen. In diesem Fall ist eine hohe Verwandtschaft zu unterbrochenen Wiederholungen gegeben.

Es bietet sich vor allem dann an, mit dieser Technik zu trainieren, wenn kein Trainingspartner verfügbar ist.

E) Isometrische Kontraktionen

Statische Kraftelemente eignen sich sehr gut zur Steigerung der Trainingsbelastung.

Die Arbeit mit ihnen beruht auf der Grundtatsache, daß im Bodybuilding Gewichte nicht um ihrer selbst willen, sondern zwecks Belastung der Muskulatur bewegt werden. Leider kommt es auch bei fortgeschrittenen Bodybuildern immer wieder vor, daß darüber hinweggesehen wird.

Statische Übungen werden von Kraftsportlern oftmals in das Trainingsgeschehen eingebaut, weil durch sie in vergleichbar kurzer Zeit und mit geringem Trainingsaufwand erhebliche Resultate erzielt werden können. Das wird auch bei krankheitsbedingter Immobilität benutzt, um eine übermäßige Muskelatrophie zu verhindern. Dabei spannt man z.B. fünf- bis sechsmal pro Tag über einen Zeitraum von etwa 6 sec eine Muskelpartie hart an, und tatsächlich reicht dieser Reiz bei Untrainierten manchmal sogar aus, um Muskelsubstanz aufzubauen.

Man muß jedoch bedenken, daß statische Kraftübungen zwar recht schnell Resultate bringen, daß aber schon nach vergleichbar kurzer Zeit eine gewisse Ausreizung bezüglich dieser Trainingsmaßnahme gegeben ist. Es scheint deshalb nicht sinnvoll zu sein, permanent mit statischen Krafteinsätzen zu arbeiten. Allerdings eignen sich diese hervorragend für das gelegentliche Training mit extremer Intensität.

Durch das bloße Anspannen der Muskulatur kann diese also bereits sehr stark belastet werden. Verbindet man dieses Anspannen mit dem gewohnten Training unter Gewichtsbelastung derart, daß man in den Endpositionen bestimmter Bewegungen betont die Muskulatur so hart wie möglich kontrahiert, dann kann man in der Tat eine über die eigentliche, durch die Höhe des benutzten Gewichts gegebene Belastung hinausgehende Inanspruchnahme der Muskulatur erreichen. Diese Technik der Belastungssteigerung in der positiven Umkehrposition der Bewegung wird in der Regel als Prinzip der Höchstkontraktion bezeichnet.

Man kann dieses Prinzip nicht pauschal bei allen Übungen anwenden. Nötig ist nämlich, daß die Muskulatur sich in sehr stark verkürztem Zustand unter hoher Belastung befindet. Das ist z.B. beim Beinstrecken, bei Kickbacks, bei Konzentrationscurls und beim Butterfly, nicht aber bei Kniebeugen, beim Bankdrücken, beim Seitheben und bei Überzügen der Fall.

Höchstkonzentrationen werden gewöhnlich kurz, bis zu einer Dauer von einigen Sekunden aufrechterhalten, und man klassifiziert sie meist als eine Form des „Qualitätstrainings". Man sagt dieser Art des Trainings u.a. nach, daß man dadurch bestimmte Merkmale einer hochentwickelten Muskulatur, wie z.B. Querstreifungen (einzelne Muskelfaserbündel), herausarbeiten könne, obwohl diese landläufige Meinung keineswegs durch eine theoretische Aussage gestützt werden kann. Darüberhinaus zeigt die Praxis jedoch, daß das Arbeiten mit Höchstkontraktionen eine sehr produktive Maßnahme im Trainingsgeschehen darstellt. Man kann sich die Wirkung etwa wie folgt verdeutlichen:

Das Training mit einem bestimmten Gewicht stellt eine gewisse Belastung dar, die im wesentlichen durch die Höhe des verwandten Gewichts definiert wird. Die Belastung im Moment der Höchstkontraktion ist vereinbarungsgemäß maximal, weil ja die Muskulatur so hart wie möglich angespannt werden soll, und auf jeden Fall ist die Belastung durch die Höchstkontraktion höher als durch die eigentliche Gewichtsbelastung allein, zumindest wenn diese submaximal ist.

Man beachte dabei, daß von der muskulären Belastung die Rede ist. Obwohl man diese erhöht hat, ist die Belastung für Gelenkstrukturen und Bänder im wesentlichen gleich geblieben, was von sehr großer Bedeutung ist.

Denn auf hohem sportlichem Niveau wird bekanntlich die allgemeine Leistungsfähigkeit entscheidend durch die Belastbarkeit dieser passiven Strukturen eingeschränkt. Vor allem dann, wenn man langfristig auf hoher Leistungsstufe aktiv sein möchte, ist es nötig, vor allem die Gelenke zu schonen, und hierzu eignen sich Höchstkontraktionen sehr gut.

Man beachte, daß das Training mit Höchstkontraktionen eine abstrahierte Form der Bewegung darstellt, anhand derer man sehr gut den Unterschied zwischen Bodybuilding und anderen Sportarten erklären kann. Das wesentliche methodische Element des Bodybuildingsportes ist die muskuläre Belastung, dagegen will ein Kraftsport betreibender Leichtathlet im Training genauso wie etwa bei einem Sprint Gewichte bewegen. Sagt man einem Leichtathleten, er solle die Muskulatur über das für die Bewegung nötige Maß hinaus anspannen, so wird man kaum mehr als ungläubiges Staunen und Kopfschütteln ernten, weil dies eine Aktion darstellt, die der für die Leistung des Leichtathleten nötigen Bewegungsökonomie auf das schärfste widerspricht.

Von hier aus ist es eigentlich nur noch ein kleiner Schritt bis zu einer verallgemeinerten Form der Höchstkontraktion: Zwecks einer Minderbelastung von Gelenken, etc., was besonders in Verletzungsphasen angesagt sein kann, kann man während ganzer Wiederholungen die Muskulatur über das für die Bewegung nötige Maß hinaus anspannen. In diesem Falle überlagert man einer dynamischen eine statische Belastung der Muskulatur.

Theoretisch hat diese Form des Trainings neben einer Bedeutung als Gesundheitsvorsorgemaßnahme auch den Vorteil, daß sie effektiver sein sollte als dynamisches oder statisches Training allein, solange diese Trainingsformen, einzeln betrachtet, eine Wirkung auf die Muskulatur ausüben, die zumindest zum Teil durch die andere Trainingsform nicht erbracht werden kann. Das Arbeiten mit dynamisch-statischen Bewegungen ist also zumindest in der Theorie eine aus den Ansprüchen des Leistungssportes unter Beachtung trainingsökonomischer Aspekte erwachsene Verbesserung des Trainings.

Man verdeutliche sich, daß die Nutzung dieser speziellen Technik nur dann nicht Hand und Fuß hat, wenn die Muskulatur oder irgendein mittelbar bedeutsames Glied, das das Wachstum der Muskulatur steuert, aus irgendeinem Grund wissen kann, wie hoch die im Training verwandten Gewichte sind!

Bemerkung:
Die Intensität des Trainings – oder besser gesagt eines Trainingssatzes – wurde durch die obengenannte Definition festgelegt. Sie bezieht sich jedoch auf das Ende eines Satzes, und es kann durchaus sein, daß ein Satz mit einer Intensität von letztlich beinahe 100% zunächst „lasch" angegangen worden ist. Ein anderes Verständnis des Begriffes der Trainingsintensität könnte beinhalten, daß man jede Wiederholung und letztlich sogar jeden Moment eines Trainingssatzes dahingehend bewertet, daß man sagt, wie hoch der erbrachte „Einsatz" ist. Dieses Intensitätsverständnis zieht jedoch nicht in Betracht, daß zumindest ein Aspekt des Muskelwachstums durch das letztliche Ausmaß der muskulären Ermüdung dargestellt wird. Es dreht sich nicht einfach darum, sich momentan „anzustrengen"; vielmehr ist diese Anstrengung nur ein Mittel, um einen hohen Grad der muskulären Erschöpfung zu erzielen. Eine Summe von momentanen Anstrengungen resultiert schließlich in dem angesprochenen Erschöpfungszustand, jedoch genügt eine momentane Anstrengung allein nicht aus, um ein Vorankommen in bodybuildingbezogener Sicht sicherzustellen.

Isometrische Kontraktionen während der einzelnen Wiederholungen eines Satzes sind also streng genommen kein Mittel zur Intensitätssteigerung, stattdessen bedeuten sie eine Belastungsänderung!

Es handelt sich dann um eine Intensitätssteigerung, wenn die Muskulatur so sehr erschöpft ist, daß praktisch keine Bewegung des verwandten Gewichts mehr möglich ist, und dann die Muskulatur trotzdem noch statisch kontrahiert wird.

Allerdings wird das Gesagte hinfällig, wenn Muskelwachstum auch eine bestimmte zentralnervöse Komponente besitzt. Dann könnte es nämlich sein, daß das Ausmaß der momentanen Belastung beim Training das Ausmaß des Muskelwachstums beeinflußt. Und dann wären statische Kontraktionen auch zu Beginn eines Satzes ein wertvolles Mittel zur Intensitätssteigerung – zumindest dann, wenn man eine die nervale Komponente des Muskelwachstums in Betracht ziehende Definition der Trainingsintensität zugrunde legt.

Nach dem heutigen Stand des Wissens spielen sowohl eine energetische Erschöpfung als auch ein Einfluß des Nervensystems eine Rolle für das Muskelwachstum.

Die hier angegebene Definition der Intensität des Trainings kann nicht jeden der noch nicht einmal genau zu beziffernden Aspekte des Muskelwachstums einbeziehen. Wie gesagt ist sie jedoch bezüglich der Belange des Bodybuildingsportes zielgebundener als die allgemeine sportwissenschaftliche Definition.

Zusammenfassende Bemerkungen:
Bei der Nutzung von Hochintensitätstechniken ist in Betracht zu ziehen, daß ein sehr hoher Grad der energetischen Verarmung im Muskel auch sehr hohe Anforderungen an die regeneratorische Kapazität des Muskels stellt. Man muß daher immer mit einer hohen Wahrscheinlichkeit des Übertrainings rechnen, wenn mit Techniken der Belastungsverringerung während eines Satzes gearbeitet wird.

Ganz allgemein gilt, daß die Fähigkeit des Körpers, sich zu regenerieren, nicht proportional mit der Fähigkeit, seine Leistungsfähigkeit zu verbessern, ansteigt. Das ist (wieder einmal) eine natürliche Folgerung aus der Tatsache, daß der Mensch eine genetisch bedingte Entwicklungsgrenze besitzt. Würde sich die Regenerationsfähigkeit stärker als die Leistungsfähigkeit weiterentwickeln, dann läge die absurde Situation vor, daß der Körper in immer kürzeren Zeitspannen eine immer höhere Leistung erbringen könnte. Da die erbrachte Leistung wiederum als Reizgeber für die Erlangung einer noch höheren Leistungsfähigkeit fungiert, müßte man immer schneller immer höhere Leistungssteigerungen erbringen können, was nicht den Erfahrungen aus der Praxis entspricht.

Da also die Regenerationsfähigkeit geringer als die Leistungsfähigkeit verbessert werden kann, muß ein Leistungssportler nach einer vollständigen Erschöpfung länger pausieren als ein Breitensportler! Da das absolute Maß der Trainingsbelastung dem Leistungsniveau entsprechen sollte, muß man also erstens festhalten, daß die hier genannten Techniken der Leistungssteigerung überhaupt erst auf hohem Leistungsniveau interessant sind, und zweitens, daß einer Anwendung dieser Techniken eine besonders ausgedehnte Phase der Regeneration folgen sollte!

3.5.3 Trainingsreize für Muskelaufbau

In den bisher gemachten Ausführungen wurde immer wieder von Trainingsreizen gesprochen, ohne daß diese bisher überhaupt charakterisiert worden wären.

In der Praxis identifiziert man diese Reize förmlich mit den Mitteln, mit denen die Reizgebung erfolgt, und man sieht über das, was im Körper eigentlich vorgeht, hinweg.

Das muß nicht zwingend von Nachteil sein, jedoch besteht bei dieser Verfahrensweise die Gefahr, wesentliche Aspekte fehlzudeuten oder unter den Teppich zu kehren.

Damit es nicht dazu kommt, soll die Frage des Muskelaufbaus nun etwas näher an seiner körperlichen Wurzel angegangen und hinsichtlich ursächlicher Zusammenhänge erörtert werden.

Ansatzpunkt der nun folgenden Gedankengänge soll die bloße Tatsache sein, daß Muskelwachstum eine durch Belastungen initiierte Anpassungsreaktion der menschlichen Physiologie ist.

Die Fortdauer der menschlichen Existenz und die permanente Änderung räumlicher, zeitlicher und stofflicher Zusammenhänge machen es nötig, über einen funktionellen Anpassungsmechanismus zu verfügen, der dieser Änderung Rechnung trägt.

Was für den momentanen Erhalt des Lebens bedeutsam ist, ist das Faktum, daß Leben immer an Energieverbrauch geknüpft ist. Nur in einer zeitlosen Welt könnte man sich den Umsatz von Energie wegdenken, und zeitloses Leben ist dasselbe wie totes Leben.

Der Umsatz von Energie erfolgt im Körper in den Zellen und damit auch in der Muskulatur. Und um der in gewissen Grenzen ablaufenden Änderung räumlicher, zeitlicher und stofflicher Zusammenhänge Rechnung tragen zu können, ist das Ausmaß der Energiebereitstellung nicht genau festgelegt. Vielmehr schwankt es in einem begrenzten Intervallbereich.

Es kann sein, daß der Körper schnell große Energiemengen benötigt, und es kann sein, daß der Körper über einen längeren Zeitraum einen geringeren Energiebedarf hat, und somit kann es sein, daß in den Körperzellen mal große und mal kleine Energiemengen in einer gewissen Zeitspanne umgesetzt werden.

Obschon es verschiedene Erscheinungsformen von Energie gibt, ist das typische Merkmal von Energie – man kann damit Arbeit erbringen – bei all diesen Formen vorhanden und in den weiteren Betrachtungen auch wesentlich. Mit Blick darauf wird auf eine Differenzierung verschiedener Energieformen verzichtet.

In Abhängigkeit von der zu erbringenden Leistung, d.h. vom Energieumsatz pro Zeiteinheit, haben sich im Körper Wege der Energiebereitstellung gebildet, die im wesentlichen zweigeteilt werden können. Auf die Muskulatur bezogen könnte man sie wie folgt darstellen:

Bei einem sehr hohen Energiebedarf pro Zeiteinheit werden Energiespeicher angezapft, die sich in geringer räumlicher Entfernung zu den Energiebildungseinheiten in der Muskulatur befinden. Dies ist nötig, weil Energiegewinnung im Körper an stoffliche Umwandlungsprozesse gebunden ist. Würden die Energieträger erst über weitere Wege herangebracht werden müssen, dann könnte deren Antransport das Ausmaß der Energiebereitstellung begrenzen. Andersherum hat die Speicherung der „Brennstoffe" vor Ort den Nachteil, daß nur geringe Mengen zur Energiebildung herangezogen werden können, weil ja nur ein relativ begrenzter Lagerraum zur Verfügung steht.

Bei einem geringeren Energieumsatz können dagegen Energiespeicher herangezogen werden, die sich weit außerhalb der Energieerzeugungsstätten befinden. Über das Blut ist nämlich eine Brennstoffheranführung aus allen Regionen des Körpers möglich.

Aus dieser Zweiteilung der Energiebereitstellungsmöglichkeiten können weitreichende Schlußfolgerungen im Hinblick auf die Artung eines Muskelaufbautrainings gezogen werden.

Zunächst einmal waren Energiebildungseinrichtungen in der Muskulatur zu unterscheiden, die von außen, also von Energiespeichern in größerer Entfernung, und von innen, nämlich den lokalen Energiespeichern der Muskulatur selbst, gespeist werden.

Im ersten Fall spielt der Muskel nur eine Mittlerrolle auf dem Weg zur Energiegewinnung und im zweiten Fall können Energiebereitstellung und Muskel als eine zusammengehörige Einheit betrachtet werden. Das kann dadurch veranschaulicht werden, daß eine rein lokale Energiegewinnung eigentlich einen Abschluß nach außen möglich macht.

Unter diesem Abschluß nach außen ist schlicht eine fehlende Blutzirkulation zu verstehen. Und tatsächlich stoppt der Blutfluß in der Muskulatur, wenn die zu erbringende Leistung einen bestimmten Wert erreicht hat. Dieser Wert ist die eindeutige Schwelle, die die lokale Energiebereitstellung charakterisiert. Die quasi endende Blutzirkulation wird dabei durch die Kontraktion des Muskels – aufgrund des kontraktionsbedingten Druckes – selbst ausgelöst.

Egal aber, ob die Brennstoffe von außen oder vom Muskel selbst kommen, die Energiebereitstellung besitzt mehrere Möglichkeiten ihre Ergiebigkeit zu erhöhen:

- Durch eine Steigerung ihrer Effizienz. Dieser Vorgang der Ökonomisierung arbeitet mit dem Vorhandenenen und nutzt dessen Potential in einem höheren Maße.
- Es können die Brennstoffspeicher vergrößert werden. Dadurch kann die Energieerzeugung ausgedehnt werden. Desweiteren ist so auch eine gewisse Steigerung des Energieumsatzes pro Zeiteinheit denkbar, weil das Ausmaß der Verfügbarkeit ansteigt, was vor allem für chemische Vorgänge von großer Bedeutung ist.
- Es kann die Anzahl der Energiebildungseinheiten erhöht werden.
- Es kann die Art der Energieerzeugung geändert werden.

Der letztgenannte Punkt meint, daß der Körper sich etwa von einem Verbrennungsmotor zu einem Kernkraftwerk weiterentwickeln könnte. Da es verschiedene Erscheinungsformen von Energie gibt, wäre das denkbar, kann aber im konkreten Fall getrost ausgeschlossen werden. Der prinzipielle Funktionsmechanismus bleibt erhalten.

Punkt eins braucht ebenfalls nicht betrachtet zu werden, weil mit dessen Inhalt Muskelwachstum nicht logisch verknüpft werden kann.

Genauso ist es mit Punkt 2. Muskeln sind keine passiven Einrichtungen, wie es z.B. für Fettspeicher zutrifft. Zwar könnte es sein, daß die Energiespeicher in der Muskulatur sehr viel Raum einnähmen, aber die in Frage kommenden Stoffmengen selbst sind sehr klein. Außerdem erklärt diese Möglichkeit der Effektivitätssteigerung nicht die durch Training erreichbaren Leistungssteigerungen. Diese beinhalten nämlich nicht nur die Fähigkeit, länger bei gleicher Leistung zu arbeiten; vielmehr kann die Leistung an sich auch erhöht werden. Wenn diese Leistungssteigerung auf das unter Punkt 2 Genannte zurückzuführen wäre, müßten die Energieerzeugungseinheiten in ihrer Effizienz maßgeblich von der Brennstoffmenge abhängig sein. Das ist so, wie wenn der Motor eines Autos seine Leistung steigerte, wenn man den Tank vergrößerte.

Andersherum müßten Untrainierte sich dann in einem Zustand extremer Insuffizienz befinden. Das ist mit der beim Menschen und überhaupt in der Natur beobachtbaren Ökonomie des Lebens nicht vereinbar. Ungewöhnlich hohe Anforderungen resultieren immer in übermäßigem Verschleiß und keinesfalls in überproportional gesteigerter Effizienz! Das ist eine zwingende Konsequenz aus der Tatsache, daß der Mensch – in allgemeiner Form – beschränkt ist.

Der verbleibende Punkt 3 scheint Muskelaufbau sehr logisch zu machen. Nachdem das Energieerzeugungssystem die Wirksamkeit des Vorhandenen ausgereizt hat (Punkt 1), bleibt als Reaktion auf eine erhöhte Leistungsanforderung nur noch die Vergrößerung des Systems selbst. Das technische Mittel dieser Vergrößerung ist die **Erhöhung der Anzahl** der Energiebildungseinheiten.

Es soll nun nicht darüber gesprochen werden, wie diese Erhöhung vonstattengeht. Auch wie die Energiebildungseinheiten aussehen ist irrelevant. Es dreht sich darum, anhand der Wirkung auf die Artung des Reizes zu schließen. In der Folge könnte herleitbar sein, wie Training geartet sein muß, damit Muskelwachstum stimuliert werden kann.

Der Vollständigkeit halber sei darauf verwiesen, daß Muskelwachstum nach dem heutigen Wissensstand im wesentlichen auf eine Vermehrung der kontraktilen Verbindungen Aktin und Myosin zurückzuführen ist. Es findet ein Dickenwachstum und nur in Grenzsituationen auch eine Zunahme der Anzahl von Muskelzellen statt.

Das Dickenwachstum der Muskulatur ist einer Parallelschaltung der Energieerzeugungseinheiten äquivalent. Diese verläuft in dem gleichen Sinne, in dem auch z.B. die Erhellung eines Raumes zu verstehen ist. Reicht eine Glühbirne nicht aus, so bedient man sich einfach einer weiteren.

(Eigentlich interessant ist natürlich die Vermehrung von Muskelzellen, auch Hyperplasie genannt. Wenn auf eine sagen wir nur um 10% erhöhte Anzahl von Muskelzellen dieselben Methoden, die zu Dickenwachstum führen, angewandt werden könnten wie bei einer „normalen" Anzahl von Muskelzellen, so könnte sicherlich ein neues Zeitalter der Muskelentwicklung eingeläutet werden. Allerdings bedarf es extrem intensiver Kraftanstrengungen bei nicht geklärter absoluter Belastung, um Hyperplasie u.U. zu ermöglichen. Es ist fraglich, ob selbst Leistungssportler zu diesen so oft fähig sind, daß sich eine spürbare Vermehrung der Muskelfaserzahl ergeben kann. Man hat Hyperplasie z.B. bei Ratten, die unter bestimmten Bedingungen in einem

DAS TRAINING

Wasserbad um ihr Überleben kämpfen mußten, nachweisen können.

Es ist auf definitive Aussagen der Sportwissenschaft diesbezüglich in nächster Zeit kaum zu hoffen, weil die Anzahl der Menschen, die für stattfindende Hyperplasieanpassungen in Frage kommen, wohl sehr begrenzt ist. Da sich die Sportwissenschaft im Extrembereich trainierenden Bodybuildern geradezu verschließt, wird sie wohl weiterhin mit im Wasser paddelnden Ratten experimentieren müssen.)

Das hier Gesagte mag ein wenig absurd klingen. Es ist keineswegs alltäglich, u.a. anhand der Tatsache, daß Lebewesen Energie verbrauchen und sich anzupassen vermögen, auf den Reiz für Muskelwachstum schließen zu wollen. Man veranschauliche sich jedoch, daß Dinge, wie etwa Gewichte zu heben oder auch Nahrung aufzunehmen, nichts anderes als „technischer Firlefanz" sind. Das Elixier des Lebens und sogar der Materie ist nun einmal Energie. Wenn dann auch noch über Materiezuwachs von Lebendem gesprochen wird, darf an Energie nicht vorbeigegangen werden. Energie ist dabei keine Randerscheinung sondern das, was es zu betrachten gilt!

Wenn Muskelwachstum die Aufgabe zukommt, einer erhöhten Abgabe an mechanischer Energie gerecht zu werden, so braucht man nur die zwei damit verbundenen Schlüsselwörter „erhöht" und „hoch" zu verbildlichen. Ziehen Sie dabei in Betracht, daß nicht nur die Erhöhung der Kapazitäten zwecks Leistungsabgabe im Vordergrund steht. Man bedenke, daß der Mensch eine **begrenzt** leistungsfähige Maschinerie ist, die im unteren Leistungsbereich langlebiger arbeitet.

Aus diesem Grund ist es Untrainierten möglich, mit vergleichsweise „laschem" Training Fortschritte in der Muskelentwicklung zu erzielen. Wichtig ist aber auch, daß eine Vergrößerung der Energiebildungskapazitäten des Körpers nicht unbegrenzt sinnvoll sein kann. (Bei Autos ist auch irgendwann eine Größe erreicht, bei der eine weitere Leistungssteigerung nicht mehr sinnvoll ist, weil die Reifen dieser einfach nicht mehr gewachsen sind.).

Im Klartext heißt dies, daß bei zunehmender Muskelsubstanz eine Art hemmenden Einflusses der Muskulatur hinzukommt, der weiteres Wachstum erschwert. Dies ist der Grund dafür, daß Fortgeschrittene härter als Anfänger trainieren müssen, um Fortschritte erzielen zu können. Übrigens kann man Anabolika als Verringerung dieser hemmenden Größe betrachten. Jedoch kann an dieser Stelle gewiß gemutmaßt werden, daß einigen Menschen durch einen eigentlich lächerlichen Eingriff in die Physiologie des Menschen kein großer Wurf gelungen ist. Gegen die Evolution ist der Mensch mit seinem geringen Wissen wie ein Pferd in einem Raumschiff. Deshalb sei an dieser Stelle die Behauptung erlaubt, daß der Athlet der Zukunft absolut drogenfrei sein wird.

Im Hinblick auf die Stimulation von Muskelwachstum bleibt aufgrund des Gesagten nur übrig, daß der gesuchte Reiz in einer möglichst starken Beanspruchung der lokalen Energiebereitstellungskapazität zu finden ist. Mit dieser Beanspruchung ist eine möglichst starke Entleerung der Energiespeicher gemeint. Jedoch ist diesem relativen ein absoluter Aspekt hinzuzufügen:

Die absolute Entleerung der Speicher spielt auch eine Rolle, weil sonst die zwischen Reiz und Reizumsetzung als Mittler stehende Ernährung plötzlich zum Reizgeber avancieren würde. Außerdem würde eine Entleerung der Speicher niemals in einer Vergrößerung der Speicher bzw. der Arbeitskapazitäten resultieren. Dieser Reiz hat einfach nur folgende Wirkung: Hunger!

Ein maximaler Reiz für Muskelwachstum geht also mit einer vollständigen Entleerung der vollständig gefüllten Energiespeicher einher!

In diesem Sinne hat man nur eine einzige Chance, Muskelaufbau auszulösen: Man sorgt zunächst einmal dafür, daß man im Training optimal vom vorhergehenden Training erholt ist. Am besten wäre es, man wäre „überschießend" erholt (->Superkompensation) weil dann die Energiespeicher höher als im Normalzustand gefüllt sind und somit ein absolut gesehen höheres Maß der Entleerung möglich wird. Daraufhin versucht man die Energiespeicher absolut zu entleeren, was mit vollständiger Bewegungsunfähigkeit der zu bearbeitenden Muskelpartie gleichzusetzen ist (Man erinnere sich an die zuvor dargestellten Hochintensitätstechniken).

Übrigens kann in diesem Zusammenhang leicht der Unterschied zwischen (angenehmem) herkömmlichem und Heavy-Duty-Training verdeutlicht werden. Beim herkömmlichen Training sind unter optimalen Bedingungen natürlich auch die Energiespeicher vollständig gefüllt, sie werden jedoch bei einem Satz nicht vollständig entleert, d.h. es wird nicht mit maximaler Intensität trainiert. Da sich der Muskel jedoch in den relativ kurzen Pausen zwischen zwei Sätzen nicht vollständig erholt, erfolgt eine fortgesetzte Verarmung der lokalen Energiespeicher.

Beim Heavy-Duty-Training wird versucht, eine möglichst weitgehende Verarmung dieser durch nur einen einzigen Satz zu erreichen.

Man bedenke, daß ein Muskel im Hinblick auf Muskelwachstum als autonome Energieproduktionseinheit zu sehen ist. Es ist somit logisch, diese auch isoliert anzusprechen. Deshalb sollten die Gewichte zumindest so hoch sein, daß während der Übungsausführung die Blutzirkulation in der Muskulatur stoppt. Wenn man jedoch, wie beim herkömmlichen Bodybuildingtraining der Fall, zwischendurch den Blutfluß immer wieder zuläßt, dann werden Energiespeicher aus körperlichen

Regionen außerhalb der gerade trainierten Muskulatur zur Versorgung dieser mit herangezogen. Dies ist eine schädliche Einflußgröße, die mit dem Ziel, Muskeln aufzubauen, nicht vereint werden kann. Sie ist schädlich, weil um der Leistung mechanischer Arbeit willen die vom Brennpunkt des Geschehens entfernten körperlichen Energiespeicher, die nach dem Training eine schnelle Regeneration der lokalen ermöglichen sollen, verringert werden. Das resultiert in langsamerer Regeneration, somit einer langen Pause bis zum nächsten Training und in einem insgesamt verringerten Entwicklungspotential der Muskulatur. Wer also stolz darauf ist, im Training bei ein und derselben Übung mehrmals hintereinander beinahe dieselbe Leistung erbracht zu haben, der kann darauf stolz sein, daß er in irgendeiner Hinsicht ein guter Kraftsportler ist. Leider wird er mit ausschließlichem Training dieser Art wohl nie ein sehr guter Bodybuilder werden.

Zumindest aber wird auf hohem sportlichem Niveau eine weitere Leistungssteigerung sehr schwer sein, weil diese Art des Trainings schlicht wenig zielorientiert ist (auf Muskelaufbau bezogen) und somit ineffizient ist.

Es ist klar, daß an dieser Stelle ein Plädoyer für das Heavy-Duty-Prinzip folgen sollte. Darauf sollte jedoch wegen der Eindeutigkeit der Sachlage verzichtet werden.

Stattdessen soll anderen Befürwortern dieses Prinzips, vor allem aber Mike Mentzer, meine Hochachtung erwiesen werden. Sie sind auf anderen Wegen zu demselben Resultat gekommen.

Man darf aber diesem Prinzip keine pauschale Lobpreisung zukommen lassen. Diese Art des Trainings macht es nötig, sowohl alle körperlichen als auch geistigen Reserven regelmäßig zu mobilisieren. Diese Art der Herangehensweise an das Training ist nicht jedermanns Sache, und vor allem Sportler mit weniger als sehr viel Trainingserfahrung und Motivation werden an diesem Prinzip scheitern. Andererseits handelt es sich um den „ehrlichsten" Weg, Muskelmasse aufzubauen. Das Wesen dieses Prozesses ist nun einmal die körperliche Überlastung, und wer dieser nicht gewachsen ist, der ist zum Scheitern verurteilt. In der Praxis gesteht sich dieses jedoch kaum jemand ein. Die gängigere Lösung besteht in der Einnahme von Drogen, durch die bereits geringere Reize Muskelwachstum auslösen können.

DAS TRAINING

➤ Abschnitt 3.6: Trainingspläne

3.6.1 Grundsätzliche Bemerkungen zu planerischem Handeln

Die Sportwissenschaft lehrt, daß ein in sinnvoller Weise erstellter Trainingsplan die Grundlage für ein sportartspezifisches Vorankommen darstellt.

In diesem Buch wurde schon mehrmals darauf hingewiesen, daß diese Lehrmeinung eine sehr vernünftige Basis besitzt, und es wurde auch anhand vieler Beispiele erläutert, daß ein nicht-planerisches Vorgehen immer nur zufällig Resultate im gewünschten Sinne zu erbringen vermag.

Nachdem die Notwendigkeit einer fundierten Planung offenkundig ist, soll nun erläutert werden, welche Gesichtspunkte für eine Trainingsplanung von vordergründigem Interesse sind.

Das Wesentliche eines Planes ist keineswegs eine überzogen weitgehende Festlegung von Details. Es ist auch nicht immer notwendig, einen Plan in schriftlicher und optischer attraktiver Form darzulegen.

Ein Plan ist Ausdruck vorausschauenden und kreativen Denkens, wobei natürlich auch (sport-)technischer Sachverstand eine wichtige Rolle spielt. Aber alles Wissen und Sachverstand sind wertlos, wenn nicht eine möglichst präzise Darstellung vom derzeitigem Ist- und angestrebtem Sollzustand erfolgt.

Um diese zu erreichen, bedient man sich zwar wiederum seines Wissens und Sachverstands, aber diese stellen nur technische Elemente der Planung dar. Das wirklich Wichtige bei der Erstellung von Plänen ist zielorientiertes Handeln. Ein Ziel anzupeilen ist nur möglich, wenn man zumindest über die rein qualitative Information verfügt, daß das Ziel noch nicht erreicht ist.

Der Weg, der letztlich zum Ziel führt, ist dann nur noch eine nebensächliche Konsequenz zielorientierten Handelns, obwohl ein ambitionierter Sportler natürlich vornehmlich an eben dem Weg interessiert ist.

Der Weg ist allerdings kaum eindeutig festlegbar. Immer wird es Möglichkeiten geben, auf verschiedene Art und Weise den gesteckten Zielsetzungen näherzukommen. Und da der Weg Teil der dazugehörigen Planung ist, gilt dies auch für den Plan selbst.

Dieses Faktum sollte man auf jeden Fall immer in Betracht ziehen und sich keineswegs einreden lassen, daß es den besten oder einen „falschen" Plan geben könnte.

Man merke sich, daß ein nicht-optimaler Plan auf jeden Fall sehr viel besser ist als gar keiner. Auf lange Sicht wird ein vermeintlich nicht so guter Plan immer bessere Resultate erbringen als gar keiner oder einer, den man nicht versteht. Die Fortschrittsbasis der letztgenannten Pläne ist nämlich nichts anderes als der pure Zufall, und Glück ist bekanntlich nicht sehr langlebig!

Ob Sie Ihren Plan in nervenaufreibender Akribie zu Papier bringen oder auch nur einige wesentliche Punkte auf einer Beinpresse notieren, wichtig ist, daß Sie sich überhaupt eines Planes bedienen, denn Pläne sind das logische Verbindungsglied von Ziel- und Ausgangszustand.

Diese Verbindung enthält Zustandsänderungen, und diese bedürfen zeitlicher Progression. Da Pläne auf der Vorwegnahme von Entwicklungen basieren, können sich andere Entwicklungen ergeben als in der Vergangenheit zu erwarten gewesen wären, wodurch sich auch die Pläne selbst ändern sollten.

Ein Problem besteht somit darin, daß zu weit vorausschauende oder zu sehr ins Detail gehende Pläne vergebliche Arbeit bedeuten können.

Zu sehen, daß ursprünglich gefaßte Vorhaben, mit denen man sich womöglich geradezu identifiziert hat, aufgrund neuerer Entwicklungen nicht erreichbar sind, kann sich sehr negativ auf die Psyche auswirken und sogar in Resignation münden. Das heißt nicht, daß Pläne vielleicht doch nicht so gut seien wie immer dargestellt wird. Es sollte beim Beschreiben des hoffentlich zum Ziel führenden Weges nur immer wieder der Plan an sich ergebende Zustandsänderungen angepaßt werden. Auf keinen Fall darf um des Prinzips willen ein nicht mehr aktueller Plan beibehalten werden!

Planen im Sinne zielgerichteten Voranschreitens bedeutet also ein fortwährendes Um- und Andersdenken, wobei die Vergangenheit die Nahrung der Zukunft darstellt und den Kern der Weiterentwicklung beinhaltet. Bezogen auf Bodybuilding heißt das, daß man Änderungen am Körper und deren Ursachen permanent beobachten und erfassen muß.

Das Stecken von Kurzzeitzielen ist in diesem Zusammenhang sehr wichtig, um eine hinlängliche Realitätsnähe bewahren zu können. Mit diesen Kurzzeitzielen sind gleichzeitig Leistungskontrollen verbunden, die – wie auch immer sie geartet sein mögen – erstens ein Abweichen vom Langzeitziel schnell andeuten können, und zweitens der Psyche sehr gut tun können.

Kurzzeitziele haben für eine längerfristige Planung dieselbe Bedeutung wie einzelne Stufen beim Aufsteigen einer Treppe. Sie bieten einen Standortindikator und helfen so mit, den Überblick zu bewahren.

■ **Ein Trainingsplan ist Ausdruck zielorientierten Handelns, wobei ausgehend von einem Ist- ein Sollzustand angepeilt wird.**
Da es sich bei einer Planung um die Vorwegnahme zukünftiger Ereignisse handelt, muß die Planung in angemessenen Zeitabständen aktualisiert werden.

3.6.2 Methodische Elemente der Trainingsplanung

Nachdem nochmals die Notwendigkeit planerischen Handelns und auch einige damit logisch verknüpfte Arbeiten angesprochen worden sind, soll im weiteren die Vorgehensweise bei der Erstellung von Trainingsplänen erläutert werden. Im Anschluß daran soll eine konkretere Darstellung dabei helfen, eine genaue Vorstellung von der Entstehung einer längerfristigen Planung zu entwickeln.

Die einzelnen Schritte auf dem Weg zur Erstellung eines Trainingsplanes können wie folgt gegliedert werden:
■ Analyse des Ausgangszustandes
■ Festlegung des Sollzustandes
■ Festlegung der methodischen Vorgehensweise, Grobplanung
■ Feinplanung
■ Aktualisierung der Planung
■ Abschließender Rückblick am Ende des Planungszeitraumes

Mit den Punkten a) und b) ist eine Zustandsänderung verbunden, deren Art und Ausmaß in c) die Zielinhalte der anzuwendenden Maßnahmen eingrenzt.

In c) werden bekannte Prinzipien, die mit dem Erreichen des angestrebten Endzustandes verbunden werden können, einbezogen.

Punkt d) beschäftigt sich mit der technischen Seite, die mit den genannten Maßnahmen einhergeht.

Punkt e) zieht in Betracht, daß zeitliche Entwicklungen nur abgeschätzt, aber nicht streng vorhergesehen werden können. Hier erfolgt eine Korrektur der Planung, die auf den Unterschieden zwischen vorweggenommener und tatsächlicher Entwicklung basieren.

Punkt f) ist im Hinblick auf das Erreichen eines gesteckten Ziels unwichtig, aber in ihm spiegelt sich ein wichtiges Grundprinzip menschlichen Wirkens wider. Gemeint ist, daß man aus gemachten Erfahrungen lernen muß, und daß eine Analyse dieser die Basis für weitere (positive) Erfahrungen darstellt. Nur wer seinen Horizont durch diese Auswertung von Informationen zu erweitern vermag, kann sich dauerhaft an ein höheres Niveau herantasten.

a) Die Analyse des Ausgangszustandes beinhaltet in der zuvor benutzten Terminologie eine Standortbestimmung, die den derzeitigen Körperzustand als Gegenstand besitzt.

Um die Flut möglicher Informationen so klein wie nötig zu halten, muß mit Scharfsinn festgelegt werden, auf welche körperlichen Eigenschaften man sich bei dieser Bestandsaufnahme beziehen will. Man kann dabei Dinge, die sich im Laufe der Zeit nicht oder nur unwesentlich ändern werden, sogar oft vernachlässigen.

Die wichtigsten Aspekte der bodybuildingspezifischen Leistungsfähigkeit sind sicherlich der Körperfettanteil und das Körpergewicht. Danach ist vor allem noch die allgemeine Symmetrie der körperlichen Erscheinung von Bedeutung.

Im Hinblick auf die zu erzielende Veränderung des Körpers ist der gesundheitliche Zustand zu beachten. Dieser besitzt eine die sportlichen Fortschritte potentiell einschränkende Bedeutung für den Athleten. Deshalb ist neben der Frage, ob es sich um fixe oder sich ändernde Aspekte handelt, auch von Interesse, ob möglicherweise das Trainingsgeschehen maßgeblich durch den Gesundheitszustand bestimmt ist. Wenn z.B. ein schnell vergänglicher Kopfschmerz zum Zeitpunkt der Bestandsaufnahme vorliegt, so kann dieser durchaus vernachlässigt werden. Bei einer schweren Grippe ist dies nicht so leicht möglich. Und wer unter Kniegelenksarthrose leidet, der darf daran während des gesamten Planungszeitraumes nicht vorbeisehen.

Die medizinische Definition von Gesundheit ist sehr schwammig und Nicht-Fachmänner haben natürlich sehr große Schwierigkeiten damit, Wichtiges von unnötigem Ballast zu unterscheiden. Dennoch ist es mit ein wenig Übung möglich, diese Unterscheidung im Hinblick auf sportartspezifische Besonderheiten vorzunehmen.

Das Problem, Wichtiges von Unwichtigem trennen zu müssen, ist klarerweise kein rein medizinisches; vielmehr handelt es sich hierbei um eine Grundschwierigkeit bei der Erfassung von Sachverhalten. Es sei vor allem erfahrenen Atheleten, die aus unverständlichen Gründen keine weiteren Fortschritte machen, dringend angeraten, gerade bei der Bestandsaufnahme keine Fehler zu machen und auch scheinbar banale Sachverhalte zunächst einmal als wichtig anzusehen.

DAS TRAINING

Vorschlag einer Basisanalyse
- Körpergewicht bestimmen
- Körperfettanteil bestimmen (Hautwiderstandsmessung, Körperdichten-Bestimmung (gewöhnlich verfügen nur spezielle Laboratorien über entsprechende Möglichkeiten), Dicke von Hautfalten bestimmen (bringt nur absolute Werte; Ergebnisse sind aber mit ein wenig Übung ein enges Korrelat zum Körperfettanteil)
- Körpermaße bestimmen (auf Standardisierung achten: immer zur gleichen Tageszeit, am besten nüchtern, „kalt", nach dem Aufwachen und unter Beachtung der Kohlenhydrat- und Wasserspeicher des Körpers)
- Bauch: ausgeatmet, eingezogen, an der schmalsten Stelle
- Ober- und Unterarme: an der dicksten Stelle unter Anspannung bzw. Unterarme in gestreckter Armhaltung
- Brust eingeatmet bei Ausführung einer Latissimuspose direkt unterhalb der Achselhöhlen oder etwa auf Höhe der Brustwarzen
- Oberschenkel an der dicksten Stelle und direkt über den Knien unter Anspannung
- Waden bei gebeugten Knien und gestreckten Fußgelenken an der dicksten Stelle
- Hals in entspanntem Zustand
- Handgelenke an ihrer dünnsten Stelle
 (Bei den Messungen ist darauf zu achten, daß das die Körperteile umschließende Bandmaß geeicht ist und daß die von ihm umrandete Fläche nicht gekrümmt ist.)
- Trainingszustand charakterisieren: erholt, normal, übertrainiert
- Gesundheitszustand aufnehmen und vor allem nach gravierenden Einschränkungen für das Training suchen; Arztbesuch zu empfehlen
- Körperkraft für einige Lieblingsübungen angeben (nicht unbedingt Maximalkraft, möglich ist auch die Angabe eines Gewichtsmaximums für z.B. 10 Wiederholungen, was ziemlich genau 75% vom Maximalgewicht entspricht)
- Qualitative Bewertung des mentalen Zustandes im Hinblick auf Motivation etc.
- Sichtung des voraussichtlich zu erbringenden Einsatzes im Hinblick auf nicht-sportliche Aktivitäten (Familie, Lebensunterhalt, sonstige Interessen), die in ihrer Summe das sportliche Geschehen entscheidend beeinflussen können.
(-aus Lebensalter und Geschlecht sich ableitende Besonderheiten für das Training beachten)

b) Die Festlegung des Sollzustandes stellt eine große Hürde beim Erreichen einer hohen Qualität des Trainingsplanes dar. Weder sollte man sich Ziele stecken, die zu leicht erreichbar sind, noch macht es Sinn, realitätsferne Wunschvorstellungen anzupeilen.

Es gehört sehr viel Erfahrung dazu, die persönlichen Fähigkeiten überblicken und richtig einschätzen zu können, und dennoch laufen auch langjährig aktive Sportler immer wieder Gefahr, ihre Möglichkeiten falsch einzuschätzen.

Auch an dieser Stelle kann nur der sehr allgemein gehaltene Rat gegeben werden, keinesfalls willkürlich das Ausmaß eines längerfristigen Vorankommens festzulegen.

Häufig ist das Denken nicht von Realitätsnähe, sondern von Wünschen bestimmt. Wer hier zu große Diskrepanzen entstehen läßt, ist zum Scheitern verurteilt. Manch einer erreicht allerdings auch erst dann einen Geisteszustand, in dem mit maximalem Einsatz gearbeitet werden kann, wenn die gesteckten Ziele so anspruchsvoll sind, daß sie beinahe unerreichbar zu sein scheinen. Natürlich ist dies ein nicht gerade oft anzutreffender Sonderfall, aber man kann daraus ersehen, daß die Erstellung eines Trainingsplanes eben sehr individuelle Elemente enthält. Wer zu den Menschen gehört, die bei Mißerfolgen leicht zu resignieren drohen, der sollte unbedingt versuchen, sich viele relativ leicht erreichbare Unterziele zu stecken.

Man sollte in Betracht ziehen, daß die meisten erfolgreichen Menschen dies einem dem Erfolg entsprechenden, sehr ausgeprägten Wunschdenken zu verdanken haben. Sehr ehrgeizige Sportler sollten sich mit Rücksicht auf ihre geistige Natur an sehr hohen Leistungsstufen messen.

c) Dieser Aspekt der Trainingsplanung macht das Einbringen der allgemeinen Trainingslehre nötig. Die darin genannten Grundprinzipien sollen an dieser Stelle jedoch nicht nochmals aufgeführt werden.

Im Einzelfall wird es wahrscheinlich dadurch Probleme geben, daß die qualitativen Aussagen der Prinzipien hinsichtlich zeitlicher Aspekte und Fragen nach dem Ausmaß ihrer Bedeutung unklar sind. Hier sollte man bei Zweifeln immer einen Trainer oder andere versierte Personen um Rat fragen. Wer diesen Punkt des Trainings trotz relativ geringer Erfahrungswerte ohne Hilfe behandeln möchte, dem sei an dieser Stelle schon gesagt, daß die penible Führung eines Trainingstagebuches unvermeidbar ist.

Neben den allgemeinen Trainingsprinzipien geht es hier natürlich auch darum, sich für eine dem Ziel entsprechende Trainingsmethodik zu entscheiden und die Inhalte des Trainings, z.B. hinsichtlich des Ausmaßes von Gewichts-, Ausdauer- und Beweglichkeitstraining, festzulegen. Es stellt sich z.B. auch die grundsätzliche Frage, ob dem Prinzip des Heavy-Duty-Trainings gefolgt werden solle oder nicht. Wie hoch sollte der Übungsumfang (auch bezogen auf die jeweiligen Körperteile) sein? Mit welchen Wiederholungszahlen und welcher Intensität sollte im Training gearbeitet werden?

d) Die Feinplanung beschäftigt sich mit den Inhalten der einzelnen Trainingstage. Soll ein Splittraining durchgeführt werden? Wie lange sollen die Trainingseinheiten dauern? Welche Übungen werden im Training verwandt? Mit welcher Geschwindigkeit werden die Übungen durchgeführt? Wie lang sind die Pausen zwischen den Sätzen?

e) Es wird immer dann nötig sein, die Trainingsplanung zu überarbeiten, wenn sich Entwicklungen ergeben haben, die mit den zu erreichenden Zielen nicht mehr sehr gut vereinbar sind. Natürlich ist es auch möglich, daß die Zielsetzungen selbst einer Korrektur bedürfen.

Man könnte die Methodik, die hinter einer Aktualisierung der Trainingsplanung steht, etwa so formulieren, daß es sich darum dreht, alles, was zur Trainingsplanung geführt hat und die Trainingsplanung selbst, regelmäßig in Frage zu stellen bzw. dahingehend zu überprüfen, ob es noch dem derzeitigen Stand entspricht.

In diesem Zusammenhang sind vor allem Dinge zu nennen, die das außersportliche Geschehen betreffen und die sportlichen Abläufe tangieren. Diesbezüglich sind vor allem das Berufs- und Familienleben anzuführen.

Darüberhinaus sind besonders Änderungen des Gesundheitszustandes von großem Interesse.

Um die Trainingsplanung immer auf einem aktuellen Stand zu halten, ist es wiederum wichtig, zurückliegende Entwicklungen überschauen zu können. Falls etwa die Methoden zur Erreichung der gesteckten Ziele hinsichtlich Art und Umfang irgendwelcher Änderungen bedürfen, oder falls auch nur ein einziger Trainingsparameter variiert werden sollte, dann muß man genaue Informationen über das bisher Versuchte vorliegen haben.

Besonders oft ist eine Korrektur des Trainingsgeschehens bei einer Wettkampfvorbereitung nötig, wenn es sich darum dreht, maximale Resultate zu erzielen. Diese Zielsetzung impliziert die Suche nach einer optimalen Vorgehensweise, die kaum theoretisch vorhersehbar ist, sondern sich, wenn überhaupt, erst im Laufe der Vorbereitungsphase herauskristallisiert.

f) Eine rückblickende Betrachtung der Trainingsperiode ist natürlich nur dann wirklich möglich, wenn ein Trainingstagebuch geführt worden ist. Dieses sollte man grob in drei Bereiche unterteilen:

- Das Training mit allen damit verbundenen Aktivitäten
- Regenerative Maßnahmen
- Sonstiges

Zwar sollte sich klarerweise ein Trainingstagebuch vornehmlich mit dem Training beschäftigen, aber gerade in der mangelnden Beachtung der anderen beiden Aspekte liegt die wichtigste Ursache für ausbleibenden Erfolg. Wenn mit regenerativen Maßnahmen z.B. lediglich die Fragen nach Ernährung und Schlafaufkommen verbunden werden, dann ergeben sich bereits zwei Gebiete, die über Erfolg oder Mißerfolg entscheiden können.

Man stelle sich vor, man habe einen peinlich genau geplanten Zeitraum hinter sich gebracht, leider keine Fortschritte erzielt, und bei der Analyse dieses Zeitraumes nicht in Betracht gezogen, daß man mit großem Arbeitsaufwand einen Wohnungswechsel durchgeführt hat. Zwar ist dieses Beispiel aufgrund der hoffentlich immer erfolgenden Angleichung des Trainingsgeschehens an äußere Randbedingungen kaum wahrscheinlich, aber es sind oft unscheinbare Dinge, die einen großen Einfluß haben und dennoch unterschlagen werden. Hier stellt sich wiederum das grundsätzliche Problem, Wichtiges und Unwichtiges voneinander unterscheiden zu müssen.

Ein Trainingstagebuch mit einer Fülle nicht relevanter Informationen ist nicht viel besser als keines, weil eine wahre Informationsflut kaum in angemessener Zeit ausgewertet werden kann.

Auch ist der Umfang der Trainingsaufzeichnungen stark davon abhängig, ob überhaupt angestrebt wird, den Körper in seiner Leistungsfähigkeit weiterzuentwickeln.

Sicher ist dies definitionsgemäß das langfristige Ziel des Leistungstrainings, da es sich aber in den leichteren Trainingsphasen zumeist nur um einen nicht zu starken Leistungsabfall dreht und dies wohl beinahe immer ohne große Schwierigkeiten zu bewerkstelligen ist, kann in diesem Fall von sehr umfangreichen Trainingsaufzeichnungen abgesehen werden.

Es ist jeder selbst gefragt einen passenden Rahmen für die Dokumentation der sportlichen Aktivitäten zu finden.

Als Basis der Trainingsaufzeichnungen sollten folgende Aspekte Beachtung finden:

1. Trainingsgeschehen:
- Uhrzeit des Trainings
- Am jeweiligen Tag bearbeitete Körperteile
- Dauer von Gewichts-, Ausdauer- und Beweglichkeitstraining
- Bezifferung der Trainingsintensität
- Nennung aller Übungen, Sätze, Gewichte und Wiederholungszahlen (hierbei kann das Aufwärmen vernachlässigt werden)

- Bewegungsgeschwindigkeit bei der Übungsausführung (qualitativ, z.B.: langsam, explosiv, etc.)
- Pausen zwischen den einzelnen Sätzen (qualitativ: vollständig, kurz, etc.)

Für den Fall eines feststehenden Trainingsplanes genügt es meist, sich dessen Erfüllung oder Abweichungen davon zu notieren.

Falls allerdings mit „instinktivem Training" gearbeitet wird, dann macht die Erstellung von detaillierten Trainingsaufzeichnungen wenig Sinn. Vielmehr sollte angegeben werden, wie sehr man am entsprechenden Tag seinen Instinkten vertraut hat oder auch nicht.

Es ist klar, daß die Grenzen zwischen planlosem und (angeblich) instinktivem Training kaum klar definiert sind.

2. Regenerative Maßnahmen
- Dauer und Qualität des Schlafes, Mittagsschlaf, ähnliches
- Ernährung: Kalorienzufuhr; Anzahl der Mahlzeiten; absolute Angaben über Kohlenhydrate, Fett und Protein; Angabe der benutzten Nahrungskonzentrate
- Sauna, Massage, etc.
- die Hauptsportart ergänzenden Aktivitäten in anderen Disziplinen (z.B. Wandern, Schwimmen)

Bei der Ernährung stellt sich meist eine auf Gewöhnung beruhende Nahrungsaufnahme ein, so daß oft nur einige Abweichungen von dieser Praxis genannt werden müssen. Man erinnere sich auch daran, daß die Ernährung oft nur die qualitative Aufgabe einer überreichlichen Versorgung des Körpers mit Nährstoffen besitzt. In diesem Sinne reicht auch oft schon ein kurzes Adjektiv wie etwa „gut" oder „unzureichend". Es muß allerdings klar sein, in welchem Sinne dies zu verstehen ist.

3. Sonstiges

Wie erwähnt sind hier vor allem außerplanmäßige Sachverhalte zu nennen. Man kann an dieser Stelle auch einen kurzen Gesamteindruck des Trainingstages festhalten. Das „Gefühl" im Hinblick auf das Erreichen des gesteckten Ziels ist bei fortgeschrittenen Sportlern oft aussagefähiger als eine noch so eingehende Analyse von diversen Informationen, die nur äußerer Art sind. Deshalb wird bei sehr guten Sportlern die Nennung eines Gesamteindruckes von sehr großer Bedeutung sein.

3.6.3 Die Planung des Muskelaufbautrainings

Das im Bodybuilding erreichbare sportliche Niveau ist im wesentlichen durch die fortdauernde Stärke der Reize im Hinblick auf Muskelaufbau und Fettreduktion und die Verarbeitung dieser Reize bestimmt. Gewöhnlich sind die Muskelaufbau auslösenden Reize sehr stark und nur bei extremer physischer und geistiger Anstrengung überhaupt zu erbringen. Da die für Muskelaufbau nötigen Reize so stark sind und sich dem erbringbaren Limit vor allem bei schon hohem sportlichem Niveau sehr stark annähern, ist die technische Realisierung der Reizgebung in Form von Übungen, Sätzen und Wiederholungen, etc. auf ein relativ eng abgestecktes Gebiet begrenzt.

Beispielsweise sollten die Reize zwar sehr stark, aber nicht sehr umfangreich sein. Wer z.B. extrem intensiv in einigen Sätzen trainiert und daran anschließend auch noch umfangsbetonte Trainingselemente folgen läßt, der riskiert eine Überforderung der energetischen Kapazitäten des Körpers, die eine Reizumsetzung unmöglich macht. Ähnlich verhält es sich mit den Übungen, die man aufgrund des Ziels, Muskelmasse aufzubauen, in das Training einflechten sollte. Der Ratschlag, hauptsächlich mit Kombinationsübungen zu arbeiten, kann natürlich eine nervale Komponente besitzen, die das Zusammenspiel verschiedener Muskeln einbezieht; auf jeden Fall aber ist mit Kombinationsübungen auch verbunden, daß mit relativ geringem Übungsumfang relativ große Muskelpartien belastet werden können. Das Wort „belastet" ergibt dabei die im Sinne der Reizgebung für den Muskelaufbau wichtige energetische Komponente und der geringe Übungsumfang liefert die davor angesprochene Forderung nach Ökonomie im Sinne sparsamen Einsatzes der energetischen Kapazitäten des Körpers.

Das absolute Ausmaß der Reize und die Effizienz des Trainings sind untrennbar mit einem leistungsorientierten Training verknüpft. Darauf wurde im Rahmen des ersten Kapitels schon mehrfach hingewiesen.

Wenn man eine Betrachtung des Trainings durchführt, die als Basis maximal starke und effiziente Reize für den Muskelaufbau heranzieht, so könnte man bezüglich der Trainingsintensität die Trainingsinhalte in allen Trainingsphasen leicht dadurch darstellen, daß man diese maximalen Reize ggfs. einfach abschwächt, und zwar in einem Maße, das der gesteckten Zielsetzung genau entspricht. Diese Gedankenführung hat als Grundlage, daß sich der Körper immer in einem dynamischen Gleichgewicht befindet. Durch das stufenlose variieren der Stärke der Trainingsreize kann man bei ebenfalls veränderlicher Effizienz des Trainings die Trainingsinhalte an jedes Leistungsniveau angleichen.

Da der Mensch Anpassung nicht als einzige Aufgabe besitzt, sondern Anpassung mehr ein Mittel zur Erfüllung anderer Aufgaben darstellt, ist klar, daß nicht immer nur alle Aktivitäten auf Muskelaufbau ausgerichtet sein können. Als Beispiel ist hier das Training mit hohen Wiederholungszahlen und dementsprechend geringen Gewichten zur Entwicklung von Gelenken und Sehnen vorstellbar. An anderer Stelle wurde auch schon auf den Unterschied zwischen langsam und schnell kontrahierenden Muskelfasern im Hinblick auf ihre Bedeutung für lokale und globale Energieumsetzung eingegangen. Da langsam kontrahierende Muskelfasern bei umfangreichen Tätigkeiten hauptsächlich aus muskelexternen Energiespeichern bei geringer Leistungsabgabe bedient werden, wäre es unlogisch, wenn diese Muskelfasertypen eben bei umfangreichen Belastungen Reize im Sinne von wesentlichem Muskelaufbau erfahren könnten.

Gemeint ist die Tatsache, daß der Körper funktionellen Gesetzmäßigkeiten unterliegt, die nicht permanent mit dem Ziel, Muskelmasse aufzubauen, vereinbar sind. Das ist nichts anderes als die (hier auf andere Weise als zuvor erhaltene) Forderung nach einer irgendwie gearteten Trainingsperiodisierung.

In andere Worte gefaßt folgt daraus, daß die Effizienz und die Intensität des Trainings im Sinne des Muskelaufbaus zwischen quasi maximalen und weniger hohen Werten variieren muß.

Wenn man nun den zuvor angesprochenen Gedanken zu Ende führt und die Inhalte eines maximales Muskelwachstum auslösenden Trainings anführt, auf dessen Basis man das Trainingsgeschehen in anderen Trainingsperioden als Masseaufbauphasen abwandeln kann, so wäre die Planung des Trainings ein leichtes Kinderspiel. Das kann man auch dadurch begründen, daß es sehr leicht ist, wegen der streng definierten Inhalte, die zu einem Maximalwert führen, durch einfache Abänderung dieser den nicht-maximalen Bereich zu erreichen. Demgegenüber ist es ungleich schwieriger, ausgehend von nicht-maximalen Bereichen einen Maximalwert zu erreichen. Im ersten Fall genügt schon die willkürliche Änderung eines maßgeblichen Inhalts, währenddessen im zweiten Fall nur eine zielgerichtete und mit Sachverstand erfolgende Inhaltsänderung zum Erfolg führen wird.

Das große Problem an dieser Stelle besteht darin, daß für den Muskelaufbau maximale Reize nicht nur durch die schnöde Abfolge von Übungen, Sätzen etc. erzeugbar sind. Wenn das möglich wäre, gäbe es zweifelsohne ein Patentrezept für den Aufbau von Muskelmasse und es gäbe wohl auch sehr, sehr viele bestgebaute Bodybuildingsportler. Es gibt nur insoweit Patentrezepte, als man in Betracht ziehen kann, daß der Körper aller Menschen auf mehr oder weniger die gleiche Art und Weise funktioniert, und daß die Körper aller Menschen – von einem abstrakten Standpunkt aus betrachtet – eigentlich baugleich sind. Ausgehend von diesen Tatsachen können Schablonen angefertigt werden, die es erfahrungsgemäß jedem Menschen ermöglichen, durch geringes Detaillieren und Individualisieren dieser Schablonen einen Körper im Sinne des Bodybuildings zu entwickeln.

Es soll im weiteren als Basis einer solchen Schablone angegeben werden, wie ein funktionierendes Muskelaufbautraining aussehen könnte und wie es in zeitlicher Relation zu anderen Trainingstätigkeiten stehen könnte.

Die Schwierigkeit bei der Erstellung einer solchen Schablone besteht darin, daß entweder mit allgemeiner (schwächer) werdenden Aussagen eine verringerte Praxisnähe einhergeht, oder daß mit konkreter (stärker) werdenden Aussagen nicht genügend auf individuelle Besonderheiten eingegangen wird. In beiden Fällen ist diese Schablone nicht besonders gut zu gebrauchen.

Klar ist, daß ein Kompromiß gefragt ist, oder daß auf irgendeine Weise sowohl eine abstrakte als auch eine konkrete Formulierung gefunden werden muß.

Hier wird Letzteres angestrebt, indem zwar auch konkrete Vorschläge gemacht werden, diese jedoch immer im Schatten der planerischen Strategieelemente betrachtet werden.

Sie sollten sich sehr behutsam an die folgenden Darstellungen herantasten. Nachdem sie die Kerninhalte nachvollzogen haben, werden Sie in der Lage sein, ein auf Sie höchst präzise abgestimmtes Muskelaufbauprogramm zu erstellen.

Sammlung einiger für den Muskelaufbau bedeutsamer Aspekte

■ Der Körper besitzt die Fähigkeit, seine Muskelvolumina zu vergrößern. Dies ist ein Anpassungsprozeß, der auf dem wechselseitigen Zusammenwirken von Belastung, Ruhe und physiologischen Prozessen basiert.

■ Die Muskulatur soll bei der Reizentwicklung permanent so stark kontrahieren, daß die Blutzirkulation lokal unterbrochen wird. Das heißt für die Praxis, daß die Muskulatur während eines Trainingssatzes ständig hart angespannt werden muß. Es sind – von der Arbeit mit Hochintensitätstechniken abgesehen – keine Belastungsunterbrechungen (auch nicht in den Umkehrpunkten der einzelnen Bewegungen) vorzunehmen. Im Rahmen des Muskelaufbautrainings sollte nur in Grenzsituationen mit Belastungen von weniger als 50% vom maximal für eine Wiederholung möglichen Gewicht gearbeitet werden.

■ Die Muskelaufbaureize sollten streng zielgerichtet eingesetzt werden, damit eine maximale Trainingsökonomie erreichbar ist. Daraus folgt die Forderung nach Training mit einem Satz bis zum Muskelversagen pro Muskelpartie (Anmerkung: Es ist hier in der Tat von einer „Muskelpartie" und nicht von

DAS TRAINING

einer „Muskelgruppe" die Rede. Man kann nur in wenigen Fällen eine ganze Muskelgruppe vollständig mit einer Übung belasten.) Dieses kann unter Zuhilfenahme von Hochintensitätstechniken erreicht werden.

Mit geringerer Effizienz ist eine Verringerung des erreichbaren Wachstumtspotentials verbunden. Das gilt vor allem dann, wenn auf sehr hohem Leistungsniveau weiteres Vorankommen angepeilt wird. Es ist somit z.B. nicht anzustreben, das nötige Ausmaß der absoluten muskulären Ermüdung durch mehrere aneinandergereihte Sätze derselben Übung erreichen zu wollen. Jedoch kann diese Vorgehensweise bei geringer Toleranz gegegenüber extrem intensivem Training zur Not auch in Betracht gezogen werden.

■ Um Muskeln vollständig zu belasten, ist es nötig, sie bezüglich all ihrer Funktionen zu trainieren.

■ Für die Reizumsetzung, d.h. für den Muskelaufbau, ist Zeit nötig. Es gibt einen optimalen Abstand zwischen zwei Trainingsreizen, der von der Stärke der Reize, von der Regenerationskapazität des Körpers und den ergriffenen Maßnahmen zur Regeneration abhängt. Der optimale zeitliche Abstand zwischen zwei Trainingseinheiten ist von Muskel zu Muskel und von Mensch zu Mensch verschieden. Man findet ihn heraus, indem man langsam die zunächst sehr langen zeitlichen Abstände allmählich verringert, bis sich Muskelwachstum einstellt. Der umgekehrte Weg, nämlich die Trainingsfrequenz zunächst sehr hoch anzusetzen und dann zu verringern, ist nicht empfehlenswert, weil er auf jeden Fall mit Übertraining einhergeht.

■ Der Prozeß des Muskelaufbaus ist nicht ununterbrochen fortsetzbar, weil die Kapazitäten des menschlichen Körpers diesbezüglich begrenzt sind. Vor allem auch die sehr hohen Anforderungen an die Nahrungszufuhr hinsichtlich Qualität und Umfang und die nötige Einschränkung außersportlicher Aktivitäten lassen Muskelaufbauphasen nur kurzzeitig durchführbar sein.

Die Praxis lehrt, daß Phasen maximalen und im Sinne des Muskelaufbaus umfassenden Einsatzes sich auf ein bis zwei Wochen beschränken sollten. Hiernach muß unbedingt eine aktive Entspannungsphase von ein bis zwei Wochen Dauer folgen.

■ In der Praxis ist keine universelle Übung bekannt, die die Skelettmuskulatur umfassend und ausreichend im Sinne des Muskelaufbaus zu stimulieren vermag. Es muß vielmehr mit relativ vielen verschiedenen Übungen gearbeitet werden. Aus der Tatsache, daß die Zeitspanne, während der die Energiebereitstellungskapazität des Körpers relativ konstant auf hohem Niveau gehalten werden kann, relativ gering ist und keinesfalls beispielsweise eine volle Trainingsstunde anhält, drängt sich die Arbeit mit einem aufgesplitteten Trainingsprogramm auf.

Dieses beinhaltet einen von Training zu Training wechselnden Schwerpunkt der zu belastenden Zielmuskelgruppen. Das Splitprogramm sollte im Zusammenhang mit der Übungswahl im Idealfall (in Muskelaufbauphasen!) so gewählt sein, daß Muskeln im Training an entsprechenden Tagen immer vollständig ermüdet oder aber gar nicht trainiert werden. Die zeitliche Aufeinanderfolge der Trainingstage muß der Forderung nach optimaler Regeneration der Muskulatur genügen. (Übrigens spricht auch die Tatsache, daß verschiedene Muskeln unterschiedlich lange Regenerationsphasen benötigen, für die Durchführung eines Splittrainings.)

■ **Die Arbeit mit einem Splitprogramm ist Ausdruck eines gezielten Vorgehens, das die begrenzte Fortdauer sehr hoher Energiebereitstellungsmöglichkeiten des Körpers beachtet!**

■ Muskeln reagieren unterschiedich auf exzentrische, isometrische, konzentrische, schnelle, langsame Bewegungen. Auch reagieren Muskeln auf unterschiedliche Belastungsprofile im Hinblick auf die in Abhängigkeit ihrer Momentanlänge vorliegende Beanspruchung (Es macht einen Unterschied, ob der Zielmuskel in gestreckter oder völlig angespannter Position maximal belastet wird. Nur manche Maschinen können eine für jede Position maximale Belastung herbeiführen).

Sehr schnelle Bewegungen vermögen die mit hohem Wachstumspotential ausgestatteten, schnell kontrahierenden Muskelfasern zu erreichen. Belastungen, die mindestens eine Höhe von 50% vom Maximum für eine Wiederholung betragen, sorgen bei vielen Muskeln für eine Einbeziehung beinahe aller Muskelfasern. (Durch diese Aussage ist noch nichts über die Art der Einbeziehung und somit über die Wachstumsstimulanz eines Trainings mit derart geringen Gewichten gesagt. Es deutet vieles darauf hin, daß mit dieser Art des Trainings die weißen Muskelfasern nur bedingt stimulierbar sind.)

Es gibt allerdings auch Muskeln, die erst bei einer Belastung von über 90% des Wiederholungsmaximums alle Fasern (genauer: auch alle weißen Fasern) einbeziehen.

Um eine möglichst weitgehende Einbeziehung aller Muskelfasern einer Muskelpartie in nur einem Satz zu erreichen, sollten die Wiederholungen mit sehr hoher, am besten mit maximaler Geschwindigkeit durchgeführt werden. Das gewährleistet bei hinreichend hohen Gewichten, daß alle weißen Fasern einbezogen werden. Nach Ermüdung dieser arbeiten nur noch die roten

Muskelfasern weiter. Ein faserspezifisches Training könnte beinhalten, daß die roten Fasern nach Ermüdung der weißen durch geringere Gewichtsbelastungen und ein verringertes Tempo bei der Ausführung von Wiederholungen zu stimuliert versucht werden (Training mit abnehmenden Gewichten.). Im Sinne maximaler Trainingsökonomie wäre eine kontinuierliche Verringerung des Trainingsgewichtes vonnöten.

Aus praktischen Gründen ist es empfehlenswert mit nur einer Gewichtsreduktion zu arbeiten.

Vorschlag: Arbeiten sie zunächst mit einem Gewicht, das Sie unter Zuhilfenahme aller Hochintensitätstechniken etwa über 6 bis 12 Wiederholungen mit maximaler Geschwindigkeit bewegen können.

Verringern Sie daraufhin das Trainingsgewicht auf nicht unter 50% vom Maximum für eine Wiederholung und trainieren Sie wiederum bis zum momentanen Muskelversagen bei diesmal langsamer Bewegungsgeschwindigkeit. (Beachten Sie bitte, daß einige Übungen unbedingt in geringem Tempo ausgeführt werden müssen, weil ansonsten eine zu hohe Verletzungsgefahr besteht.)

Falls diese extrem intensive Form des Trainings die individuellen Fähigkeiten übersteigt, sollte zumindest von Training zu Training mit beispielsweise im Spektrum von 6 bis 15 oder auch 20 Wiederholungen variierenden Wiederholungszahlen gearbeitet werden. Die meisten Sportler profitieren (als isolierte Maßnahme betrachtet) am stärksten von Wiederholungszahlen zwischen 8 und 12 pro Serie im Hinblick auf die Entwicklung von Muskelmasse. Es ist beinahe unmöglich, Fett- und Muskelaufbau voneinander zu trennen, obschon diesbezüglich einige Sonderfälle denkbar wären. Die Nahrungszufuhr ist in Massephasen ebenso wichtig wie das Training.

Im Kapitel über Ernährung wurden Ernährungspläne für den Aufbau von Muskelmasse vorgeschlagen.

■ Übertraining ist der schlimmste Feind des Bestrebens, Muskelmasse aufzubauen. Man bedenke nochmals: Ein optimales Training ist in der Praxis nicht erreichbar. Da zu wenig soviel bringt wie zuviel, muß unbedingt aus Gründen der Trainingsökonomie zu wenig angestrebt werden!!

Dies gilt sowohl momentan als auch unter zeitlicher Progression.

Übungsvorschläge für den Aufbau von Muskelmasse

Stellt man eine gewisse Anzahl von Übungen für eine Muskelaufbauphase zusammen, so muß man sich zuerst einmal an der Frage orientieren, ob die entsprechenden Übungen überhaupt ein gezieltes Muskeltraining ermöglichen. Mit gezielt ist hierbei sowohl die direkte Belastung der Muskulatur als auch die Nachvollziehbarkeit dieser Belastung gemeint. Übungen des Powerliftings oder des Gewichthebens beispielsweise erfüllen diese Forderungen nur bedingt. Zwar sagt der Volksmund, daß etwa Kreuzheben eine sehr gute Masseübung ist, jedoch ist nicht genau vorhersehbar, wo dieser Aufbau von Muskelsubstanz stattfindet. Und vor allem kann man bezüglich einer derart viele Muskeln belastenden Übung keine allgemeingültigen Empfehlungen für alle möglichen Typen von Bodybuildern geben, weil es zu große Unterschiede zwischen einzelnen Sportlern gibt als daß dieses möglich wäre (Natürlich ist z.B. Kreuzheben deshalb auf keinen Fall eine „schlechte" Übung). Kreuzheben belastet bekanntlich neben den Oberschenkeln und den Gesäßmuskeln vor allem die Rückenstrecker und die oberen bzw. mittleren Nackenbereiche, und es ist wohl kaum zu erwarten, daß all diese Muskeln zum gleichen Zeitpunkt ermüden. Wegen der Ermüdung des schwächsten Gliedes in der Kette der zusammenarbeitenden Muskeln wird die Übung abgebrochen werden müssen, und der entsprechende Muskel wird einen entsprechenden Wachstumsreiz erfahren, während die anderen sich nur bedingt weiterentwickeln werden. Im Sinne des Heavy-Duty-Trainings ist also eine gewisse Muskelisolation vonnöten, die aber in der Praxis kaum erreichbar ist, bzw. aufgrund der oftmals produktiven Zusammenarbeit verschiedener Muskeln an ein und derselben Bewegung auch nicht unbedingt erwünscht ist. Das Training mit einem Satz bis zum Muskelversagen bei pauschal jeder Übung stellt also in gewisser Weise eine praxisfremde Idealisierung dar, zumindest entspricht es nicht in jeder Hinsicht den gemachten Erfahrungen (Obwohl Kniebeugen wie Kreuzheben viele verschiedene Muskeln ansprechen, also diese Muskeln nicht allesamt maximal belasten können, sind mit Hilfe dieser Übung erhebliche Massezuwächse erreichbar.) Das Heavy-Duty-Prinzip allein setzt ein hohes Maß an Isolation der anzusprechenden Zielmuskulatur voraus, wodurch Übungen wie Konzentrationscurls, Fliegende Bewegungen und Crunches hervorzuheben, Kombinationsübungen wie etwa Bankdrücken, Klimmzüge und Beinpressen nur in sehr speziellen Varianten, bei denen die betreffenden Muskeln etwa im selben Maß gefordert werden, einbeziehbar sind.

Da das Heavy-Duty-Prinzip jedoch allen anderen Trainingsprinzipien dadurch überlegen ist, daß es eine mit dem derzeitigen Wissensstand zu vereinbarende theoretische Basis für den Muskelaufbau liefert und darüberhinaus auch noch grundlegenden Prinzipien der Trainingsökonomie gehorcht, kann es wegen derart geringfügiger Diskrepanzen im Hinblick auf die Verträglichkeit mit der Praxis nicht einfach außer acht gelassen werden.

DAS TRAINING

Im Gegenteil! Es eignet sich hervorragend dazu, auf instruktive Weise die einzelnen Elemente des den ganzen Körper umfassenden Muskelaufbaus anschaulich darzulegen. Nachdem dieses erfolgt ist, ist immer noch genügend Raum für praxisbezogene Abwandlungen der aus dem Heavy-Duty-Prinzip entspringenden Betrachtung des Trainings.

Da es nicht nur im Hinblick auf das Heavy-Duty-Prinzip nützlich ist, Übungen zu kennen, die kleinere Muskelbereiche mehr oder minder isoliert ansprechen, seien hier einige dieser Übungen genannt.

Im Gegensatz zu „Isolationsübungen" belasten „Kombinationsübungen" gleichzeitig nicht zwingend zusammenarbeitende Muskeln. Sie haben den Nachteil, daß nicht gesagt werden kann, welche Muskeln sie in welchem Maß belasten, daß sie also nicht streng einem zielgerichteten Training genügen, dafür ermöglichen sie ein zeitsparendes Training. Bei einem überwiegenden Training mit Kombinationsübungen werden gewöhnlich die kleineren Muskelgruppen, wie Arme, Schultern und Waden, ein wenig vernachlässigt. Das sollte man bei der Planung des Trainings im Hinterkopf behalten.

„Isolationsübungen" für ausgesuchte Muskelpartien

Waden:
Konturen von vorn (M. soleus)	Wadenheben sitzend
Rückansicht und Frontansicht	Wadenheben mit gestreckten Kniegelenken

Oberschenkel:
vorne	Beinstrecken
hinten (Hamstrings)	Varianten von Beincurls
innen (Adduktoren)	Beincurls
Hintere Oberschenkel, Gesäß und Rückenstrecker (letztere statisch)	Kreuzheben m. durchgedr. Knien, Hyperextensionen

Bauch:
oberer gerader Bauchmuskel	Crunch
unterer gerader Bauchmuskel	Reversecrunch
gesamter Bauchbereich	Kabelcrunch

Rücken:
untere Rückenstrecker	Rückenheben
hintere Schultern und mittlerer Rücken	Seitheben vorgebeugt, Rudern mit sehr breitem Griff zur Brust, Reverse Fliegende am Kabelzug
unterer äußerer Rücken	Latziehen m. gestreckten Armen
oberer Nackenbereich	Schulterheben

Schultern:
vorne	Frontheben
seitlich	Seitheben

Trizeps:
mittlerer und äußerer Kopf	Armstreckbewegungen über Kopf
alle Köpfe	Armstreckbewegungen vor dem Körper u. nach unten

Armbeuger:
innerer Bizepskopf und Brachialis	Armbeugen auf einer Schrägbank mit hinter dem Körper positionierten Ellenbogen
Brachialis und Bizeps	Armbeugen mit schulterweitem Griff
Brachialis und Brachioradialis	Reversecurl und Pronationscurls, Hammercurl m. Ellenbogen am Körper

Brust:
ganze Brust	Butterflybewegungen (nach oben: obere, nach unten: untere Brust)
ganze Brust, vordere Schultern und Bizeps (statisch)	Fliegende Bewegungen, Kabelzüge über Kreuz in verschiedenen Oberkörperpositionen

Ausgesuchte „Kombinationsübungen"

vordere u. innere Oberschenkel	Kniebeuge, Beinpresse
dto. und Gesäß	tiefe Kniebeugen und tiefes Beinpressen
vordere Oberschenkel, Gesäß, Nacken, Rückenstrecker	Kreuzheben
Arme, Nacken, Rückenstrecker (statisch), vordere Oberschenkel, Gesäß, vordere Schultern	Umsetzen mit Drücken vom Boden
Vordere Schultern, Nacken, Arme	Umsetzen mit Drücken aus der Hüfthalte
Schultern, Nacken, (Trizeps)	Nackendrücken, Frontdrücken, KH Drücken
untere Brust, vordere Schultern, Trizeps	Varianten des Flachbank-Drückens
obere Brust, vordere Schultern (mehr als eben), Trizeps (weniger als eben)	Varianten des Schrägbankdrückens
untere Brust, Rücken (außen)	Überzüge, Latziehen mit gestreckten Armen
Brust, vord. Schultern, Trizeps	die meisten Dipsvarianten
Armbeuger und Rücken (ohne Rückenstrecker)	Klimmzüge
Rücken, Armbeuger	Varianten des Ruderns und Latziehens mit Beugung der Ellenbogen

Im allgemeinen Sprachgebrauch versteht man unter Isolationsübungen solche, die nur ein Gelenk gezielt in Anspruch nehmen. Allerdings ist dieser Gebrauch des Wortes nicht sehr zweckdienlich, weil z.B. Aktionen im Schultergelenk untrennbar mit solchen im Schultergürtel verknüpft sind. Außerdem dreht es sich nicht darum, Gelnke zu bewegen, sondern Muskeln zu belasten!

Ein auf Muskelaufbau ausgerichtetes Trainingsprogramm kann auf sehr unterschiedliche Weise zum Ziel führen. Man kann es z.B. so erstellen, daß es im Mittel alle größeren Körperpartien zu etwa gleichen Teilen mit Wachstumsreizen versorgt. Hieraus würde die Erstellung eines mehr oder weniger komplizierten Splitprogrammes resultieren, das einer z.B. einwöchigen oder auch sich über 10 Tage erstreckenden Periodik gehorcht.

Eine andere Möglichkeit besteht darin, in Masseaufbauphasen nur bestimmte Körperbereiche zum Wachsen anregen zu wollen, um letztlich erst nach mehreren unterschiedlichen, hintereinandergeschalteten Phasen zu einer ausgewogenen Körperentwicklung zu gelangen. Die letztgenannte Möglichkeit beinhaltet sicherlich die differenziertere und kontrolliertere Vorgehensweise. Diese Strategie sollte eigentlich die erste Wahl für weit fortgeschrittene Sportler sein, weil bei hohem Leistungsstand jegliches Vorankommen schwerer fällt als bei geringerem Niveau. Man könnte auch sagen, daß man gerade wegen des erschwerten Vorankommens alle seine Kapazitäten immer nur auf einen kleineren Bereich konzentrieren sollte. Merkwürdigerweise ist diese letztgenannte Vorgehensweise bei Profisportlern nicht sehr verbreitet. Vermutlich liegt das daran, daß sie langfristige planerische Elemente enthält, die der althergebrachten Vorgehensweise im Bodybuilding nicht entspricht.

Auf jeden Fall aber wird dadurch ersichtlich, daß ein Limit im Profibodybuilding noch lange nicht in Sicht ist. Mit Sicherheit ist es nämlich durch gewisse Spezialisierungen im Muskelaufbautraining möglich, auch extreme Entwicklungen zu erreichen, und mit Sicherheit wird man mit diesen Spezialisierungen auch dann noch Fortschritte erzielen können, wenn eine allgemeinere Herangehensweise beinahe keine Resultate mehr zu erbringen vermag.

Da in der derzeitigen Praxis noch hauptsächlich mit derartigen allgemeinen Strategien gearbeitet wird, sollte sich das Leistungsniveau im derzeitigen Hochleistungsbodybuilding dem Limit noch nicht besonders stark angenähert haben.

Nachfolgend werden für beide Strategien Beispiele angeführt. Bei der Betrachtung dieser Beispiele möge man immer daran denken, daß sie keinen individuellen Charakter besitzen und somit nicht einfach kopiert werden sollten. Es ist jedoch sehr wohl möglich, auf ihrer planerischen Basis aufzubauen und entsprechend den jeweiligen Zielsetzungen die einzelnen Trainingsinhalte zu modifizieren.

Typ A: Ganzkörpermasseprogramm

Dieses Trainingsprogramm sollte mindestens drei verschiedene Trainingstage beeinhalten, damit der Trainingsumfang pro Trainingseinheit nicht zu groß wird, als daß alle Körperteile mit sehr hoher Intensität bearbeitet werden könnten.

Beispiel:
Tag 1: Brust, Rücken
Tag 2: Oberschenkel und Gesäß
Tag 3: Arme, Schultern und Nacken

Dieses Splitprogramm beinhaltet im wesentlichen eine Trennung von Oberkörper und Unterkörper. Es bietet die Möglichkeit, nach Bedarf das Training von Bauchmuskulatur und Waden mit beliebigen Tagen zu verbinden, weil das Training dieser Muskelgruppen wegen ihrer geringen Größe (Waden) bzw. wegen der gewöhnlich recht geringen Gewichtsbelastungen (Bauch, aber auch Waden) sehr bequem ins Training einflechtbar ist. Es ist natürlich auch möglich, diese beiden Körperteile nicht nur jeweils einmal an diesen drei Tagen zu bearbeiten. Das gilt vor allem für die Bauchmuskulatur.

Da es in Masseaufbauphasen vor allem dann bedenklich ist, an aufeinanderfolgenden Tagen zu trainieren, wenn dieselben Körperteile (mittel- oder unmittelbar) jeweils belastet werden, sollte nach jedem Training ein voller Tag pausiert werden. Im Falle aufeinanderfolgender Trainingstage besteht hier vor allem die Möglichkeit einer Überforderung des unteren Rückenbereichs, wenn im Beintraining mit Kniebeugen o.ä. gearbeitet wird. Auch wegen der Größe der an den Trainingstagen 1 und 2 bearbeiteten Körperteile sollten diese beiden Trainingstage durch einen Ruhetag voneinander getrennt werden. Die Tage 2 und 3 können eventuell ohne Pausen aufeinanderfolgen. Zwischen Tag 3 und Tag 1 sollte dagegen unbedingt wiederum ein Ruhetag eingeschoben werden. Falls zwischen Tag 2 und Tag 3 nicht pausiert wurde, wird man vermutlich am besten zwei volle Ruhetage einplanen:

Alternative A: Tag 1: Brust, Rücken
 Pause
 Tag 2: Oberschenkel und Gesäß
 Pause
 Tag 3: Arme, Schultern und Nacken
 Pause
 (Pause)

Alternative B: Tag 1: Brust, Rücken
 Pause
 Tag 2: Oberschenkel und Gesäß
 Tag 3: Arme, Schultern und Nacken
 Pause
 (Pause)

Es mag auf den ersten Blick ein wenig seltsam erscheinen, daß jeder Körperteil nur einmal in 5 bis 7 Tagen direkt belastet wird. Man bedenke jedoch, daß in diesem Programm an jedem Tag maximaler Einsatz gefragt ist. Es ist auch zu bedenken, daß die Arme, die Schulterpartie und wohl auch der untere Rücken bei diesem Training auch einmal indirekt durch das Training der anderen Körperteile einer massiven Belastung ausgesetzt sind. Diese indirekte Beanspruchung kann dadurch verringert werden, daß vor allem Brust, Rük-

DAS TRAINING

ken und Oberschenkel zu Beginn des Trainings immer erst mit Isolationsübungen vorermüdet werden. Dadurch werden die kleineren Körperteile in Relation zu den stärkeren bei den Kombinationsübungen weniger schnell ermüden und folglich schwächer belastet.

Alternative B wird zwar nicht so hohe Trainingsleistungen ermöglichen wie Alternative A, dennoch beinhaltet sie das anspruchsvollere Training, weil die sich aufstockende Ermüdung des Körpers durch den fehlenden Ruhetag zwischen den Trainingstagen 2 und 3 eine sehr hohe Stoffwechselbelastung darstellt. Es werden wohl nur Anabolikakonsumenten umhinkommen, nach Tag 3 volle zwei Tage zu pausieren.

Um eine möglichst umfassende Ausgewogenheit zu erreichen, könnte man die Reihenfolge der in jedem Training bearbeiteten Körperteile von Training zu Training wechseln, damit jede Körperpartie abwechselnd mit maximalem Einsatz trainiert werden kann.

Die Zeitspanne, die während einer Trainingsperiode vergeht, beträgt also in diesem Falle je nach Programm zwischen 2x5=10 oder 2x7=14 Tagen. Man kann eine noch feinere Planung erreichen, indem man mit so vielen verschiedenen Übungen arbeitet, daß sie erst in zwei Trainingseinheiten für ein und denselben Körperteil vollständig in das Training eingebaut werden können. Es sind noch viele andere Arten der Trainingsstrukturierung möglich. Beispielsweise könnte im ersten Schultertraining mit Isolationsübungen (Frontheben, Seitheben, Seitheben vorgebeugt) und im zweiten Training mit Kombinationsübungen (Varianten des Drückens) gearbeitet werden. Im Brusttraining könnte eine Unterteilung hinsichtlich oberer und unterer Brust vorgenommen werden (Schrägbank- und Flachbankübungen). Man gehe jedoch an diese Art der Verfeinerung des Trainingsplanes mit viel Umsicht heran, weil mit jeder Detaillierung eine effektive Verlängerung der Regenerationsphasen und eine steigende Gefahr des Sich-Verzettelns verbunden ist.

Nachfolgend werden drei Übungsvorschläge für jeden der drei Trainingstage angegeben. Der erste Vorschlag zielt darauf ab, daß die zugrundegelegte Periodik des Trainings in der Masseaufbauphase, wie oben angegeben, 5 bis 7 Tage beträgt.

Die beiden nachfolgenden Vorschläge sind zusammen gesehen als Ganzes zu betrachten.

Sie ergeben praktisch sechs verschiedene Trainingstage.

Noch ein Wort zu dieser Art des Trainings. Da die einzelnen Körperteile relativ selten trainiert werden, macht es sich sehr nachteilig bemerkbar, wenn aus irgendwelchen Gründen einmal ein Training nicht so gut läuft. Es dreht sich hierbei im Gegensatz zu einem Ganzkörperprogramm nämlich dann nicht um ein oder zwei Tage, die bis zum nächsten Training und damit bis zur Möglichkeit der „Wiedergutmachung" vergehen. Vielmehr vergehen manchmal bis zu 7 Tage bis zum nächsten Training für dieselben Körperteile.

Man sollte deshalb immer mit der Möglichkeit arbeiten, ein Training ggfs. ausfallen zu lassen und am nächsten Tag erfolgen zu lassen oder einfach am nächsten Tag dieses Training nochmals stattfinden zu lassen, obschon dann natürlich Leistungseinbußen unvermeidlich sind. Letzteres mutet zwar ein wenig unkonventionell an, aber diese Vorgehensweise beinhaltet einfach die Technik der aufstockenden Ermüdung.

Vorschlag 1:
Tag 1: Brust, Rücken, Bauch
LH Bankdrücken, KH S-Bankdrücken, Dips, KH Überzüge, Nackenziehen, KH Rudern vorgebeugt, Frontziehen enger Parallelgriff, Seitheben vorgebeugt, Crunch, Reverse Crunch, Sit-Up mit Drehung

Tag 2: Beine und Gesäß (und unterer Rücken)
Beinstrecken, tiefe Kniebeugen, Beinbeugen einbeinig, Hyperextensionen (45 Grad), Ad-/Abduktionen, Ausfallschritte
Wadenheben in Beinpresse, Wadenheben sitzend
10 min intensives Radfahren (Waden!)

Tag 3: Arme, Schultern und Nacken
Langhantelcurls, KH Curls auf Schrägbank, KH Konzentrationscurls, KH Pronationscurls
KH Frontheben stehend, Seitheben sitzend, Nackendrücken
KH Shrugs
French Presses, beidarmiges Armstrecken nach unten am Kabelzug im Stehen, Kickbacks, KH Armstrecken einarmig sitzend

Vorschlag 2 und 3:
Tag 1: Brust, Rücken, Bauch
LH Bankdrücken, S-Bank Fliegende Bewegung, Bankdrücken enger Griff, Überzüge
Frontziehen, Rudern vorgebeugt, Rudern sitzend einarmig, Reverse Fliegende am Kabelzug, Kabelcrunch, Beinheben hängend zur Seite, Seitbeugen

Tag 2: Beine, Gesäß, Waden
LH Kreuzheben mit durchgedr. Knien, Beinpresse, Sissy-Squats, Hackenschmidt Kniebeugen, Hyperextensionen
Wadenheben sitzend, Wadenheben vorgebeugt
10 min intensives Steppen

Tag 3: Schultern und Nacken, Arme
KH Drücken sitzend, Nackendrücken sitzend, Rudern aufrecht, LH Shrugs
KH Armstrecken liegend, einarmiges Armstrecken am Kabelzug über Kopf, Dips
KH Curls sitzend, LH Scott-Curls, Reverse-Curls, Handgelenksextensionen, -flexionen

Tag 4: Rücken, Brust, Bauch
Klimmzug zur Brust, Nackenziehen, Rudern am 45-Grad-Latzug zum Hals, Latziehen mit gestreckten Armen, KH S-Bankdrücken, Dips, KH Bankdrücken, Kabelzüge über Kreuz
Beinheben, Crunch mit Drehung, Reversecrunch

Tag 5: Beine, Gesäß, Waden
Beinstrecken einbeinig, Beinpressen, Beinbeugen stehend, Ad-/Abduktionen, Kreuzheben, Beinheben nach hinten, Hyperextensionen (45 Grad)
Wadenheben stehend
15 min intensives Radfahren

Tag 6: Arme, Schultern und Nacken
Langhantelcurls, KH Armbeugen sitzend auf Schrägbank, Konzentrationscurls, French Presses, Armstrecken nach unten beidarmig am Kabelzug, Kickbacks, enges Bankdrücken, Seitheben, LH Frontheben liegend, Rudern aufrecht, KH Shrugs, Pronationscurls, Handgelenksflexionen

Bei beiden Programmen wurde auf die Angabe des Auf- und Abwärmens verzichtet. Der Gesamtumfang sollte diesbezüglich bei insgesamt etwa 20 min liegen.

Die Satzzahlen pro Übung sollten je nach Zielsetzung und Wahl des Trainingsprinzips gewählt werden. Dabei ist zu bedenken, daß umfangsbetontes nicht mit intensivem Training einhergehen kann.

Die schwerpunktmäßigen Wiederholungszahlen sollten von Training zu Training wechseln und sich etwa im Bereich von 5–15 Wiederholungen bewegen.

Typ B: Masseprogramme mit Schwerpunkt auf einzelne Körperteile

Diese Art des Muskelaufbautrainings ermöglicht das gezielte Entwickeln bestimmter Körperteile und wird in der Praxis auch oft Prioritätstraining genannt. Entsprechend seiner Natur ist keine sehr komplizierte Feinunterteilung verschiedener Trainingstage nötig, weil weite Teile der Körpers lediglich ihren Leistungsstand bewahren sollen und demzufolge nicht mit übermäßigem Einsatz zu trainiert werden brauchen.

Damit sich dieses Training klar vom unter Typ A beschriebenen Training unterscheidet, werden hier nur solche Programme angesprochen, die kleinere Muskelbereiche weiterzuentwickeln anstreben. Dennoch sind natürlich auch solche Programme denkbar, die nur wenige Körperteile nicht wachstumsgemäß ansprechen sollen. Man könnte dann von „Ausschlußtraining" sprechen.

In diesem Fall wären, wie unter Typ A angeführt, auch differenziertere Unterteilungen der einzelnen Trainingstage vonnöten.

Grundsätzlich eignet sich für die hier angesprochene Art des Prioritätstrainings eine weitestgehende Trennung vom Training des Unter- und des Oberkörpers. Auch ist eine Verbindung von kombiniertem Ober- und Unterkörpertraining empfehlenswert, wenn die mit Priorität zu belastenden Körperteile mit dem Beintraining oder Teilen davon zusammen durchgeführt werden.

Typisch ist z.B. folgendes Masseprogramm für die Armmuskulatur:
Pause
Tag 1: Arme, Beine
Pause
(Pause)
Tag 2: Oberkörper ohne Arme

Bei diesem Training müssen klarerweise beide Trainingstage mit hohem Einsatz angegangen werden, weil sonst die Beine und wohl auch weite Teile des Oberkörpers kaum an wesentlichen Leistungseinbußen vorbeikommen werden.

Die Arme werden bei diesem Training binnen fünf Tagen einmal direkt und einmal indirekt bearbeitet. Der zweite trainingsfreie Tag nach Tag 1 soll den Armen genügend Zeit geben, sich vom Training vollständig zu erholen. Vor allem anabolikafreie Athleten werden von diesem zusätzlichen Ruhetag profitieren.

Von Training zu Training kann die Reihenfolge der Bearbeitung von Armbeugern und Armstreckern gewechselt werden.

Beim Prioritätstraining ist unbedingt zu beachten, daß die zu belastende Muskulatur möglicherweise mehrere Funktionen zu erfüllen hat, denn nur unter Einbeziehung all dieser Funktionen in das Training ist eine umfassende Belastung der Zielmuskulatur möglich.

Beim Armtraining sollte man z.B. bedenken, daß der Bizeps den Arm beugt, ihn supiniert und ihn außerdem noch nach vorne anhebt.

Natürlich ist auch zu bedenken, daß der innere Kopf des Bizeps in Abhängigkeit von der Stellung des Oberarmes zum Rumpf mehr oder weniger stark in die Armbeugebewegungen einbezogen wird.

DAS TRAINING

Beispielsweise sorgen mit weitem Griff ausgeführte Langhantelcurls für eine sehr starke Einbeziehung der inneren Bizepsbereiche.

Die Armstrecker sind zwar mit weniger umfangreichen Funktionen versehen, aber es unterscheiden sich der äußere und der mittlere vom langen Muskelkopf. Ein komplettes Training nur für die Oberarme kann so leicht aus etwa 6 verschiedenen Übungen bestehen. Dabei wurden Spezialübungen für Brachialis und Brachioradialis, wie z.B. Pronationscurls und Hammercurls, noch gar nicht einbezogen. Es ist zwar klar, daß man unmöglich in jedem Training alle Aspekte muskulärer Entwicklung einbauen können wird, jedoch sollte man sich bei der Erstellung eines Trainingsprogramms eben von einer möglichst kompletten Erfassung dieser Aspekte leiten lassen.

3.6.4 Die Periodisierung des Trainingsjahres

Periodisierung ist eigentlich eine Begrifflichkeit, die ihren Ursprung im Wettkampfsport besitzt. Jedoch ist es auch für die Athleten, die kein Interesse an Wettkämpfen besitzen, wichtig, einen Jahresplan mit den unterschiedlichen Trainingsphasen aufzustellen. Wie könnten diese einzelnen Phasen aussehen?

Auch wenn es von individuellen Belangen abhängt, mit welcher Intensität und über welchen Zeitraum spezielle Trainingsphasen angegangen werden, so sind doch grundsätzlich für jeden Bodybuilder Vorbereitungsphasen, Stagnationsphasen, Muskelaufbauphasen, Fettreduktionsphasen und Erholungsphasen zu unterscheiden.

Fettreduktionsphasen können bei Wettkampfsportlern als Vorwettkampfphasen bezeichnet werden. Die einzelnen Phasen können wie folgt charakterisiert werden:

Vorbereitungsphasen:
Diese haben das Ziel, nach einer Erholungsphase wieder den Anschluß an ein leistungsorientiertes Training zu geben. Durch eine langsame Steigerung von Intensität und Umfang wird allmählich der Körper auf ein Muskelaufbautraining vorbereitet. Nach einer Trainingspause kann es sich durchaus darum drehen, daß der Körper mit minimalen Gewichten überhaupt wieder einmal gefordert wird. Je nach Dauer der zurückliegenden trainingsfreien Zeit sollte mit etwa zwei (Ganzkörper-)Gewichtstrainingseinheiten pro Woche die Vorbereitungsphase begonnen werden. Es ist darauf zu achten, sowohl Beweglichkeits- als auch Ausdauertraining in das anfängliche Vorbereitungstraining miteinzubeziehen.

Es sollte mit vielen verschiedenen Kombinationsübungen von je nur etwa ein bis zwei Serien gearbeitet werden. Das ist sinnvoll, weil in Vorbereitungsphasen nicht die speziellen Trainingsmöglichkeiten von Isolationsübungen benötigt werden. Es dreht sich um eine ökonomische Belastung weiter Teile des Körpers, wofür Kombinationsübungen besonders geeignet sind.

Vorbereitungsphasen sollten ca. 6 Wochen dauern. In dieser Zeit werden Beweglichkeits- und Ausdauertraining stetig reduziert, so daß ein beinahe nahtloser Übergang zum Muskelaufbautraining gegeben ist. Im Vorbereitungstraining wird es zwar beinahe immer zu einem Gewinn an Muskelsubstanz kommen, allerdings ist dieser eher im Hinblick auf das Erreichen eines „normalen" Leistungsstandes, der früher schon einmal bestand, zu sehen. Man könnte in diesem Zusammenhang als Vergleich die ersten Wochen nach der Entfernung einer Gipsschiene anführen. In dieser Zeit wird die zuvor ruhiggestellte Muskulatur sogar durch die bloße Alltagsbelastung erheblich an Substanz gewinnen.

Man bedenke aber, daß im Vergleich zum Muskelaufbautraining immer noch ein erheblicher Unterschied in bezug auf die Intensität des Trainings bestehen muß. Diese darf auf keinen Fall zu schnell gesteigert werden, damit der Körper weitergehende Bemühungen nicht mit einer Blockade zunichte macht.

Die Vorbereitungsphase hat einer Masseaufbauphase unbedingt vorherzugehen, wenn eine Trainingspause eingelegt worden ist, weil sonst die im Muskelaufbautraining vorherrschende, sehr hohe Trainingsintensität den Körper auf jeden Fall überfordern würde.

Stabilisierungsphasen:
Hier dreht es sich darum, die Muskulatur und den Körperfettanteil beizubehalten. Es wird also ein „steady-state" angestrebt, bei dem man eindeutig unter seiner Leistungsgrenze hinsichtlich der Trainingsbemühungen bleibt, um nach einer Stabilisierung der Leistung weitere Zuwächse erzielen zu können. Man könnte die Stabilisierungsphase als eine relative Erholungsphase bezeichnen, die darüberhinaus auch Ähnlichkeit mit einer Vorbereitungsphase haben kann, weil sie sehr oft in Verbindung mit einer Masseaufbauphase zu sehen ist.

Das Aneinanderreihen von Stagnations- und Muskelaufbauphasen ist die gängige Technik, derer man sich bedient, um langfristig Muskeln aufbauen zu können. Phasen der Leistungsstabilisierung unterscheiden sich in ihrer reduzierten Intensität deutlich von Muskelaufbauphasen, zeichnen sich aber durch einen leicht gesteigerten Trainingsumfang aus. Verbindet man Masse- mit Stabilisierungsphasen, dann werden sogar oft wegen der Änderung der auf den Körper wirkenden Reize weitere Zuwächse in den Stabilisierungsphasen erzielt. Häufig kann bei der Kombination dieser beiden Phasen sogar ein einheitliches Splitprogramm verwendet werden. Man könnte hier von einer gegenseitigen Ergänzung von Muskelaufbau- und Stabilisierungsphasen in methodischer Hinsicht sprechen.

In Stabilisierungsphasen sollten die im Massetraining genutzten Übungen weitestgehend durch artverwandte Übungen ersetzt werden, um deren Wirksamkeit in nachfolgenden Muskelaufbauphasen voll nutzen zu können.

Es sollte Wert auf ein ergänzendes Gewichtstraining gelegt werden, so daß im Massetraining entstandene Lücken geschlossen werden können. Beispielsweise werden die hinteren Schultern, die obere Brust, die hinteren Oberschenkel und die Bauchmuskeln im direkten Massetraining oft vernachlässigt. Auch die Rotatoren der Oberarme sollten beachtet werden.

Stabilisierungsphasen haben also diesbezüglich auch eine komplementäre Funktion zu erfüllen.

Stabilisierungsphasen haben natürlich auch unabhängig von Muskelaufbauphasen eine eigenständige Bedeutung, wenn ein bestimmtes Leistungsniveau fixiert werden soll. Je länger dieses Niveau gehalten werden soll, desto ausgewogener müssen die Inhalte Gewichts-, Beweglichkeits- und Ausdauertraining in die Stabilisierungsphase integriert werden, damit sich Dysbalancen nicht ergeben können. Besonders die letztgenannten Trainingsformen werden zu oft vernachlässigt.

Muskelaufbauphasen:

Sie zeichnen sich durch das aus, was den Bodybuildingsport entscheidend charakterisiert: Extreme Trainingsintensität, relativ geringe Trainingshäufigkeit, das Auslassen kontraproduktiver Aktivitäten und Beachtung aller im Hinblick auf die Zielsetzung gewinnbringenden Aspekte aus den unterschiedlichsten Bereichen. Wegen des damit verbundenen Anspruchs an eine streng zielgerichtete Lebensweise müssen die eigentlichen Muskelaufbauphasen auf recht kurze Zeiträume von vielleicht ein bis vier Wochen beschränkt werden. Eine vierwöchige, reine Muskelaufbauphase, die unter großen Anstrengungen beibehalten worden ist, kann den Körper so auslaugen, daß eine Trainingspause unumgänglich wird.

Die effektiv in Relation zur vergangenen Zeit erzielten Resultate können dann weitaus geringer sein, als wenn über einen entsprechenden Zeitraum Stabilisierungs- und Muskelaufbauphasen von z.B. einer Länge von jeweils einer Woche abwechselnd aneinandergereiht worden wären.

Durch letztere Vorgehensweise wird wiederum benutzt, daß die Leistungsfähigkeit des Menschen begrenzt ist. In diesem Sinne ist es langfristig immer gewinnbringender, keine zu starken Sprünge in das Anforderungsprofil des Trainings einzubauen als sich von einem Extrem ins Nächste zu bewegen.

Fettreduktionsphasen:

Diese sind die notwendige Konsequenz aus mit maximalem Einsatz betriebenen Masseaufbauphasen und natürlich für Wettkampfsportler unumgänglich, weil die unter der Haut befindliche Muskulatur zur Geltung gebracht werden muß.

Ihre Dauer hängt erheblich von der zu erzielenden Auswirkung auf den Körperfettanteil ab. Eine wichtige Grundregel, die sich in der Praxis sehr gut bewährt hat, lautet, daß man sich pro Kilogramm zu verlierenden Körperfetts minimal etwa eine Woche Zeit nehmen sollte, damit sich die parallel zum Fett verlorene Muskelsubstanz in Grenzen hält.

Die wesentlichen Aspekte von Fettreduktionsphasen werden im nachfolgenden Kapitel über die Wettkampfvorbereitung besprochen. Auch Athleten, die nicht an einer Wettkampfteilnahme interessiert sind, können sich an die dort skizzierten Vorgehensweisen halten.

Erholungsphasen:

Erholungsphasen geben dem Körper die grundsätzliche Möglichkeit, vom anstrengenden Training Abstand zu gewinnen. Dabei ist keineswegs ausschließlich an eine passive Pause gedacht; stattdessen wird es für die meisten Athleten von Bedeutung sein, die sportmotorischen Aspekte in Erholungsphasen aufzunehmen, die im reinen Bodybuildingtraining vernachlässigt werden. Insbesondere sind hier Sportarten gemeint, die relativ hohe Anforderungen an koordinative Fähigkeiten stellen. Es sollte auch an nicht zu anspruchsvolle Ausdauersportarten gedacht werden.

Auf jeden Fall aber müssen die Aktivitäten gelenkschonend sein, denn Erholungsphasen sollten vor allem Gelenkstrukturen ausreichend Zeit zur vollständigen Erholung geben.

Man sollte jedoch auch bedenken, daß Bodybuilding praktisch ausschließlich in Sportstudios ausgeübt wird, und daß diese in ihren modernen Erscheinungsformen ein in sportmotorischer Hinsicht oftmals beinahe komplettes Training ermöglichen.

Wesentlich ist es also keineswegs, Sportstudios zu meiden, sondern allgemein dem Körper Zeit zur vollständigen Wiederherstellung, und zwar ggfs. auch in psychologischer Hinsicht, zu geben. Die technische Realisierung dieses Vorhabens kann sich individuell ganz erheblich unterscheiden. Sicher ist aber, daß es gravierende Fehler in der Trainingsplanung geben muß, wenn es zu mehrwöchigen Trainingspausen kommen muß, damit wieder mit entsprechendem Engagement das Bodybuildingtraining aufgenommen werden kann.

DAS TRAINING

Die Erholungsphase bietet reichlich Spielraum für Experimente. Es kann im Krafttraining sowohl mit sehr hohen Wiederholungszahlen als auch mit „exotischen" Übungen gearbeitet werden. Wichtig ist einfach, daß der Gesamtumfang und vor allem die Intensität des Trainings mit Gewichten sehr stark reduziert werden.

Zu den bevorzugenden Aktivitäten außerhalb von Sportstudios gehören z.B. Schwimmen, Radfahren, Wandern und Tischtennis. Auch Ballsportarten sind empfehlenswert, allerdings sollten sie auf keinen Fall mit zuviel Ehrgeiz betrieben werden, weil sie für Bodybuilder wegen des meist sehr hohen Körpergewichts eine hohe Verletzungsgefahr in sich bergen.

Neben sportlichen sollten alle spaßbringenden außersportlichen Aktivitäten, die aus irgendwelchen Gründen sonst vernachlässigt werden, in Erholungsphasen vermehrt aufgegriffen werden.

Strukturvorschlag für eine langfristige Trainingsperiode

- Erholungsphase: Dauer etwa 1 bis 3 Wochen
- Vorbereitungsphase: Dauer ca. 4 Wochen
- Kombinierte Masse- und Stabilisierungsphase:
  1 Woche Massephase
  1–2 Wochen Leistungsstabilisierung
  Gesamtdauer ca. 6 bis 9 Wochen
- Stabilisierungsphase: Dauer ca. 2 bis 4 Wochen
- Kombinierte Masse- und Stabilisierungsphasen:
  1 Woche Massephase
  1 Woche Leistungsstabilisierung
  Gesamtdauer ca. 4 bis 8 Wochen
- Stabilisierungsphase: Dauer ca. 4–6 Wochen

Dieses Programm ist bei hohem Einsatz in den Masse- und Stabilisierungsphasen sehr anspruchsvoll. Man könnte hierfür etwa folgendes Basiskonzept anführen:

Nachdem man sich vollständig von vorhergehenden Belastungen erholt hat, bereitet man sich auf zukünftige sorgfältig vor.

Die erste Muskelaufbauphase ist gemäßigt, um den Körper schrittweise an einen Zeitraum maximaler Belastung (siehe 5.) heranzuführen.

Dieser erfolgt nach einer kurzen Übergangsphase, in der sich höchstens geringe Leistungseinbußen (hinsichtlich der Muskelmasse) einstellen sollten.

Nach der den Körper maximal belastenden Trainingsperiode erfolgt eine Phase der Leistungsstabilisierung, damit das erreichte Niveau konserviert werden kann.

Falls im Hinblick auf Muskelmassezuwächse weniger erreicht werden soll, können einfach Stabilisierungsphasen z.T. die Massephasen ersetzen.

Es ist wichtig, daß auf jeden Fall die Erholungs- und Vorbereitungsphasen unabhängig von der Zielsetzung beibehalten werden. Lediglich deren Länge kann bei Bedarf reduziert werden.

Wettkampfsportler werden versuchen, direkt im Anschluß an eine intensive Massephase die Wettkampfvorbereitung zu beginnen. Diesbezüglich sei nochmals auf das nachfolgende Kapitel verwiesen.

Was die Trainingsmethodik angeht, so sollte man in den reinen Massephasen mit dem Heavy-Duty-Prinzip arbeiten, d.h. den Körper bei niedriger Trainingsfrequenz und sehr geringem Übungsumfang mit einer maximalen Intensität bearbeiten.

In den Stabilisierungsphasen sollte der Umfang leicht angehoben und die Intensität entsprechend verringert werden. Auch die Wiederholungszahlen sollten gegenüber den Massephasen leicht auf ca. 10 bis 15 und evtl. sogar gelegentlich auf 20 pro Satz gesteigert werden (Auf einen zu starken Anstieg wird eine erhebliche Leistungseinbuße folgen.).

Hier sind Experimente nötig, damit das persönliche Optimum bestimmt werden kann.

KAPITEL 4

Fettabbau und Wettkampfvorbereitung

FETTABBAU UND WETTKAMPFVORBEREITUNG

Dieses letzte Kapitel soll vor allem Wettkampfsportler ansprechen. Hier werden Strategie und Technik der Wettkampfvorbereitung dargestellt, und natürlich steht die Erlangung eines niedrigen Körperfettanteils im Vordergrund des Interesses.

Da das Definieren der Muskulatur für einen Bodybuilder von grundlegender Bedeutung ist, weil nur bei niedrigem Körperfettanteil die Muskulatur angemessen zur Geltung kommt, ist dieses Kapitel auch an Sportler gerichtet, die keine Wettkampfambitionen haben, sondern eben einfach nur ein wenig Körperfett verlieren möchten.

Mit den hier vorgeschlagenen Vorgehensweisen kann prinzipiell jeder Mensch eine Körperfettreduktion angehen, obwohl klarerweise Unterschiede im Hinblick auf z.B. Geschlecht, Alter, Leistungsstand und Körpertypus zu beachten sind und geringfügige Korrekturen der hier angeführten, grundsätzlichen Vorgehensweisen nötig machen.

Im Zusammenhang mit dem Abbau von Körperfett ist von größter Bedeutung, daß für einen Bodybuilder nur bei gleichzeitigem weitestgehendem Erhalt der zuvor in Aufbauphasen gewonnenen Muskelsubstanz eine Reduktion des Körperfettanteils von Nutzen sein kann. Diese Grundtatsache stellt die gedankliche Leitlinie der nachfolgenden Ausführungen dar.

Abschnitt 4.1: Das Grundproblem: Abbau von Körperfett und gleichzeitiger Muskelerhalt

Es gibt einige Menschen, die immer einen sehr niedrigen Körperfettanteil besitzen. Diese Personen können in beinahe beliebigen Mengen essen, was immer sie wollen und ohne dadurch einen Bauchansatz auch nur annähernd zu bekommen. Diese Minderheit hat im Bodybuildingsport eher damit Probleme, auf irgendeine Weise ihr Körpergewicht steigern zu können und diese Minderheit kann die folgenden Ausführungen sicherlich auch überschlagen.

Die Mehrheit aller Bodybuilder wünscht sich allerdings einen geringeren Körperfettanteil als es normalerweise der Fall ist, weil dieser erheblich unter dem Stand in Wettkampfform von sagen wir 4–6% liegt. Für diese Mehrheit stellt die Reduktion ihres Körperfettanteils sicherlich die Königsdisziplin im Bodybuilding dar – und damit ist nicht einfach nur die viel Rückgrat erfordernde Tatsache gemeint, daß man in einer Fettabnahmephase auf viele geschmackliche Wohlgenüsse verzichten muß.

Es kommt vielmehr darauf an, Aspekte des Muskelaufbaus mit solchen des Fettabbaus zu verknüpfen. In diesem Sinne bedeutet Fettabbau auch gleichzeitig die Regulation des dynamischen Gleichgewichtes zwischen Muskelab- und Muskelaufbau dahingehend, daß die bisher gewonnene Muskulatur nicht einfach dahinschmilzt.

Kurz gesagt: Es sind also auch in Fettabbauphasen sehr starke Reize in Form von Gewichtstraining vonnöten, damit die Muskulatur weitestgehend erhalten werden kann.

Wenn man sich in diesem Zusammenhang veranschaulicht, daß ein gängiges Mittel zur Beschleunigung von Fettabbau darin besteht, aerobes Training zu betreiben, dann wird aufgrund praktischer Erfahrungswerte aus Masseaufbauphasen schnell klar, daß die Zielsetzung, Körperfett abzubauen und gleichzeitig Muskeln zu erhalten, auf den ersten Blick in etwa genauso leicht realisierbar zu sein scheint wie Tag und Nacht zusammenzubringen.

Aber genauso, wie es eine Dämmerung gibt, existiert auch ein sehr schmaler Grat, der letztlich die beiden angesprochenen Inhalte bodybuildingspezifischen Fettabbaus miteinander verbindet. Damit diese Verbindung hergestellt werden kann, muß man sich unbedingt der Ausführungen über zielgerichtetes Handeln aus dem letzten Kapitel erinnern. Man könnte es auch so formulieren: Die Praxis hat bewiesen, daß (selbst ohne unerlaubte Hilfsmittel) Fettabbau erreichbar ist, ohne daß dabei zwangsläufig ein Großteil der antrainierten Muskulatur eingebüßt werden müßte. Obwohl für diese beiden Zielgebiete oftmals Methoden zu Hilfe genommen werden, die sich schlicht widersprechen. Das Ziel muß darin bestehen, die jeweiligen Methoden so miteinander zu kombinieren, daß sie unter Vermeidung unproduktiver Wechselwirkungen nebeneinander bestehen können und unter der Betrachtung des zeitlichen Mittels jeweils zum Ziel führen.

Hierzu ist zuallerst eine Isolation der einzelnen Methoden vorzunehmen. Erst nach dieser Isolation und einer nachfolgenden Analyse der Methoden können diese praktisch wie bei der Erbauung eines Hauses zu einem Ganzen zusammengesetzt werden.

Über die Methoden des Muskelaufbautrainings ist in den zurückliegenden Kapiteln recht ausführlich gesprochen worden. Als wesentlich hat sich herausgestellt, daß Muskelaufbau am Ende einer Entwicklung steht, deren Beginn eine durch das Training bzw. durch eine Belastung bereitgestellte Reizeinwirkung bildet.

Zwischen Reizgebung und Muskelaufbau steht, ganz allgemein formuliert, die Reizumsetzung, deren wesentliche Elemente Schlaf, belastungsarmes Wachen und vor allem eine der Zielsetzung angepaßte Ernährung sind.

Es wurde vorgeschlagen, Muskelaufbau durch eine Optimierung der Reizwirkung (trainingstechnische Aspekte) und der Reizübertragung (Ernährung, Schlaf, Ruhe, etc.) anzustreben. Dabei ist natürlich eine Minimierung von Störgrößen selbstredend enthalten. Diese Störgrößen werden z.B. durch umfassenden beruflichen Streß oder auch eine unproduktive mentale Haltung gebildet.

Im Falle des Muskelaufbaus ist eigentlich leicht eine Kette aus einzelnen Stationen formulierbar, die nur dann nicht funktioniert, wenn technische Fehler gemacht werden. Beim Fettabbau ist dies nicht so leicht möglich, weil die „Reizgebung" nicht so klar und – was zeitliche Dimensionen angeht – auf keinen Fall auch nur annähernd punktuell definierbar ist wie eben im Krafttraining.

Fettabbau ist das Resultat eines die Energiezufuhr überwiegenden Energieverbrauches über einen längeren Zeitraum. Aber diese Formulierung ist nicht sehr präzise. Man sollte sagen, Fettabbau ist eigentlich nur ein bestimmtes Resultat dieses Energiedefizites.

FETTABBAU UND WETTKAMPFVORBEREITUNG

Der Energiestoffwechsel des menschlichen Körpers ist nicht so einfach gestrickt, daß auf ein Energiedefizit womöglich ausschließlich Fettabbau folgen würde. Fett ist nur eine spezielle Energiequelle im menschlichen Körper, und zwar eine, die der Körper nicht immer bevorzugt zur Energiebereitstellung heranzieht. Auch wenn pro Masseneinheit im Rohzustand Fett mehr als doppelt soviel Energie liefert wie Kohlenhydrate und Protein, ist die Heranziehung von Fett zur Energiegewinnung derart ineffizient, daß Fett nur dann maßgeblich in den Energiestoffwechsel einbezogen wird, wenn die dem Körper abverlangte Leistung nur sehr gering ist. Die primäre Energiequelle sind immer Kohlenhydrate, und erst wenn diese relativ erschöpft sind, bekommt der Fettstoffwechsel eine größere Bedeutung.

Was Fettabbau im Sinne des Bodybuildingsportes so verzwickt macht, ist die Tatsache, daß bei weitestgehend aufgebrauchten Kohlenhydratspeichern i.d.R. auch Proteine im größeren Stil in den Energiestoffwechsel einbezogen werden. Das heißt nichts anderes, als daß der Körper in letzter Konsequenz Muskeln verbrennt, um sein reguläres Funktionieren sicherzustellen. Aber das ist noch nicht alles: Fett wird also in wesentlichen Mengen nur dann verbrannt, wenn Kohlenhydrate schon zu einem hohen Teil aufgebraucht sind. Aber ein intensives Gewichtstraining ist auf keinen Fall mit geleerten Kohlenhydratspeichern durchführbar. Offensichtlich scheinen sich Fettabbau und Muskelaufbau (bzw. die Erzeugung von Reizen, die Muskelaufbau initiieren können) zumindest bei dieser Betrachtung gegenseitig auszuschließen, wenn beides zusammen angestrebt wird.

Aus diesem Grund muß die Strategie einer Fettabbauphase bei gleichzeitig zu bewahrender Muskelmasse auf einer (zumindest partiellen) Periodisierung, genauer einer zeitlichen Trennung von Muskelaufbau bzw. -erhalt und Fettabbau, basieren. Diese beiden Aspekte scheinen so komplett verschiedenartig zu sein, daß man sie gerade im Hinblick auf eine zielorientierte Vorgehensweise am besten sogar vollständig voneinander trennen sollte.

Es ist interessant, sich die Struktur der dann vorliegenden Problemstellung etwas genauer anzusehen. Eine vollständige Trennung von Fettabbau und Muskelerhalt kann eigentlich nur dann sinnvoll sein, wenn es keine und wirklich gar keine Gemeinsamkeiten technischer Art bei der Realisierung einer Zielsetzung, die durch Fettabbau und Muskelerhalt definiert ist, gibt. Aber auch dann, wenn diese Gemeinsamkeiten einfach nicht zu isolieren sind, so daß das bloße Wissen um sie noch keinen praktischen Nutzen mit sich bringt, wäre eine Trennung von Maßnahmen für den Muskelerhalt bzw. für den Fettabbau sinnvoll.

Gäbe es solche Gemeinsamkeiten, so würde die Problemstellung lauten, irgendeine Überlagerung von Techniken zum Fettabbau und Techniken zum Muskelerhalt zwecks Optimierung der Verfahrensweisen zu finden. Das hieße dann, daß die zeitliche Trennung der beiden Aspekte aufgehoben würde.

Es ist also klar, daß die oben vorgenommene Trennung dieser beiden Aspekte wechselseitig dazu führt, daß die Aspekte voneinander unabhängig sind.

Das alles erscheint auf den ersten Blick etwas konfus und einem ungeübten Leser ist sicherlich nicht gleich klar, warum diese Situation eine erhebliche Erleichterung gegenüber dem Ausgangszustand darstellt. In diesem waren Fettabbau und Muskelerhalt wegen grundsätzlich scheinender Schwierigkeiten im Hinblick auf die Energiebilanz auf den ersten Blick gleichzeitig kaum zu bewerkstelligen, und die Praxis hat schon oft dokumentiert, daß diese Schwierigkeiten in der Tat von erheblichem Ausmaß sind.

Betrachtet man allerdings die Erfolge vieler Wettkampfbodybuilder, so scheint bewiesen zu sein, daß man es wohl doch schaffen kann, bei weitestgehendem Muskelerhalt sehr viel Körperfett zu verlieren.

Es scheint also sinnvoll zu sein, nach ergänzenden Zusatzannahmen zu suchen, so daß sich die zuvor identifizierten Schwierigkeiten auf nachvollziehbare Weise als doch überwindbar darstellen, denn ohne eine fundierte theoretische Basis liegt höchstens ein besserer Zufall vor, und Zufall besitzt keine planerische Basis.

Mit der gemachten Zusatzannahme, daß Muskelerhalt und Fettabbau vollständig voneinander getrennt werden müssen, ergibt sich nun ein stark vereinfachtes Bild. Man muß nämlich zu einer gegebenen Zeit immer nur entweder das eine oder das andere tun bzw. darauf hinarbeiten!

Was heißt das konkret? Beispielsweise kann es sich in einem Gewichtstraining in einer Fettabnahmephase auf keinen Fall darum drehen, besonders lange und mit lächerlichen Gewichten zu trainieren, damit mehr Fett im Training verbrannt wird.

Interessant ist der folgende Gedanke: Es ist nämlich beinahe egal, ob es tatsächlich stimmt, daß beide Aspekte gar keine inhaltliche Verknüpfung zueinander besitzen. Wichtig ist, daß es erhebliche Diskrepanzen zwischen beiden gibt. Der gemachte Schritt, aus diesen Diskrepanzen eine generelle Wesenstrennung zu machen, ist nichts anderes als ein Mittel zur Vereinfachung der Problemstellung. Es ist nicht genau zu sagen, ob die vereinfachte Problemstellung der ursprünglichen noch sehr ähnelt; allerdings ist die Praxis, die zeigt, daß man nur sehr, sehr schwer gleichzeitig (eigentlich sollte das heißen: über einen kürzeren Zeitraum gesehen) Fett abbauen und Muskeln aufbauen kann, eine wertvolle Hilfe bei der Einschätzung der Situation.

Darüberhinaus male man sich aus, daß es kaum in sinnvoller Weise möglich ist, eine Lösung der Problemstellung anzugeben, wenn keine Trennung der beiden Aspekte möglich wäre, weil eine Lösung einfach extrem kompliziert wäre.

Nochmals: Um überhaupt und wenigstens im Entfernten eine Lösung der Problemstellung erhalten zu können, wurde diese umformuliert, nämlich vereinfacht. Das ist durchaus legitim!

Ihr Autor legt Wert auf die Feststellung, daß eine derartige Herangehensweise zuvor noch nicht veröffentlicht worden ist. Die meisten Stellungnahmen zu diesem Thema besitzen keine eindeutig nachvollziehbare Grundlage, weshalb sich diese auch praktisch immer erheblich von vergleichbaren unterscheiden. Will man den Verfassern dieser Stellungnahmen nicht Fehler unterstellen, so muß man deren nicht übereinstimmenden Äußerungen auf die Natur der Sache zurückführen und sagen, daß es keine einheitliche Lösung des Problems gibt. Wegen der z.T. sehr erheblichen Diskrepanzen in diesen Stellungnahmen wird hier Wert darauf gelegt, daß eine strategisch klare Linie dargestellt werden konnte, obschon diese erst aus einer (möglichen) Abfälschung der ursprünglichen Problemstellung resultiert.

Die hier benutzte Strategie hat sicherlich in der Praxis noch keine Bestätigung finden können, und leider hat Ihr Autor auch nicht das Zeug zum Mr. Olympia. Allerdings ist es dringend empfehlenswert diese Strategie auszuprobieren, weil sie wegen ihrer inhaltlichen Klarheit nicht den Eindruck von Willkür erweckt. Die innere Linie dieser Strategie sorgt außerdem für eine hohe Praxisnähe, weil die zugrundeliegenden Prinzipien leicht abgeändert werden können, wenn sie sich nicht bewährt haben (->Trainingstagebuch). Das ist bei einer konfusen bzw. höchst willkürlichen Aneinanderreihung von verschiedenen Techniken auf keinen Fall möglich.

In den weiteren Ausführungen soll diese Strategie durch eine technische Betrachtung zu einem realisierbaren Fahrplan ergänzt werden. Es wird angestrebt, den strategischen Momenten entsprechend, auch bezüglich dieser technischen Gesichtspunkte für Nachvollziehbarkeit zu sorgen und nur an den Stellen, an denen es sich wirklich nicht vermeiden läßt, mit wagen Vermutungen zu arbeiten.

Die technische Realisierung von Fettabbau und Muskelerhalt hat in zeitlich voneinander getrennten Perioden zu erfolgen

FETTABBAU UND WETTKAMPFVORBEREITUNG

➤ Abschnitt 4.2: Wettkampfbodybuilding bedeutet auch Fettabbau im Grenzbereich

Man muß sich darüber im klaren sein, daß für Fettabbau prinzipiell die gleichen konzeptionellen Grundregeln beachtet werden müssen wie für Muskelaufbau. Beispielsweise ist es nicht möglich, unbegrenzt viel Körperfett abzubauen.

Im Falle des Fettabbaus liegt der angenehme Fall vor, daß das erreichbare Potential wenigstens in etwa beziffert werden kann. Es ist nämlich auf keinen Fall möglich, weniger als Null Prozent Körperfett zu besitzen. Zwar wird schon vorher der Tod eingetreten sein, jedoch ist bei einer derartigen Information ein besseres Gefühl vorhanden als wenn man nur weiß, daß der Körper hinsichtlich seiner Fähigkeit, Muskelmasse aufzubauen, irgendwann einmal einer genetischen Barriere ausgesetzt sein würde. Die Tatsache, daß diese Barriere nicht genau bemessen werden kann, stellt eine – zumindest psychologisch gesehen – sehr wichtige Unwägbarkeit dar, mit der man sich nicht immer leicht zurechtfinden kann.

Wie gesagt, diesbezüglich ist im Falle des Fettabbaus alles ein klein wenig leichter. Auch hierbei wird man mit gewissen Maßnahmen an der Realisierung des Fettabbaus arbeiten, und auch hier werden die gemachten Fortschritte von der Intensität abhängen, mit der die einzelnen Maßnahmen durchgeführt werden.

Auch hier wird es sinnvoll sein, eher mit vielen verschiedenen Maßnahmen zu arbeiten, wobei all diese mit relativ geringer Intensität einbezogen werden, als sich stattdessen z.B. nur auf eine einzige Maßnahme zu verlassen und alle Energien auf deren Durchführung zu konzentrieren.

Wenn man sich einer theoretischen Entwicklungsgrenze sehr stark annähert, dann kommt sehr stark zum Tragen, daß diese Entwicklungsgrenze besteht. Die Fortschritte nehmen nämlich mit der Zeit sehr stark ab, und je näher man sich dieser Entwicklungsgrenze annähert, desto mehr tendiert der Absolutbetrag der Fortschritte gegen Null (siehe auch Kapitel 1, Abschnitt 2). An dieser Stelle kann man gut benutzen, daß die Entwicklungsgrenze im Falle des Fettabbaus bekannt ist. Unter der Annahme, daß der angestrebte Körperfettanteil für eine etwaige Meisterschaftsteilnahme sehr, sehr gering ist und sich tatsächlich in unmittelbarer Nähe der Entwicklungsgrenze befindet, wird sofort klar, daß man damit rechnen muß, in einer Diätphase anfänglich z.T. sogar sehr große und später nur noch kleine Fortschritte machen zu können. Allein das Verfügen über diese Information könnte vielen Wettkampfathleten einen Großteil ihres Kopfzerbrechens während einer Diät ersparen. Aufgrund dieser Information muß man sich nämlich keine Gedanken darüber machen, daß sich trotz eines sich nähernden Meisterschaftstermins die körperliche Verfassung nicht so zu entwickeln scheint wie man es sich gerade wünschen würde. Diese Information verhindert hysterische Konzeptionsänderungen aufgrund der Tatsache, daß die aus den Anfangsphasen der Diät gewohnten Erfolge sich nur noch sehr schleppend einstellen.

Man weiß um die Ursachen langsamer Fortschritte Bescheid und kann damit entsprechend arbeiten. Falls Sie absolute Wettkampfform anstreben, sollten Sie probieren, sich folgender Methode bei der Entwicklung einer „Fortschrittsprogression" zu bedienen:

Bestimmen Sie zuerst Ihren Körperfettanteil und anhanddessen die absolute Masse des Körperfetts, die sie zu verlieren gedenken, und stecken Sie einen Zeitraum ab, in dem dieses stattfinden soll. Rechnen Sie damit, daß Sie in der ersten Hälfte dieses Zeitraumes in etwa lineare Fortschritte machen, d.h. bei gleichbleibendem Einsatz der Maßnahmen für den Fettabbau in doppelter Zeit doppelt soviel Körperfett verlieren werden. Danach halbieren Sie die andere Hälfte der Zeit und erhalten somit zwei übriggebliebene Viertel. Im dritten Viertel der Zeitspanne findet wieder eine lineare Entwicklung statt, allerdings ist diese um einen Faktor 2 abgeschwächt. Das bedeutet, daß sie nun doppelt so lange brauchen, um bei Arbeit mit demselben Einsatz und denselben Maßnahmen genausoviel Körperfett zu verlieren wie in einem dafür nötigen Zeitraum in der ersten Hälfte des Zeitraumes. Im letzten Viertel findet eine weitere Halbierung der Effizienz der Maßnahmen statt. Sie brauchen nun viermal so lange wie in der ersten Hälfte der Phase, um entsprechende Resultate erzielen zu können.

Eine kleine Rechnung ergibt bezüglich dieser Vorgehensweise folgende Zeiteinteilung: In der ersten Hälfte der Zeit werden Fortschritte doppelt so schnell erzielt wie im dritten Viertel. Da die erste Hälfte doppelt so lange dauert wie das dritte Viertel, wird in der ersten Hälfte viermal so viel erreicht wie im dritten Viertel. Wegen der abermaligen Halbierung der Fortschrittsrate im letzten Viertel, wird in diesem also nur ein Achtel von dem erreicht, was in der ersten Hälfte erreicht wird. Es gibt sich also folgende Fortschrittsverteilung:

erste Hälfte: 8 Elftel
drittes Viertel: 2 Elftel
letztes Viertel: 1 Elftel

Versuchen Sie in der ersten Hälfte der Zeitspanne ca. 70% des abzubauenden Fettgewebes zu verlieren, im dritten Viertel ca. weitere 20% und im letzten Viertel die übriggebliebenen 10%.

Ein kurzes Beispiel soll dieses verdeutlichen. Wenn Sie in 8 Wochen etwa 10 kg bis zum Erreichen ihrer besten Wettkampfform abnehmen möchten, dann sollten Sie in den ersten 4 Wochen bereits 7 Kilogramm verloren haben, was einer wöchentlichen Abnahme von 1.75 Kilogramm pro Woche entspricht. In den folgenden zwei Wochen nehmen Sie nur noch insgesamt 2 Kilogramm ab, also pro Woche genau ein Kilogramm und in den letzten beiden verringern Sie Ihr Körpergewicht nur noch um 500 Gramm pro Woche.

Diese Beispielrechnung geht natürlich nicht von exakten, sondern nur von geschätzten Werten aus. Es könnte z.B. sein, daß man einen speziellen Fall besser dadurch erfaßt, daß man, sagen wir, in der ersten Hälfte der Diätphase nur 60% des insgesamt zu verlierenden Gewichtes abnimmt, im folgenden Viertel noch 25% und im letzten Viertel schließlich noch 15%. Wesentlich ist auch nicht, daß man mit Halbierungen und Viertelungen arbeitet. Wichtig ist die schlichte Tendenz, daß sich die Fortschritte mit fortdauernder Diät immer langsamer einstellen. Das Arbeiten mit speziellen Zahlenwerten in einer persönlichen Diätplanung hat auch nur den Sinn, am Ende der Diät nachvollziehbare Kenngrößen zur Verfügung zu haben. Wenn die erste Diät mit dieser Methode auch noch nicht unbedingt das absolute Optimum darzustellen braucht, so liegt in dieser Methode dennoch ein Wegweiser vor, der es ermöglicht, sehr schnell die für einen selbst beste Vorgehensweise herausfinden zu können.

Das hört sich nach viel Aufwand an, aber das ist normal und größere Erwartungen sind einfach nicht angemessen. Oder ist Ihnen ein Athlet bekannt, der gleich bei seiner ersten Wettkampfteilnahme die für sich optimale Form erreicht hätte und auch noch sagen konnte, wie er denn zu seinem Glück gekommen wäre?

Bemerkungen:
1) Für den Fall, daß man den Körperfettanteil einfach ein wenig auf nicht allzu geringe Werte reduzieren möchte, ist es nicht nötig, derartige Feinheiten ins Spiel zu bringen. Man sollte dann einfach versuchen, pro Woche ein über den gesamten Zeitraum konstant bleibendes Maß an Körperfett zu verlieren.

2) Vielleicht ist Ihnen die in der Praxis oftmals angeführte Grundregel bekannt, nach der man sich vornehmen sollte, pro Woche etwa 1000 g Körperfett abzubauen. Mit Ihrem jetzigen Wissen können Sie erklären, warum gerade gegen Ende der Wettkampfvorbereitung bei Athleten, die dieser Grundregel folgen, große Mengen an Muskulatur verlorengehen. In Anlehnung an die obige Beispielrechnung ergibt sich nämlich ganz grob gesagt, daß in den letzten vier Wochen der Diät etwa 60% des abgenommenen Körpergewichtes aus fettfreier Körpersubstanz besteht. Aus den ursprünglich geplanten 10 kg Fettverlust sind schließlich insgesamt nur 7,5 kg geworden. Darüberhinaus wurde die Muskulatur um 2,5 kg „erleichtert". Wer sich mit Bodybuilding auskennt, weiß daß dieses eine ganze Welt bedeutet.

Die genannte Grundregel zieht in Betracht, daß binnen einer Woche nur begrenzt Körperfett abgebaut werden kann. Den konkreten Wert von 1 kg Fettabnahme pro Woche muß man je nach Leistungsstand (Körperfettanteil) z.T. erheblich nach unten korrigieren.

■ **Wenn der Körperfettanteil in einer Diätphase auf einen sehr geringen Wert reduziert werden soll, dann ist es nötig (bei gleichbleibendem Arbeitseinsatz) von einer sich ständig verringernden Fortschrittsrate auszugehen. Im Klartext heißt das, daß man zuerst schnell und dann immer langsamer Fett abbauen kann.**

FETTABBAU UND WETTKAMPFVORBEREITUNG

Abschnitt 4.3: Das Training in Fettreduktionsphasen

4.3.1 Gewichtstraining in Fettreduktionsphasen

Die Frequenz des Gewichtstrainings sollte in Diätphasen mit der in Muskelaufbauphasen vergleichbar, aber keinesfalls viel höher sein. Man darf nicht vergessen, daß die Zeit für eine vollständige Erholung nach einem Training erheblich davon abhängt, wie die begleitende Ernährung geartet ist. Da in Diätphasen das Angebot an Nährstoffen eher knapp ist, müssen die Pausenintervalle zwischen zwei aufeinanderfolgenden Trainingstagen relativ ausgedehnt sein. Auch spielt eine Rolle, daß es neben dem Gewichtstraining in Fettabbauphasen auch noch das aerobe Training gibt, daß zwar auf keinen Fall intensiv sein darf, aber nichtsdestotrotz für den Körper eine Zusatzbelastung darstellt, die für eine weitere Verlängerung der Ruhepausen verantwortlich sein kann.

Natürlich sollte das Training während einer Diätphase nicht mit einer dem Muskelaufbautraining gleichwertigen Intensität befolgt werden, weil ja Muskelaufbau in einer Diätphase zwar schon erwünscht wäre, jedoch kaum erreicht werden kann. Genauso, wie die Effizienz des Trainings in einer Massephase durch eine nicht überschießende Nahrungszufuhr reduziert wird, wird sie sich verringern, wenn trotz des Wissens um eine nicht überschießende Nahrungszufuhr mit unangemessen starken Trainingsreizen gearbeitet wird. Es können aber nicht nur über die Intensität Aussagen gemacht werden. Es ist bekannt, daß Powerlifter und Gewichtheber in Trainingsphasen, in denen sie durch intramuskuläres Koordinationstraining, sprich durch die Verwendung sehr hoher Gewichte für 1 bis 6 Wiederholungen pro Satz, zwar stärker werden, jedoch parallel dazu beinahe immer auch an Muskelsubstanz verlieren. Das liegt im wesentlichen daran, daß die Dauer der einzelnen Trainingsreize bei einem solchen Training nicht ausreichend groß ist und daß desweiteren die mechanische Belastung im Innern des Muskels so hoch ist, daß die durch das Training verursachten, massiven Schäden auf mikroskopischer Ebene die Regenerationskapazitäten des Körpers nur allzusehr beanspruchen.

Deswegen: Verwenden Sie keine zu schweren Gewichte, sondern halten Sie sich an das Wiederholungsspektrum von ca. 8 bis 12 Wiederholungen pro Satz und arbeiten Sie wirklich nur selten mit 6 oder 15 Wiederholungen pro Satz.

Aufgrund des über die Trainingsintensität Gesagten ist klar, daß auch die Verwendung von Hochintensitätstechniken, wie etwa Intensivwiederholungen, auf ein geringes Maß beschränkt werden muß.

Was die Belastung der einzelnen Körperpartien angeht, so sollte in Betracht gezogen werden, daß Muskelmasse an den Stellen zuerst verschwindet, an denen sie sich noch nicht sehr lange befindet. Dieses kann man aus der Tatsache ableiten, daß in einer Trainingspause Sportler dort am schnellsten und die stärksten Leistungseinbußen hinnehmen müssen, wo am wenigsten lange für das Erreichen des jeweiligen Leistungsniveaus gebraucht wurde.

Die sportwissenschaftliche Grundregel hierzu lautet, daß man ein Leistungsniveau bei reduzierter Belastung umso länger konservieren kann, je länger man für dessen Entwicklung benötigt hat. Konkret sollte man die Oberschenkel, die seit Jahren einen in etwa gleichbleibenden Umfang aufweisen, mit weniger Aufmerksamkeit im Training behandeln als die Brustmuskulatur, die man erst in einer kürzlich abgeschlossenen Trainingsphase hat merklich verbessern können. Man sollte dieses bei der Wahl des Splitprogrammes bedenken und entsprechend „gefährdete" Bereiche mit erhöhtem Einsatz bearbeiten, wenn nicht andere Erwägungen dagegensprechen.

Sowieso kann sehr gut eine stärkere Differenzierung des Splitprogrammes in Frage kommen, damit eine Kompensation dafür erhalten wird, daß wegen der reduzierten Nahrungszufuhr nur sehr kurz mit hohem Trainingseinsatz gearbeitet werden kann und somit die zuletzt in einer Trainingseinheit bearbeiteten Körperteile wohl relativ stärker vernachlässigt werden als in Muskelaufbauphasen, in denen man länger mit hohem Einsatz trainieren kann.

Natürlich muß man dieses Problem nicht mit einem extrem komplizierten Splitprogramm zu beheben versuchen, und sowieso ist man ihm erst dann ausgesetzt, wenn in den Endphasen der Diät die Nährstoffzufuhr evtl. wirklich sehr stark reduziert wird.

Eine andere Möglichkeit besteht darin, entsprechend den reduzierten energetischen Möglichkeiten das Training nicht nur hinsichtlich der Intensität, sondern auch bezüglich des allgemeinen Umfangs zu reduzieren.

Das hört sich sehr plausibel an, und man bedenke den erheblichen Unterschied zur gängigen Praxis, in

Vorwettkampfphasen das Volumen des Gewichtstrainings eher zu erhöhen.

Zusammenfassung:
- Die Trainingshäufigkeit des Gewichtstrainings sollte mit der in Muskelaufbauphasen vergleichbar sein. Keineswegs ist die Trainingsfrequenz erheblich zu erhöhen.
- Es sollte nicht häufig mit maximalen Trainingsintensitäten gearbeitet werden.
- Es sollten mittelschwere Gewichte für ca. 6 bis 15 WH pro Satz verwandt werden.
- Mit dem Fortdauern der Diätphase sollten eine Verringerung des Trainingsumfangs pro Trainingseinheit und/oder eine stärkere Differenzierung des Splittrainings in Betracht gezogen werden.

4.3.2 Aerobes Training in Fettreduktionsphasen

Gezielter Fettabbau in einer Diätphase ist das Resultat aus einem Energieverbrauch, der über dem Energiebedarf liegt. Diese sehr allgemeine Formulierung läßt sich im Hinblick auf die Belange des Bodybuildingsportes präzisieren:

Genauer gesagt sollte man in einer Diätphase dafür sorgen, daß das Energiedefizit gerade so geartet ist, daß der Körper eben auch wirklich Fett und nicht Körperprotein verliert. Das generelle Faktum, daß ein Energiedefizit bestehen muß, damit Fett abgebaut werden kann, muß also im Hinblick auf die Eigenheiten des Energieumsatzes im menschlichen Körper gesehen werden.

Die Kohlenhydratspeicher des Körpers sind so gering, daß deren Entleerung im Hinblick auf den Verlust von Körpersubstanz vernachlässigt werden kann, obwohl das noch lange nicht heißt, daß eine weitgehende und anhaltende Entleerung der Kohlenhydratspeicher anzustreben wäre oder keine Bedeutung hätte. Tatsache ist somit, daß einer Anwendung von Methoden, die eine Reduktion des Körpergewichtes initiieren sollen, in energetischer Hinsicht erst einmal in bezug auf einen Angriff des Körperproteins in Frage gestellt werden müssen, weil Kohlenhydrate, Fette und Protein die maßgeblichen Verbindungen sind, aus denen der Körper Energie gewinnen kann.

Protein wird im menschlichen Körper vor allem dann verstärkt zur Deckung der energetischen Bedürfnisse herangezogen, wenn der Körper lange anhaltenden Belastungen von relativ hoher Intensität ausgesetzt und/oder gleichzeitig die Kohlenhydratspeicher des Körpers relativ erschöpft sind. Andererseits müssen die Kohlenhydratspeicher relativ stark erschöpft sein, damit überhaupt eine Verstoffwechselung von Körperfett im gewünschten Ausmaß erreichbar ist.

Man kann sich in diesem Zusammenhang sehr gut verdeutlichen, wie wichtig es ist, genaue Kenntnisse über körperinterne Abläufe zu besitzen. Um überhaupt und insbesondere während beliebiger Trainingsaktivitäten möglichst wenig Protein durch die Entstehung eines Energiedefizites zu verlieren, könnte man auf die Idee kommen, mit dem eiweißsparenden Effekt von Kohlenhydratgaben insbesondere während des Trainings zu arbeiten. Von Nachteil ist jedoch, daß derartige Kohlenhydratgaben auch noch einen fettsparenden Effekt haben, was kaum erwünscht sein kann, wenn man Fett verlieren möchte. Man kann an dieser Stelle auch nochmals betonen, wie wichtig ein streng zielorientiertes Handeln ist, denn erst die Synthese beider Zielsetzungen, die Verbindung von Fettabbau und Muskelerhalt, führt letztlich zu einer angemessenen Lösung. Es ist nämlich bekannt, daß verzweigtkettige Aminosäuren genauso wie Kohlenhydrate dafür sorgen, daß während des Trainings keine Unmengen von Körperprotein für energetische Bedürfnisse aufgebraucht werden, während jedoch durch sie keine Beeinträchtigungen des Fettstoffwechsels zu erwarten sind.

Weiter oben wurde festgehalten, daß eine weitestgehende zeitliche Trennung von Aspekten des Fettabbaus und des Muskelerhaltes angestrebt werden sollte. Deshalb könnte man so verbleiben, daß zur Schonung der körpereigenen Proteinspeicher direkt vor einem dem Muskelerhalt dienenden Krafttraining, oder auch währenddessen, dem Körper Kohlenhydrate und vor einem aeroben Fettabbautraining verzweigtkettige Aminosäuren verabreicht werden.

An dieser Stelle sollte man ein kleines Detail beachten, daß die Lenkung von Nährstoffen betrifft. Während kurzkettige Kohlenhydrate z.T. durch die Mundschleimhaut aufgenommen werden, und somit dem Körper sogar noch sehr kurz vor oder während des Trainings zugeführt werden können, müssen die BCAAs erst in den Magentrakt gelangen. Selbst bei der Verwendung von Aminosäuren in Form von Gelatine ummantelter Kapseln sollte die Einnahme der BCAAs mindestens ca. 30 min vor dem Training erfolgen. Eine gute Dosis könnte bei ca. 3–5 g BCAAs pro 100 kg Körpergewicht liegen. Diese „Portionen" können dem Körper auch mehrmals täglich zugeführt werden, damit sie ihren stickstoffsparenden Effekt voll entfalten können.

Von sehr hohen Dosierungen muß jedoch Abstand gewonnen werden, weil sich sonst Ungleichgewichte in Form von Aminosäureimbalancen ergeben könnten. Auf jeden Fall sollten die Angaben der entsprechenden Nahrungskonzentrateehersteller beachtet werden.

Da in Fettabbauphasen praktisch an jedem Tag entweder ein aerobes oder ein Gewichtstraining durch-

FETTABBAU UND WETTKAMPFVORBEREITUNG

geführt wird, sollte man tatsächlich die angesprochene Trennung von Kohlenhydrat- und Proteingaben vornehmen, damit ein zu starker Gewöhnungseffekt an die BCAAs nicht auftritt.

Man beachte übrigens, worauf die Einnahme von BCAAs eigentlich basiert. Im Hinblick auf die gesteckten Zielsetzungen besteht nämlich im Blut ein relatives Defizit an diesen Aminosäuren. Ein derartiges Defizit kann bezüglich sehr vieler Nahrungsbestandteile bestehen. Als populäres Beispiel kann hier z.B. L-Carnitin angeführt werden, das den Fettstoffwechsel limitieren kann, wenn es nicht in ausreichenden Mengen in den Zellen vorkommt. Es ist also gerade in Diätphasen wichtig, sich ausgesprochen hochwertig und vielseitig zu ernähren. Im Hinblick auf die Versorgung mit Carnitin ist z.B. zu sagen, daß Milchprodukte und rotes Fleisch absolut nötig sind, wobei beides nicht heißt, daß man deswegen hohe Mengen an Fett zu sich nehmen müßte. Eine extrem einseitige Diät in Verbindung mit diversen Pillen kann jedoch keine optimale Versorgung des Körpers mit allen Nährstoffen bewerkstelligen. Aber darauf wurde in einem gesonderten Kapitel eingegangen.

Bisher wurde im Hinblick auf Fettabbau und Muskelerhalt auf einige Einzelheiten eingegangen. Nun sollen wichtige Mittel angesprochen werden, die man beim Abbau von Körperfett einsetzen sollte.

Im Hinblick auf die Tatsache, daß Energiemangel, in welcher Form auch immer er auftreten mag, für den Abbau von Körperfett verantwortlich ist, bleiben zwei mögliche Ansatzpunkte übrig, die zu den Mitteln führen, derer man sich bedienen kann, um Körperfett abbauen zu können. An erster Stelle steht natürlich eine Anpassung der Nahrungszufuhr an die bestehende Zielsetzung. Die Entstehung eines Energiedefizites läßt sich jedoch nicht nur durch eine Verringerung der Energiezufuhr, sondern auch über eine Erhöhung des Energiebedarfes erreichen. Das klassische Mittel, um letzteres zu erreichen, besteht darin, körperlich aktiv zu sein, d.h. mechanische Arbeit zu leisten. Man hat mit wissenschaftlichen Methoden sehr viel über die Art der Energiebereitstellung im menschlichen Körper in Erfahrung bringen können und es ist bekannt, daß Fett vor allem dann als entscheidender Energieträger fungiert, wenn relativ lange andauernde Belastungen von relativ geringer Intensität vorliegen. Man gibt die Intensität der Belastung in prozentualer Relation zum Maximalpuls an. Dieser ist altersabhängig und errechnet sich näherungsweise als Differenz zwischen der Zahl 220 und dem Lebensalter. Der sich ergebende Wert stellt in etwa die maximal mögliche Anzahl der Herzschläge pro Minute dar. Ein 30jähriger hat somit beispielsweise einen Maximalpuls von 190 Schlägen pro Minute.

Es ist nun wichtig zu wissen, daß Fett bei der Energiebereitstellung relativ wenig Energie zu liefern vermag und daß dabei genügend Sauerstoff, den man über die Atmung aufnimmt, vorhanden sein muß. Eine schnelle Atmung ist ein sicheres Indiz dafür, daß die Belastung so hoch ist, daß Fett nicht zum größten Teil an der Energiebereitstellung beteiligt ist. In diesem Fall werden die Kohlenhydratspeicher des Körpers relativ schnell geleert, und bei lange andauernden Belastungen werden bei gleichbleibend hoher Intensität auch zunehmend Proteine für die Energiebereitstellung herangezogen.

In der Praxis hat es sich bewährt, im Fettabbautraining mit Pulsfrequenzen zu arbeiten, die bei etwa 50 bis 60% des Maximalpulses liegen. Bei diesen Pulsfrequenzen ist es leicht möglich, sich zu unterhalten, und man droht dabei nicht ins Stocken zu geraten.

Man kann diese geringe Trainingsintensität auch etwas wissenschaftlicher anhand der Artung des menschlichen Energiestoffwechsels erläutern. Kohlenhydrate sind im Körper nur sehr begrenzt speicherbar und Glucose ist unbedingt nötig für die Ernährung des zentralen Nervensystems (Gehirn und Rückenmark), des Nebennierenmarks und der roten Blutkörperchen. Ein Nichtvorhandensein von Glucose würde somit für den Körper eine lebensbedrohliche Situation darstellen. Zwar kann Glucose auf relativ unökonomische Weise aus Aminosäuren gewonnen werden, aber damit sind funktionelle Störungen im Körper (z.B. im Hinblick auf Immunabwehr und Verdauung) bzw. letztlich auch das Aufzehren der Muskulatur verbunden. Da energetisch gesehen neben einigen bedeutungslosen Fruchtsäuren und Alkohol nur noch Fett dem Körper Energie liefern kann, wird eben Fett bei der Energiegewinnung bevorzugt. Nun hat Fett aber im Vergleich zu Kohlenhydraten die Eigenschaft, ein relativ unökonomischer Energielieferant zu sein.

Bei hohen Leistungen reichen Fette für die Energieerzeugung nicht mehr aus. Und andersherum sind somit geringe Leistungen nötig, um Fett primär für die Energiebereitstellung zu gewinnen.

Es ist dabei zu bedenken, daß das Ausmaß, in dem Fette in Abhängigkeit von der Höhe der Belastung bei der Energiebereitstellung beitragen, trainierbar ist. Es ist typisch für Ausdauersportler, daß sie relativ hohe Leistungen erreichen, während dabei fast nur Fette zur Energiegewinnung herangezogen werden. Hierin besteht eben eine trainingsbedingte Anpassung: Durch das Training wurde dem Körper signalisiert, daß oft über einen relativ langen Zeitraum eine relativ hohe Leistung erbracht werden mußte, und daraufhin regelte der Körper den Energiestoffwechsel des Körpers so ein, daß durch die vermehrte Einbeziehung von Fetten in den Energiestoffwechsel ein an die körperliche Belastung angepaßtes Maß der Schonung von Kohlenhydraten verbunden ist.

Ausdauersportlich Untrainierte können weitaus weniger hohe Leistungen erbringen, wenn der Energiebedarf weitestgehend durch Fett gedeckt werden soll.

Da das Entwickeln der aeroben Leistungsfähigkeit mit einer Verringerung der anaeroben Kapazitäten einhergeht, ist es für Bodybuilder nicht angesagt, nun plötzlich viel aerobes Training zu machen, damit die Fähigkeit, Fett zu verbrennen, entwickelt wird.

Stattdessen sollte zwecks Aufrechterhaltung des sportartspezifischen Leistungsstandes damit gearbeitet werden, daß die aerobe Energiebereitstellung nur bei sehr geringen Intensitäten funktioniert. Also:

■ **Bodybuilder müssen ein Fettabbautraining bei sehr geringen Herzfrequenzen (50–60% vom Maximalpuls) durchführen!**

Es kann durchaus sein, daß Sie bei Ihrem „Ausdauertraining", z.B. von Leichtathleten, belächelt werden. Bedenken Sie, daß Sie nicht spazierengehen, um Raum und Zeit zu überwinden, sondern um Fett abzubauen.

Zur Kontrolle der Herzfrequenz sollte unbedingt einer der vielen im Handel erhältlichen Typen von handlichen Pulsmeßgeräten benutzt werden.

Man sollte unbedingt an die Grundregel denken, daß Fette nur dann verbrannt werden können, wenn in ausreichender Menge Kohlenhydrate zur Verfügung stehen. Diese bilden nämlich in einer ihrer Abbauformen eine Schlüsselsubstanz im aeroben Stoffwechsel. Wenn diese in zu geringen Mengen vorhanden ist, wird in sehr starkem Maße Protein für die Energiegewinnung herangezogen. Übrigens läßt sich an dieser Stelle gut erklären, was es mit den in Diäten oft verwandten Ketose-Teststäbchen auf sich hat. Ketonkörper sind saure Zwischenprodukte aus dem Fettstoffwechsel und sie entstehen bei relativem Mangel an Kohlenhydraten; je größer dieser Mangel ist, desto größer wird die Konzentration von Ketonkörpern in Blut und Urin und desto größer ist das Ausmaß der Verbrennung von Protein im Energiestoffwechsel. Mit Ketose-Teststäbchen läßt sich die Konzentration von Ketonkörpern im Harn feststellen und somit in Relation zum Kohlenhydratstatus des Körpers setzen.

Fette werden erst dann zum überwiegenden Teil an der Energiebereitstellung beteiligt, wenn die entsprechende, wenig intensive Aktivität mindestens etwa 20 bis 30 Minuten dauert, weil zuerst eine gewisse Erschöpfung der Kohlenhydratspeicher vonstatten gehen muß. Die primäre Energiequelle stellen nämlich immer die in der Muskulatur als Glykogen gespeicherten Kohlenhydrate dar. Erst wenn diese ein gewisses Maß der Erschöpfung erreicht haben, treten Fette zu einem größeren Anteil in den Energiestoffwechsel bei Belastung ein.

Das ist übrigens kein Widerspruch zu den oben gemachten Ausführungen über das Bestreben des Körpers, seine Kohlenhydratspeicher zu schonen. Muskelglykogen ist nämlich für die Organe, die zwingend auf Kohlenhydrate angewiesen sind, nicht verwertbar. Muskelglykogen kann nicht in das Blut geschleust werden (das kann nur Leberglykogen)! Somit stellt Muskelglykogen tatsächlich einen Schutzfaktor für die wichtigen Kohlenhydratspeicher, d.h. Blutzucker und Leberglykogen, dar. Muskelglykogen ist besser verfügbar und es ist ein effizienterer Brennstoff als Fett. Aus diesem Grund wird es zunächst bevorzugt zur Energiegewinnung herangezogen.

An dieser Stelle sollte man erwähnen, daß es sich im Körper fast nie um Fragen des Entweder-Oder, sondern vielmehr des Sowohl-als-Auch handelt. Das soll heißen, daß Kohlenhydrate und Fette (übrigens auch Aminosäuren) bei der Energieerzeugung immer Hand in Hand arbeiten.

Die gemachte Aussage über die bevorzugte Nutzung von Kohlenhydraten in der Anfangsphase der Erbringung körperlicher Arbeit muß natürlich insoweit eingeschränkt werden, als mit zunehmendem Aufbrauchen des Muskelglykogens ein weiteres Aufbrauchen durch einen Schutzmechanismus gehemmt wird. (Aber: wiederum handelt es sich nicht um ein völliges Aussetzen der Energiebereitstellung durch Muskelglykogen.)

Kurz: Je mehr Muskelglykogen noch in der Muskulatur vorhanden ist, desto mehr wird davon verbraucht. Je weniger vorhanden ist, desto weniger wird verbraucht.

Unter Bezugnahme auf zeitliche Zusammenhänge ergibt sich: Mit länger andauernder Belastung nimmt der Anteil von Fett an der Energieerzeugung immer mehr zu. Aufgrunddessen ist es im Hinblick auf den Abbau von Körperfett besser, einmal 60 min lang aktiv zu sein, als zweimal nur 30 min lang zu trainieren.

Im letztgenannten Fall müssen zwei „Anlaufphasen" überwunden werden, in denen erhebliche Mengen an Kohlenhydraten „verlorengehen". Im Hinblick auf den Erhalt von Muskelsubstanz – Kohlenhydrate werden für intensive Trainingseinheiten benötigt – sollten also relativ kurze Trainingseinheiten beim Fettabbautraining vermieden werden.

Die Trainingseinheiten sollten aber auch nicht weit über eine Stunde dauern, weil dann die Gefahr besteht, daß zu große Proteinmengen verstoffwechselt werden. Um Körperprotein vor dieser Verstoffwechselung zu bewahren, sollten, wie gesagt, BCAAs vor dem Ausdauertraining eingenommen werden. Trotzdem sollte man nicht mit einem zu großen Hungergefühl bzw. in einem Zustand hoher Kohlenhydratverarmung ein Fettabbautraining beginnen.

Da Kohlenhydrate bei der Fettverstoffwechselung in ausreichenden Mengen vorhanden sein müssen, ist

FETTABBAU UND WETTKAMPFVORBEREITUNG

der Verzehr geringer Kohlenhydratmengen, z.B. eineinhalb Stunden vor dem Training, diskutabel. Man sollte dabei nicht vergessen, daß diese Mengen nicht so groß sein dürfen, daß weitestgehend sie und nicht das zu verlierende Körperfett für die Durchführung der jeweiligen Aktivität verbrannt werden.

Die Kohlenhydratportion muß also so bemessen sein, daß die für die Fettverbrennung benötigten Kohlenhydrate geliefert werden, ohne daß große Mengen an im Körper gespeicherten Kohlenhydraten vergeudet werden, und ohne daß Fett dadurch gespart wird.

Wie groß diese Portion sein muß, läßt sich leider kaum berechnen. Einflußgrößen sind z.B. das Körpergewicht, der Leistungsstand im Hinblick auf Ausdauertraining und der Speicherzustand von Kohlenhydraten im Körper zum Zeitpunkt des Trainings.

Es ist vor allem auch wichtig, daß die verzehrten Kohlenhydrate einen sehr geringen Glykämischen Index besitzen, damit ständig über das Blut kleine Kohlenhydratmengen den Zellen der aeroben Energiebereitstellung zugeführt werden. Wäre die Menge der zugeführten Kohlenhydrate pro Zeiteinheit zu groß, so ergäbe sich ein starker fettsparender Effekt. Ein zu hoher Glykämischer Index ist einer zum Zeitpunkt des Trainings zu geringen Menge an Kohlenhydraten gleichzusetzen, und natürlich werden hochglykämische Kohlenhydrate zu einem Großteil als Fett gespeichert.

Oft wird ein Fettabbautraining von Wettkampfathleten direkt nach dem Aufstehen durchgeführt, weil dann der Blutzuckerspiegel i.d.R. relativ niedrig ist, und somit ein Teil der o.g. „Anlaufphase", während der Kohlenhydrate verbrannt werden, gespart wird. Da durch die Nahrung zuvor aufgenommene Kohlenhydrate dann allerdings nicht mehr „nachkommen" und somit auch nicht für einen stabilen, niedrigen, sondern für einen abfallenden und niedrigen Blutzuckerspiegel sorgen, kann diese Praxis nicht optimal sein. Man vergesse auch nicht, daß es üblich ist, während einer Diät mit leerem Magen zu Bett zu gehen, damit über Nacht Fett verbrannt wird.

Am Morgen ist in diesem Falle also der Hungerstoffwechsel bereits aktiviert, und es ist sehr wahrscheinlich, daß sich dieses negativ auf die Verstoffwechselung von Körperprotein auswirkt. Zwar ist möglich, daß dieser Nachteil z.B. durch die Zufuhr von BCAAs wettgemacht werden kann, darauf kann man sich jedoch kaum verlassen.

Man vergesse übrigens auch nicht, daß sich z.B. eine ganze Stunde Ausdauertraining durchaus als allgemeines Resorptionsdefizit bei der Nahrungsaufnahme bemerkbar machen kann. Da oftmals die letzte Mahlzeit am frühen Abend eingenommen wird, kann es sein, daß die effektive Zeitspanne zur Nahrungsaufnahme insgesamt auf lediglich etwa 10 Stunden begrenzt wird. In dieser Zeit kann man nur etwa 4 Mahlzeiten konsumieren und es ist fraglich, ob es optimal sein kann, somit über weite Strecken des Tages zu hungern.

Klar ist jedoch, daß man sich zumindest davor hüten sollte, dann früh am Morgen ein Fettabbautraining durchzuführen, wenn später im Laufe des Tages auch noch ein Gewichtstraining stattfinden soll. Dies ist ein weiterer Anhaltspunkt dafür, daß eine Trennung von „Gewichtstrainingstagen" und „Fettabbautagen" sinnvoll sein kann. Sowieso lassen sich Körperprozesse des Hungerstoffwechsels und des Aufbaustoffwechsels nicht in beide Richtungen beliebig von jetzt auf gleich aneinanderreihen.

Zusammenfassung:
- Fett verbrennt in Anwesenheit von (relativ geringen Mengen an) Kohlenhydraten.
- Aerobe Aktivitäten für den Fettabbau sollten etwa 30–60 min dauern und bei Pulsfrequenzen von ca. 50–60% vom persönlichen Pulsmaximum durchgeführt werden.
- Neben Kohlenhydraten und Fett spielt auch Protein eine gewisse Rolle im Brennstoffwechsel des menschlichen Körpers. Fettabbau im Sinne des Bodybuildingsportes muß immer eine weitestgehende Schonung von Körperprotein mit sich bringen. Diese kann u.a. dadurch erreicht werden, daß zum richtigen Zeitpunkt die richtige Art an Kohlenhydraten und verzweigtkettigen Aminosäuren eingenommen wird.
- Eine Trennung von Tagen für Muskelerhalt und solchen für Fettabbau ist sinnvoll. Gemäß diesen Zielsetzungen sollten unterschiedliche Tage hinsichtlich des Trainings und der Nahrungszufuhr entsprechend unterschiedlich angegangen werden.

Abschnitt 4.4: Der Zusammenhang zwischen Ernährung und Fettabbau

Die Ernährung spielt in der Wettkampfvorbereitung die Hauptrolle, weil durch sie die wesentliche Reizgebung im Hinblick auf den Verlust von Körperfett erfolgt. Das kann man sich leicht anhand der Tatsache klarmachen, daß richtige Ernährung und ein begleitendes Fettabbautraining zwar schnellere Resultate als eine angemessene Nährstoffzufuhr allein erbringen, aber ein noch so umfangreiches Training bei nicht dazu passender Nährstoffzufuhr überhaupt keine Resultate erbringt.

Obschon die Nährstoffzufuhr allein im Hinblick auf die Fettreduktion wichtiger ist als das Training, arbeiten natürlich beide Aspekte in der Praxis nicht gegeneinander, sondern Hand in Hand. Die Nahrungszufuhr muß sich also auch an den Belangen des Trainings orientieren, weshalb es z.T. ein wenig schwierig ist, genaue Aussagen über die Ernährung zu treffen, wenn nicht gleichzeitig auch möglicherweise sogar spezielle Trainingspraktiken beachtet werden.

Wegen dieser Schwierigkeit sollen – wie zuvor schon bezüglich des Trainings geschehen – zuerst einmal einige allgemeine Sachverhalte angeführt werden. Vor allem sind diesbezüglich die charakteristischen Abläufe im Hungerstoffwechsel des Körpers gemeint. Darauf aufbauend kann dann Weitergehendes entwickelt werden.

Vieles wurde in zurückliegenden Abschnitten bereits erwähnt, jedoch scheint es bedeutsam zu sein, einige der im Abschnitt über allgemeine Fragen der Ernährung genannten Aspekte nochmals anzusprechen.

In Phasen eines energetischen Defizits verzehrt sich der Körper selbst bzw. er greift seine Energiespeicher an. Der Abbau von Körperfett ist neben Proteinabbau nur ein Gesichtspunkt der metabolischen Anpassung an ein Energiedefizit. Der Abbau von Protein erfolgt übrigens keineswegs einfach nur dadurch, daß die entsprechenden Proteinmengen direkt der Muskulatur entnommen werden. Erst nach ca. drei Tagen eines kompletten Proteinentzugs wird die Muskulatur selbst angegriffen. Bis dahin deckt der Körper seinen Bedarf an Protein, indem vor allem Enzyme der Leber und des Verdauungsapparates abgebaut werden. Übrigens hängt die in Hungerphasen stark erhöhte Infektanfälligkeit auch mit derartigen Proteinverlusten außerhalb der Muskulatur zusammen.

Erst nach ca. 1 bis 2 Wochen eines fortgesetzten und totalen Proteinentzuges ist die Gesamtmenge der von der Muskulatur bereitgestellten Proteine so groß wie die Verluste im sonstigen Körper. Es liegen also auch hier keine linearen Zusammenhänge vor, vielmehr verringert sich im sonstigen Körper die Umsatzrate der Proteine, während sie relativ dazu in der Muskulatur ansteigt. Die Skelettmuskulatur stellt letzten Endes den maßgeblichen Proteinspeicher im Körper dar.

Es ist bedeutsam, an dieser Stelle zu erkennen, daß der Körper in den angestrebten Fettabbauphasen zwar keinem vollständigen Proteinentzug ausgesetzt wird, daß aber die ablaufenden Prozesse doch von ähnlicher Qualität bei lediglich geringerem Ausmaß sind. Man kann also aufgrund der für vollständigen Proteinentzug vorliegenden Kenntnisse auf den Fall eines relativen Defizites, und wenn es auch nur mittelbarer Natur aufgrund eines grundsätzlichen Energiedefizites ist, schließen.

Aufgrund dessen sollte die Proteinzufuhr in bodybuildingspezifischen Diäten betont hoch sein und keineswegs – wie die Brennstoffversorgung – in Form von Kohlenhydraten und Fett mitreduziert werden. Dadurch erreicht man die Schaffung eines „Puffers", der die körpereigenen Proteine schützt. Man bedenke, daß direkt verstoffwechselte Muskelmasse zwar sehr ärgerlich ist; allerdings dürfen die schleichenden Mangelzustände außerhalb der Skelettmuskulatur eine ebenso große Bedeutung besitzen, weil dadurch der auf einer Aufrechterhaltung eines dynamischen Gleichgewichtes basierende Muskelerhalt nachhaltig beeinträchtigt wird. Man vergesse nicht, daß auch in Fettabbauphasen die Muskulatur zum Muskelwachstum gebracht werden muß, damit die natürlichen Abbauprozesse kompensiert werden können.

Ebenso wie in Muskelaufbauphasen sollte die Proteinzufuhr also insgesamt überschießend sein. Der absolute Wert der täglichen Proteinzufuhr ist natürlich nicht pauschal bezifferbar, jedoch sollte sich eine Menge von 1,5 bis 2 Gramm pro Kilogramm fettfreien Körpergewichts und Tag mit Aufschlägen an Gewichttrainingstagen in der Nähe einer anzusetzenden Untergrenze befinden.

Mit fortdauernder Diät sollte diese Menge auch im Zusammenhang mit einer insgesamt stattfindenden Verlangsamung des Stoffwechsels nicht einmal leicht

FETTABBAU UND WETTKAMPFVORBEREITUNG

verringert werden. Die Proteinzufuhr stellt nämlich ein Gegengewicht zu den im Rahmen der Aktivierung des Hungerstoffwechsels ablaufenden Abbauprozessen dar. Da diese Abbauprozesse normalerweise auch die Muskulatur betreffen, aber im Hinblick auf eine bodybuildingbezogene Ausrichtung der Fettabbauphase diese eben nicht miteinbeziehen sollen, wird es mit fortschreitender Dauer der Diätphase nötig, einen immer stärker werdenden „Puffer" zur Verfügung zu haben. „Stärker werdend" heißt natürlich, wegen des sich insgesamt verlangsamenden Stoffwechsels, daß in Relation zu anderen energieliefernden Substanzen der prozentuale Wert der Proteinzufuhr zunimmt. Ihr Autor schlägt vor, daß sie bis kurz vor dem Wettkampftermin den absoluten Betrag der täglich zugeführten Proteinmenge (in Abhängigkeit von den anliegenden Trainingsinhalten) im wesentlichen konstant oder sogar geringfügig ansteigen lassen.

Was die Zufuhr von Fetten und Kohlenhydraten, also den Brennstoffen, angeht, so muß natürlich eine erhebliche Reduktion gegenüber Muskelaufbauphasen durchgeführt werden. Die Zufuhr von Fetten sollte während der gesamten Diätphase sehr niedrig sein. In diesem Zusammenhang sind allerdings keineswegs nur quantitative Belange von Bedeutung; es ist auch wichtig, daß die Art der konsumierten Fette beachtet wird. Man sollte sich sehr vor der Aufnahme gesättigter Fette hüten. Das bedeutet vor allem, daß die meisten Käse- und Fleischsorten pauschal zu meiden sind.

Man kommt nicht umhin, genaue Kenntnisse über die Nährstoffzusammensetzung wichtiger Nahrungsmittel zu besitzen. Im Zweifelsfalle hilft eine gute Nährwerttabelle – wie die von Gräfe und Unzer – weiter. Auch ist spätestens zu Beginn einer Diät gefragt, daß man nicht zuviel Gleichgültigkeit beim Kauf von Lebensmitteln walten läßt. Fleisch z.B. ist ein wichtiger Grundbestandteil einer hochwertigen Ernährung, auch wenn Vegetarier an dieser Stelle heftig widersprechen werden (Wer jedoch die Ernährung des Körpers unter rein pragmatischen Gesichtspunkten betrachtet, wird zugeben müssen, daß es für Fleisch kaum eine angemessene Alternative gibt). Bei Fleisch gibt es, obwohl man eigentlich dieselbe Sorte meint, z.T. sehr große Unterschiede z.B. hinsichtlich des Fettgehaltes. Man sollte sich beim Fleischkauf nach einer kleineren Metzgerei umsehen, zu deren Besitzer man am besten ein persönliches Verhältnis entwickelt. Hierdurch wird es eher möglich sein, den gesteckten Zielsetzungen entsprechende Produkte zu erwerben, als wenn diese in einem Supermarkt gekauft würden.

Es sollte kaum nötig sein, auf die durch „versteckte" Fette gegebene Gefahr gesondert hinweisen zu müssen, auch wenn dieses hier etwas anders zu verstehen ist als im Volksmund. Wer während einer Diät beispielsweise Haferflocken statt Reis zu sich nimmt, der wird rein kalorisch gesehen keine großen Unterschiede feststellen, allerdings wird man schnell hellhörig, wenn man bedenkt, daß Haferflocken einen relativen Fettgehalt (kalorisch betrachtet!) von etwa 18% haben, während Reis nur auf etwa 2% kommt! Pro 100 g ergibt sich eine absolute Differenz von etwa 6 g Fett, was sich zwar nach wenig anhört, aber sich mit der Zeit in „Zusammenarbeit" mit anderen Nachlässigkeiten stark bemerkbar macht. Zwar heißt das nicht, daß man pauschal Reis immer Haferflocken vorziehen sollte – Hafer stellt anerkanntermaßen das nährstoffmäßig hochwertigste Getreide dar – aber es ist eben Vorsicht geboten.

Es ist gängig, in Diätphasen die absolute Fettzufuhr von Anfang an auf etwa 20–30 g zu beschränken und anfangs mit einer sehr hohen Kohlenhydratzufuhr zu arbeiten, die dann im Laufe der Diät verringert wird. Es ist jedoch nur logisch, daß man sich bei der Reduktion der täglichen Zufuhr mit anspruchsvoller werdender Diät Steigerungsmöglichkeiten offenhält. Das leuchtet auch im Hinblick auf die Tatsache ein, daß es extrem schwierig ist, langfristig Fett weitestgehend aus der Nahrung zu verbannen. Die Auswahlmöglichkeiten bei den in Frage kommenden Nahrungsmitteln ist einfach zu sehr eingeschränkt, wodurch die Gefahr einer mit kleinen Mängeln durchsetzten Nährstoffbilanz im Körper stark ansteigt. Desweiteren ist es keine Seltenheit, daß gerade Schwergewichtler zu Beginn ihrer Wettkampfdiäten immer noch über 4000 bis 5000 kcal pro Tag konsumieren müssen, damit ihr Körpergewicht gehalten werden kann. Deshalb ist es wohl besser, sich anfangs an relativen Werten zu orientieren. Empfehlenswert ist ein prozentualer Anteil von Fett an der Gesamtkalorienzufuhr von etwa 10 bis 15%, wobei in den Phasen stärkerer Energiereduktion ein Minimum von ca. 20 bis 30 g Fett pro Tag angestrebt werden kann. Man erinnere sich übrigens im Zusammenhang mit der Berechnung prozentualer Werte daran, daß Kohlenhydrate und Protein einen Brennwert von 4,2 kcal pro Gramm besitzen, während Fett auf einen Wert von 9,3 kcal/g kommt.

Kohlenhydrate sind in Diätphasen des Bodybuilders bester Freund. Wird die Kohlenhydratzufuhr zu gering, ist mit doppelten Proteinverlusten zu rechnen, weil nicht nur dadurch in stärkerem Maße Protein verbrannt werden kann, sondern auch die für den Erhalt von Muskelmasse nötigerweise starken Trainingsreize wohl kaum erbracht werden können.

Bei der Zufuhr von Kohlenhydraten sind folgende Punkte zu beachten:
- Die verzehrten Kohlenhydrate sollten i.d.R. einen relativ niedrigen glykämischen Index besitzen (Hafer, Reis, Roggen aber nicht Kartoffeln, Maisprodukte und Weizen), damit übermäßige Insulinreak-

tionen vermieden werden können. Zu diesem Ziel trägt auch bei, daß immer geringfügige Mengen an Ballaststoffen in der Nahrung enthalten sind und daß die Kohlenhydratzufuhr relativ gleichmäßig über den Tag verteilt wird.

- Gegen Abend sollte im allgemeinen nur noch eine relativ geringe Menge an Kohlenhydraten verzehrt werden, weil körperliche Aktivitäten zum Ende des Tages gewöhnlich stark eingeschränkt werden.
- Nach einem viele Kohlenhydrate verbrennenden Training kann der Körper etwa 4–6 Stunden lang mit erhöhter Rate die verbrauchten Kohlenhydrate ersetzen. Diese Zeit muß unbedingt genutzt werden, damit sich aufgrund des sowieso schon reduzierten Stoffwechsels die Regenerationszeiten nach einem Training nicht noch weiter verlängern. Direkt nach dem Training sollten ca. 50 g relativ hochglykämischer Kohlenhydrate verzehrt werden. Nach etwa 90 min ist eine weitere Zufuhr nötig, wobei der glykämische Index langsam höher ausfallen sollte. Die nächste Kohlenhydratgabe sollte etwa nach weiteren 90 bis 120 min in etwa derselben Menge erfolgen.

Es ist zu beachten, daß eine Einlagerung von Kohlenhydraten vor allem das Vorhandensein genügend großer Mengen Kaliums nötig macht. Die Kombination von Obst oder Obstsaft mit z.B. Cornflakes bietet sich an.

Oftmals liegt die Menge der verzehrten Kohlenhydrate bei etwa 500 g pro Tag. Das entspricht einer Menge von ca. 600 g Trockenreis! Man wundere sich deshalb nicht, wenn die Diät mehr wie eine Orgie als wie eine Durststrecke erscheint. Es ist allerdings wichtig, nicht von pauschalen Werten auszugehen, sondern man muß den Bedarf individuell vor allem am Ausmaß der Aktivität orientieren.

Es ist extrem wichtig, bei der Aufeinanderfolge der über den Tag verzehrten Mahlzeiten zu beachten, daß man niemals essen sollte, bevor sich ein leichtes Hungergefühl entwickelt hat.

Ein Hungergefühl entsteht maßgeblich durch einen leeren Magen und ein Absinken des Blutzuckerspiegels. Wenn der Blutzuckerspiegel vor der Einnahme einer Mahlzeit noch nicht abgesunken ist, wird es zu erhöhten Insulinausschüttungen kommen.

Es ist zu erwarten, daß sich mit fortdauernder Diät die Anzahl der täglich zu verzehrenden Mahlzeiten verringern wird. Das ist normal und im Zusammenhang mit einer allgemeinen Verlangsamung des Stoffwechsels nachvollziehbar, obwohl dieser Effekt vor allem durch ein hohes Maß an körperlicher Aktivität entkräftet werden kann.

Was die Zufuhr der Nährstoffe und somit auch die energetische Versorgung des Körpers betrifft, so ergibt sich also folgendes Bild:

Erst einmal gibt es einen Unterschied zwischen Gewichtstrainingstagen und diesbezüglich trainingsfreien Tagen, an denen wahrscheinlich ein Fettabbautraining durchgeführt wird.

Diesem wohl täglichen Wechsel des Energiebedarfs und somit der Energiezufuhr sollte eine langfristige Verringerung der Energiezufuhr überlagert werden, um der Verlangsamung des Stoffwechsels Rechnung zu tragen.

Man kann dieser Entwicklung eine weitere Komponente überlagern, indem man z.B. in einem Zyklus von 3–6 Tagen gewisse Abweichungen nach oben und unten vom eigentlichen Plansoll zuläßt. Dieses stellt zwar eine erhebliche Komplizierung des Geschehens dar, und gerade Sportler mit instinktiver Ader werden sich dabei nicht wohlfühlen, aber die Basis dessen ist einfach dem Körper keine Chance auf zu starke Anpassungen an eine Hungersituation zu geben. Gemeint ist z.B., daß in einer bestimmten Woche die Kalorienzufuhr an Trainingstagen etwa 3000 kcal betragen könnte. Am ersten Tag könnte man 2800 kcal, am zweiten 3000 kcal und am dritten 3200 kcal konsumieren.

Leider kann die Wirksamkeit dieser Vorgehensweise nicht durch ausreichend dokumentierte Praxiserfahrungen glaubhaft dargelegt werden, und außerdem ist diese niedrigperiodische Änderung der Energiezufuhr auch Feinstarbeit. Wer meint, weitere Steigerungsmöglichkeiten in Diätphasen ausschöpfen zu wollen, der sollte sich jedoch an dieser Technik versuchen.

Tatsache ist aber auch, daß die Energiezufuhr wohl nur von einem Pedanten so exakt bemessen werden kann, daß sie genau und ohne Abweichungen in der Größenordnung von vielleicht 200 oder 300 kcal pro Tag zuzulassen, bemessen werden kann.

An dieser Stelle muß man unbedingt einräumen, daß „instinktives" Vorgehen auch unerläßlich sein kann und daß die genaue Wahrnehmung körperlicher Signale bedeutsamer sein kann als das pure Zählen von Kalorien.

FETTABBAU UND WETTKAMPFVORBEREITUNG

➤ Abschnitt 4.5: Ernährungspraxis

Bisher haben Sie sehr viele Informationen über Vorgehensweisen und allgemeine Sachverhalte erhalten, wobei möglicherweise der nötige Bezug zur Praxis in nicht ausreichendem Maße hergestellt worden ist.

Das größte Problem wird wohl dadurch gegeben sein, daß nicht klar ist, welche Nahrungsmittel überhaupt verzehrt werden können, und welche besser weggelassen werden sollten.

Zunächst einmal ist die weitverbreitete Angst vor salzhaltigen Nahrungsmitteln unbegründet, weil das daraus resultierende „Glattsein" zwar optisch wirksam, aber nicht von langer Dauer ist. Bis etwa eine Woche vor Beginn des Wettkampfes braucht man sich über Wasserretention auf unmittelbarer Natriumbasis (Steroide nicht eingeschlossen!) keine Gedanken zu machen, und aufgrunddessen kann man auch auf eine große Palette von Nahrungsmitteln zurückgreifen.

Die eigentliche Einschränkung bei der Auswahl der Nahrungsmittel ist bezüglich ihres Fettgehaltes zu sehen. Danach sind hochglykämische Kohlenhydratquellen am ehesten aus der Nahrung zu eliminieren, obwohl z.B. direkt nach dem Training deren Verzehr durchaus angebracht sein kann.

Damit die tägliche Proteinzufuhr einen Wert von ca. 1,5 bis 2,5 Gramm pro Kilogramm Körpergewicht täglich erreichen kann, sollte ähnlich wie in Masseaufbauphasen darauf geachtet werden, daß jede Mahlzeit etwa 30 bis 50 Gramm hochwertigen Proteins enthält. Dies ist umso wichtiger, je mehr man bedenkt, daß die Anzahl der in Fettabbauphasen pro Tag verzehrten Mahlzeiten niedriger ist als in Masseaufbauphasen.

Im Gegensatz zu den Erfordernissen einer Masseaufbauphase, ist es in Fettabbauphasen angesagt, viel Nahrung mit einer geringen Energiedichte zu verzehren. Gemeint ist also Nahrung, die bei hohem Nahrungsvolumen relativ wenig Energie enthält. Vor allem Gemüse und Obst sind hier von Interesse. Während in Masseaufbauphasen eine durch derartige Nahrungsmittel zu groß werdende Nahrungsmenge es nur schwer erreichbar macht, dem Körper genügend Energie zuzuführen, ist es in Fettabbauphasen eine willkommene Erleichterung, durch große Nahrungsmengen das oft auftretende Hungergefühl zu lindern oder gar ganz zu unterdrücken.

Ein Wort noch zur Flüssigkeitszufuhr: Es ist bei Profisportlern weitverbreitet, in Diätphasen täglich beinahe unglaubliche Mengen Wassers zu trinken. Es handelt sich hierbei oftmals um 6 bis 10 Liter pro Tag. Es ist fraglich, ob man derartige Riesenmengen tatsächlich jeden Tag heruntertrinken sollte, aber klar ist, daß viel Wasser in Diätphasen vor allem nötig ist, um die vermehrt anfallenden Schlacken „auszuschwemmen", d.h. insbesondere auch, daß die Leber die Aufspaltung von Körperfett nicht zugunsten des Abbaus dieser „Gifte" reduziert. Man schreibt einer hohen Wasserzufuhr auch zu, daß sie den Stoffwechsel bedingt anzukurbeln vermag. Außerdem kann viel Flüssigkeit dazu beitragen, das Aufkommen von Hungergefühlen zu reduzieren.

Man kann mit einer hohen Wasserzufuhr vor allem dann experimentieren, wenn kurz vor dem Wettkampftermin die Flüssigkeitsaufnahme reduziert wird. Da der Körper registriert, sogar überreichlich mit Wasser versorgt zu werden, wird permanent sehr viel Wasser ausgeschieden. Erfolgt dann abrupt eine erhebliche Verringerung der Flüssigkeitszufuhr, dann wird trotzdem noch einige Zeit lang sehr viel Wasser ausgeschieden, so als wäre die Wasserzufuhr überhaupt nicht reduziert worden. Da also die Reaktion auf die Höhe der Wasserzufuhr mit gewissem zeitlichen Abstand erfolgt, kann so in einem höheren Ausmaß eine Entwässerung des Körpers erfolgen als es durch eine Reduktion der Flüssigkeitsaufnahme bei zuvor „normaler" Versorgung mit Flüssigkeit der Fall wäre.

Obschon man sich von riesigen Flüssigkeitsmengen nicht zuviel erhoffen sollte, ist ein Mangel an Wasser auf jeden Fall nicht zuzulassen. Zu diesem Zwecke könnte man pro 50 Kilogramm Körpergewicht ca. 2–2,5 l Wasser pro Tag als Minimum ansetzen, wobei in Abhängigkeit von erlittenen Schweißverlusten z.T. erhebliche Korrekturen nach oben vorgenommen werden sollten.

Bei der Wahl der Getränke sollte man sich im wesentlichen auf Mineralwasser beschränken. Kalorienhaltige Getränke sind sowieso bedenklich, zumindest wenn sie außerhalb der regulären Mahlzeiten konsumiert werden, weil sie Fettabbau zwischen den Mahlzeiten wegen ihres Einflusses auf den Blutzuckerspiegel behindern.

Man kann mit Kaffee mit dem Ziel experimentieren, in Ruhe und während eines aeroben Trainings die Verstoffwechselung von Fett zu verstärken. Auch kann Koffein als natürliches Entwässerungsmittel vor einem

Wettkampf konsumiert werden. Man bedenke jedoch, daß bei Koffein schnell eine Gewöhnungswirkung eintritt. Aus diesem Grund könnte man die Koffeinzufuhr auf die letzten 4 bis 6 Wochen vor einem Wettkampf beschränken, um in dieser Zeit die oft sehr langsam gewordenen Fortschritte noch ein wenig anzukurbeln.

Zur Erinnerung: Nach oraler Aufnahme von Koffein wird die höchste Konzentration im Blut nach etwa einer Stunde erreicht. Die Halbwertszeit im Körper beträgt ca. 3,5 Stunden.

Es erfolgt nun eine Auflistung von Nahrungsmitteln, die aufgrund ihres geringen Fettgehaltes dazu geeignet sind, die Basis der Kohlenhydrat- und Proteinzufuhr zu bilden. Alle Angaben sind absolute Größen, und sie beziehen sich auf 100 g unzubereiteter Nahrung. Beachten Sie bitte, daß es sich um gerundete Zahlenwerte handelt. Genauere Angaben sollten einer Nährwerttabelle entnommen werden.

In der Spalte mit den Kohlenhydratangaben ist in Klammern der absolute Ballaststoffgehalt in Gramm angegeben.

Tabelle: Ausgewählte Nahrungsmittel mit hohem Proteinanteil

Nahrungsmittel	Energie (kcal)	Kohlenh. (Gramm)	Fett (Gramm)	Protein (Gramm)
Scholle	75	0 (0)	1	16
Kabeljau	75	0 (0)	1	17
Heilbutt	100	0 (0)	2	20
Rotbarsch	110	0 (0)	4	18
Hühnerbrust	100	0 (0)	1	23
Putenbrust	110	0 (0)	1	25
Tatar	110	0 (0)	3	21
Schweinefilet	180	0 (0)	12	19
Rinderfilet	120	0 (0)	4	19
Vollei	160	1 (0)	13	11
Eigelb	350	1 (0)	32	16
Eiklar	50	1 (0)	0	11
Magerquark	75	4 (0)	<0,5	13
Sauermilchkäse	130	0 (0)	<1	30
entrahmte Milch	35	5 (0)	<0,3	3,5
Käse 20% Fett i. Tr.	180	0 (0)	9	26

Tabelle: Ausgewählte Nahrungsmittel mit hohem Kohlenhydratanteil

Nahrungsmittel	Energie (kcal)	Kohlenh. (Gramm)	Fett (Gramm)	Protein (Gramm)
Haferflocken	360	60 (6)	7	13
Vollkornreis	350	72 (3)	2	7
Roggenflocken	300	60 (10)	2	11
Reiswaffeln	360	72 (7)	2	9
Hirse	350	70 (4)	4	10
Cornflakes	340	80 (4)	<1	7
Vollkornnudeln	350	65 (8)	3	13

Die Auflistung enthält bisher im wesentlichen Getreide, Milch und einige Milchprodukte sowie Fisch, Fleisch und Eier (natürlich sollte bei Volleiern bzw. Eigelb gespart werden). Mit diesen Nahrungsmitteln läßt sich natürlich noch keine ausgewogene Ernährung bewerkstelligen. Eine gute Ernährung stellen Hülsenfrüchte dar. Weiße Bohnen, Kirchererbsen, Linsen und Saubohnen haben z.B. jeweils so etwa 22 g Protein pro 100 g und einen Fettanteil von etwa 2%. Der Kohlenhydratanteil liegt bei etwa 50%, so daß sich schließlich ein Brennwert von ca. 300 kcal pro 100 g ergibt. Man sollte bei Hülsenfrüchten den sehr hohen Gehalt an Ballaststoffen von ca. 10–20% beachten. Der glykämische Index von Hülsenfrüchten ist sehr und teilweise sogar extrem gering.

Auch in Diätphasen stellen die meisten Gemüsesorten einen hervorragenden Bestandteil der Nahrungszufuhr dar. Die meisten Gemüsearten haben einen Proteingehalt von 2 bis 3%, während der Fettgehalt praktisch bei Null Prozent liegt. Auch der Kohlenhydratanteil liegt bei den meisten Sorten unter 5%.

Folgende Gemüsesorten können allen Mahlzeiten ohne Mengeneinschränkung zugefügt werden: Feldsalat, Sauerkraut, Rotkohl, Endivien, Gurken, Rharbarber, Möhren, Tomaten, Spargel, Spinat, Porree, Zwiebeln, Chicoree, Zucchini, Sellerie, Broccoli, Radieschen, Rettich.

Der Verzehr von Gemüse gibt auch in strengen Diätphasen das Gefühl eines gefüllten Magens, und wegen des sehr geringen Energiegehaltes sollte man die hier aufgeführten Sorten tatsächlich von Nährwertberechnungen ausklammern. Bei diesen Berechnungen ist es wichtig, den Blick für das Wesentliche nicht zu verlieren. Zwar bedeuten 10 g Kohlenhydrate bei einer angestrebten Zufuhr von vielleicht 50 g pro Mahlzeit einen prozentualen Wert von immerhin 20%, jedoch darf man nicht vergessen, daß man wegen des hohen Nahrungsvolumens kaum regelmäßig mehr als einige Hundert Gramm Gemüse pro Tag essen wird. Man sollte in diesem Fall den geschmacklichen und ernährungsphysiologischen Wert für die Diät über irgendwelche Zahlenspielereien stellen.

Ähnlich verhält es sich mit Obst, obschon man beim Verzehr nicht ganz so freie Hand hat.

Äpfel, Ananas, Birnen, Kirschen, Kiwis, Nektarinen, Mirabellen, Pflaumen haben neben vernachlässigbaren Mengen an Protein und Fett jeweils einen Kohlenhydratanteil von etwa 10 bis 15%. Der Energiegehalt liegt bei etwa 60 kcal pro 100 g. Wie Gemüse ist auch Obst ein sehr guter Lieferant von Vitaminen und Mineralien, und auch Obst hat einen recht geringen Energiegehalt. Man sollte bei Obst als Zwischenmahlzeit jedoch vorsichtig sein, weil es den Blutzuckerspiegel durchaus erheblich zu beeinflussen vermag, was sich negativ auf

FETTABBAU UND WETTKAMPFVORBEREITUNG

die Fettverbrennung zwischen den Mahlzeiten auswirken kann. Als Grundregel kann man sich merken, daß die Kohlenhydrate von unreiferen einen geringeren Glykämischen Index besitzen als überreife Früchte, weil der in Obst enthaltene Fruchtzucker mit dem Voranschreiten des Reifungsprozesses zunehmend in Stärke umgewandelt wird.

Ungezuckerte Obstsäfte stellen eine Alternative zu frischem Obst dar. Man muß aber bedenken, daß die in Säften enthaltenen Kohlenhydrate schneller aufgenommen werden können und daß der Vitalstoffgehalt auch ein wenig reduziert wird. Man kann wohl sagen, daß Säfte eher in Masseaufbauphasen angezeigt sind, weil sie als Flüssignahrung schnell verwertet werden können und keine große Belastung des Verdauungsapparates darstellen.

Die am meisten verbreitete Pilzsorte ist in unseren Breiten der Champignon. Wie Gemüse können Champignons ohne kalorische Anrechnung als Beilage verzehrt werden.

Auf Nüsse u.ä. sollte man in Diätphasen gänzlich verzichten, weil der Fettgehalt solcher Nahrungsmittel einfach zu hoch ist.

Fisch und Fleisch sollten immer (in Wasser) gedünstet werden, weil dieses die schonendste Zubereitung bedeutet und so kein Fett zugesetzt wird. Auf rotes Fleisch sollte nicht verzichtet werden.

Man muß übrigens nicht einmal auf Streichfett vollkommen verzichten. Es gibt Schmierkäsesorten, die ca. 15% Fett absolut besitzen. Das sind etwa 15% von dem, was Butter enthält.

Es ist Aufschnitt erhältlich, der zwischen 2 und 5% Fett absolut enthält. Das ist im Vergleich zu anderen Wurstwaren z.T. nur ein fünfundzwanzigstel des üblichen Fettgehaltes.

Man beachte: Hirse und Reis sind glutenfrei. Gluten bewirkt bei vielen Menschen eine Aufschwemmung des Körpers. Deshalb sollten glutenfreie Nahrungsmittel in der letzten Woche vor dem Wettkampftermin bevorzugt werden.

Reiswaffeln sind in beinahe allen Reformhäusern erhältlich und eignen sich hervorragend zum auswärtigen Verzehr, weil sie bequem transportiert werden können.

Die bislang aufgelisteten Nahrungsmittel sollten eigentlich jeden Lügen strafen, der meint, eine Diät müsse notwendigerweise aus Reis und Fisch bzw. Fisch und Reis bestehen. Die Nahrungsvielfalt kann mit ein wenig Einfallsreichtum beinahe unüberschaubar sein.

Was einfach fehlt, sind Schokolade, Pizza, Bratwurst, etc. Das heißt aber nicht, daß man wie ein Asket leben muß. Wenn sich verständlicherweise gelegentlich die Lust auf „Naschereien" breitmacht, dann kann man es mit z.B. sehr fettarmen Pommes Frites aus dem Backofen, Reis mit Bolognesesauce (aus Tartar, Tomaten, Zwiebeln und Gurken), selbstgebackenen Keksen (aus Honig, Haferflocken, Quark, Rumaroma) und allerlei Salaten aus Gemüse und Obst (Kombinieren Sie doch einmal geriebene Möhren mit Äpfeln, Apfelsinen, Rosinen, Süßstoff) versuchen. Allerdings sollte man unbedingt die Finger von käuflichen Süßwaren lassen.

Eines der größten Probleme bei der Einhaltung einer Diät besteht wohl darin, daß die zu verzehrenden Nahrungsmittel meist eine relativ lange Zubereitungsdauer haben.

Es ist sehr wichtig, daß man sich eine sehr ökonomische Art der Zubereitung angewöhnt. Reis kann z.B. alle zwei Tage in größeren Mengen gekocht werden, wobei eine Aufbewahrung im Kühlschrank selbstverständlich sein sollte. Ebenso verhält es sich mit z.B. größeren Mengen eines Quark-Obst-Gemisches.

Man sollte auch daran denken, einmal pro Woche aus Getreide, Eiern und Quark eine Art Müsliriegel zu backen, der sich bequem für den außerhäuslichen Verzehr eignet. Sehr zu empfehlen sind diesbezüglich auch Reiswaffeln, die gut und schnell zusammen mit im Mixer hergestellten Quark-Obst-Getränken verzehrt werden können.

Sowieso wird man sich zumindest in den Endphasen einer Diät daran gewöhnen müssen, niemals ohne eine verschließbare Plastikschüssel das Haus zu verlassen. Wer 8 oder gar 10 Stunden pro Tag arbeitet, wird schnell einsehen, daß es sich auch manchmal um 4 bis 5 dieser Schüsseln handeln kann.

Wie man die einzelnen Mahlzeiten auch immer planen mag, es ist sehr wichtig, sich täglich, am besten zu vorgegebener Tageszeit (morgens oder abends), eine oder eine halbe Stunde Zeit zu lassen, um sicherzugehen, daß man nicht irgendwann im Laufe des Tages die Bemühungen der jüngeren Vergangenheit durch einen Imbißbesuch zunichte machen muß.

Wer auf Restaurantessen angewiesen ist, sollte immer auf Soßen verzichten und darauf achten, daß Reis ohne Butter zubereitet wird. Wer sich wirklich darum bemüht, wird eine durchaus angemessene Standardmahlzeit, wie gedünstetes Fleisch und Gemüse mit Reis, zu einem meist annehmbaren Preis bekommen können. Zur Not kann man auch über eine Pizza ohne Käsebelag sprechen.

Abschnitt 4.6: Die letzte Woche vor dem Wettkampf

Eine wohlfundierte Wettkampfvorbereitung kann durchaus einen Zeitraum von etwa 12 bis 20 Wochen in Anspruch nehmen. Eine derart lange Zeitspanne muß vor allem dann anberaumt werden, wenn außergewöhnlich viel Körperfett verloren werden soll, oder wenn die Vorbereitung unter erschwerten Bedingungen stattfindet. Die letzte Woche vor dem Wettkampf muß von dieser vorhergehenden Phase der Vorbereitung jedoch streng unterschieden werden. Im Endstadium der Vorbereitung dreht es sich nämlich nicht mehr darum, weiterhin an Körperfett zu verlieren; stattdessen ist die Optimierung der körperlichen Verfassung im direkten Hinblick auf den Bühnenauftritt angesagt. Man könnte in diesem Zusammenhang durchaus von der Bearbeitung kurzfristig variabler Leistungsparameter sprechen.

Nachdem man den Körperfettanteil bereits auf das angestrebte Niveau reduziert hat, sollte man zur Optimierung der Leistungsfähigkeit vor allem an folgende Punkte denken:

1. die Steuerung des Wasserhaushaltes
2. die Nutzung kurzfristiger Glykogenspeichermöglichkeiten in der Muskulatur

Diese Aspekte werden in den folgenden beiden Unterabschnitten angesprochen. Danach werden noch einige Sachverhalte angeführt, die ebenso in der unmittelbaren Vorwettkampfphase von besonderer Bedeutung sind.

4.6.1 Die zielgerichtete Manipulation des Wasserhaushaltes

Dem Wasserhaushalt des menschlichen Körpers liegt ein außerordentlich sensibler Regelmechanismus zugrunde. Schon geringe Schwankungen des Wasserstatus können im Zusammenhang mit physikalischen und chemischen Einflüssen weitreichende Konsequenzen nach sich ziehen. Die vielfältigen Aufgaben, die Wasser im Körper zu erfüllen hat, sind an anderer Stelle bereits angerissen worden. Im Hinblick auf die direkte Wettkampfvorbereitung dreht es sich darum, typische Funktionsabläufe im Wasserhaushalt derart zu nutzen, daß sich eine hervorragende Wettkampfform ergeben kann. Diese kann sich erst dann ergeben, wenn sich möglichst wenig Wasser in den Zellzwischenräumen befindet, so daß unter anderem die Haut so dünn wie möglich erscheint.

Im Zusammenhang mit der unmittelbaren Wettkampfvorbereitung dreht es sich zunächst einmal um die eigentlich banale Tatsache, daß Wasser im menschlichen Körper einen prozentualen Anteil (bezüglich der Körpermasse) von etwa 60% ausmacht und daß dieses Wasser zu bestimmten Teilen in verschiedenen Bereichen des Körpers vorkommt.

Beim angegebenen Zahlenwert handelt es sich übrigens um einen mittleren Wert. Die Abweichungen davon können bei älteren Menschen leicht 15–20 Prozentpunkte nach unten bzw. bei jüngeren Menschen ebenso etwa 10 Prozentpunkte nach oben betragen.

Da Muskulatur einen Wassergehalt von etwa 75% hat, haben Bodybuilder gegenüber Nichtsportlern einen gesteigerten Wasseranteil. Fettgewebe besteht nur zu ungefähr 15% aus Wasser.

Das Wasser verteilt sich im Körper auf drei wesentliche Speicherräume, nämlich auf das Zellinnere, auf die Zellzwischenräume und auf das Blutplasma. Dabei liegt in etwa ein Verhältnis von 8:3:1 vor.

Wenn man bei einer Meisterschaft Athleten sieht, die offensichtlich nicht sehr „hart" sind, dann liegt das in den wenigsten Fällen daran, daß ihr Körperfettanteil zu hoch ist. Vielmehr gründet sich dieses meistens in dem Faktum, daß sich zuviel Wasser in dem Raum außerhalb der Zellen befindet, wodurch die Muskulatur ihr scharf abgegrenztes Äußeres verliert.

Das Erreichen einer optimalen Wettkampfform ist nur möglich, wenn sich das im Körper befindliche Wasser in einem stärkeren Maße als normalerweise im intrazellulären Raum befindet. Um zu verstehen, wie man das erreichen kann, sind zunächst einige Bemerkungen über hormonelle, physikalische und chemische Sachverhalte im Zusammenhang mit der Regulation des Wasserhaushaltes nötig.

Sicherlich ist Ihnen bekannt, daß das Zusammenführen zweier Gase unterschiedlichen Druckes dazu führt, daß das entstehende Gemisch einen einheitlichen Druck aufweist. Es besteht also das Bestreben, bezüglich des Druckes eine Gleichverteilung zu erreichen.

Ein Analogon hierzu existiert bezüglich der Konzentration gelöster Stoffe in zwei verschiedenen Wasserlösungen. Bringt man die beiden Lösungen zusammen, so ergibt sich auch hier eine Gleichverteilung, und zwar so, daß überall im Wasser die Konzentration der gelösten Stoffe einheitlich ist. Das geschieht sogar auch dann, wenn die beiden Lösungen durch eine nur für Wasser, aber nicht für die gelösten Stoffe selbst durchlässige, also semipermeable Wand getrennt sind. Der Mechanismus der Gleichverteilung beruht dann auf einem Wasserfluß von der höher zur niedriger konzentrierten Lösung aufgrund unterschiedlicher **osmotischer Druckverhältnisse**. Diese osmotischen Druckverhältnisse kommen also durch die im Wasser gelösten Teilchen zustande, und man kann geradezu sagen, daß einzelne Teilchen eine bindende Wirkung auf das als Lösungsmittel fungierende Wasser haben. (Ein Beispiel dafür sind „osmotische Durchfälle". Wenn z.B. große Mengen bestimmter Süßstoffe konsumiert werden, dann ist es möglich, daß diese sehr tiefe Darmbereiche erreichen. Dort entsteht also wegen dieser Süßstoffe ein Gebiet ungewöhnlich hoher Teilchenkonzentrationen, was zu einer Wasseransammlung (Verdünnung!) führt, damit bestehende Konzentrationsgefälle ausgeglichen werden. Der Kot kann dadurch geradezu wäßrig werden.)

Im Körper bilden die Zellwände die genannten halbdurchlässigen Membranen, und die gelösten Stoffe sind im wesentlichen Mineralien, die man in ihrer elektrisch geladenen Form dann auch Elektrolyte nennt.

Man muß allerdings an dieser Stelle eine Einschränkung machen: Die semipermeablen Wände haben genauer gesagt die Eigenschaft, daß sie für Wasser in einem sehr viel größeren Maße als für im Wasser gelöste Moleküle durchlässig sind. Kleinere Moleküle, wie z.B. die im Wasser gelösten Elektrolyte können mit hoher zeitlicher Verzögerung die semipermeablen Wände ebenfalls durchdringen. Dies kann jedoch nur in recht geringem Maße erfolgen.

Für Kolloide (das sind Teilchen, die mit Wasser so etwas wie eine gallertartige Lösung bilden. Diese Lösungen sind in etwa zwischen Elektrolytlösungen und Suspensionen, in Wasser schwebende und feinverteilte feste Teilchen, die so etwas wie „Schlamm" bilden, anzusiedeln.), wie etwa das im Körperwasser vorhandene Protein, sind semipermeable Wände noch weniger durchlässig.

Es gibt spezielle Elektrolyte, die eher im außer- oder im innerzellulären Raum osmotisch wirksam sind, also Wasser binden. Natrium und Chlorid herrschen z.B. im Raum außerhalb der Zellen vor, während Kalium und Magnesium u.a. das „Gegengewicht" für die intrazellulären Räume bilden.

Ein bekanntes Problem von Anabolikakonsumenten besteht darin, daß der Körper vermehrt Natrium speichert. Da Natrium primärer Bestandteil der extrazellulären Flüssigkeit ist, macht sich eine erhöhte Natriumspeicherung wegen der dann auftretenden osmotischen Kräfte in einem höheren Volumen der extrazellulären Flüssigkeit bemerkbar. Im Klartext heißt das, daß der Körper dann „glatt" wirkt, weil sich mehr Flüssigkeit in dem Zwischenzellraum befindet.

Aber die Zusammenhänge sind noch tiefgehender: Auch das Volumen des Blutplasmas ist eng an die Natriumkonzentration geknüpft. Je mehr Natrium vorhanden ist, desto hochvolumiger wird das Blut. Aus diesem Grund ist es für Hypertoniekranke oftmals wichtig, sich salzarm zu ernähren.

Kochsalz (Natriumchlorid) besteht nämlich neben Natrium auch noch aus Chlor, was ebenfalls hauptsächlich im Raum außerhalb der Zellen und somit insbesondere auch im Blut osmotisch wirksam wird.

Eine erhöhte Blutmenge hat bei einem sich nicht daran angepaßten Herz- und Kreislaufsystem ein Ansteigen des Blutdruckes zur Folge.

Klar ist, daß der Körper für optimale Funktionsabläufe einen Blutdruck benötigt, der sich innerhalb eines bestimmten, zulässigen Rahmens befindet.

Deshalb verfügt der Körper über Regelmechanismen, die bei schwankenden Blutdruckwerten Korrekturen in Richtung des Normalmaßes vornehmen können. Im Druckzentrum des Hypothalamus (Teil des Zwischenhirns) werden Informationen über den hydrostatischen Druck in den Blutbahnen verwertet, und es wird bei Wassermangel in hohem Maße ein Hormon von der Hirnanhangdrüse abgegeben, das die Nieren weniger Urin ausscheiden läßt. Die Nieren können ein Hormon abgeben, das in letzter Konsequenz die Ausscheidung von Natrium verringert, was eine Reaktion auf einen Salzmangel darstellt.

Die Regulation der Wassermenge im Blut durch Wasserausscheidung und Zurückhaltung von Wasser gewährleistet, daß der Blutdruck nicht zu großen Schwankungen unterliegt bzw. daß diesen entgegengewirkt wird.

Übrigens gibt es einen weiteren Gleichgewichtsfaktor, den es bei der Manipulation des Wasserhaushaltes zu beachten gilt. Gemeint ist das Bestreben des Körpers nach einem ausgewogenen Verhältnis von positiv und negativ geladenen Substanzen im Körperwasser.

Dieses Gebiet kann hier nicht ausführlich bearbeitet werden. Deshalb soll nur die Schlußfolgerung angegeben werden, daß Natrium immer zusammen mit Chlor, und Kalium und Magnesium immer zusammen mit Phosphor betrachtet werden sollten. (Die Zusammenhänge sind zwar eigentlich viel tiefgehender, aber man sollte diese Minimalforderung trotzdem als Basis benutzen. Diesbezüglich wurden schon einige zusammenfassende Bemerkungen im Rahmen der Diskussion der Mineralstoffe gemacht.)

Diese Elektrolyte sind es auch, die hauptsächlich Beachtung finden, wenn es um eine Optimierung der Wettkampfform geht. Der hierbei zumeist gemachte Ansatz besteht darin, daß einfach Natrium und Chlorid, also im wesentlichen Kochsalz, dem Körper nur in sehr geringen Mengen zugeführt werden.

Gleichzeitig führt man dem Körper größere Mengen Kaliums und auch Magnesiums zu und hofft so zu erreichen, daß das Wasser die Muskeln prall füllt, während gleichzeitig in den extrazellulären Räumen wenig Wasser vorhanden ist.

Man muß jedoch zuerst einmal hinterfragen, ob das in der Wettkampfszene aufgebauschte Problem der Retention von Wasser tatsächlich eine „natürliche" Erscheinung ist, der sich ein steroidfreier Sportler überhaupt zu widmen braucht. Die meisten anabolen Steroide sorgen durch eine mittelbare Beeinflussung der Östrogen- und Aldosteronwerte für vermehrte Wasserspeicherungen im außerzellulären Raum. Und es paßt nur zu gut zur Mentalität von Steroidkonsumenten, daß diesem Problem mit Entwässerungsmitteln auf pharmazeutischer Basis beizukommen versucht wird.

Es muß an dieser Stelle klar gesagt werden, daß erhöhte Natriumspeicherungen nicht zu den Problemen eines gesunden, drogenfreien Sportlers zu zählen sind! Das heißt jedoch nicht, daß man nicht dennoch an einer Optimierung des Wasserhaushaltes im Hinblick auf einen anstehenden Wettkampf auch als „sauberer" Sportler interessiert sein könnte.

Grundsätzlich ist es nötig, die Wasseraufnahme direkt vor dem Wettkampf leicht einzuschränken. Denn obwohl im Körper Wasser nur in geringen Mengen gespeichert werden kann, ist es nicht denkbar, daß diese prall gefüllten Speicher viel Raum für die gewünschten Umverteilungen bieten. Desweiteren bedeutet eine eingeschränkte Wasserzufuhr zuerst immer einen Verlust an extrazellulärer Flüssigkeit.

Man beachte an dieser Stelle, wie hochbrisant die Manipulation des Wasserhaushaltes sein kann: Schränkt man die Wasserzufuhr sehr stark ein, so steigt die Plasmaosmolarität und der Blutdruck fällt ab. Die Folge wird deshalb eine Reaktion derart sein, daß Natrium vermehrt zurückgehalten wird, wodurch ein relativer Wasserfluß von intra- zu extrazellulären Räumen stattfinden wird. Das heißt kurz: Man ist zwar vielleicht etwas härter geworden, hat allerdings schlicht an Muskelvolumen verloren!

Es ist interessant, zu bedenken, daß es nicht nur im Körper Mechanismen gibt, die insgesamt eine Gleichgewichtssituation sicherstellen sollen. Bei der Bühnenpräsentation nämlich wird nicht zuletzt auch die Vaskulosität, also die „Adrigkeit" bewertet. Bei niedrigem Blutdruck geht diese fast vollständig verloren. Wie immer wird derjenige Athlet die besten Karten haben, der weder extrem entwässert, noch extrem adrig ist. Man kann also wie im Falle des Bewertungskriteriums „Symmetrie" bzw. „Harmonie" davon sprechen, daß gemäßigtes Zusammenwirken mehrerer Entwicklungsaspekte den eigentlichen Schlüssel zum Erfolg darstellt. Anschaulicher ausgedrückt heißt das, daß überdurchschnittliche Waden und Oberarme besser sind als hervorragende Arme und schwach entwickelte Waden.

Man kann diese Gedanken in vielerlei Richtung fortsetzen und anhanddessen zeigen, daß die Grundinhalte des Bodybuildingsportes keinen Widerspruch zu körperlichen Belangen darstellen. Die in diesem Zusammenhang von Kritikern geäußerten Einwände beziehen sich mehr auf die Intensität, mit der im Wettkampfbodybuilding diese Grundinhalte verfolgt werden. Somit darf sich diese Kritik nicht auf allgemeine Belange des Bodybuildingsportes beziehen. Es handelt sich vielmehr um eine Problematik, die den Leistungssport an sich betrifft.

Bei der Manipulation des Wasserhaushaltes ist die eigentliche Schwierigkeit darin zu sehen, daß kaum Studien über zeitliche Zusammenhänge bei den körperlichen Regelmechanismen des Wasserhaushaltes bekannt sind. Zwar ist klar, daß diese nicht erst eine Woche nach dem Vorliegen eines Ungleichgewichtes zu arbeiten beginnen werden, jedoch muß man bedenken, daß es sich bei einem Wettkampf um einen Zeitraum von nur wenigen Stunden handelt. Es dreht sich darum, in dieser Zeit – und nicht einen Tag vorher oder nachher – recht gleichbleibend eine außergewöhnliche Form zu bringen.

Es muß Erwähnung finden, daß eine Manipulation des Wasserhaushaltes in dem Sinne, daß viel Wasser im Innern der Zellen und wenig in den Zellzwischenräumen ist, umso mehr ein Glücksspiel ist, je stärker die Manipulation ausfallen soll. Vor allem deshalb ist die Angelegenheit schwer überschaubar, weil die Zeit, die von der Störung des derzeitigen Gleichgewichtszustandes im Wasserhaushalt bis zur körperlichen Gegenreaktion kaum bemessen werden kann, von Person zu Person unterschiedlich ist, wobei nicht einmal ohne weiteres gesagt werden kann, welche Parameter einen Einfluß darauf haben.

Erinnern Sie sich an die Aussage, daß die Wettkampfvorbereitung die Königsdisziplin des Bodybuildings darstellt? Spätestens jetzt sollten Sie ahnen, warum das so ist.

Nachfolgend werden einige Maßnahmen aufgelistet bzw. angesprochen, derer man sich bei der vorzunehmenden Manipulation bedienen kann.

■ Verarmung der körperlichen Natriumspeicher. Dies legt den theoretischen Ansatz zugrunde, daß die dieser Entwicklung entgegenarbeitenden Prozesse im Innern des Körpers höchstens eine Abschwächung der eingeleiteten Entwicklung, aber keine tendenzielle Umkehr erreichen können. Ge-

FETTABBAU UND WETTKAMPFVORBEREITUNG

nauso wie man irgendwann verdurstet, wenn man kein Wasser mehr trinkt, wird irgendwann einmal ein sehr niedriger Natrium- und Chlorid-Spiegel im Blut erreicht werden, wenn ständig auf die Zufuhr dieser Mineralien verzichtet wird.

Diese Entwicklung wird allerdings mit einem mehr oder minder starken Blutdruckabfall mit evtl. auftretendem Schwindel und anderen unangenehmen Begleiterscheinungen verbunden sein. Auf jeden Fall werden damit z.T. erhebliche Leistungseinbußen verbunden sein, weshalb diese Methode lediglich in den zeitlichen Rahmen einiger Tage paßt.

- **Versuchen Sie innerhalb der letzten ein bis fünf Tage (Diese Zeitangabe ist ein Schätzwert des Autors!) vor dem Wettkampf nach einer relativ langen Phase ausgewogener Mineralstoffversorgung erhöhte Mengen an Kalium, Magnesium und Phosphor (bevorzugt ohne Benutzung von Mineralkonzentraten) dem Körper zuzuführen, während Sie die Zufuhr von Natrium und Chlorid (ziehen Sie Nährwerttabellen zu Rate!) reduzieren.**

- Einschränkung der Flüssigkeitszufuhr. Etwa 10 bis 20 Stunden (Schätzwert!) vor dem Wettkampf sollten Sie jegliche Flüssigkeitszufuhr abrupt einstellen, wobei am Tag davor dem Körper sehr viel Wasser zugeführt wurde. Da der Körper zuvor reichlich mit Wasser versorgt worden ist, wird in dieser Zeit in stärkerem Maße als normal üblich Wasser ausgeschieden werden. Wegen der ausbleibenden Flüssigkeitszufuhr werden parallel dazu vor allem die extrazellulären Räume einen Flüssigkeitsverlust erleiden. Dadurch wird die Haut „dünner" und die Muskulatur zeichnet sich deutlicher als sonst ab.

- Wasserverluste über den Schweiß unmittelbar vor dem Wettkampf. Etwa zwei bis sechs Stunden vor dem Wettkampf können Sie versuchen, noch mehr extrazelluläres Wasser zu verlieren, indem Sie Schweißabsonderungen provozieren. Intensive körperliche Betätigung ist hierzu allerdings absolut ungeeignet, weil damit eine Verarmung der Glykogenspeicher einhergeht, was die Muskulatur flacher wirken läßt. Es kommt somit nur in Frage, den Körper einem warmen Milieu (Sauna, Backofen) auszusetzen, oder dafür zu sorgen, daß der Körper sehr gut wärmeisoliert ist. Letzteres läßt sich durch das Tragen sehr warmer Kleidung erreichen. Es sind Berichte von Bodybuildern bekannt, die über mehrere Stunden einen Neoprenanzug getragen haben!

Die Wirkung der ebengenannten Maßnahme können Sie erheblich erhöhen, wenn Sie die erlittenen Schweißverluste zu einem kleinen Teil durch den Konsum destillierten Wassers (Fragen Sie einen Apotheker!) teilweise ausgleichen. Da das über den Schweiß abgegebene Wasser Mineralien enthält, während das destillierte Wasser frei von diesen ist, wird zwar die Gesamtflüssigkeitsmenge im Körper ansteigen, jedoch die extrazelluläre Flüssigkeit wird hypoton bzw. niederosmotisch werden. Infolgedessen wird eine Flüssigkeitsbewegung in die Zellen stattfinden, und die Muskulatur wird sich füllen.

Ich empfehle Ihnen dringend, nicht mehr als 0,3–0,5 l destillierten Wassers zu trinken!

Noch einige Bemerkungen zu den gemachten Aussagen:

- Hüten Sie sich davor, bei der ersten Anwendung der Maßnahmen radikale Einschnitte vorzunehmen und probieren Sie alles vor einem Wettkampf mehrmals aus, indem Sie die Intensität der Maßnahmen allmählich steigern! Nur so können gesundheitliche Risiken minimiert werden (Erinnern Sie sich daran, daß im Profisport schon Todesfälle zu beklagen waren, weil irrationale Eingriffe in den Wasserhaushalt vorgenommen worden sind.)!
Bedenken Sie vor allem auch, daß eine Kombination der angeführten Maßnahmen eine möglicherweise gesundheitsschädliche Wirkung protenzieren kann!!!

- Bevor Sie diese oder andere Maßnahmen ausprobieren, informieren Sie sich unbedingt sehr gründlich über die Eigenschaften des menschlichen Wasserhaushaltes, und benutzen Sie zu diesem Zwecke wissenschaftliche Literatur, die z.B. in Universitätsbibliotheken erhältlich ist. **Halten Sie immer erst Rücksprache mit einem Mediziner, bevor Sie irgendeine der hier genannten Maßnahmen ausprobieren!**

- Fragen Sie unbedingt erfahrene Wettkampfsportler oder Trainer um Rat!

4.6.2 Das Füllen der Muskelglykogenspeicher

Eng mit der Manipulation des Wasserhaushaltes ist die Auffüllung der Glykogenspeicher kurz vor einer Wettkampfteilnahme verbunden. Diese Maßnahme hat den Sinn, das Muskelvolumen ansteigen zu lassen und dadurch die Muskelausmaße zu vergrößern.

Die Muskulatur eines untrainierten Menschen ist in der Lage, ca. 300–400 g Muskelglykogen zu speichern. Das entspricht so etwa einem Wert von 1,5 Gramm Glykogen pro 100 Gramm Muskelmasse. Von Ausdauersportlern ist bekannt, daß sie im Rahmen eines superkompensatorischen Effektes nach einer weitestgehenden Entleerung der Speicher diesen Wert auf etwa 4,5 Gramm pro 100 g Muskelmasse steigern können.

Ein schwergewichtiger Bodybuilder sollte auf jeden Fall davon ausgehen, daß sein Trainingszustand und die hohe Muskelmasse für eine Speicherung von wenigstens 1000 g (Schätzwert) Glykogen gut sind.

Wenn Kohlenhydrate in Form von Glykogen in die Muskulatur eingelagert werden, ist damit gleichzeitig eine Bindung von ca. 2,7 g Wasser und etwa 20 mg Kalium pro Gramm Glykogen verbunden. Gemäß der eben gemachten Schätzung der Speicherkapazität eines Schwergewichtlers kann sich somit leicht eine Schwankung des Körpergewichtes von gut 3 bis 4 kg ergeben, wenn man die beiden Zustände superkompensatorisch gefüllter bzw. geleerter Muskelglykogenspeicher miteinander vergleicht.

Das sind Größenordnungen, die unbedingt über Sieg und Niederlage entscheiden. Im folgenden werden deshalb die Grundzüge der „Kohlenhydrataufladung" und einige dabei anwendbare Techniken erläutert. Man muß dazu anmerken, daß auch diesbezüglich keine Patentrezepte angebbar sind. Das Kohlenhydratladen stellt eine Art Glücksspiel dar, an dem man sich wegen seiner wahrscheinlichen Gewinnmöglichkeiten beteiligen sollte. Problematisch wird die Angelegenheit nur, wenn man dieses Vorhaben nicht mit ausreichender Sorgfalt und planlos durchführt, oder wenn die äußeren Bedingungen dieses nicht zulassen.

Man muß aber auch klar sagen, daß die theoretischen Grundlagen diesbezüglich gut bekannt sind und daß sich hauptsächlich in diziplinarischer Hinsicht Probleme stellen sollten.

Eine weitestgehende Verarmung der Muskelglykogenspeicher ist nur bei fast vollständigem Kohlenhydratentzug und intensiver Belastung über mehrere Tage hinweg möglich. Es ist klar, daß dieses in höchstem Maße einen Alarmzustand im Körper auslöst, und die Tatsache, daß all dieses bewußt provoziert wird, macht die Angelegenheit nicht leichter auszuhalten.

Bedenken Sie, daß die gemachten Zeitangaben veranschaulichende Aufgaben zu erfüllen haben und bei der praktischen Anwendung durch ihre eigenen Erfahrungswerte ersetzt werden müssen. Wenn Sie diese Techniken erstmals ausprobieren, hüten Sie sich davor, mit der hier genannten Intensität vorzugehen.

Ein weitgehendes Ent- und Wiederaufladen der Muskelglykogenvorräte dauert etwa 6 Tage. Es ist wichtig, zu bedenken, daß man im vorhinein schon daraus 5 oder 5,5 Tage machen sollte, damit man keine unnötigen Fetteinlagerungen aufgrund übermäßiger Kohlenhydratmast riskiert. Es spielt diesbezüglich auch eine Rolle, daß die letzten 24 Stunden vor dem Wettkampf der Optimierung des Wasserhaushaltes gewidmet werden müssen. Da damit eine Einschränkung der Flüssigkeitszufuhr verbunden ist, sollte man von einer parallel dazu durchgeführten Kohlenhydrataufladung Abstand nehmen.

In der nachfolgenden, praxisnahen Darstellung wird davon ausgegangen, daß der Wettkampftermin ein Samstag ist, wobei die Vorentscheidung etwa gegen Mittag beginnen möge.

Ich schlage vor, daß Sie den Kohlenhydratentzug am Montag vor dem Wettkampf beginnen. Das letzte Krafttraining sollte etwa am Freitagabend vor diesem Montag ausgeführt worden sein, und über das Wochenende sollte man sich bei „normaler" Kohlenhydratzufuhr von diesem Training zu erholen versucht haben.

Wenn Sie wirklich aufs Ganze gehen wollen, können Sie versuchen, die Prinzips der „aufstockenden Ermüdung" anzugehen. Aber spätestens hier beginnt alles extrem kompliziert zu werden, weshalb sich nur sehr erfahrene Sportler dieser Technik bedienen sollten.

Die Leerung der Muskelglykogenspeicher wird erreicht, indem man die Muskulatur hart beansprucht, während ihr gleichzeitig keine Gelegenheit gegeben wird, sich von dieser Belastung auch nur annähernd vollständig zu erholen. Das geschieht dadurch, daß die Kohlenhydratzufuhr auf ein Mindestmaß reduziert wird.

Bei der Festlegung einer Mindestmenge scheiden sich schon die Geister. Während es medizinisch bedenklich ist, eine Menge von etwa 100 g zu unterschreiten, gibt es immer wieder Sportler, die brutale Nulldiäten bezüglich der Kohlenhydratzufuhr ausprobieren.

Wie der Zufall so will, wird die Kohlenhydratverarmung dadurch erleichtert, daß man prinzipiell „übertrainieren" kann. Darauf aufbauend kann man sich zurecht folgende Frage stellen: Warum sollte man nicht einfach dem Körper eine Mindestmenge an Kohlenhydraten gönnen, damit das angestrebte Vorhaben psychisch erträglich bleibt, wenn man gleichzeitig durch eine Erhöhung der Trainingsleistung eine Kompensation für die erhöhte Zufuhr zur Hand hat?

Wer viel leidet, hat noch lange nicht großen Erfolg, und es kommt nicht darauf an, das Gehirn „hungern" zu lassen, sondern die Muskelglykogenspeicher zu leeren.

Behalten Sie einfach im Hinterkopf, daß ein der Situation zwar angepaßtes, aber dennoch sehr hartes und ausgedehntes Gewichtstraining die Basis des Kohlenhydratentzuges darstellt.

Dieser soll durch eine allmähliche Entwicklung erreicht werden. Das soll heißen, daß Sie am Montag bei geringfügig gegenüber dem Normalzustand verringerter Kohlenhydratzufuhr extrem hart trainieren müssen. (Beachten Sie in diesem Zusammenhang, daß die Kohlenhydratspeicher über das zurückliegende Wochenende relativ gut gefüllt sein müssen, damit nicht nur eine relative, sondern auch eine absolut gesehen hohe „Notstandssituation" hervorgerufen werden kann.

FETTABBAU UND WETTKAMPFVORBEREITUNG

Wichtig ist auch, daß sie eben nicht die Tatsache nutzen, daß in den ersten 4 Stunden nach dem Training die Muskulatur besonders große Kohlenhydratmengen speichern kann. In den ersten 4 Stunden nach dem Training dürfen also nur betont geringe Kohlenhydratmengen verzehrt werden!!

Im Training sollte man an allen drei Tagen mit einem Ganzkörpertraining arbeiten, damit alle Körperteile relativ gleichmäßig „aufstockend" ermüdet werden können. Man kann das Problem optimieren, indem man in Betracht zieht, daß jedes irgendwie geartete Training in der einen oder der anderen Hinsicht Dysharmonien enthält. Daher wäre es gut, an diesen drei Tagen mit weitestgehend voneinander verschiedenen Ganzkörperprogrammen zu arbeiten.

In extremen Fällen kann man durchaus in Betracht ziehen, auch zweimal täglich ein Ganzkörperprogramm durchzuführen. Hierdurch kann man eine schnellere bzw. stärkere Entleerung der Glykogenspeicher erreichen.

Die Wiederholungszahlen sollten bei etwa 10 bis 15 pro Satz liegen, und man sollte sich hauptsächlich um die Ausführung von Grundübungen bemühen.

Am Dienstag wird die Kohlenhydratzufuhr weiter reduziert, und zwar sollte sie den niedrigsten Wert der Kohlenhydratenzugsphase erreicht haben. Es macht hier keinen Sinn, Zahlenangaben zu machen, weil diese immer in Relation zur Trainingsintensität zu sehen sind, und es gibt kein zu bezifferndes Maß für die Trainingsintensität, daß man mit derartigen Zahlenangaben in Relation setzen könnte. Nochmals: Seien Sie sehr vorsichtig mit einer Kohlenhydratzufuhr von weniger als 100 g pro Tag. Wahrscheinlich kann man dieses Mindestmaß für einen hart trainierenden Sportler sogar auf 150 pro Tag erhöhen, ohne daß sich verringerte Resultate einzustellen drohten.

Nochmals wird im Training am Dienstag alles gegeben. Da bereits eine erhebliche Kohlenhydratverarmung stattgefunden hat, werden in den ersten 6 Stunden nach dem Training keine Kohlenhydrate konsumiert. Danach können Sie etwa 50 g Kohlenhydrate verzehren.

Das Training am Mittwoch muß unbedingt am Vormittag durchgeführt werden, weil im Anschluß daran das Kohlenhydrataufladen beginnt.

Direkt nach dem Training kann in diesem Zustand relativ geleerter Glykogenspeicher davon ausgegangen werden, daß über einen Zeitraum von etwa 10 Stunden die Aufnahmekapazität des Körpers für Kohlenhydrate erheblich erhöht ist. Danach erfolgt der Aufbau der Glykogenspeicher mit normaler Geschwindigkeit. Das heißt für die Praxis, daß am Mittwoch erhebliche Kohlenhydratmengen verzehrt werden können, während diese am Donnerstag geringer ausfallen müssen.

Um den Vorgang der Glykogenspeicherung möglichst effizient ablaufen zu lassen, ist es nötig, relativ gleichmäßig über den Tag verteilt die Kohlenhydrate zuzuführen. Vertrauen Sie dabei auf jeden Fall Ihrem Hungergefühl!

Die letzte Kohlenhydratmahlzeit am Abend sollte zu einem großen Teil aus Fruchtzucker bestehen, weil Fruchtzucker im wesentlichen insulinunabhängig über die Leber verstoffwechselt wird. Dadurch soll erreicht werden, daß auch über Nacht noch die Auffüllung der Muskulatur möglich gemacht wird. (Die Leber wird dann weitere Kohlenhydrate langsam an die Muskulatur weitergeben, obwohl durch die Nahrung keine weitere Zufuhr über Nacht erfolgt.)

Da das Training am Mittwochvormittag das letzte vor dem Wettkampf ist, und man körperliche Aktivitäten bis auf nicht zu lange Spaziergänge weitestgehend unterlassen sollte (Seien Sie vorsichtig mit ausgedehnten Posingeinheiten!), kann man recht genau planen, wie hoch die Menge der einzulagernden Kohlenhydrate in etwa sein soll, und somit auch, wieviel man eigentlich essen soll.

Wenn Sie z.B. davon ausgehen, daß 500–600 g Kohlenhydrate eingelagert werden sollen (das ist eine Menge, die wohl für Leicht- und Mittelgewichtler interessant ist), dann sollten Sie davon ausgehen, daß die ersten 250–300 g bereits am Mittwoch aufgenommen werden.

Am Donnerstag folgen weitere 200 g und am Freitag schließlich noch einmal 100 g. Auch hier sind die Zahlenwerte natürlich an individuelle Bedürfnisse anzupassen. Wesentlich ist, daß Sie davon ausgehen, daß die Resorptionsfähigkeit der Muskulatur anfangs hoch und später niedrig ist.

Am Freitag sollte die Nährstoffversorgung insgesamt zumindest gegen Abend reduziert werden, weil der Vorgang überschießender Glykogeneinlagerung dann im wesentlichen beendet ist.

Schlagen Sie die entsprechenden, einzulagernden Mengen auf Ihren normalen Erhaltungsbedarf auf. Orientieren Sie sich dabei an zurückliegenden Phasen Ihrer Diät. Wenn Sie beispielsweise in Anbetracht ihrer Diät in der Woche vorher an einem relativ bewegungsarmen Tag etwa 2000 kcal verzehrten, so sollten es am Mittwoch gute 3000, am Donnerstag nur noch knappe 3000 und am Freitag nur noch geringfügig mehr als 2000 kcal sein.

Damit die Verhältnisse möglichst kontrolliert bleiben, sollten Sie am Mittwochnachmittag, am Donnerstag und am Freitag weder in irgendeiner Form trainieren, noch einer schweren körperlichen Arbeit nachgehen.

Wenn Sie glauben, daß ihre Bühnenpräsentation noch nicht komplett entwickelt ist, rate ich Ihnen, sich in den letzten Tagen vor dem Wettkampf damit abzufinden. Sie können übrigens auch in einem verdunkelten

Raum rein mental üben. Ein Lerneffekt wird sich auch so einstellen.

Da es sich von Mittwochnachmittag bis einschließlich Freitag um eine recht bewegungsarme Zeit handelt, sollten sie etwa 1,5 g Protein pro Kilogramm Körpergewicht konsumieren. Bei minimaler Fettzufuhr sollte es somit möglich sein, mindestens ca. 70% ihrer Kalorienzufuhr durch Kohlenhydrate zu bestreiten.

Vergessen Sie auf keinen Fall, daß Sie entsprechend der obengenannten Zahlenwerte erhebliche Kaliummengen zuführen müssen.

Die Kombination von Reis mit Früchten und Gemüse hat sich in der Praxis sehr gut bewährt. Auch die Wasserzufuhr sollte recht hoch sein, bevor sie gegen Freitagabend stark reduziert wird.

Zusammenfassung: Füllung der Glykogenspeicher
- Relativ weitgehende Füllung der Glykogenspeicher sicherstellen.
- Entleerung der Glykogenspeicher durch hohen Verbrauch (Ganzkörpertraining, intensiv und relativ lange dauernd) und geringe Zufuhr (100–150 g pro Tag) an etwa drei aufeinanderfolgenden Tagen.
- Auffüllen der Glykogenspeicher durch stark erhöhte Kohlenhydratzufuhr. Proteinzufuhr relativ gering, Fettzufuhr minimal halten.
Unbedingt auf hohe Kaliumzufuhr und geringe körperliche Aktivitäten achten.
Die Wasserzufuhr nicht einschränken, sondern gegenüber dem Normalmaß leicht erhöhen.

Es wurde hier eine sehr anspruchsvolle Technik des Glykogenladens beschrieben. Nicht immer wird es möglich sein, alles in der angeführten Form durchzuführen. Das gilt vor allem für den Fall, daß mehrere Wettkämpfe in kurzer Zeit aufeinanderfolgen.

Der Mechanismus ist jedoch immer derselbe: Auf eine kurzfristige Verarmung der Speicher folgt eine über das Normalmaß hinausgehende Wiederauffüllung. Wenn es gar nicht anders geht, kann auch eine einfache Erhöhung der Kohlenhydratzufuhr ein gewisses Auffüllen der Speicher verursachen.

Es ist möglich, daß Sie mit dem Glykogenladen erhebliche Probleme bekommen und daß diese Technik mehr Ärger als Segen mit sich bringt. Falls das der Fall ist, sollten Sie sorgfältig ihre benutzten Operationen überprüfen. Auf jeden Fall sollten Sie feststellen, ob
- sie inkonsequent beim Kohlenhydratentzug waren und dann in dieser Zeit übergroße Kohlenhydratmengen konsumierten.
- Sie in zu starkem Maße während des Glykogenladens körperlich aktiv gewesen sind.
- Ihre Kaliumzufuhr nicht ausreichte.
- Ihre Wasserversorgung unzureichend war.

Wichtig ist es natürlich auch, sich während des Kohlenhydratladens ausgewogen zu ernähren. Auch wenn hier eigentlich nur von Kohlenhydraten, Wasser und Kalium gesprochen worden ist, heißt das nicht, daß grundsätzliche Belange der Nährstoffzufuhr unwichtig geworden seien.

Problematisch ist der Übergang zwischen Kohlenhydratladen und der an anderer Stelle bereits diskutierten Wasserreduktion. Sie sollten sich einen definitiven Zeitpunkt setzen, der das eine von dem anderen trennt.

Mit Blick auf die Wettkampfteilnahme sollten am Freitag keine großen Ballaststoffmengen mehr verzehrt werden, damit die Bauchdecke sich nicht unnötig nach außen wölbt. In diesem Zusammenhang sollte unbedingt der Wert weißen Reises in Kombination mit Säften und Fisch oder magersten Fleisches genannt werden.

Vor allem aber sollte man sich vor allen weiteren Getreidearten (mit der Ausnahme von Hirse) hüten, weil ihr Glutengehalt Wasserspeicherungen zur Folge haben kann. Auch Hülsenfrüchte gehören nicht auf den Speiseplan des Vorwettkampftages.

Nachdem es gelungen ist, die Glykogenspeicher in der Muskulatur weitestgehend zu füllen, ist von thematischer Bedeutung, wie die Ernährung am Wettkampftag aussehen könnte.

Wichtig ist immer noch, daß die Ballaststoffzufuhr relativ gering belassen wird. Auch hier könnte man wieder eine kohlenhydratreiche Mahlzeit auf der Basis von Reis (nicht Vollreis!) und Gemüse essen. Es ist wichtig, sich hierbei auf Bewährtes zu verlassen.

Zu diesem Zeitpunkt ist kein Raum mehr für Experimente gegeben. Achten Sie darauf, daß die letzte Mahlzeit mindestens 3 Stunden vor dem Wettkampfbeginn verzehrt worden ist, und trinken Sie höchstens geringe Mengen an Flüssigkeit.

Im Verlaufe des Tages, d.h. vor allem zwischen Vorentscheidung und Finalveranstaltung sollten recht kleine, kohlenhydratreiche Portionen verzehrt werden. Man könnte dabei vor allem an Reiswaffeln und etwas Fruchtsaft denken.

Nach dem Wettkampf sollte zunächst an eine kombinierte Wiederherstellung des Flüssigkeits- und Mineralhaushaltes gedacht werden. Es kommt z.B. in Frage einen halben oder ganzen Liter einer Fruchtsaftschorle zu trinken, wobei auch geringe Salzzugaben angängig sind.

Da in dieser Phase wohl kaum rationale Erwägungen das Eßverhalten steuern werden, sollte zumindest darauf geachtet werden, daß nicht gerade riesige Mengen an qualitativ minderwertiger Nahrung verzehrt werden.

Es spricht allerdings gar nichts gegen einen ausgedehnten Restaurantbesuch.

4.6.3 Nicht nur Ernährung und Training sind wichtig

Neben den zuvor angesprochenen und auch recht komplizierten Fragen der „Körperchemie" spielen auch noch andere Faktoren eine herausragende Rolle.

Beispielsweise sollte die Bräunung der Haut optimiert werden. Da man sich auf die Sonne in den meisten Gegenden nicht sehr gut verlassen kann, wird dieses Ziel gewöhnlich erreicht, indem die während der gesamten Wettkampfvorbereitung allmählich gesteigerten Solariengänge durch die Nutzung eines Selbstbräuners ergänzt werden.

Es sind zwar sehr viele in Frage kommende Bräunungspräparate auf dem Markt erhältlich, jedoch ist es sehr wichtig, daß deren Wirksamkeit und Verträglichkeit relativ frühzeitig erprobt werden. Es ist vor allem auszuschließen, daß es am Wettkampftag zu eigentlich vermeidbaren Unverträglichkeitsreaktionen kommt. Zu diesem Zwecke sollte man spätestens etwa eine Woche vor dem Wettkampftag durch mehrmaliges Auftragen des Bräuners auf den ganzen Körper eventuelle Begleiterscheinungen auszumachen versuchen. Es ist dabei sowieso auch zu prüfen, ob das verwendete Mittel der Haut einen natürlichen Teint gibt.

Allerspätestens eine Woche vor dem Wettkampf muß auch daran gedacht werden, die Körperbehaarung weitestgehend zu entfernen. Dies hat klarerweise an erster Stelle den Sinn, die Muskulatur optimal zur Geltung bringen zu können. Auch kommt hinzu, daß eine starke Behaarung einen gewissen Schutz vor UV-Strahlen darstellt, wodurch an den entsprechenden Stellen eine intensive Bräunung der Haut ausbleiben kann. Besonders bei Männern ist es daher oftmals angebracht, die Depilation erstmalig schon mehrere Wochen zuvor durchzuführen und dann noch ein- bis zweimal bis zum Wettkampftag zu wiederholen.

Wer noch keine Erfahrungen mit der Enthaarung des Körpers gesammelt hat, der konsultiere sicherheitshalber am besten eine Fachkraft für Kosmetik. Sowieso ist es ein wenig unbequem, eine Enthaarung ohne Hilfe durchzuführen.

Apropos Haare: Es ist durchaus anzuraten, kurz vor dem Wettkampf einen guten Frisör aufzusuchen. Man könnte sich dabei vielleicht davon leiten lassen, daß auch längere als extrem kurze Haare aus einem Wettkampfbodybuilder keinen Nichtsportler machen. Die bei den meisten Meisterschaften beobachtbaren „Einheitshaarschnitte" geben die Möglichkeit, durch eine etwas längere und gepflegte Haarpracht erste Blikke auf sich zu ziehen. Man sollte desweiteren den Einfluß eines gepflegten Äußeren auf den von den Kampfrichtern mitzubewertenden Gesamteindruck nicht unterschätzen.

In diesem Zusammenhang sollte man auch frühzeitig daran denken, ein evtl. bestehendes Akneproblem zu beheben.

Eine wichtige Frage ist auch durch die Wahl eines vorteilhaften Posingsuits bzw. eines Bikinis gegeben. Was seine Farbe angeht, so sollte man diese unbedingt immer unter Beachtung des Teints auswählen. Hier ist der persönliche Geschmack gefragt.

Auf jeden Fall kann man mit der „Farbe" Schwarz keinen Fehler machen. Das Oberteil eines Posingsuits sollte nicht zu freizügig geschnitten sein, weil die Kampfrichter dieses i.d.R. mit Punktabzügen ahnden.

Das Unterteil ist wie der Slip bei den Männern unbedingt auf die individuelle Körperstruktur ausgerichtet zu sein. Hier ist vor allem zunächst zu klären, wie sich die Länge des Oberkörpers in Relation zur Beinlänge verhält, und ob der Gesäßbereich stark oder weniger stark entwickelt ist. Es ist auch wichtig, ob die Brust eher weit oben ansetzt, oder ob der Brustkorb sehr tief ist. Bei einem sehr hohen Brustkorb, also bei ausgedehntem Abdominalbereich, sollte der Slip sehr hochgeschnitten sein. Das gilt auch für den Fall, daß der Gesäßbereich sehr stark ausgebildet ist. Lange Beine machen beinahe auf jeden Fall die Entscheidung für einen sehr kurzen Slip nötig, damit die Symmetrie zwischen Ober- und Unterkörper stimmt.

Ob der Slip das Gesäß weitestgehend verdeckt oder nicht, sollte man von der Muskelqualität abhängig machen. Auch konservative Kampfrichter haben Verständnis für einen knappen Slip, wenn dadurch Querstreifen auf den Gesäßmuskeln zur Geltung kommen.

➤ Abschnitt 4.7: Die Bühnenpräsentation

Über das Posing im Wettkampfgeschehen könnte man wohl genauso gut nichts wie auch sehr viel sagen. Manche Menschen besitzen einfach ein sehr ausgeprägtes Bewegungstalent, und es fällt ihnen schlicht in den Schoß, sich natürlich zu bewegen. Andere dagegen werden auch durch übermäßiges Üben kaum Taktgefühl entwickeln können und wirken einfach immer verkrampft und wenig kontrolliert.

Beim Posing dreht es sich darum, eventuelle Schwachstellen unbemerkt zu kaschieren und stärker entwickelte Körperteile in den Vordergrund zu rücken. Zu diesem Zweck ist es natürlich nötig, sich über Schwächen und Stärken im klaren zu sein. Um das zu erreichen, sollte man einige Fotoserien von sich schießen lassen, wobei der Körper am besten aus möglichst vielen verschiedenen Blickwinkeln betrachtet werden sollte.

Diese einleitende Analyse kann viel präziser ausfallen, wenn man eine mit dem Bodybuilding eng verbundene Vertrauensperson zu Rate zieht.

Bei der Inaugenscheinnahme sollte primär nach Schwachpunkten Ausschau gehalten werden, weil auf dem selbst bei regionalen Meisterschaften zu findenden relativ hohen Niveau bereits wie im Hochleistungssport die Vermeidung von Schwächen bedeutsamer ist als das Hervorheben weniger Stärken.

Nachdem signifikante Merkmale des Körpers ausfindig gemacht worden sind, kann damit begonnen werden, einige Grundposen einzustudieren. Man sollte dabei zunächst an die gängigen Standardposen denken:
- Latissimus von vorne und von hinten
- Doppelbizeps von vorne und von hinten
- seitliche Brustposen
- Trizepsposen
- Most-Muscular-Posen
- Kombinierte Bauch-/Beine-Posen

Mit Hilfe dieser „Grundposen", die bei jeder Bodybuildingmeisterschaft x-mal beobachtet werden können, kann gut eine gewisse Bewegungskontrolle entwickelt werden. Es dreht sich natürlich bei den Posen darum, alle von den Kampfrichtern während der Pose sichtbaren Körperteile so hart anzuspannen, daß die Pose „spielend" gehalten werden kann und keineswegs durch auftretendes Zittern der Eindruck von Verkrampftheit entsteht. Besonders einige männliche Bodybuilder laufen auf der Bühne mit hochrotem Kopf herum und scheuen sich auch nicht davor, vor Anstrengung Schaum vor dem Mund zu bekommen.

Klarerweise sollte sich jeder Mensch auf eine Art zu projizieren versuchen, die seinem/ihrem Naturell entspricht, jedoch muß dieses mit Rücksicht auf die Kampfrichter und die Zuschauer geschehen.

Man bedenke, daß die meisten Kampfrichter viel mehr als die Sportler in politische Aspekte des Bodybuildings einbezogen sind. Ihr Gespür für nur schwer Vorzeigbares und Dinge, die den Bodybuildingsport in Verruf bringen können ist meist sehr gut ausgeprägt und ihr Bewertungsverhalten ist eng daran angelehnt.

Außergewöhnliche Verhaltensweisen werden deshalb zumeist sehr kritisch betrachtet, und zwar vor allem dann, wenn es sich um moralisch/sittliche Zusammenhänge handelt.

Aus diesem Grund ist es kaum von Vorteil, wenn sich eine Frau weit nach vorne beugt, um Kampfrichtern und Zuschauern ihr Gesäß zu präsentieren. Genauso wird ein übermäßiges „Hüftwackeln" bei Männern kaum Punktgewinne bringen können.

Auf der anderen Seite kann man bei vielen Bodybuildingmeisterschaften eine gewisse Langeweile erleben, weil zu viele Sportler ihr Bewegungstalent mangels Kreativität und Mut zu Außergewöhnlichem verkümmern lassen.

Es dreht sich einfach darum, in diesem Zusammenhang einen gesunden Mittelweg aus akzeptabler Abweichung von der Norm und Bestechen auf ausgetretenen Pfaden zu finden.

Es gehört natürlich auch eine gewisse Erfahrung dazu, wenn man eine gelungene Posingvorstellung geben möchte. Man sollte diesbezüglich unbedingt von der Möglichkeit Gebrauch machen, viele Bodybuildingmeisterschaften zu besuchen und vor allem auch Videoaufzeichnungen von Großveranstaltungen anzuschauen. Gerade im professionellen Frauenbodybuilding kann man im Hinblick auf Innovationen immer wieder wertvolle Anregungen bekommen.

Ein wesentliches Stilmittel beim Posing sind Tempowechsel. Es ist geradezu einschläfernd, wenn man bei einem Wettkampf immer nur langsam und betont posende Bodybuilder/-innen beobachtet.

Zwar ist es oftmals unglücklich, wenn bei einer meist nur etwa eine Minute dauernden Kürvorstellung mehrere Musikstücke aneinandergereiht werden, aber Tempowechsel können ja auch in ein- und denselben musikalischen Zusammenhang als Ausdrucksmittel eingebettet werden.

Bessere Posen sollten etwas länger gehalten werden als schlechtere, damit der Betrachter einen längeren Eindruck von den vorteilhaft entwickelten Körperteilen bekommt.

Man sollte auch bedenken, daß Posen nicht nur in stehender, sondern auch in kniender, sitzender oder sogar liegender Position ausgeführt werden können. Genauso wie bei einigen bekannten Ausfallschrittposen zeigt sich bei diesen Posen sehr schnell, ob es sich bei dem jeweiligen Wettkampfteilnehmer um einen Athleten oder um einen unbeweglichen Bodybuilder handelt. Es sollte ein Muß für einen engagierten Wettkampfbodybuilder darstellen, ein ausreichendes Maß an Beweglichkeit für seine Posingvorstellung zu entwickeln.

Das größte Problem bei der Vorentscheidung und den Vergleichsposen stellt sich in Form der Tatsache dar, daß man permanent weite Teile der Skelettmuskulatur anspannen muß. Es ist das wichtigste dabei, daß ständig die Bauchmuskulatur kontrolliert, sie aber nicht überhart angespannt wird. Auch ein übertriebenes Anspannen der Sägemuskeln mit weit zur Seite ausgebrachten und womöglich auch noch stark gebeugten Armen (verkürzte Muskulatur und Unbeweglichkeit!) ist sicherlich des Guten zuviel.

Versuchen Sie stattdessen die Sägemuskeln nur leicht zu kontrahieren. Es ist auch hilfreich, ständig sehr tief zu atmen bzw. nie ganz auszuatmen, damit der Brustkorb angehoben wird und die Illusion einer stark ausgeprägten V-Form des Oberkörpers entsteht.

Die Füße sollten bei Frontansicht immer leicht nach außen zeigen, damit die Waden dicker wirken und die meist sehr massigen Adduktorenbereiche der Oberschenkel den Eindruck zusätzlichen Volumens vermitteln. Wie weit die Füße auseinanderstehen sollten, ist eine Frage des persönlichen Ästhetikempfindens. Es sollte sich eine klare Linie von den Schultern bis zu den Waden abzeichnen.

Die persönlichen Neigungen sollten bei der Auswahl der Posingmusik den Ausschlag geben. Man vergesse nicht, daß man bei seinem Kürvortrag nicht einfach so einige Posen vorführt. Man wird entscheidend anhand eines vermittelten Gesamteindruckes beurteilt. Ein Athlet, der mit offensichtlicher Freude sein Lieblingslied interpretiert, wird in diesem Zusammenhang immer sehr gute Karten haben.

Das größte Problem beim Posing stellen die Übergänge zwischen den verschiedenen Posen dar. Plötzliche Änderungen der Fußstellung, unbeholfen wirkende Drehungen des Oberkörpers, unkontrollierte Armbewegungen und anderes lassen die besten Posen nur als abgehacktes Stückwerk erscheinen. Genauso wie der Körper im Hinblick auf fließende Linien vom Ober- zum Unterkörper und auf das harmonische Miteinander aller Körperpartien bewertet wird, kommt es beim Posing darauf an, die Übergänge zwischen den Posen möglichst sanft zu gestalten, so daß sich ein zusammengehöriges Ganzes ergibt.

Für das Einstudieren des Posings ist es hilfreich, eine relativ große Spiegelfront zur Verfügung zu haben. Es ist auch anzuraten, in größerem Umfang mit Fotographien bzw. mit Videoaufnahmen zu arbeiten, weil Fehler anhand dieser Hilfsmittel sehr gut ausgemacht werden können. Desweiteren wird die Möglichkeit gegeben, die Muskulatur aus einem Blickwinkel zu betrachten, der frontal vor einem Spiegel stehend nicht zugänglich ist. Die Bedeutung dieser Möglichkeit wird dann klar, wenn man sich verdeutlicht, daß auch die Kampfrichter den Körper aus verschiedenen Blickwinkeln zu beobachten haben.

Abschnitt 4.8: Die mentale Wettkampfvorbereitung

Es ist wichtig darauf hinzuweisen, daß man durch Visualisierungstechniken erheblich zum Erreichen der persönlichen Bestform am Wettkampftag beitragen kann. Hierbei ist vor allem gemeint, daß man durch eine mentale Vorwegnahme der Wettkampfereignisse für einen stabilen Geisteszustand sorgen kann und so besonders die großen Probleme Nervosität und allgemeine Erregtheit in den Griff bekommen kann.

Wer diesen Aspekt der Wettkampfvorbereitung geringschätzt, der sollte sich vor Augen führen, welche fatalen Auswirkungen hormonelle Körperreaktionen infolge mentaler Belastung haben können.

Besonders das möglicherweise dadurch ausgelöste Auftreten von Wassereinlagerungen unter der Haut kann vor den Zuschauern und den Kampfrichtern den Eindruck erwecken, man habe Anfängerfehler in der Wettkampfvorbereitung begangen.

Übrigens haben auch fortgeschrittene Wettkampfsportler oft ein Problem mit übermäßiger Nervosität, und sowieso scheinen manche Sportler aufgrund ihrer mentalen Konstitution eher Schwierigkeiten damit zu haben als andere. Es ist deshalb wichtig, daß jeder Sportler das für sich nötige Maß bei der mentalen Wettkampfvorbereitung herausfindet.

Versuchen Sie am besten schon einige Wochen vor dem Wettkampftermin damit zu beginnen, sich die Atmosphäre am Wettkampftag vorzustellen. Seien Sie darauf gefaßt, daß es in den Umkleide- und Aufwärmräumen hektisch zugehen wird, und stellen Sie sich vor, wie Sie seelenruhig gezielt das tun, was zu tun ist. Stellen Sie sich Ihre und die Form ihrer Gegner vor, und versuchen Sie den Gedanken zu überwinden, daß es einen besseren Athleten geben könnte als Sie. Versuchen Sie sich auch Zuschauerreaktionen vorzustellen. Sie können auch vor dem Wettkampftag die Arena besichtigen, um sich ein genaueres Bild machen zu können.

Es ist klar, daß sich jeder seine eigenen Gedanken zum Wettkampf macht. Es kommt einfach darauf an, daß Sie sich dazu zwingen, positive Gedanken zu haben.

Bei der mentalen Vorbereitung kann es eine große Hilfe sein, sich von guten Freunden und Menschen gleicher Gesinnung Aufmunterung und Unterstützung zu holen. Vermeiden Sie es jedoch unbedingt, sich auf Gespräche mit Schwarzsehern und Leuten, die Sie eher nicht zu ihrem Freundeskreis zählen, einzulassen.

Durch die geistige Vorbereitung auf den Wettkampftermin soll eine Einstellung des Unterbewußtseins auf ein wichtiges Ereignis erfolgen. Der unterschwellige Gedanke an eine unsympathische Person oder eine Person mit unsympathischen Ansichten kann dieses Vorhaben blockieren. Das sollten Sie besonders dann bedenken, wenn Sie eher der Typ sind, der von einer externen Unterstützung profitiert.

Schlußbemerkungen und Perspektiven des Bodybuildingsportes

Es ist schwer zu sagen, in welche Richtung sich Bodybuilding im Laufe der Zeit entwickeln wird. Auf der einen Seite steht die stärker werdende Einbeziehung von Bodybuilding in die Berichterstattung z.B. des Fernsehens und die parallel dazu verlaufenden Bemühungen um das Olympischwerden der Sportart Bodybuilding.

Andererseits existiert die nicht bestreitbare Tatsache, daß der Bodybuildingsport permanent und scheinbar sogar schneller als je zuvor Fortschritte zu machen scheint. Läßt man einmal außen vor, ob Charisma zu einem Sieger dazugehören muß oder nicht, so kann man mit Recht sagen, daß sogar unplazierte Teilnehmer einer Mr. Olympia-Wahl von heute bei einem entsprechenden Wettkampf sagen wir im Jahre 1980 berechtigte Chancen zumindest auf eine Finalplazierung gehabt hätten.

Tatsache ist, daß heutzutage im Spitzenbereich einfach keine Athleten mehr zu finden sind, die wirkliche Schwachpunkte besitzen, und daß das Ausmaß der heute erreichten Muskelentwicklung geradezu gigantisch ist. Gerade diese unglaubliche Muskelentwicklung treibt einen starken Keil zwischen den Bodybuildingsport und die breite Öffentlichkeit, zumindest wenn man diese durch Untrainierte repräsentiert wissen möchte. Es ist einfach leichter, sich die erreichte Weite eines Speerwerfers von Weltformat zu verdeutlichen als sich tatsächlich anzusehen, daß jemand einen Oberarm hat, dessen Umfang den Taillenumfang einer schlanken Frau übersteigt.

Bodybuildern wird wohl niemals so wie Sumo-Ringern in Japan eine derart tiefe Verwurzelung in die Kultur(-geschichte) unserer Gesellschaft zuteil werden, daß ihre optische Wirkung relativiert werden und eine im weiteren Sinne sportbezogene Betrachtung die Bewertung nach landläufigen Maßstäben sexueller Attraktivität ersetzen könnte. Man muß aber auch ehrlich sein:

Das Ausmaß der heute erreichten Entwicklung ist nicht mehr nur das Resultat einer gegenüber der Mitte unseres Jahrhunderts gesteigerten Hingabe und Begeisterung für diesen Sport. Zwar hat es viele Fortschritte auf den Gebieten der Ernährungs- und Trainingslehre gegeben, und auch die Trainingsgerätschaften wurden technisch gesehen immer ausgefeilter. Allerdings wird all dieses bedeutungslos, wenn man sich vor Augen führt, daß eigentlich schon sehr gute Sportler nach Beginn einer Profikarriere unfaßbare Fortschritte machen, weil sie es irgendwie geschafft haben, die für eine gezielte Verwendung von Wachstumshormonen nötigen Geldmengen aufzubringen. Wissen Sie, was es bedeutet, wenn ein Profisportler von Weltklasse binnen eines Jahres 5 Kilogramm an Muskelmasse zulegt?

Legt man eine (nicht einmal realitätsferne) Steigerung von 110 auf 115 kg Körpergewicht bei gleichbleibendem Körperfettanteil zugrunde, so dürfte dies eine prozentuale Steigerung der Muskelmasse um etwa 10% bedeuten. Können Sie sich vorstellen, was passieren würde, wenn der Weltrekord im Sprint über 100 m von einem auf das nächste Jahr um beinahe eine Sekunde verbessert würde? Wahrscheinlich würde die breite Öffentlichkeit schon bei einer Steigerung von nur einem Zehntel dem Rekordhalter exzessiven Drogenkonsum vorwerfen. Doch was tun eigentlich die Leute, die mit dem Bodybuildingsport in enger Verbindung stehen? Wer von ihnen übt an der gängigen Praxis des Drogenmißbrauchs Kritik? Sind es die Leute, die sich für Bodybuilding sowieso nur wegen der Möglichkeit interessieren, ihren Medienjüngern unglaubliche „Massemonster" vorzeigen zu können, oder sind es dieselben Leute, die schon auf allerniedrigstem sportlichem Niveau aus Bequemlichkeit und Unfähigkeit, durch Beharrlichkeit, Wissen, Ehrlichkeit und Liebe für eine Sache eine sportliche Leistung zu erbringen, Drogen benutzen?

Man kann sich mit gutem Grund fragen, ob Bodybuilding eigentlich keine ideale Basis besitzt. Die alten Phrasen von griechischen Proportionen und Ästhetik verlieren für Außenstehende zunehmend an Bedeutung, weil der starke Einfluß von Drogen das vorherrschende Moment darstellt. Ein Außerirdischer würde der Leistungsspitze im Bodybuilding wahrscheinlich nachsagen, daß es sich um eine kleine Gruppe von Menschen handelt, die Geld verdienen will, aber vor allem ohne jede Rücksicht auf gesundheitliche Aspekte, länger werdende Nasen und geschrumpfte Geschlechtsorgane – kurz ihr genetisches Entwicklungsmaximum zu erreichen versucht. Man könnte es auch kürzer formulieren: Ein Außerirdischer würde erkennen, daß nicht nur in irgendeiner Form kranke Menschen, sondern auch einige dieser Bodybuilder unter einem verlorengegangenen Selbsterhaltungstrieb zu leiden haben.

Ein Sprinter braucht keinen überdimensionierten Oberkörper, um schnell sein zu können. Darüberhinaus werden ihn extrem dicke Oberschenkel ab einer bestimmten Dicke sogar daran hindern, noch schneller zu werden. Aus diesem Grunde wird ein Sprinter auch keineswegs in dieser extremen Form von Drogen Gebrauch machen.

Anders im Bodybuilding: Was auf der Bühne zählt, ist zunächst einmal eine mächtige Statur gepaart mit einem extrem niedrigen Körperfettanteil. Entscheidend ist das pure Äußere. Es fragt niemand danach, ob die evtl. mit Drogen vollgepumpte Muskulatur überhaupt irgendwelchen funktionellen Ansprüchen zu genügen hat und schon gar nicht, ob ein eigentlich ganz gut plazierter Sportler hinter der Bühne unter Krämpfen aufgrund extremer Entwässerung durch Diuretika zu leiden hatte.

Leistungssteigernde Hormone sind im Bodybuilding deshalb so weit verbreitet, weil sie aufgrund der gültigen Regularien ihre negativen Wirkungen nicht zeigen können. Zwar soll damit nicht gesagt werden, daß die Sportler sozusagen von den Verbänden zum Drogenkonsum gebracht würden. Sehr wohl könnte aber durch entsprechende Regelwerke der weitverbreitete Drogenkonsum im Bodybuilding weitestgehend eingedämmt werden, ohne dabei die traditionellen Zielsetzungen des Bodybuildings verleugnen zu müssen.

Damit ist nicht gemeint, daß diese Regularien, wie in der jüngeren Vergangenheit zaghaft geschehen, unbedingt grundlegend geändert werden sollten. Es hat beispielsweise Versuche dahingehend gegeben, in Wettkämpfe eine kraft- und ausdauersportliche Komponente einfließen zu lassen, damit sich übermäßiger Drogenkonsum im vorhinein schon nachteilig bemerkbar macht. (Welcher Langstreckenläufer profitiert schon von Anabolika?) Aber dieser Ansatz ging einfach zu sehr an den grundsätzlichen Inhalten des Bodybuildings als Kraftsport vorbei. Jedoch scheiterte auch eine Einführung von wirklich konsequenten Dopingproben. Auf Profiniveau ist dies primär auf eine angenommene Verringerung der Verdienstperspektiven zurückzuführen, und bei den Amateuren hapert es schlicht an den finanziellen Kapazitäten, die eine Durchführung von weitgehenden Kontrollen möglich machen.

Allerdings kann Geld nicht allein dafür verantwortlich sein, daß Drogen im Bodybuilding nicht in stärkerem Maße bekämpft werden.

Durch eine konsequente Benachteiligung der Athleten, die offensichtliche Zeichen eines Konsums von verbotenen Substanzen zeigen, wäre nämlich schon viel gewonnen. Nur ist dieser Ansatz natürlich schwer nutzbar, wenn beinahe alle Wettkampfbodybuilder diese Merkmale aufweisen (Ist Ihnen ein Wettkampfbodybuilder bekannt, der auch gegenüber guten Freunden nicht zugibt, verbotene Substanzen zu verwenden?), obwohl natürlich auch quantitative Aspekte diesbezüglich Beachtung finden könnten.

Obwohl Bodybuilding nicht durch die ausgesprochen geringfügige Anzahl von Wettkampfsportlern definiert wird, sollte man der Tatsache Rechnung tragen, daß eben diese Minderheit das Erscheinungsbild in der Öffentlichkeit prägt. Um des Sportes willen sollten die Bodybuildingverbände darum bestrebt sein, nicht nur einfach einer Handvoll von in vielen Fällen Drogen konsumierenden Wettkampfsportlern den äußeren Rahmen für ihre eine ganze Sportart in Verruf bringenden Aktivitäten zu geben. Sie sollten auch darum bemüht sein, die Sportart Bodybuilding nach außen in ein möglichst attraktives Licht zu rücken. Um der heutigen Situation zu entsprechen, sollte man vor allem festhalten, daß nicht beides gleichzeitig möglich ist, wenn man nicht permanent ins Zwielicht geraten möchte. Es ist einfach eine Abkehr von der üblichen Praxis des Belohnens einer durch Drogen erkauften Leistung nötig. Damit muß keine gänzliche Kehrtwende gemeint sein; es würde schon reichen, die wahrlich extremen Äußerungen einer sehr viele Menschen mittelbar oder unmittelbar betreffenden Randerscheinung ein wenig einzudämmen und in der gängigen Bewertungspraxis harte Arbeit über das Tragen großer Risiken für die Gesundheit zu stellen.

Es ist zu hoffen, daß sich die Bodybuildingverbände in Zukunft mehr als in der Vergangenheit als Sprachrohr aller Bodybuildingsportler/-innen verstehen werden.

Drogenfreies Bodybuilding bedeutet aber nicht nur permanenten Kampf gegen eine Horde von „Betonköpfen". Auch Sportler, die „clean" sind, experimentieren mit den Fähigkeiten ihres Körpers und lernen diesen aufgrunddessen mit der Zeit immer besser kennen. Und nicht zuletzt sind auch drogenfreie Sportler in der Lage, eine so beachtliche Körperentwicklung zu erzielen, daß jedem Nichtsportler auf der Stelle ein Schauer über den Rücken läuft.

Ich habe in diesem Buch versucht, mein Wissen über den Bodybuildingsport zusammenzufassen und Ihnen einen Weg darzustellen, von dem ich glaube, daß er als einziger langfristig und wirklich ein Leben lang zum Erfolg führt. Ich bin davon überzeugt, daß Sie sich durch die Nutzung der angeführten Informationen und durch die aufgrund Ihrer Verbundenheit zu diesem Sport sicherlich vorhandene Beharrlichkeit auf keiner regionalen Bodybuildingmeisterschaft zu verstecken brauchen. Und wenn Sie die nötige Genetik mitbringen, ist auf jeden Fall noch viel mehr für Sie erreichbar.

Vergessen Sie aber niemals das Wesentliche an dieser Sportart: Aufgrund der Möglichkeit, den Körper äußerlich stärker als mit Hilfe jeder anderen Sportart entwickeln, formen und verändern zu können, ist ein technisches Hilfsmittel gegeben, daß eine extrem intensive Verbindung zwischen Körper und Geist zu entwickeln vermag. Je mehr unter Beachtung der Bedürfnisse von Körper und Geist aufgrund ständigen Experimentierens über die Verbindung von Körper und Geist herausgefunden wird, desto intensiver wird diese Verbindung zwischen Körper und Geist letztlich werden. In diesem Sinne bietet Bodybuilding tatsächlich eine Grundlage für einen gesundheitsorientierten Lebensstil mit der sich für beinahe jedes Alter ergebenden Option auf ein leistungsorientiertes Aktivsein.

Es dreht sich um diese Bereicherung, die wir Bodybuilder erfahren und die wir nach außen tragen müssen, wenn unserer Sportart der ihr gebührende Respekt und unseren Leistungen ihre verdiente Anerkennung zuteil werden soll.

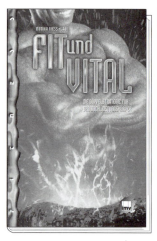

FIT & VITAL
Die Doppelstrategie für den Hochleistungskörper
Von Monika Riess-Lau

Ernährung, Ausdauer, Kondition – nur so funktioniert ein **athletischer Hochleistungskörper**! Durch den gezielten Einsatz der **Doppelstrategie, Bewegung** und **Ernährung**, steigern Sie Ihr **Energiepotential** auf **150 Prozent**. Alles über **Kraft-** und **Muskeltraining**, **Gymnastik**, Anpassung des Körpers auf **Bewegungsreize**, Immunsystem, **Stoffwechsel**, Sport als Gesundheitsvorsorge, **Baustoffe** und **Wirkstoffe** im Körper, **Brennstoffe des Körpers**, Ernährung, **Energie**, die erfolgreiche **Strategie gegen Übergewicht** und vieles mehr. Außerdem ein großes Kapitel über Sauna und Solarium, **alles für die Schönheit** und die Bekämpfung von **Sportverletzungen**. Nie wieder müde, schlapp und träge sondern: **Ausdauer, Kondition und unglaubliche Kraftreserven!** Das **ultimative Nachschlagewerk** für **absolute Fitness!**

Hardcover, 10 Abb., 23. Tab., 240 Seiten, ISBN 3-930554-23-2, DM 49,80

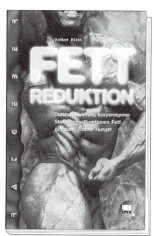

FETTREDUKTION
Durch Aktivierung körpereigener Stoffwechselfunktionen Fett abbauen – ohne Hunger!
Von Volker Klein – bekannter Sportbuchautor –

Fett ist häßlich! Übergewicht macht nicht nur **unattraktiv** sondern auch **krank**. Diäten, Medikamente etc. funktionieren immer nur kurzfristig, bald ist schon alles wieder beim alten. Durch die **Aktivierung der körpereigenen Stoffwechselfunktionen** können Sie **häßliches Fett verbrennen, dauerhaft** und **für immer!** Exakte **Ernährungs- und Trainingspläne** helfen Ihnen, überschüssiges Fett loszuwerden. **Das Neueste, was es zu diesem Thema gibt, lesen Sie nur hier!**

Hardcover, 6 Abb., 168 Seiten, ISBN 3-930554-30-5, DM 39,80

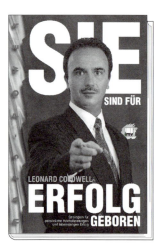

SIE SIND FÜR ERFOLG GEBOREN
Strategien für persönliche Höchstleistungen und lebenslangen Erfolg
Von Leonard Coldwel – bekannt aus Funk und TV –

Seit tausenden von Jahren versucht der Mensch **Kontrolle über sein Leben** zu übernehmen. Jeder Mensch hat den **Wunsch zu sein, zu besitzen und zu erreichen**, was seinem wahren Potential entspricht. **Übernehmen Sie deshalb die Kontrolle über Ihr Leben.** Entdecken Sie Ihre wahre Persönlichkeit – verwirklichen Sie Ihre **Wünsche, Träume und Ziele**. Das Zeitalter des Erfolges hat nun auch für Sie begonnen!

Hardcover, 159 Seiten, ISBN 3-930554-07-0, DM 49,80

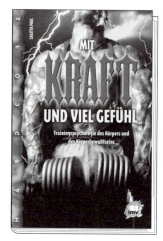

MIT KRAFT UND VIEL GEFÜHL
Trainingspsychologie des Körpers und des Körperbewußtseins
Von Sagitta Paul – Hardcore-Athletin und Sportpsychologin –

Training im Schmerzbereich und das volle Power – ist jetzt möglich! **Auch Sie** können die **mentalen Kampfstrategien** der Profis ganz einfach erlernen. Mehr Eisen stemmen, das ist jetzt auch für Sie drin!

Softcover, 128 Seiten, ISBN 3-930554-06-2, DM 29,80

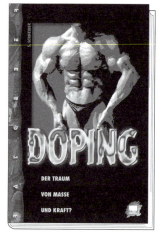

DOPING
Der Traum von Masse und Kraft?
Von Sigrid Schneider – Medizinerin –

Ein **heikles Thema** und **viele ungeklärte Fragen**. Informieren Sie sich über die **Probleme,** die sich beim **mißbräuchlichen Einsatz** diverser Substanzen zum **Aufbau von Masse** und **Kraft** ergeben. Die **klare** und **verständliche Sprache** sowie der **systematische Aufbau** machen dieses Buch gerade auch für den **Nichtmediziner** zu einer **hochinteressanten Lektüre!**

Hardcover, 221 Seiten, ISBN 3-930554-21-6, DM 29,80

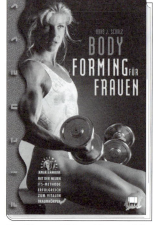

BODYFORMING FÜR FRAUEN
Mit der neuen ITS-Methode erfolgreich zum vitalen Traumkörper
Von Hans J. Schulz – Personal Trainer –

Dieses **umfangreiche Trainingshandbuch** erklärt die **ITS-Methode** (Individuelles-Trainings-System), die sich **gezielt** an Ihre **Wünsche** und **Probleme** richtet. Ausführliche **Trainingsprogramme** für eine **straffe Figur**, zur Steigerung der **Leistungsfähigkeit** sowie für **die Gesundheit** (z. B. Rückenbeschwerden) werden erklärt. **Intensität** und **Umfang** des Trainings **bestimmen Sie!** **Kurz-** und **Langhantelübungen**, Geräte- und **Maschinentraining** sorgen für die notwendige Abwechslung. Lesen Sie außerdem: „Tips und Tricks für Ihre Form", „Noch immer zuviele Pfunde?", „**Ernähren Sie sich fit**". Endlich ein Buch, das sich **gezielt an Frauen richtet!**

Softcover/Großformat, 84 Abb., 180 Seiten, ISBN 3-930554-04-6, DM 49,80

Bitte fordern Sie unser kostenloses Verlagsverzeichnis an!

imv • information und medien verlag GmbH & Co.
Scharrstr. 26 • D-70563 Stuttgart